国家卫生和计划生育委员会"十三五"规划教材

全国高等中医药教育教材

供中医学、护理学、中西医临床医学等专业用

U0304172

医 用 化 学

第2版

主　　编　杨怀霞

副 主 编　毛水龙　刘丽艳　房　方　张浩波　张晓薇　张晓丽

编　　委（以姓氏笔画为序）

毛水龙（浙江中医药大学）　　　　吴培云（安徽中医药大学）

邢爱萍（河南中医药大学）　　　　张晓丽（辽宁中医药大学）

朱　鑫（河南中医药大学）　　　　张晓薇（山西中医药大学）

刘丽艳（承德医学院）　　　　　　张浩波（甘肃中医药大学）

李　静（山东中医药大学）　　　　陈　菲（广东药科大学）

李亚楠（贵阳中医学院）　　　　　房　方（南京中医药大学）

李奇峰（云南中医学院）　　　　　孟庆华（陕西中医药大学）

杨　婕（江西中医药大学）　　　　徐安莉（湖北中医药大学）

杨怀霞（河南中医药大学）　　　　高　颖（长春中医药大学）

杨爱红（天津中医药大学）　　　　郭占京（广西中医药大学）

秘书（兼）　邢爱萍

人民卫生出版社

图书在版编目（CIP）数据

医用化学／杨怀霞主编. —2 版. —北京：人民卫生出版社，2017

ISBN 978-7-117-25836-4

Ⅰ.①医… Ⅱ.①杨… Ⅲ.①医用化学-中医学院-教材 Ⅳ.①R313

中国版本图书馆 CIP 数据核字（2018）第 000635 号

| 人卫智网 | www.ipmph.com | 医学教育、学术、考试、健康，购书智慧智能综合服务平台 |
| 人卫官网 | www.pmph.com | 人卫官方资讯发布平台 |

医 用 化 学
第 2 版

主　　编：杨怀霞
出版发行：人民卫生出版社（中继线 010-59780011）
地　　址：北京市朝阳区潘家园南里 19 号
邮　　编：100021
E - mail：pmph @ pmph.com
购书热线：010-59787592　010-59787584　010-65264830
印　　刷：三河市潮河印业有限公司
经　　销：新华书店
开　　本：787×1092　1/16　印张：20
字　　数：461 千字
版　　次：2012 年 6 月第 1 版　　2018 年 1 月第 2 版
　　　　　2023 年 5 月第 2 版第 7 次印刷（总第 11 次印刷）
标准书号：ISBN 978-7-117-25836-4/R · 25837
定　　价：50.00 元
打击盗版举报电话：010-59787491　E-mail：WQ @ pmph.com
（凡属印装质量问题请与本社市场营销中心联系退换）

《医用化学》网络增值服务编委会

修 订 说 明

为了更好地贯彻落实《国家中长期教育改革和发展规划纲要（2010-2020）》《医药卫生中长期人才发展规划（2011-2020）》《中医药发展战略规划纲要（2016-2030 年）》和《国务院办公厅关于深化高等学校创新创业教育改革的实施意见》精神，做好新一轮全国高等中医药教育教材建设工作，人民卫生出版社在教育部、国家卫生和计划生育委员会、国家中医药管理局的领导下，在上一轮教材建设的基础上，组织和规划了全国高等中医药教育本科国家卫生和计划生育委员会"十三五"规划教材的编写和修订工作。

为做好新一轮教材的出版工作，人民卫生出版社在教育部高等中医学本科教学指导委员会和第二届全国高等中医药教育教材建设指导委员会的大力支持下，先后成立了第三届全国高等中医药教育教材建设指导委员会、首届全国高等中医药教育数字教材建设指导委员会和相应的教材评审委员会，以指导和组织教材的遴选、评审和修订工作，确保教材编写质量。

根据"十三五"期间高等中医药教育教学改革和高等中医药人才培养目标，在上述工作的基础上，人民卫生出版社规划、确定了中医学、针灸推拿学、中药学、中西医临床医学、护理学、康复治疗学 6 个专业 139 种国家卫生和计划生育委员会"十三五"规划教材。教材主编、副主编和编委的遴选按照公开、公平、公正的原则，在全国近 50 所高等院校 4000 余位专家和学者申报的基础上，近 3000 位申报者经教材建设指导委员会、教材评审委员会审定批准，聘任为主审、主编、副主编、编委。

本套教材的主要特色如下：

1. **定位准确，面向实际**　教材的深度和广度符合各专业教学大纲的要求和特定学制、特定对象、特定层次的培养目标，紧扣教学活动和知识结构，以解决目前各院校教材使用中的突出问题为出发点和落脚点，对人才培养体系、课程体系、教材体系进行充分调研和论证，使之更加符合教改实际、适应中医药人才培养要求和市场需求。

2. **夯实基础，整体优化**　以培养高素质、复合型、创新型中医药人才为宗旨，以体现中医药基本理论、基本知识、基本思维、基本技能为指导，对课程体系进行充分调研和认真分析，以科学严谨的治学态度，对教材体系进行科学设计、整体优化，教材编写综合考虑学科的分化、交叉，既要充分体现不同学科自身特点，又注意各学科之间有机衔接；确保理论体系完善，知识点结合完备，内容精练、完整，概念准确，切合教学实际。

3. **注重衔接，详略得当**　严格界定本科教材与职业教育教材、研究生教材、毕业后教育教材的知识范畴，认真总结、详细讨论现阶段中医药本科各课程的知识和理论框架，使其在教材中得以凸显，既要相互联系，又要在编写思路、框架设计、内容取舍等方面有一定的区分度。

4. **注重传承，突出特色**　本套教材是培养复合型、创新型中医药人才的重要工具，是中医药文明传承的重要载体,传统的中医药文化是国家软实力的重要体现。因此,教材既要反映原汁原味的中医药知识,培养学生的中医思维,又要使学生中西医学融会贯通,既要传承经典,又要创新发挥,体现本版教材"重传承、厚基础、强人文、宽应用"的特点。

5. **纸质数字,融合发展** 教材编写充分体现与时代融合、与现代科技融合、与现代医学融合的特色和理念,适度增加新进展、新技术、新方法,充分培养学生的探索精神、创新精神;同时,将移动互联、网络增值、慕课、翻转课堂等新的教学理念和教学技术、学习方式融入教材建设之中,开发多媒体教材、数字教材等新媒体形式教材。

6. **创新形式,提高效用** 教材仍将传承上版模块化编写的设计思路,同时图文并茂、版式精美;内容方面注重提高效用,将大量应用问题导入、案例教学、探究教学等教材编写理念,以提高学生的学习兴趣和学习效果。

7. **突出实用,注重技能** 增设技能教材、实验实训内容及相关栏目,适当增加实践教学学时数,增强学生综合运用所学知识的能力和动手能力,体现医学生早临床、多临床、反复临床的特点,使教师好教、学生好学、临床好用。

8. **立足精品,树立标准** 始终坚持中国特色的教材建设的机制和模式;编委会精心编写,出版社精心审校,全程全员坚持质量控制体系,把打造精品教材作为崇高的历史使命,严把各个环节质量关,力保教材的精品属性,通过教材建设推动和深化高等中医药教育教学改革,力争打造国内外高等中医药教育标准化教材。

9. **三点兼顾,有机结合** 以基本知识点作为主体内容,适度增加新进展、新技术、新方法,并与劳动部门颁发的职业资格证书或技能鉴定标准和国家医师资格考试有效衔接,使知识点、创新点、执业点三点结合;紧密联系临床和科研实际情况,避免理论与实践脱节、教学与临床脱节。

本轮教材的修订编写,教育部、国家卫生和计划生育委员会、国家中医药管理局有关领导和教育部全国高等学校本科中医学教学指导委员会、中药学教学指导委员会等相关专家给予了大力支持和指导,得到了全国各医药卫生院校和部分医院、科研机构领导、专家和教师的积极支持和参与,在此,对有关单位和个人表示衷心的感谢!希望各院校在教学使用中以及在探索课程体系、课程标准和教材建设与改革的进程中,及时提出宝贵意见或建议,以便不断修订和完善,为下一轮教材的修订工作奠定坚实的基础。

人民卫生出版社有限公司

2017 年 3 月

全国高等中医药教育本科
国家卫生和计划生育委员会"十三五"规划教材
教材目录

中医学等专业

序号	教材名称	主编
1	中国传统文化(第2版)	臧守虎
2	大学语文(第3版)	李亚军、赵鸿君
3	中国医学史(第2版)	梁永宣
4	中国古代哲学(第2版)	崔瑞兰
5	中医文化学	张其成
6	医古文(第3版)	王兴伊、傅海燕
7	中医学导论(第2版)	石作荣
8	中医各家学说(第2版)	刘桂荣
9	*中医基础理论(第3版)	高思华　王　键
10	中医诊断学(第3版)	陈家旭　邹小娟
11	中药学(第3版)	唐德才　吴庆光
12	方剂学(第3版)	谢　鸣
13	*内经讲义(第3版)	贺　娟　苏　颖
14	*伤寒论讲义(第3版)	李赛美　李宇航
15	金匮要略讲义(第3版)	张　琦　林昌松
16	温病学(第3版)	谷晓红　冯全生
17	*针灸学(第3版)	赵吉平　李　瑛
18	*推拿学(第3版)	刘明军　孙武权
19	中医临床经典概要(第2版)	周春祥　蒋　健
20	*中医内科学(第3版)	薛博瑜　吴　伟
21	*中医外科学(第3版)	何清湖　秦国政
22	*中医妇科学(第3版)	罗颂平　刘燕峰
23	*中医儿科学(第3版)	韩新民　熊　磊
24	*中医眼科学(第2版)	段俊国
25	中医骨伤科学(第2版)	詹红生　何　伟
26	中医耳鼻咽喉科学(第2版)	阮　岩
27	中医急重症学(第2版)	刘清泉
28	中医养生康复学(第2版)	章文春　郭海英
29	中医英语	吴　青
30	医学统计学(第2版)	史周华
31	医学生物学(第2版)	高碧珍
32	生物化学(第3版)	郑晓珂
33	医用化学(第2版)	杨怀霞

34	正常人体解剖学(第2版)	申国明	
35	生理学(第3版)	郭 健	杜 联
36	神经生理学(第2版)	赵铁建	郭 健
37	病理学(第2版)	马跃荣	苏 宁
38	组织学与胚胎学(第3版)	刘黎青	
39	免疫学基础与病原生物学(第2版)	罗 晶	郝 钰
40	药理学(第3版)	廖端芳	周玖瑶
41	医学伦理学(第2版)	刘东梅	
42	医学心理学(第2版)	孔军辉	
43	诊断学基础(第2版)	成战鹰	王肖龙
44	影像学(第2版)	王芳军	
45	循证医学(第2版)	刘建平	
46	西医内科学(第2版)	钟 森	倪 伟
47	西医外科学(第2版)	王 广	
48	医患沟通学(第2版)	余小萍	
49	历代名医医案选读	胡方林	李成文
50	医学文献检索(第2版)	高巧林	章新友
51	科技论文写作(第2版)	李成文	
52	中医药科研思路与方法(第2版)	胡鸿毅	

中药学、中药资源与开发、中药制药等专业

序号	教材名称	主编姓名	
53	高等数学(第2版)	杨 洁	
54	解剖生理学(第2版)	邵水金	朱大诚
55	中医学基础(第2版)	何建成	
56	无机化学(第2版)	刘幸平	吴巧凤
57	分析化学(第2版)	张 梅	
58	仪器分析(第2版)	尹 华	王新宏
59	物理化学(第2版)	张小华	张师愚
60	有机化学(第2版)	赵 骏	康 威
61	医药数理统计(第2版)	李秀昌	
62	中药文献检索(第2版)	章新友	
63	医药拉丁语(第2版)	李 峰	巢建国
64	*药用植物学(第2版)	熊耀康	严铸云
65	中药药理学(第2版)	陆 茵	马越鸣
66	中药化学(第2版)	石任兵	邱 峰
67	中药药剂学(第2版)	李范珠	李永吉
68	中药炮制学(第2版)	吴 皓	李 飞
69	中药鉴定学(第2版)	王喜军	
70	中药分析学(第2版)	贡济宇	张 丽
71	制药工程(第2版)	王 沛	
72	医药国际贸易实务	徐爱军	
73	药事管理与法规(第2版)	谢 明	田 侃
74	中成药学(第2版)	杜守颖	崔 瑛
75	中药商品学(第3版)	张贵君	
76	临床中药学(第2版)	王 建	张 冰
77	临床中药学理论与实践	张 冰	

78	药品市场营销学（第2版）	汤少梁
79	中西药物配伍与合理应用	王 伟　朱全刚
80	中药资源学	裴 瑾
81	保健食品研究与开发	张 艺　贡济宇
82	波谱解析（第2版）	冯卫生

针灸推拿学等专业

序号	教材名称	主编姓名
83	*针灸医籍选读（第2版）	高希言
84	经络腧穴学（第2版）	许能贵　胡 玲
85	神经病学（第2版）	孙忠人　杨文明
86	实验针灸学（第2版）	余曙光　徐 斌
87	推拿手法学（第3版）	王之虹
88	*刺法灸法学（第2版）	方剑乔　吴焕淦
89	推拿功法学（第2版）	吕 明　顾一煌
90	针灸治疗学（第2版）	杜元灏　董勤
91	*推拿治疗学（第3版）	宋柏林　于天源
92	小儿推拿学（第2版）	廖品东
93	针刀刀法手法学	郭长青
94	针刀医学	张天民

中西医临床医学等专业

序号	教材名称	主编姓名
95	预防医学（第2版）	王泓午　魏高文
96	急救医学（第2版）	方邦江
97	中西医结合临床医学导论（第2版）	战丽彬　洪铭范
98	中西医全科医学导论（第2版）	郝微微　郭 栋
99	中西医结合内科学（第2版）	郭 姣
100	中西医结合外科学（第2版）	谭志健
101	中西医结合妇产科学（第2版）	连 方　吴效科
102	中西医结合儿科学（第2版）	肖 臻　常克
103	中西医结合传染病学（第2版）	黄象安　高月求
104	健康管理（第2版）	张晓天
105	社区康复（第2版）	朱天民

护理学等专业

序号	教材名称	主编姓名
106	正常人体学（第2版）	孙红梅　包怡敏
107	医用化学与生物化学（第2版）	柯尊记
108	疾病学基础（第2版）	王 易
109	护理学导论（第2版）	杨巧菊
110	护理学基础（第2版）	马小琴
111	健康评估（第2版）	张雅丽
112	护理人文修养与沟通技术（第2版）	张翠娣
113	护理心理学（第2版）	李丽萍
114	中医护理学基础	孙秋华　陈莉军

115	中医临床护理学	胡 慧
116	内科护理学(第2版)	沈翠珍 高 静
117	外科护理学(第2版)	彭晓玲
118	妇产科护理学(第2版)	单伟颖
119	儿科护理学(第2版)	段红梅
120	*急救护理学(第2版)	许 虹
121	传染病护理学(第2版)	陈 璇
122	精神科护理学(第2版)	余雨枫
123	护理管理学(第2版)	胡艳宁
124	社区护理学(第2版)	张先庚
125	康复护理学(第2版)	陈锦秀
126	老年护理学	徐桂华
127	护理综合技能	陈 燕

康复治疗学等专业

序号	教材名称	主编姓名	
128	局部解剖学(第2版)	张跃明	武煜明
129	运动医学(第2版)	王拥军	潘华山
130	神经定位诊断学(第2版)	张云云	
131	中国传统康复技能(第2版)	李 丽	章文春
132	康复医学概论(第2版)	陈立典	
133	康复评定学(第2版)	王 艳	
134	物理治疗学(第2版)	张 宏	姜贵云
135	作业治疗学(第2版)	胡 军	
136	言语治疗学(第2版)	万 萍	
137	临床康复学(第2版)	张安仁	冯晓东
138	康复疗法学(第2版)	陈红霞	
139	康复工程学(第2版)	刘夕东	

注:①本套教材均配网络增值服务;②教材名称左上角标有＊号者为"十二五"普通高等教育本科国家级规划教材。

第三届全国高等中医药教育教材
建设指导委员会名单

顾　　问　　王永炎　陈可冀　石学敏　沈自尹　陈凯先　石鹏建　王启明
　　　　　　秦怀金　王志勇　卢国慧　邓铁涛　张灿玾　张学文　张　琪
　　　　　　周仲瑛　路志正　颜德馨　颜正华　严世芸　李今庸　施　杞
　　　　　　晁恩祥　张炳厚　栗德林　高学敏　鲁兆麟　王　琦　孙树椿
　　　　　　王和鸣　韩丽沙

主任委员　　张伯礼

副主任委员　徐安龙　徐建光　胡　刚　王省良　梁繁荣　匡海学　武继彪
　　　　　　王　键

常务委员（按姓氏笔画为序）
　　　　　　马存根　方剑乔　孔祥骊　吕文亮　刘旭光　许能贵　孙秋华
　　　　　　李金田　杨　柱　杨关林　谷晓红　宋柏林　陈立典　陈明人
　　　　　　周永学　周桂桐　郑玉玲　胡鸿毅　高树中　郭　姣　唐　农
　　　　　　黄桂成　廖端芳　熊　磊

委　　员（按姓氏笔画为序）
　　　　　　王彦晖　车念聪　牛　阳　文绍敦　孔令义　田宜春　吕志平
　　　　　　安冬青　李永民　杨世忠　杨光华　杨思进　吴范武　陈利国
　　　　　　陈锦秀　徐桂华　殷　军　曹文富　董秋红

秘 书 长　　周桂桐（兼）　王　飞

秘　　书　　唐德才　梁沛华　闫永红　何文忠　储全根

前　言

医用化学是医学类专业的重要基础课，旨在传授一定的化学基本知识和技能，它不仅有助于医学生理解药物的药理、药效，以及生物过程中的化学变化；而且能够训练科学的思维和方法，培养科学的精神和品德。《医用化学》自 2012 年 6 月出版以来，得到全国十余所院校使用者的充分肯定。为更好地适应新时期的人才培养要求，推动信息技术与教育教学资源的深层次融合，本次修订在上版的基础上，对编写内容做了一些增、删和调整。新增的章节有绪论、原子结构、分子结构和 5 个实验，较多的章节内容进行了调整，如原第七章烃调整为现第十章脂肪烃、第十一章芳香烃；原第十二章羧酸及其衍生物、第十三章取代羧酸合为现第十六章羧酸及其衍生物等。

本教材内容共分 20 章，涉及无机化学和有机化学知识。无机化学部分主要包括溶液、酸碱平衡、胶体溶液、氧化还原、配位化合物及物质的结构理论等化学基本原理和概念；有机化学部分则介绍了与医学密切相关的碳氢化合物及其衍生物的结构、性质。实验部分安排了 12 个实验，涉及化学实验的基本操作、醇、酚、醛、酮、糖等的定性实验以及药物的合成、提取与分离等。为促进学生自主学习，满足教学的多样化需求，本书特设有网络增值服务，配有拓展阅读、教学课件等多媒体教学内容，供使用者选用。

本版教材编写分工是：刘丽艳（第 1 章）；杨婕（第 2 章）；朱鑫（第 3 章）；陈菲（第 4 章）；李亚楠（第 5 章）；毛水龙、杨爱红（第 6 章）；张浩波、孟庆华（第 7 章）；李静（第 8 章）；房方（第 9、13 章）；张晓薇（第 10、11 章）；李奇峰（第 12、20 章）；高颖（第 14、15 章）；邢爱萍（第 16 章）；徐安莉（第 17 章）；郭占京（第 18、19 章）；张晓丽（附录）。杨怀霞、房方、吴培云负责全书的审稿、统稿工作。在本书成稿期间得到参编院校领导、同行以及人民卫生出版社的大力支持，在此表示衷心的感谢！在编写过程中参考了一些优秀教材，也在此向相关作者表示衷心的感谢！

本教材可供全国高等院校中医学、护理学、中西医临床医学、针灸推拿学、预防医学、口腔医学、医学检验技术、医学影像技术、食品卫生与营养学、市场营销等专业使用，也可供从事相关专业教学的广大师生参考。

尽管我们竭尽心智，但鉴于水平有限和时间仓促，仍会存在许多欠妥之处，敬请广大师生提出宝贵意见，以便进一步完善和提高。

编者

2017 年 8 月

目　　录

第一章　绪论 ·· 1

　第一节　化学在医学中的地位和作用 ···················· 1

　　一、化学是一门中心科学 ································· 1

　　二、化学与医学 ··· 3

　　三、医用化学的学习内容与方法 ····················· 4

　第二节　中国法定计量单位 ······························· 5

　第三节　有效数字 ··· 6

　　一、有效数字的概念 ······································ 6

　　二、有效数字的修约及运算规则 ····················· 6

第二章　溶液 ··· 9

　第一节　溶液的组成量度 ··································· 9

　　一、物质的量浓度 ··· 9

　　二、质量浓度 ··· 10

　　三、质量分数 ··· 10

　　四、体积分数 ··· 10

　　五、分子浓度 ··· 10

　第二节　溶液的渗透压 ····································· 11

　　一、渗透现象和渗透压 ··································· 11

　　二、渗透压与浓度、温度的关系 ····················· 12

　　三、渗透压在医学上的意义 ···························· 12

第三章　酸碱平衡 ·· 16

　第一节　酸碱质子理论 ····································· 16

　　一、酸碱的概念 ·· 17

　　二、酸碱反应的实质 ······································ 17

　第二节　弱电解质溶液的解离平衡 ····················· 18

　　一、弱酸、弱碱的解离平衡 ···························· 18

　　二、弱酸、弱碱的解离平衡常数 ····················· 18

　　三、共轭酸碱解离常数的关系 ························· 19

　　四、解离度 ·· 19

五、同离子效应和盐效应 ……………………………………………………… 20
　第三节　水溶液的酸碱性及 pH 值计算 ……………………………………… 20
　　一、水的质子自递平衡 ………………………………………………………… 20
　　二、一元弱酸、弱碱溶液 pH 值的计算 ……………………………………… 22
　第四节　缓冲溶液 ……………………………………………………………… 22
　　一、缓冲溶液组成及其作用机理 …………………………………………… 22
　　二、缓冲溶液 pH 值的计算 ………………………………………………… 23
　　三、缓冲容量和缓冲范围 …………………………………………………… 24
　　四、缓冲溶液的配制 ………………………………………………………… 24
　　五、缓冲溶液在医学上的意义 ……………………………………………… 25

第四章　胶体和乳状液 …………………………………………………………… 28
　第一节　分散系 ………………………………………………………………… 28
　第二节　溶胶 …………………………………………………………………… 29
　　一、溶胶的光学性质 ………………………………………………………… 29
　　二、溶胶的动力学性质 ……………………………………………………… 30
　　三、溶胶的电学性质 ………………………………………………………… 31
　　四、溶胶的稳定性和聚沉 …………………………………………………… 33
　第三节　高分子溶液 …………………………………………………………… 34
　　一、高分子溶液的特性 ……………………………………………………… 34
　　二、高分子化合物对溶胶的保护作用 ……………………………………… 35
　第四节　表面活性剂和乳状液 ………………………………………………… 36
　　一、表面活性剂 ……………………………………………………………… 36
　　二、乳状液 …………………………………………………………………… 37
　第五节　凝胶 …………………………………………………………………… 38
　　一、凝胶的分类 ……………………………………………………………… 39
　　二、凝胶的主要性质 ………………………………………………………… 39

第五章　氧化还原和电极电势 …………………………………………………… 42
　第一节　氧化还原反应的基本概念 …………………………………………… 42
　　一、氧化与还原 ……………………………………………………………… 42
　　二、氧化数 …………………………………………………………………… 43
　　三、氧化还原电对 …………………………………………………………… 44
　第二节　电极电势 ……………………………………………………………… 44
　　一、原电池 …………………………………………………………………… 44
　　二、电极电势 ………………………………………………………………… 46
　　三、影响电极电势的因素 …………………………………………………… 50

第三节　电极电势的应用 ･･･ 52
　　一、比较氧化剂、还原剂的相对强弱 ･････････････････････････････････ 52
　　二、判断氧化还原反应进行的方向 ･･･････････････････････････････････ 53

第六章　原子结构 ･･ 56
　第一节　核外电子运动的特征 ･･ 56
　　一、量子化特征 ･･･ 57
　　二、波粒二象性 ･･･ 57
　　三、测不准原理 ･･･ 58
　　四、玻尔理论 ･･･ 58
　第二节　核外电子运动状态的描述 ･････････････････････････････････････ 60
　　一、波函数与原子轨道 ･･･ 60
　　二、电子云 ･･･ 60
　　三、四个量子数 ･･･ 61
　　四、原子轨道与电子云的图形表示 ･･･････････････････････････････････ 62
　第三节　多电子原子的结构 ･･･ 67
　　一、近似能级图 ･･･ 67
　　二、基态原子的电子层结构 ･･･ 69
　第四节　元素周期表 ･･･ 71
　　一、能级组、电子层结构与周期 ････････････････････････････････････ 71
　　二、价层电子结构与族 ･･･ 71
　　三、价层电子结构与分区 ･･･ 72
　第五节　元素基本性质的周期性 ･･･････････････････････････････････････ 73
　　一、原子半径 ･･･ 73
　　二、电负性 ･･･ 74
　第六节　元素的生物学效应 ･･･ 75
　　一、人体必需元素 ･･･ 75
　　二、必需元素的生物学效应 ･･･ 75

第七章　分子结构 ･･ 79
　第一节　共价键理论 ･･･ 79
　　一、经典共价键理论 ･･･ 79
　　二、价键理论 ･･･ 80
　　三、杂化轨道理论 ･･･ 83
　　四、键参数 ･･･ 87
　第二节　分子间作用力 ･･･ 89
　　一、分子的极性 ･･･ 89

二、分子间作用力 ……………………………………………… 90

三、氢键 ……………………………………………………… 92

第三节　离子键 ……………………………………………… 93

一、离子键的形成 …………………………………………… 93

二、离子键的特点 …………………………………………… 94

三、离子的特征 ……………………………………………… 94

第四节　分子结构在生命科学中的意义 …………………… 95

一、范德华力 ………………………………………………… 96

二、氢键 ……………………………………………………… 96

第八章　配位化合物 ………………………………………… 99

第一节　配合物的基本概念 ………………………………… 99

一、配合物的定义 …………………………………………… 99

二、配合物的组成 ………………………………………… 100

三、配合物的命名 ………………………………………… 101

四、配合物的几何异构现象 ……………………………… 102

第二节　配合物的价键理论 ……………………………… 103

一、基本要点 ……………………………………………… 103

二、外轨型和内轨型配合物 ……………………………… 104

第三节　配位平衡 ………………………………………… 105

一、配合物的稳定常数 …………………………………… 105

二、配位平衡的移动 ……………………………………… 106

三、稳定常数的应用 ……………………………………… 108

第四节　螯合物 …………………………………………… 109

一、螯合物的概念 ………………………………………… 109

二、影响螯合物稳定性的因素 …………………………… 109

第五节　配合物在医学上的应用 ………………………… 110

第九章　有机化合物概论 ………………………………… 113

第一节　有机化合物和有机化学 ………………………… 113

第二节　有机化合物的分类和表示方法 ………………… 114

一、有机化合物的分类 …………………………………… 114

二、有机化合物构造的表示方法 ………………………… 115

三、有机化合物立体结构的表示方法 …………………… 116

第三节　有机化合物的命名 ……………………………… 117

一、次序规则 ……………………………………………… 117

二、普通命名法 …………………………………………… 117

三、衍生物命名法 ………………………………………………………………… 119

四、俗名 ……………………………………………………………………………… 120

五、系统命名法 …………………………………………………………………… 120

第十章　脂肪烃 …………………………………………………………………………… 130

第一节　烷烃 …………………………………………………………………………… 130

一、烷烃的结构和同分异构 ……………………………………………………… 130

二、烷烃的性质 …………………………………………………………………… 132

三、自由基抑制剂在医学中的意义 ……………………………………………… 134

第二节　烯烃 …………………………………………………………………………… 134

一、烯烃的结构与异构 …………………………………………………………… 135

二、烯烃的性质 …………………………………………………………………… 136

第三节　炔烃和二烯烃 ……………………………………………………………… 140

一、炔烃的结构 …………………………………………………………………… 140

二、炔烃的性质 …………………………………………………………………… 140

三、共轭二烯烃 …………………………………………………………………… 142

第四节　脂环烃 ……………………………………………………………………… 144

一、脂环烃的分类 ………………………………………………………………… 144

二、脂环烃的性质 ………………………………………………………………… 145

三、环烷烃的结构和稳定性 ……………………………………………………… 146

四、小环烃开环反应在医学中的意义 …………………………………………… 147

五、环己烷的优势构象 …………………………………………………………… 148

第十一章　芳香烃 ………………………………………………………………………… 154

第一节　芳香烃的分类和苯的结构 ………………………………………………… 154

一、芳香烃的分类 ………………………………………………………………… 154

二、苯的结构 ……………………………………………………………………… 155

第二节　苯及同系物的性质 ………………………………………………………… 155

一、物理性质 ……………………………………………………………………… 155

二、化学性质 ……………………………………………………………………… 155

三、苯环亲电取代的定位规律 …………………………………………………… 157

第三节　稠环芳烃 …………………………………………………………………… 159

一、萘 ……………………………………………………………………………… 159

二、蒽和菲 ………………………………………………………………………… 160

三、致癌烃 ………………………………………………………………………… 160

目　录

第十二章　对映异构 ··· 163

　第一节　物质的旋光性 ··· 163

　　一、偏振光和旋光性 ··· 163

　　二、旋光性与分子结构的关系 ··· 165

　第二节　含手性碳原子化合物的对映异构 ····································· 168

　　一、含一个手性碳原子化合物的对映异构 ····································· 168

　　二、对映异构体构型的标记方法 ··· 168

　　三、含两个手性碳原子化合物的对映异构 ····································· 170

　第三节　手性药物及其生物活性 ··· 171

第十三章　卤代烃 ··· 174

　第一节　卤代烃的分类和结构 ··· 174

　　一、分类 ··· 174

　　二、结构 ··· 175

　第二节　卤代烃的性质 ··· 175

　　一、物理性质 ··· 175

　　二、化学性质 ··· 175

　第三节　重要的卤代烃 ··· 178

　　一、氯乙烷 ··· 178

　　二、氯仿 ··· 178

　　三、四氯化碳 ··· 178

　　四、氟烷 ··· 179

　　五、二氟二氯甲烷 ··· 179

第十四章　醇酚醚 ··· 181

　第一节　醇 ··· 181

　　一、醇的分类和结构 ··· 181

　　二、醇的物理性质 ··· 182

　　三、醇的化学性质 ··· 183

　　四、邻二醇的特性 ··· 185

　第二节　酚 ··· 186

　　一、酚的分类和结构 ··· 186

　　二、酚的物理性质 ··· 186

　　三、酚的化学性质 ··· 186

　第三节　醚 ··· 188

　　一、醚的分类和结构 ··· 188

　　二、醚的物理性质 ··· 188

　　三、醚的化学性质 ··· 189

第十五章　醛和酮 ··· 192
　第一节　醛和酮的分类与结构 ··· 192
　　一、分类 ··· 192
　　二、结构 ··· 193
　第二节　醛和酮的性质 ··· 193
　　一、物理性质 ··· 193
　　二、化学性质 ··· 194

第十六章　羧酸及其衍生物 ··· 202
　第一节　羧酸 ··· 202
　　一、分类 ··· 202
　　二、羧酸的结构 ··· 203
　　三、羧酸的物理性质 ··· 203
　　四、羧酸的化学反应 ··· 204
　第二节　取代羧酸 ··· 206
　　一、羟基酸 ··· 206
　　二、羰基酸 ··· 207
　　三、氨基酸 ··· 209
　第三节　羧酸衍生物 ··· 214
　　一、羧酸衍生物的结构 ··· 214
　　二、羧酸衍生物的物理性质 ··· 214
　　三、羧酸衍生物的化学反应 ··· 215

第十七章　糖类化合物 ··· 220
　第一节　单糖 ··· 220
　　一、单糖的结构 ··· 221
　　二、单糖的性质 ··· 225
　　三、重要的单糖及其衍生物 ··· 229
　第二节　双糖 ··· 230
　　一、双糖的分类、结构与性质 ··· 230
　　二、重要的双糖 ··· 231
　第三节　多糖 ··· 232

第十八章　胺类化合物和生物碱 ··· 236
　　一、胺的分类和结构 ··· 236
　　二、物理性质 ··· 237

三、化学性质 …………………………………………………………… 237
四、季铵盐和季铵碱 ……………………………………………………… 240
五、生物碱简介 …………………………………………………………… 240

第十九章　杂环化合物 ………………………………………………………… 244
第一节　六元杂环 ……………………………………………………… 244
一、吡啶的结构 …………………………………………………………… 244
二、吡啶的性质 …………………………………………………………… 245
三、嘧啶及其衍生物 ……………………………………………………… 246
第二节　五元杂环 ……………………………………………………… 247
一、吡咯、呋喃和噻吩的结构 …………………………………………… 247
二、吡咯、呋喃和噻吩的性质 …………………………………………… 247
三、吡咯衍生物 …………………………………………………………… 248
四、咪唑的结构与功能 …………………………………………………… 249
第三节　稠杂环化合物 ………………………………………………… 249

第二十章　脂类 ………………………………………………………………… 252
第一节　油脂 …………………………………………………………… 252
一、油脂的组成和结构通式 ……………………………………………… 252
二、油脂的性质 …………………………………………………………… 253
第二节　甾族化合物 …………………………………………………… 254
一、甾族化合物的基本结构 ……………………………………………… 254
二、重要的甾族化合物 …………………………………………………… 255

医用化学实验 ……………………………………………………………… 259
第一节　实验基本操作 ………………………………………………… 259
实验一　溶液的配制和稀释 ……………………………………………… 259
实验二　缓冲溶液的配制及 pH 测定 …………………………………… 260
实验三　常压蒸馏及沸点测定 …………………………………………… 262
实验四　电解质溶液 ……………………………………………………… 264
第二节　定性实验 ……………………………………………………… 267
实验五　醇、酚官能团的检验 …………………………………………… 267
实验六　醛、酮官能团的检验 …………………………………………… 268
实验七　糖的检验 ………………………………………………………… 270
第三节　综合性实验 …………………………………………………… 271
实验八　醋酸解离度和解离平衡常数的测定 …………………………… 271
实验九　药用氯化钠的制备 ……………………………………………… 273

实验十　乙酰水杨酸的制备 ……………………………………………… 275

实验十一　甲基橙的制备 ……………………………………………… 276

实验十二　咖啡因的提取 ……………………………………………… 277

附录 ……………………………………………………………………… 280

附录一　国际单位制基本单位及可并用的我国法定计量单位 ………… 280

附录二　无机酸、碱在水中的解离常数（298K） …………………… 281

附录三　标准电极电势表（291～298K） …………………………… 283

附录四　配合物的稳定常数*（293～298K，I=0） ………………… 288

主要参考书目 ……………………………………………………………… 292

第一章

绪　论

学习目的

　　化学是一门与医学联系极为密切的中心科学,通过本章的学习了解化学研究的对象、化学发展史以及化学在医学中的地位和作用;熟悉医用化学的学习内容与方法;掌握我国法定计量单位的使用及有效数字的定义、修约及运算规则。

学习要点

　　化学发展史;我国的法定计量单位;有效数字的定义、修约及运算规则。

第一节　化学在医学中的地位和作用

一、化学是一门中心科学

（一）化学研究的对象

　　自然界由物质构成,物质由分子、原子和离子等微粒构成。要想知道自然界的属性,就要掌握物质的性质及变化规律。化学是一门在原子和分子层面研究物质的组成、结构、性质、变化规律以及变化过程中能量关系的自然科学,其研究对象为静止具有质量的实物(matter)。

（二）化学发展史

　　化学起源于古代人类的生产实践,也随着人类社会的进步逐渐得到发展。化学的发展史大致可分为三个时期:

　　1. 古代化学时期（17世纪中叶以前,化学作为一门科学尚未形成理论体系）　人类早期化学活动的特点是实用和经验。从远古到公元前1500年,是化学的萌芽时期。人类学会了火的使用,并经大量的实践摸索出了制陶、冶金、酿酒和染色等化学工艺。约从公元前1500年到公元1650年,为炼丹和医药化学时期。人们为求得丹药和象征富贵的黄金,炼丹家和炼金术士们开始了最早的化学实验,虽然都以失败告终,却实现了许多物质间用人工方法进行相互转变,积累了许多物质发生化学变化的条件和现象。伴随着炼丹术、炼金术的衰落,化学方法在医药和冶金方面得到广泛应用,为化学成为一门科学提供了丰富的素材。

　　2. 近代化学时期（17世纪后半叶至19世纪末,包括燃素化学时期和定量化学时期）1650—1775年,为燃素化学时期,是近代化学的孕育时期。随着冶金工业和化学实验经验的积累,人们进行了化学变化的理论研究,使化学成为自然科学的一个分支。英国化学家波义耳(Boyle)为化学元素指明了科学的概念,标志着这一阶段的开始;随后,借燃素学说的验证过程,发现了多种气体的存在,化学家们积累了更多关于物质转化的新知识,提出化学反应是一种物质转化为另一种物质的过程,以及化学反应遵守物质守恒等观点,为近代化学的发展从实践和思想上做好了准备。

1775年至19世纪末,为定量化学时期,也是近代化学的发展时期。1775年前后,法国化学家拉瓦锡(Lavoisier)用定量化学实验阐述了燃烧的氧化学说,开始了定量化学时期。19世纪初,英国化学家道尔顿(Dalton)提出近代原子学说,随后,意大利科学家阿伏伽德罗(Avogardo)提出了分子的概念,俄国化学家门捷列夫(Mendeleev)发现了元素周期律,从而形成了比较完整的无机化学理论和体系。德国化学家李比希(Liebig)和武勒(Wöhler)发展了有机结构理论,确立了碳的四面体结构和苯的六元环结构,使有机化学得以发展。相对分子质量的测定和物质成分的分析又促进了分析化学的发展。借助于物理学技术和方法的发展建立了物理化学理论。这一时期后期,化学在发展中逐渐形成了无机化学、有机化学、物理化学、分析化学四大分支,从此化学走上了系统发展之路。

3. 现代化学时期(从20世纪初开始,化学与其他学科相互渗透) 现代化学的特点是化学与其他学科相互渗透,既高度分化又高度综合。20世纪初,随着物理学的长足发展(X射线、放射性、电子的发现等),各种物理测试手段不断涌现,促进了溶液理论、物质结构、催化剂等领域的研究,尤其是量子理论的发展,使化学和物理学有了更多共同的语言,解决了化学上许多未解决的问题。使得物理化学、结构化学等理论逐步完善。一方面化学的分支进一步分化,产生了新的化学分支,如量子化学、高分子化学、合成化学、放射化学、生物化学等;另一方面化学与其他学科也发生了交叉和渗透,形成了多种边缘学科,如药物化学、材料化学、地球化学、医学化学、环境化学、计算化学、核化学等。随着科学的发展,化学学科与其他学科间的渗透越来越多,发展关系也越来越密切。

（三）化学是一门中心科学

诺贝尔化学奖获得者克罗托(Kroto)教授曾说:"21世纪是生命科学和信息科学的世纪,所以化学才更为重要"。要清楚21世纪化学所处地位,首先要了解化学在20世纪的100年中究竟做了些什么工作。

20世纪人类发明了七大技术,其中最重要的是信息技术、生物技术以及化学合成和分离技术。这七大技术包括:无线电、半导体、芯片、集成电路、计算机、通讯和网络等信息技术;基因重组、克隆和生物芯片等生物技术;核科学和核武器技术;航空航天和导弹技术;激光技术;纳米技术;研究新药物、新材料、高分子、化肥和农药的化学合成和分离技术。从人类对七大技术发明的需要迫切性来看,化学合成和分离技术应当排名第一。因为20世纪这100年,化学合成或分离了2285万种新化合物。化学发明的合成氨、合成尿素和第一代、第二代、第三代新农药技术,使世界粮食产量增产1倍,解决了世界60亿人口中一半人的吃饭问题。如果没有发明合成各种抗生素和大量新药物的技术,人类平均寿命要缩短25年。没有发明合成纤维、合成橡胶、合成塑料的技术,人类生活要受到很大影响。

20世纪化学与其他学科之间产生了许多重要的交叉学科,但谦虚的化学家在许多交叉学科中放弃了冠名权。例如"分子生物学"是"生物化学"的发展,在这个交叉领域里化学家与生物学家共同作战,把科学推向前进;"生物大分子的结构化学"被称为"结构生物学";"生物大分子的物理化学"被称为"生物物理学";"固体化学"被称为"凝聚态物理学";溶液理论、胶体化学被称为"软物质物理学";"量子化学"被称为"原子分子物理学"等。又如,人类基因计划之所以能大大加快速度,是由于分析化学提供了多通道毛细管电泳的分离技术和激光诱导荧光监测方法。DNA中测序分析化学和分离化学起了很重要的作用。再如分子晶体管、分子芯片、分子马达、分子导线、分子计算机等都是化学家开始探索并且正在研究的,但开创这方面研究的化学家却未提出"化学器件学"这一新名词,而微电子学专家马上看出这些研究的发展远景,并称之为"分子电子学"。又如化学家还合成了足球烯(C_{60}),并于1996年被授予诺贝尔化学奖,之后化学家又做了大量研究工作,才合成了碳纳米管。

由此可见,没有化学合成和分离技术就无法得到大量新分子和新材料,20世纪的其他六大技术根本无法实现。所以,化学是一门社会迫切需要的中心科学,与人们的生活有着非常紧密的联系;化学是与信息、生命、材料、环境、能源、地球、空间和核科学等都有着紧密联系、交叉和渗透的中心科学。

二、化学与医学

化学与医学关系密切。早在16世纪,欧洲化学家就致力于制造治疗疾病的药物,从而推动了医学与化学的共同发展。1800年,英国化学家戴维(Davy)发现了一氧化二氮的麻醉作用,随着更有效的麻醉药物如乙醚、普鲁卡因等陆续被发现,使无痛外科手术得以实现。麻醉剂的广泛应用成为当代外科发展的重要基础之一。由德国化学家霍夫曼(Hoffmann)于1897年通过化学合成生产的阿司匹林(Aspirin,乙酰水杨酸)的临床应用已有一百多年,阿司匹林不仅是世界上应用最广泛的解热、镇痛和抗炎药,而且因在体内的抗血栓作用,在当前临床心脑血管疾病防治方面发挥着重要作用。1928年,英国科学家弗莱明(Fleming)在实验研究中发现了青霉素,随后英国牛津大学病理学家弗洛里(Florey)与生物化学家钱恩(Chain)实现了对青霉素的分离与纯化,并发现其对传染病的特殊疗效。1932年,德国科学家多马克(Domagk)发现了一种偶氮磺胺染料可治愈细菌性败血症。在此基础上化学家们又制备了许多新型的磺胺类药物,因此开创了如今的抗生素领域。磺胺类药物、青霉素的发明,挽救了无数人的生命。

现代化学与现代医学的联系更为密切。医学主要是研究人体生理、病理和心理现象的规律,寻求诊断、治疗和预防疾病的方法。人体内许多生理现象和病理现象,如消化、吸收、呼吸、排泄等都有着复杂的化学变化。人体的基本营养物质是糖、脂肪、蛋白质等,这些物质的体内代谢同样遵循化学变化的基本原理和规律。生物化学(biochemistry)是采用化学的原理与方法研究人体的化学组成、结构及其在生命活动过程中化学变化的科学,在分子水平揭示生命现象的化学本质。针对人体内大分子DNA(脱氧核糖核酸)、RNA(核糖核酸)和蛋白质的研究,诞生了一门以基因(gene)为核心的分子生物学(molecular biology)。分子生物学是生物化学发展的结果,并对医学和相关生物学科产生了重大的影响。基因是由少则几十个(病毒)、几百个(原核生物),

多则几千个甚至上万个(真核生物)脱氧核苷酸分子组成。科学家们已完成了人体基因组的测序(人类基因组计划),并开展了基因在人染色体上的定位,基因和基因组在体外的化学合成,以及基因编辑等。目前基因组学的研究也进入了后基因组学时代,包括功能基因组学、蛋白质组学、RNA 组学、代谢组学、肿瘤基因组学等。当前生物化学、分子生物学理论与技术已渗透到医学各个领域,应用生物化学、分子生物学理论与技术从分子水平解决医学各学科存在的问题,从而产生了诸如"分子遗传学""分子免疫学""分子药理学""分子病理学""分子肿瘤学"等一系列交叉或分支学科,这为医学的深入发展注入了强劲的动力。

三、医用化学的学习内容与方法

医用化学(medical chemistry)主要研究与医学有密切联系的物质组成、结构、性质及其化学变化规律。由于化学和医学的密切关系,世界各国在医学教育中都把化学列为重要的必修基础课程。我国也在临床医学、中医学、针灸推拿学等专业将医用化学设置为必修课程。

医用化学的内容包括基础化学、有机化学和化学实验三大部分。基础化学部分主要论述化学的基本原理和基本概念,包括溶液理论、电化学理论、配位理论、物质的结构和性质的关系等;有机化学部分则介绍与医学密切相关的碳氢化合物及其衍生物的结构、性质;化学实验包含化学实验基本操作,醇、酚、醛、酮、糖等的定性实验以及药物的合成、提取与分离等综合性实验。医用化学的学习能够让我们获得与医学相关的化学基础知识、基本理论和基本技能,为后续课程尤其是生物化学课程与分子生物学课程的学习打下扎实基础;同时培养严谨、科学的实验态度;进而提高分析问题、解决问题的能力。

医用化学是医学生较早学习的一门基础课程。大学课程安排和授课方式与中学教学有较大差异,具体表现:一是课时增长,课容量增大,课堂练习大幅度减少;二是以自主学习为主导。大学新生应尽快适应大学的学习规律,掌握学习主动权。我国著名化学家戴安邦教授指出:"化学教育既要传授化学知识与技能,更要训练科学方法和思维,还要培养科学精神和品德"。因此,要学好医用化学,还需要注意以下几点:

1. 掌握好医用化学中的基本概念、基础理论和基础知识。医用化学章节多、内容多,课程中既包含了无机化学,又有有机化学和少量物理化学内容。基础化学部分理论性强,涉及较多概念和众多计算,难度也较大,学习中要着重理解,掌握基本概念、基本理论和相关计算公式。有机部分重点放在掌握命名规律,熟悉并理解化合物的结构。具有相似结构的有机化合物一般具有相似的化学性质。分析结构可以帮助我们预测、理解进而掌握这些性质。无论学习哪部分内容,都要注意进行分析、比较、归纳和总结,从中找出共性和差异,切忌死记硬背,应在理解的基础上融会贯通。

2. 重视能力培养和训练,特别是化学实验课的训练。实验课是基础化学课程的重要组成部分,也是理解和掌握医用化学课程内容,学习正确实验方法,培养动手能力的重要环节。学生在实验前要预习,做到实验原理和内容清楚,实验步骤明确。实验完成后要认真处理实验数据,分析实验现象,做好实验报告,通过实验培养严谨求实的科学态度。

笔记

3. 提高课堂学习效率。课前预习,先浏览一遍今天老师要讲什么,在心理上有个准备。课堂上,准备一本笔记本,注意听记,这是提高听课效率、确保不走神、能跟上讲课思路的最佳方法,同时笔记内容也是课后复习以及期末复习的重要依据。下课后,及时回顾本单元所讲内容。

4. 做好课后复习总结,多做习题、看参考书等。平时对每一单元以自己的方法、思路总结一页,期末时只要看自己的总结就能复习全书。积极利用各种学习资源,如看参考书、读科技文献、听讲座及网络教育等。

第二节 中国法定计量单位

随着社会的进步和科学技术的发展,各国之间的贸易及科学技术交流日益增加,促进了统一的计量制度的发展。1875 年,17 个国家在法国巴黎签署了"米制公约",成立了国际计量委员会(CIPM),设立了国际计量局。

1889 年第 1 届国际计量大会(CGPM)召开,会议明确把"议定必要的措施,并督促实施,以保证米制的现代形式——国际单位制的普及和改进"作为它的主要任务。在这次会议上,批准了米和千克两个单位的定义。1901 年的第 3 届 CGPM 对质量、重量、时间的单位也作了明确的定义。1948 年第 9 届 CGPM 责成 CIPM 创立一种简单而科学的实用单位制。1954 年第 10 届 CGPM 采用米、千克、秒、安培、开尔文、坎德拉作为新制的基本单位。1960 年第 11 届 CGPM 以这六个基本单位为基础的单位制,命名为"国际单位制"并用国际符号"SI"表示,SI 是法文"le Système International d'Unités"的缩写。1971 年第 14 届 CGPM 增加了第七个基本单位摩尔。至此国际单位制基本构成了现在的完整形式,国际单位制的建立标志着计量学的发展进入了一个新的阶段,它实现了计量单位在各国、各地区以及科技、经济、社会等各领域中广泛通用的目标。

国际单位制的组成包括 SI 单位和 SI 单位的倍数单位。SI 单位由 SI 基本单位、SI 辅助单位和 SI 导出单位三部分组成。SI 倍数单位由 SI 词头加 SI 单位构成。SI 基本单位见附录一的表 1。在实际应用中 SI 基本单位、SI 导出单位和 SI 倍数单位可单独使用,也可以组合或混合使用。SI 单位构成了覆盖整个科学技术领域的计量体系。

我国于 1977 年参加"米制公约"国际计量组织,标志着我国在计量方面与国际接轨。1984 年,国务院发布了《关于在我国统一实行法定计量单位的命令》,以国际单位制为基础的法定计量单位在全国推行。一切属于国际单位制的单位都是我国的法定计量单位。此外,根据国情在法定计量单位中还明确规定若干可与国际单位制并用的非国际单位制单位,见附录一的表 2。为了在各学科、各领域正确使用国家法定计量单位,全国量和单位标准化技术委员会于 1983 年制定了有关量和单位的 15 项国家标准,即 GB(汉语拼音 Guojia Biaozhun 的缩写)。经 1986 年和 1993 年两次修订,新标准代号为 GB3100-3102-93,于 1994 年开始实施。它是我国重要的基础性强制标准。我国文化教育、科研技术、经济金融、贸易等各个领域均使用这套计量标准。

第三节 有 效 数 字

在科学研究中我们遇到的数字分为两类。一类为不必通过测量即可得到的自然数,这些数字没有准确度问题。如:样品数量、测量次数、化学反应的计量关系、各种常数值以及计算中的倍数等。另一类数字是通过测量得到的,为测量值或数据计算结果。这类数字的位数与测量仪器的精密度和分析方法的准确度相关,其读取、记录和计算有一定的规则和要求,这类数字即为有效数字。

一、有效数字的概念

有效数字(significant figure)是指在分析工作中实际能够测量到的既能表示数值大小又能表示测量值准确程度的数字。它包括测得的全部准确数值和末位的可疑数值(欠准值),误差是末位数的 ±1 个单位。

有效数字不仅能表示数字的大小还能反映测量的精确程度。例如,使用万分之一的分析天平进行重量称量时,称得某样品重量为 1.0123g,其中"1.012"是准确的,而末位的"3"是估计的,表明分析天平有±0.0001g 的误差,样品实际重量应为 1.0123g±0.0001g,该数据中包括 5 位有效数字,前四位为准确值,末位为可疑数值;又如,滴定管的精度为±0.01ml,若液面刻度为 19.00ml,记录时就不能记作 19ml,必须记录为19.00ml。所以如果测量时有精度要求,则应选用符合精度要求的仪器,例如,取液体样品 2.00ml,则必须使用吸量管或滴定管;取样品 2.00ml,要求用刻度吸量管;取2.0ml 样品,用小量筒即可;而取 2ml 样品,可粗略估计。

在数据中数字 1~9 都是有效数字,但数字"0"需视具体情况。当"0"位于其他数字之前,例如在数字 0.0029g 中,前三个"0"表示数量级用于定位,不是有效数字;当"0"位于其他数字之间或数字之后,"0"均是有效数字,例如,19.03ml、2.1500g 中的"0"均是有效数字。

如果一个数字中没有小数点,例如,2185m 就无法确定其有效数字位数。为了准确表述有效数字,需使用科学计数法(scientific notation),科学计数法是使用一位整数、若干位小数和 10 的幂次表示有效数字。例如,2.15×10^4 为三位有效数字,3.240×10^{-3} 为四位有效数字。

有效数字在进行单位变换时,不能改变有效数字的位数,例如,19.03ml、2.1500g用 L、kg 作单位时,应写作 1.903×10^{-2} L、2.1500×10^{-3} kg,有效数字位数不变。pH、pK_a、pK_b、$\lg c$ 等对数值的有效数字取决于小数部分数字的位数,因其整数部分的数字代表原值的幂次。

此外,凡定义给定的值、国际协议值以及没有误差的数值其有效数字位数不受限制,如阿伏伽德罗常数、光速、相对原子质量、倍率或分率等。

二、有效数字的修约及运算规则

(一)数字修约规则

测量值的有效数字位数受测量仪器精度的影响,而数字计算结果的有效数字位数要受所有测量值有效数字位数的限制,尤其是误差最大的测量值。因此,对有效数字

位数较多的测量值,即误差最小的测量值,应将多余的数字舍去,这一过程称为数字的修约。修约规则为:

1.“四舍六入五成双”法则 我国科学技术委员会正式颁布的《数字修约规则》就是“四舍六入五成双”法则。即当约去数≤4时舍去,约去数≥6时进位。当约去数为5时,则应先看5后面的数,为0或没有数字,则看5前面的数是奇数还是偶数,奇数应将5进位,偶数应将5舍去;当约去数为5,5后面的数不为0,不管5前面的数是奇数还是偶数,5都应进位。例如,将28.175、28.1650、28.18503处理成4位有效数字,则分别为28.18、28.16、28.19。

2. 禁止分次修约 原始数据的修约只能做一次,例如,欲将数字0.6349修约为2位有效数字,不能先修约为0.635,再修约为0.64,应直接修约为0.63。对于需要通过计算才能得出结果的数字,应先计算后修约。使用计算器做相关计算时也要计算后再修约。

（二）有效数字运算规则

1. 加减法运算规则 加减法运算计算结果的有效数字保留,以参加运算数字中小数点后有效数字位数最少的为准,即以数字中精度最低的数字为准,例如:
$$0.0121+25.64+1.05782=26.71;31.60-21.527-1.6978=8.38$$

2. 乘除运算法则 乘除运算中保留有效数字的位数以参加运算数字中有效数字位数最少的数为准,即以数字中相对误差最大的数字为准。例如:
$$0.027×25.64×1.05782=0.73;67.523÷2.12=31.9$$

3. 对数及反对数运算 对数运算结果的有效数字位数取决于原值位数,整数位为幂次,小数点后数字才是有效数字,其位数与原值有效数字位数一致。例如:$\lg1.37×10^4=4.137$,有效数字为3位;$\lg2.856×10^{-4}=-3.5442$,有效数字为4位。反对数计算结果的有效数字位数由其小数点后位数来定。例如:$\lg x=3.67,x=4.7×10^3$;$pH=6.581,[H^+]=2.62×10^{-7}mol/L$。

学习小结

1. 学习内容

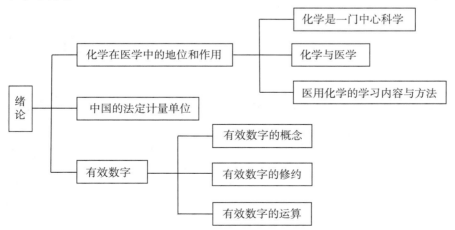

2. 学习方法

学习本章知识,首先应了解化学研究的对象和目的。通过学习化学发展史了解化学与医学的关系,认识化学是一门中心科学。通过计量发展历史,认识到统一的计量制度是社会进步和科学技术发展的必然结果,掌握中国法定计量单位的组成,并能熟练使用。掌握有效数字的定义和有效数字的修约方法,能熟练地进行有效数字的运算。

(刘丽艳)

复习思考题

1. SI 单位制由哪几部分组成?请给出 5 个 SI 单位的导出单位。

2. 我国的法定计量单位中有多少个不属于 SI 单位但可与之并行使用的单位?请列举至少 5 个。

3. 下列单位不属于 SI 基本单位的单位有哪些?

(1) 米(m) (2) 千克(kg) (3) 开尔文(K) (4) 牛顿(N) (5) 焦耳(J)

4. 下列数字各有几位有效数字?

(1) 1.0236g (2) 21.06ml (3) $pK_a = 6.10$ (4) 0.012% (5) 2136

5. 应用有效数字运算规则计算下列数据。

(1) $22.56 - 0.145 + 2.3$ \qquad (2) $3.20 \times 21.6 \times 1.943$

(3) $\dfrac{3.22 \times 23.17}{1.26 \times 10^3}$ \qquad (4) $\dfrac{3.4 \times 4.32 \times 10^{-2}}{2.325 \times 2.26}$

(5) $[H^+] = 3.60 \times 10^{-5}, pH = ?$ \qquad (6) $pK_a = 6.53, K_a = ?$

6. 对下列数字进行修约,均保留 3 位有效数字。

(1) 3.601×10^{-5} \qquad (2) 4.750 \qquad (3) 0.128 51 \qquad (4) 21.48

第二章

溶 液

学习目的

通过学习溶液的组成量度的基本表示方法及溶液的渗透压,了解溶液与科学研究和生命活动的关系,为临床使用溶液打下基础。

学习要点

溶液的组成量度的基本表示方法;溶液的渗透压的表示及意义。

溶液是由溶质与溶剂组成的分散系。溶液与科学研究和生命活动的关系极为密切。人体内的组织间液、血液及各种腺体分泌液都是溶液。许多药物多以溶液的形式或在体液内溶解后形成溶液而发挥其效应。临床上给患者大量输液时要特别注意溶液的浓度,如补液的浓度过高或过低都将会产生不良后果,甚至危及生命。

第一节 溶液的组成量度

溶液的组成量度旧称溶液的浓度,从 1983 年 7 月 1 日开始贯彻实施国家法定计量单位以后,单独使用“浓度”一词已有它特定的含义,它不能再作一般的概念使用,应改称为溶液的组成量度。溶液的组成量度指一定量的溶液中所含溶质的量。医学上常用以下几种表示法。

一、物质的量浓度

物质的量浓度(amount-of-substance concentration)定义是单位体积(V)溶液中所含溶质的物质的量(n_B),用符号 c_B 表示。医学上常用的单位为 mol/L、mmol/L、μmol/L 等。物质的量浓度可用下式表示:

$$c_B = \frac{n_B}{V} \tag{2-1}$$

$$c_B = \frac{m_B/M_B}{V} \tag{2-2}$$

例 2-1 临床上纠正酸中毒时,常使用乳酸钠($NaC_3H_5O_3$)注射液,它的规格是每支 20ml 注射液中含乳酸钠 2.24g,问此乳酸钠注射液的物质的量浓度是多少?

解:乳酸钠的摩尔质量为 112g/mol,根据式(2-2)可得:

$$c(\mathrm{NaC_3H_5O_3}) = \frac{2.24\mathrm{g} \div 112\mathrm{g/mol}}{0.020\mathrm{L}} = 1.0\mathrm{mol/L}$$

二、质量浓度

质量浓度(mass concentration)定义是单位体积(V)溶液中所含溶质的质量(m_B),用符号ρ_B表示。医学上常用的单位为 g/L、mg/L、μg/L 等。质量浓度可用下式表示:

$$\rho_B = \frac{m_B}{V} \tag{2-3}$$

例 2-2 某病人滴注生理盐水 0.50L,问进入体内的氯化钠的质量是多少?

解:生理盐水的质量浓度是 9.0g/L,根据式(2-3)得:

$$m(\mathrm{NaCl}) = \rho \times V = 9.0\mathrm{g/L} \times 0.50\mathrm{L} = 4.5\mathrm{g}$$

三、质量分数

质量分数(mass fraction)定义是溶质的质量(m_B)除以溶液的质量(m),用符号ω_B表示。

$$\omega_B = \frac{m_B}{m} \tag{2-4}$$

其中,溶质与溶液的单位必须相同,质量分数无单位,可以用小数或百分数表示。如市售浓硫酸的质量分数为 0.98 或 98%。

例 2-3 质量分数ω为 0.37 的盐酸,其密度为 1.19kg/L,问该盐酸溶液的物质的量浓度是多少?

解:盐酸的摩尔质量为 36.5g/mol,密度为 1.19kg/L = 1.19×10^3g/L,根据式(2-1,2-3,2-4)得:

$$c(\mathrm{HCl}) = \frac{\omega(\mathrm{HCl}) \cdot \rho}{M(\mathrm{HCl})} = \frac{0.37 \times 1.19 \times 1000\mathrm{g/L}}{36.5\mathrm{g/mol}} = 12.1\mathrm{mol/L}$$

四、体积分数

体积分数(volume fraction)定义是在相同温度和压力下,溶质的体积(V_B)除以溶液的体积(V),用符号φ_B表示。

$$\varphi_B = \frac{V_B}{V} \tag{2-5}$$

其中,溶质与溶液的单位必须相同,体积分数无单位,可以用小数或百分数表示。如消毒用酒精溶液的体积分数为 0.75 或 75%。体积分数常用于溶质为液体的溶液。

例 2-4 要配制体积分数为 75.0% 的消毒用酒精溶液 500ml,需用体积分数为 95.0% 的医用酒精多少毫升?

解:设需φ = 95.0% 的酒精 V ml,根据稀释前后溶质物质的量不发生改变,得:

$$V = \frac{75.0\% \times 500\mathrm{ml}}{95.0\%} = 395\mathrm{ml}$$

五、分子浓度

溶质的分子数(N)除以溶液的体积(V),称为该溶质的分子浓度(molecular concentration）。用符号 C 表示。医学上常用的单位是 L^{-1}。

$$C = \frac{N}{V} \tag{2-6}$$

临床上常用分子浓度表示体液中细胞的组成量度。如我国成年男性血液中红细胞的分子浓度为 $(4.5 \sim 5.5) \times 10^{12}/L$；女性为 $(3.8 \sim 4.6) \times 10^{12}/L$。

第二节　溶液的渗透压

一、渗透现象和渗透压

（一）渗透现象

将一滴红墨水滴入一杯清水中，不久整杯水会显红色；在一杯清水中加入少量浓蔗糖溶液，不久整杯水就变成均匀甜味的溶液，这种现象称为扩散。扩散是分子永不停息地无规则运动，溶质分子与溶剂分子相互运动和迁移的结果。

但如果将蔗糖溶液与纯水分别装入用半透膜隔开的 U 形管两侧，并使其液面处于同一水平，如图 2-1a 所示。不久便可发现蔗糖溶液一侧的液面升高，如图 2-1b 所示。若将纯水换成稀溶液，浓溶液的液面也会升高。这种溶剂分子通过半透膜由纯溶剂进入溶液或由稀溶液进入浓溶液的现象称为渗透现象（osmosis），简称渗透。渗透是特殊条件下的扩散现象。

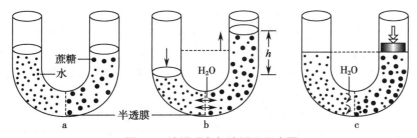

图 2-1　渗透现象与渗透压示意图

产生渗透现象必须具备 2 个条件：一是有半透膜存在；二是半透膜两侧溶液存在浓度差。常见的半透膜有细胞膜、膀胱膜、毛细血管壁、动物肠衣及人造羊皮纸、火棉胶等。

半透膜只允许溶剂水分子自由通过，由于膜两侧溶液浓度不同，单位体积内水分子数目不等，蔗糖溶液中水分子数目相对地比同体积的纯水少，单位时间内由纯水透过半透膜而进入蔗糖溶液中的水分子数，比由蔗糖溶液透过半透膜而进入纯水的水分子数多，即扩散速率不同；水分子从纯水向溶液或从稀溶液向浓溶液透过的速率大于反向的速率，结果蔗糖溶液的体积增大，导致其液面逐渐上升，而纯水的液面逐渐下降，直至达到一定的高度后便不再上升和下降，即为渗透平衡。渗透平衡是一种动态平衡，此时水分子透过半透膜向两个方向移动的速率相等。

渗透方向总是由单位体积内水分子数较多的一方指向单位体积内水分子数较少的一方。渗透现象发生的结果是缩小了膜两侧溶液的浓度差。

（二）渗透压

欲使膜两侧液面的高度相等并保持不变，则必须在溶液液面上施加一额外压力才能实现(图 2-1c)。国家标准规定:为维持只允许溶剂通过的膜所隔开的溶液和溶剂之间的渗透平衡而需要的超额压力称为渗透压(osmotic pressure)。即这种恰能阻止渗透现象继续发生而达到动态平衡的压力称为该溶液的渗透压。若被半透膜隔开的是两种不同浓度的溶液,为阻止渗透现象发生,应在较浓溶液液面上施加一额外压力,这一压力是两溶液的渗透压之差。渗透压的大小表明了溶液吸引溶剂分子渗入的能力。它只有在半透膜存在且膜两侧溶液有浓度差时才表现出来。

如果选用一种高强度耐高压的半透膜把纯水和溶液隔开,在溶液液面上方施加的外压大于渗透压,则溶液液面降低,溶液中会有更多的溶剂分子通过半透膜进入纯水一侧,这种逆向进行的操作称为反向渗透(reverse osmosis)。此技术常用于从海水中提取淡水和三废治理中处理污水;医药上用此法制备注射用水。

渗透现象广泛存在,在动植物的生活与生命过程中起着重要作用。如咸菜等食品久置不变质;人在淡水、海水中游泳时,眼睛的感觉不一样;海水鱼和淡水鱼不能交换生活环境;植物对水分和养料的吸收等都离不开渗透压的作用。

二、渗透压与浓度、温度的关系

1886 年,荷兰化学家范特荷甫(Van't Hoff)根据实验结果提出了反映难挥发性非电解质稀溶液渗透压与浓度、温度的关系式:

$$\pi = cRT \tag{2-7}$$

式中,π 为溶液的渗透压,单位是 kPa,c 为非电解质稀溶液的物质的量浓度,单位为 mol/L、mmol/L,R 为气体常数,值为 8.314J/(mol·K),T 为绝对温度。

由式(2-7)可知,难挥发性非电解质稀溶液的渗透压与溶液的物质的量浓度及绝对温度成正比,这个规律称为渗透压定律或范特荷甫定律。它表明了在一定温度下,难挥发性非电解质稀溶液的渗透压只与单位体积溶液中的溶质颗粒数成正比,而与溶质的本性(如种类、大小、分子或离子等)无关。

对于任何非电解质溶液,在相同温度下,只要物质的量浓度相同,单位体积内溶质粒子数就相等,它们的渗透压也必定相等。如 0.3mol/L 的葡萄糖溶液与 0.3mol/L 的蔗糖溶液的渗透压相同。

对于电解质溶液,由于电解质在溶液中发生解离,单位体积溶液内所含的溶质粒子数要比相同浓度非电解质溶液多,使得溶质的粒子总浓度增加,故渗透压也增大。因此在计算渗透压时,必须在公式中引进一个校正因子 i,即

$$\pi = icRT \tag{2-8}$$

i 是电解质的一个"分子"在溶液中能产生的质点数。如 NaCl 的 $i=2$,Na_2SO_4 的 $i=3$。因而 0.1mol/L 的 NaCl 溶液的渗透压是 0.1mol/L 的葡萄糖溶液的 2 倍,0.1mol/L 的 Na_2SO_4 溶液的渗透压则是 0.1mol/L 的葡萄糖溶液的 3 倍。可见,式(2-8)中的 ic 是各种溶质粒子浓度的总和。

三、渗透压在医学上的意义

渗透压与医学关系十分密切,因为机体的许多膜结构如细胞膜、膀胱膜和毛细血管壁等都具有半透膜的性质,因而人体的血液、细胞液和细胞间液等体液的渗透压对维持机体的正常生理功能、健康状况起着重要的调节作用。临床上输液以及对水盐平

衡失调、水肿等患者的处理都必须要考虑溶液的渗透压大小,所以渗透压在医学上具有重要的意义。

（一）渗透浓度

在一定温度下,渗透压的大小只与单位体积溶液中的溶质粒子数成正比。将溶液中能产生渗透效应的溶质粒子(分子或离子)统称为渗透活性物质。渗透浓度(osmolarity)定义为渗透活性物质的物质的量除以溶液的体积,即溶液中能产生渗透现象的各种溶质粒子(分子或离子)总的物质的量浓度,用符号c_{os}表示,其常用单位为 mol/L 或 mmol/L。

例 2-5 计算 50.0g/L 葡萄糖溶液和 9.00g/L NaCl 溶液的渗透浓度,并比较它们的渗透压大小。

解：

$$c_{os}(C_6H_{12}O_6) = \frac{n}{V} = \frac{50.0\text{g/L}}{180\text{g/mol}} = 0.278\text{mol/L} = 278\text{mmol/L}$$

$$c_{os}(NaCl) = \frac{n}{V} = \frac{9.00\text{g/L}}{58.5\text{g/mol}} \times 2 = 0.309\text{mol/L} = 309\text{mmol/L}$$

因为 $c_{os}(NaCl) > c_{os}(C_6H_{12}O_6)$,所以 NaCl 溶液的渗透压大于葡萄糖溶液的渗透压。

（二）等渗、低渗和高渗溶液

一般来说,相同温度时,渗透压相等的溶液称为等渗溶液(isotonic solution)。对于渗透压不等的溶液,相对而言,渗透压高的称为高渗溶液(hypertonic solution),渗透压低的称为低渗溶液(hypotonic solution)。

在医学上,判断溶液渗透压的高低是以血浆的总渗透压(或渗透浓度)为比较标准衡量的。正常人血浆的渗透压为 720~820kPa,相当于渗透浓度为 280~320mmol/L,故临床上规定,凡渗透浓度在 280~320mmol/L 范围内的溶液称为等渗溶液,低于 280mmol/L 的溶液称为低渗溶液,而高于 320mmol/L 的溶液称为高渗溶液。9.0g/L NaCl、50.0g/L 葡萄糖、19.0g/L 乳酸钠、12.5g/L NaHCO$_3$ 等溶液都是常用的等渗溶液。

等渗溶液在医学上具有重要意义。如给患者换药时,通常用与组织细胞液等渗的生理盐水冲洗伤口,若用纯水或高渗盐水则会引起疼痛;配制的眼药水必须与泪液的渗透压相同,否则会刺激眼睛而疼痛。

从渗透现象可知,有半透膜存在时,溶剂分子总是由低渗溶液向高渗溶液渗透。因此在临床治疗中,为患者大量输液时应用等渗溶液是一个基本原则,不能因输液而影响血浆的渗透压,否则会使体液内水分的调节发生紊乱,引起细胞变形和破裂。现以红细胞在不同浓度的 NaCl 溶液中的形态变化为例进行说明。

若静脉滴注低渗溶液,即将红细胞置于低渗溶液(如 3.0g/L 的 NaCl 溶液)中,如图 2-2a 所示,水分子主要向细胞内渗透,在显微镜下可以观察到红细胞逐渐肿胀最后破裂而出现溶血现象;若静脉滴注高渗溶液,即将红细胞置于高渗溶液(如 15.0g/L 的 NaCl 溶液)中,如图 2-2b 所示,水分子主要向细胞外渗透,在显微镜下可以观察到红细胞皱缩,医学上称为胞浆分离现象,若此种现象发生在血管内,则会造成"栓塞";只有将红细胞置于等渗溶液(如 9.0g/L 的 NaCl 溶液)中才能保持正常形态,如图 2-2c 所示,此时红细胞膜内外渗透压相等,体系处于渗透平衡状态。

临床治疗中,为患者大量输液时应使用等渗溶液,使细胞内、外液保持渗透平衡,细胞形态正常,因而其正常生理功能得以维持。

由于临床上某些治疗的需要,有时也使用高渗溶液,如提高血糖用的 500g/L 葡萄

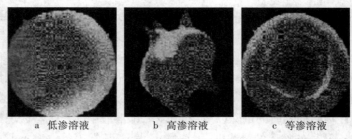

　a 低渗溶液　　　　　　b 高渗溶液　　　　　　c 等渗溶液

图 2-2　红细胞在不同浓度 NaCl 溶液中的形态

糖溶液和治疗脑水肿用的 2500g/L 山梨醇溶液等,但必须严格控制用量和滴注速度。用量要少、滴注速率要慢,这样进入血液的高渗溶液被大量流动的血液稀释,才能避免由于局部高渗而导致机体内水分调节失衡及细胞的变形和破坏等不良后果。

（三）晶体渗透压和胶体渗透压

人体血浆中含有低分子晶体物质,如 NaCl、NaHCO$_3$、葡萄糖和氨基酸等;还有高分子胶体物质,如蛋白质、核酸等。由低分子物质产生的渗透压称为晶体渗透压（crystalloid osmotic pressure）;由高分子物质产生的渗透压称为胶体渗透压（colloid osmotic pressure）。血浆渗透压为两类渗透压的总和,其中晶体渗透压占总渗透压的99.5%。如 37℃时,血浆的总渗透压为 769.9kPa,其中胶体渗透压仅为 2.9~4.0kPa。

晶体渗透压对调节细胞内、外水盐相对平衡及维持细胞的正常形态和功能起着重要作用。水中毒就是由于大量饮水或输入过多的低渗液,使细胞外液晶体渗透压降低,从而引起细胞外液的水分子向细胞内渗透,致使细胞膨胀而造成的。

胶体渗透压则对调节毛细血管内、外水盐相对平衡及维持血容量方面起着重要的作用。水肿则是由于某些原因（如慢性肾炎或肝功能障碍等）造成血液中蛋白质含量显著减少,使胶体渗透压过低,水分子透过毛细血管进入组织间隙而引起的。

临床上对大面积烧伤或由于失血造成血容量降低的患者进行补液时,除补生理盐水外,同时还要输入血浆或低分子右旋糖酐等代血浆,以恢复血浆胶体渗透压和增加血容量。因此,在临床治疗中,掌握渗透压的相关知识是非常重要的。

学习小结

1. 学习内容

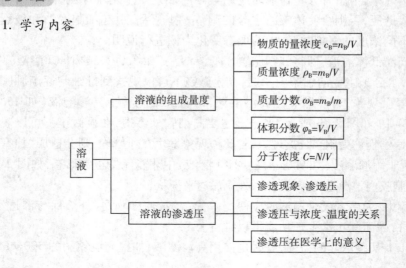

2. 学习方法

对溶液组成量度的学习,可通过比较几种不同表示方法,找出其相互之间的联系,特别要注意这些表示方法在医学上的应用。对溶液渗透压的学习,要通过理解渗透压的含义,熟悉渗透压的计算公式,从而掌握渗透压在医学上的意义。

（杨　婕）

复习思考题

1. 需要配制 1000ml 的消毒酒精,请计算需要使用多少 $\varphi=0.95$ 的医用酒精。

2. 请比较 50.0g/L 葡萄糖溶液、50.0g/L 蔗糖溶液、50.0g/L NaCl 溶液的渗透压大小。

3. 临床上常用的透析液中每 10 000ml 中含葡萄糖 0.11mol、NaCl 0.95mol、NaAc 0.35mol、KCl 0.01mol、$MgCl_2$ 0.01mol、$CaCl_2$ 0.02mol,请计算该溶液的渗透浓度,此透析液是等渗液吗?

第三章

酸 碱 平 衡

学习目的

　　酸碱平衡是水溶液中最重要的平衡体系,对于维持人体正常的生理活动起着重要的作用,本章通过学习弱电解质的解离平衡、酸碱质子理论,系统深入地认识缓冲溶液,为学习后续生物化学、解剖生理学等课程打下基础。

　　学习要点

　　弱电解质的解离平衡及解离平衡常数,同离子效应;水的质子自递平衡,一元弱酸、弱碱溶液 pH 的计算;缓冲溶液。

　　在溶于水中或熔融状态下能导电的化合物称为电解质,这些化合物的水溶液称为电解质溶液。电解质溶液在医学上具有非常重要的意义,人体体液如血浆、胃液、泪液和尿液等都含有许多电解质离子,它们对于维持体液的正常 pH 和渗透浓度等都是必不可少的,并对神经、肌肉等组织的生理、生化功能起着重要的作用。酸和碱是两类特别重要的电解质,酸碱平衡(equilibrium of acid and base)是水溶液中最重要的平衡体系。研究酸碱平衡的原理对化学和医学都有重要意义。生物体在代谢过程中会不断地产生酸性和碱性物质,生物体内的酶催化反应必须在一定的酸碱条件下才能发挥作用;很多药物本身就是酸或碱,它们的制备、储存、分析测定条件及药理作用等也都与酸碱平衡密切相关。因此酸碱平衡是认识和理解人体生理、药理和病理过程的必要基础。

第一节　酸碱质子理论

　　人们对酸碱理论的研究经历了一个由浅入深、由低级到高级的发展过程,通过对酸碱的性质、组成及结构关系的研究,科学家们先后提出了酸碱电离理论、酸碱质子理论和酸碱电子理论等一系列的酸碱理论。1887 年,瑞典化学家阿伦尼乌斯(S. A. Arrhenius)提出的酸碱电离理论认为:在水溶液中电离出的阳离子全部是 H^+ 的物质是酸,电离出的阴离子全部是 OH^- 的物质是碱。该理论解释了部分含有 H^+ 和 OH^- 的物质在水溶液中的酸碱性,但它将酸、碱局限于水溶液中,把酸碱范围也限制在能电离出 H^+ 或 OH^- 的物质,不能解释 NH_4Cl 水溶液的酸性,Na_2CO_3、Na_3PO_4 水溶液的碱性,也不能解释某些非水溶液中进行的酸碱反应。为了解决这些矛盾,丹麦化学家布朗斯特德(J.N.Brönsted)和英国化学家劳莱(T.M.Lowry)分别提出了酸碱质子理论,用质子的给出和接受定义酸、碱。在同一时期,美国物理化学家路易斯(G.N.Lewis)则提出了酸碱电子理论,用电子对的得失定义酸、碱。本节主要介绍酸碱质子理论。

一、酸碱的概念

酸碱质子理论认为:凡能给出质子(H^+)的物质都是酸,凡能接受质子(H^+)的物质都是碱。酸、碱的关系可表示如下:

$$酸 \rightleftharpoons H^+ + 碱$$

如 HCl、HAc 和 NH_4^+ 等能给出质子,都是酸;Cl^-、Ac^- 和 NH_3 等能接受质子,都是碱。有些物质如 HCO_3^-、H_2O 等,既可以给出质子也可以接受质子,具有酸碱二重性质,称之为两性物质。

$$HCl \rightleftharpoons H^+ + Cl^-$$
$$HAc \rightleftharpoons H^+ + Ac^-$$
$$NH_4^+ \rightleftharpoons H^+ + NH_3$$
$$H_2CO_3 \rightleftharpoons H^+ + HCO_3^-$$
$$HCO_3^- \rightleftharpoons H^+ + CO_3^{2-}$$
$$H_3O^+ \rightleftharpoons H^+ + H_2O$$
$$H_2O \rightleftharpoons H^+ + OH^-$$

酸给出质子后,剩余的部分是碱,碱接受质子后形成酸。这种酸与碱的相互依存关系,称作共轭关系,处于共轭关系的酸碱称为共轭酸碱对。一种物质作为酸给出质子后,剩余部分称为该酸的共轭碱;作为碱接受质子后的产物称为该碱的共轭酸。如 HAc-Ac^- 是共轭酸碱对,HAc 是 Ac^- 的共轭酸,Ac^- 是 HAc 的共轭碱。

二、酸碱反应的实质

根据酸碱质子理论,酸碱反应的实质是在两个共轭酸碱对之间的质子传递反应。因为质子在溶液中不能单独存在,当一种酸给出质子的瞬间,必然有另一种碱迅速与质子结合,因此酸碱反应只能发生在一个共轭酸碱对的酸和另一个共轭酸碱对的碱之间,酸碱反应是两个共轭酸碱对共同作用的结果。例如:

$$HCl + NH_3 \rightleftharpoons NH_4^+ + Cl^-$$
$$酸_1 \quad 碱_2 \qquad 酸_2 \quad 碱_1$$

在共轭酸碱对中,酸越强,给出质子的能力越强,其共轭碱接受质子的能力越弱,碱性就越弱。酸碱反应总是由较强的酸和较强的碱作用,向着生成较弱的酸和较弱的碱的方向进行。如上述反应中,HCl 是强酸,将质子传递给 NH_3,转变为碱性较弱的共轭碱 Cl^-,NH_3 接受质子后转变酸性较弱的共轭酸 NH_4^+。

酸碱质子理论扩大了酸碱的含义和酸碱反应的范畴,酸碱不再局限于分子,还可以是离子,酸碱反应也不再局限于水中进行的反应,解决了一些非水溶液和气体间的酸碱反应。但是酸碱质子理论还有它的局限性,它将酸碱反应局限在质子的转移上,不能解释没有质子传递的酸碱反应。

第二节　弱电解质溶液的解离平衡

根据电解质在水溶液中的解离程度不同,可将其分为强电解质和弱电解质两类。在水溶液中能完全解离成离子的化合物是强电解质,包括离子型化合物(如 NaCl、KOH)和强极性分子(如 HCl、HNO_3);在水溶液中只有少部分解离成离子,大部分仍以分子状态存在的化合物称为弱电解质,如 HAc、$NH_3 \cdot H_2O$ 等。

一、弱酸、弱碱的解离平衡

弱酸、弱碱都属于弱电解质,在它们的水溶液中,存在着分子解离成离子和离子结合成分子的两个过程。在一定温度下,当分子解离成离子和离子结合成分子的速率相等时,溶液中各组分的浓度不再发生改变,即达到动态平衡,这种状态称为解离平衡。如在 HAc 水溶液中,一方面部分 HAc 分子在水分子的作用下解离成 H^+ 和 Ac^-,另一方面部分 H^+ 和 Ac^- 又相互吸引、碰撞,重新结合成 HAc 分子。醋酸的解离平衡可表示如下:

$$HAc + H_2O \rightleftharpoons H_3O^+ + Ac^-$$

又如氨在水溶液中的解离平衡:

$$NH_3 + H_2O \rightleftharpoons NH_4^+ + OH^-$$

或写作:

$$HAc \rightleftharpoons H^+ + Ac^-$$

$$NH_3 \cdot H_2O \rightleftharpoons NH_4^+ + OH^-$$

二、弱酸、弱碱的解离平衡常数

在一定温度下,弱电解质达到解离平衡时,溶液中解离出的离子与未解离的弱电解质分子的浓度以化学计量数为指数的幂的乘积是一常数,称为解离平衡常数,简称解离常数,以 K 表示,并用 [B] 表示物质 B 的平衡浓度。

弱酸的解离平衡常数用 K_a 表示。如醋酸的解离常数表达式为:

$$K_a = \frac{[H^+][Ac^-]}{[HAc]} \tag{3-1}$$

弱碱的解离平衡常数用 K_b 表示。如氨的解离常数表达式为:

$$K_b = \frac{[NH_4^+][OH^-]}{[NH_3 \cdot H_2O]} \tag{3-2}$$

根据化学平衡原理,解离常数与弱电解质的本性及温度有关,而与其浓度无关。其数值的大小可以反映弱电解质解离的趋势,因此,对于相同类型的弱酸(或弱碱),可以通过比较在同等条件下的解离常数 K_a(或 K_b)值的大小,判断弱酸(或弱碱)的相对强弱,K_a(或 K_b)值大的相对酸性(或碱性)较强。

多元弱酸的解离是分步进行的,每一步都有各自的解离平衡和解离常数,分别用 K_{a1}、K_{a2}、K_{a3} 表示多元弱酸的逐级解离平衡常数。部分弱电解质的解离平衡常数见表 3-1。

表 3-1 常见弱电解质的解离平衡常数（25℃）

弱电解质	分子式	$K_a(K_b)$		
甲酸	HCOOH	1.8×10^{-4}		
醋酸	HAc	1.75×10^{-5}		
碳酸	H_2CO_3	$4.17 \times 10^{-7}(K_{a1})$	$5.62 \times 10^{-11}(K_{a2})$	
磷酸	H_3PO_4	$7.59 \times 10^{-3}(K_{a1})$	$6.31 \times 10^{-8}(K_{a2})$	$4.37 \times 10^{-13}(K_{a3})$
氨	NH_3	1.74×10^{-5}		

酸碱解离平衡与其他化学平衡一样,会受到外界因素(如浓度、温度)的影响。当外界条件改变时,弱酸、弱碱的解离平衡就会被破坏,直至在新的条件下又建立起新的解离平衡。这种因外界条件改变,使解离反应从一种平衡状态向另一种平衡状态转变的过程,称为解离平衡的移动。

如在一定温度下,向氨水中加入 NaOH,溶液中 OH^- 浓度增大,解离平衡向左移动;若加入盐酸,则盐酸解离出的 H^+ 与 OH^- 结合生成难解离的 H_2O,溶液中 OH^- 浓度降低,解离平衡则会向右移动。弱酸、弱碱的解离反应是一个吸热的过程,升高温度,解离平衡向右移动;降低温度,解离平衡向左移动。

三、共轭酸碱解离常数的关系

酸解离常数 K_a 与其碱解离常数 K_b 之间有确定的对应关系,共轭酸碱 $HB-B^-$ 在溶液中存在以下解离平衡:

$$HB \rightleftharpoons H^+ + B^-$$

$$K_a = \frac{[H^+][B^-]}{[HB]}$$

$$B^- + H_2O \rightleftharpoons HB + OH^-$$

$$K_b = \frac{[HB][OH^-]}{[B^-]}$$

$$K_a \cdot K_b = \frac{[H^+][B^-]}{[HB]} \cdot \frac{[HB][OH^-]}{[B^-]}$$

$$K_a \cdot K_b = K_w \tag{3-3}$$

式(3-3)表明,共轭酸的酸性越强(K_a 越大),它的共轭碱就越弱(K_b 越小)。反之,共轭酸的酸性越弱(K_a 越小),它的共轭碱就越强(K_b 越大)。若已知酸解离常数 K_a,就可求出其碱解离常数 K_b,反之亦然。

四、解离度

在一定温度下,弱电解质达到解离平衡时,溶液中已解离的弱电解质分子数与弱电解质分子总数(包括已解离的和未解离的弱电解质分子)的比值,称为该弱电解质的解离度,用 α 表示。

$$\alpha = \frac{已解离的弱电解质分子数}{弱电解质分子总数} \times 100\% \tag{3-4}$$

如 25℃时,0.1mol/L HAc 溶液中,有 1.33×10^{-3} mol/L HAc 解离,则 HAc 的电离度:

$$\alpha = \frac{1.33 \times 10^{-3} \text{mol/L}}{0.1 \text{mol/L}} \times 100\% = 1.33\%$$

在相同条件下,不同的弱电解质解离度不同,解离度的大小可以反映出弱电解质的相对强弱。解离度越小,弱电解质相对越弱;解离度越大,弱电解质相对越强。影响解离度的因素有弱电解质本身的极性大小,溶液的浓度、温度,溶剂的极性、pH 以及其他电解质的存在等。表示解离度时,必须指明溶液的温度和浓度。

五、同离子效应和盐效应

(一)同离子效应

在弱电解质溶液中,加入含有相同离子的强电解质时,会使弱电解质的解离度降低。如往 HAc 溶液中加入强电解质 NaAc 时,NaAc 完全解离,溶液中 Ac^- 浓度大大增加,使 HAc 的解离平衡向左移动,从而降低了 HAc 的解离度,溶液中 H^+ 浓度下降:

$$HAc \rightleftharpoons H^+ + Ac^-$$

$$NaAc = Na^+ + Ac^-$$

再如,往 NH_3 水溶液中加入 NH_4Cl,NH_4^+ 浓度增大,抑制 $NH_3 \cdot H_2O$ 的解离反应,OH^- 浓度降低:

$$NH_3 \cdot H_2O \rightleftharpoons NH_4^+ + OH^-$$

$$NH_4Cl = NH_4^+ + Cl^-$$

在 HAc 溶液中加入 HCl 或在 NH_3 水溶液中加入 NaOH 也能使 HAc 或 $NH_3 \cdot H_2O$ 的解离平衡左移,使解离度降低。这种在弱电解质溶液中加入含有相同离子的强电解质,使弱电解质解离度降低的现象,称为同离子效应。

(二)盐效应

若在弱电解质溶液加入不含相同离子的强电解质,如在 HAc 溶液中加入强电解质 NaCl,NaCl 完全解离,溶液中离子浓度增大,阳离子与阴离子间的相互牵制作用增强,使 H^+ 与 Ac^- 结合生成 HAc 分子的速率减慢,解离平衡正向移动,HAc 的解离度略有增大。这种在弱电解质溶液中加入不含相同离子的强电解质,使弱电解质的解离度略有增大的现象,称为盐效应。

显然,在产生同离子效应的同时,也存在盐效应。只是由于盐效应对弱电解质的解离度的影响比同离子效应小得多,所以通常可以忽略盐效应的影响。

第三节　水溶液的酸碱性及 pH 值计算

一、水的质子自递平衡

(一)水的质子自递平衡和水的离子积

实验发现纯水也有微弱的导电能力,说明水是极弱的电解质。水是一种两性物质,在水分子之间存在着质子的传递,一个 H_2O 分子能从另一个 H_2O 分子得到质子变成 H_3O^+,而失去质子的 H_2O 分子则转化成 OH^-:

$$H_2O + H_2O \rightleftharpoons H_3O^+ + OH^-$$

这种发生在同种分子之间的质子传递反应称为质子自递反应。水的质子自递反应平衡常数为：

$$K = \frac{[H_3O^+][OH^-]}{[H_2O][H_2O]}$$

式中的 $[H_2O]$ 可以看成是一个常数，上式整理为：

$$K_w = [H_3O^+][OH^-]$$

可简化为：

$$K_w = [H^+][OH^-] \tag{3-5}$$

K_w 称为水的质子自递平衡常数，又称水的离子积。水的质子自递反应是吸热反应，温度升高，水的离子积常数增大。例如，在 0℃ 时为 1.1×10^{-15}，25℃ 时为 1.0×10^{-14}，100℃ 时为 5.5×10^{-13}。

水的离子积不仅适用于纯水，也适用于所有稀水溶液。它表明水溶液中 H^+ 浓度和 OH^- 浓度的乘积在一定温度下恒等于一个常数，不管是酸性溶液还是碱性溶液，H^+ 和 OH^- 都共存于其中。

（二）水溶液的 pH

水溶液中 H^+ 和 OH^- 的含量不同，溶液的酸碱性也不同。室温条件下：

中性溶液中　　$[H^+] = [OH^-] = 1.0 \times 10^{-7} \text{mol/L}$

酸性溶液中　　$[H^+] > 1.0 \times 10^{-7} \text{mol/L} > [OH^-]$

碱性溶液中　　$[H^+] < 1.0 \times 10^{-7} \text{mol/L} < [OH^-]$

许多化学反应和生理现象都发生在 H^+ 浓度较低的溶液中，如血清中 $[H^+] = 3.9 \times 10^{-8} \text{mol/L}$。为了使用方便，通常用 $[H^+]$ 的负对数（以符号 pH 表示）来表示溶液的酸碱性：

$$pH = -\lg[H^+] \tag{3-6}$$

溶液的酸碱性也可用 pOH 表示，pOH 是 $[OH^-]$ 的负对数：

$$pOH = -\lg[OH^-] \tag{3-7}$$

在 25℃ 时 $[H^+] \cdot [OH^-]$ 为 1.0×10^{-14}，故有 pH+pOH = 14。

pH 和 pOH 的使用范围一般在 1~14 之间，在这个范围以外，可直接用 H^+ 或 OH^- 的浓度来表示。人体的各种体液都有各自的 pH 范围，生物体中的一些生物化学变化，只能在一定的 pH 范围内才能正常进行，各种生物催化剂——酶也只有在一定的 pH 时才有活性，否则将会降低或失去其活性。表 3-2 列出了正常人体各种体液的 pH 范围。

表 3-2　人体各种体液的 pH

体液	pH	体液	pH
血清	7.35~7.45	小肠液	~7.6
成人胃液	0.9~1.5	大肠液	8.3~8.4
婴儿胃液	~5.0	乳汁	6.0~6.9
唾液	6.35~6.85	泪水	~7.4
胰液	7.5~8.0	尿液	4.8~7.5

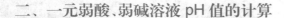

二、一元弱酸、弱碱溶液 pH 值的计算

一元弱酸 HA 的水溶液中存在下列解离平衡：

$$HA \rightleftharpoons H^+ + A^-$$
$$H_2O \rightleftharpoons H^+ + OH^-$$

溶液中 H^+ 来源于 HA 和 H_2O 的解离，设 HA 的起始浓度为 $c(HA)$，当 $c(HA) \cdot K_a(HA) > 20K_w$ 时，可以忽略水的解离，只考虑弱酸的解离，则溶液中 $[H^+] \approx [A^-]$。

则

$$K_a = \frac{[H^+][A^-]}{[HA]}$$

$$K_a = \frac{[H^+]^2}{c(HA) - [H^+]}$$

当 $\alpha \leqslant 5\%$，即 $c(HA)/K_a(HA) > 400$ 时，$c(HA) - [H^+] \approx c(HA)$

则

$$[H^+] = \sqrt{c(HA) \cdot K_a(HA)} \tag{3-8}$$

式（3-8）是计算一元弱酸溶液 H^+ 浓度的最简公式。

对于一元弱碱溶液，当 $c \cdot K_b > 20K_w$，且 $c/K_b > 400$ 时，同理可得到简化公式：

$$[OH^-] = \sqrt{c \cdot K_b} \tag{3-9}$$

例 3-1　计算 0.10mol/L HAc 溶液的 pH。[已知 $K_a(HAc) = 1.75 \times 10^{-5}$]

解：$c(HAc) \cdot K_a(HAc) = 1.75 \times 10^{-6} > 20K_w$，且 $c(HAc)/K_a(HAc) = 5.7 \times 10^3 > 400$，可直接利用式（3-8）计算：

$$[H^+] = \sqrt{c(HAc) \cdot K_a(HAc)} = \sqrt{0.10 \times 1.75 \times 10^{-5}} = 1.3 \times 10^{-3}$$

则溶液的 pH 值为：

$$pH = -\lg[H^+] = -\lg(1.3 \times 10^{-3}) = 2.9$$

第四节　缓冲溶液

溶液的 pH 是影响化学反应的重要因素之一。许多反应，特别是生物体内的酶催化反应，往往需要在一定的 pH 条件下才能正常进行。人体血液的正常 pH 为 7.35～7.45，若超出这个范围就有可能出现酸中毒或碱中毒症状，严重时可危及生命。正常生理状态下，组织细胞在代谢过程中不断产生一些酸性物质和少量的碱性物质，机体从食物中也可能摄入较多的酸性或碱性物质，但血液的 pH 仍能保持在一定的范围内，其中一个很重要的因素就是血液是缓冲溶液。因此，研究缓冲溶液的组成及其原理，无论在化学上和医学上都具有重要的意义。

一、缓冲溶液组成及其作用机理

在 1.0L 纯水中，加入 0.1ml 1mol/L 的 HCl 溶液，溶液的 pH 就会由 7 降低到 4；加入 0.1ml 1mol/L 的 NaOH 溶液，溶液的 pH 就会由 7 升高到 10。但是在 1.0L 含 0.1mol/L 的 HAc 和 0.1mol/L 的 NaAc 的混合溶液中，加入上述同样量的 HCl 和 NaOH 时，溶液的 pH 几乎不变，在一定范围内加水稀释时，混合溶液的 pH 改变幅度也很小。以上事实说明，由 HAc 和 NaAc 组成的混合溶液具有抵抗外加少量强酸、强碱和稀释的能力。这种能够抵抗外加少量强酸、强碱和稀释而保持 pH 基本不变的溶液称为缓冲溶液。缓冲溶液对强酸、强碱或稀释的抵抗作用称为缓冲作用。

缓冲溶液为什么具有缓冲作用呢？现以 HAc 和 NaAc 组成的缓冲溶液为例,说明缓冲溶液的作用原理。

在 HAc-NaAc 混合溶液中,NaAc 是强电解质,在溶液中完全解离成 Na^+ 和 Ac^-。HAc 是弱电解质,解离度较小,并且来自 NaAc 的 Ac^- 对其产生同离子效应,进一步抑制了 HAc 的解离,使 HAc 几乎完全以分子状态存在。所以溶液中存在大量的 HAc 和 Ac^-,且二者是共轭酸碱对,它们之间建立解离平衡:

$$HAc \rightleftharpoons H^+ + Ac^-$$

在上述溶液中加入少量强酸时,溶液中存在的大量 Ac^- 与外加的 H^+ 结合成弱电解质 HAc,使平衡向左移动,增加的 H^+ 被消耗,当新的平衡建立时,HAc 略有增加,Ac^- 浓度略有减少,而溶液中的 H^+ 浓度几乎不变,所以 pH 基本不变。共轭碱 Ac^- 起到抗酸的作用,称之为抗酸成分。

加入少量强碱时,OH^- 与溶液中的 H^+ 结合,生成难解离的水。H^+ 被外加碱消耗的同时,HAc 的解离平衡向右移动,解离出 H^+,溶液中被碱消耗的 H^+ 及时得到补充,溶液中 H^+ 浓度也基本不变。共轭酸 HAc 起到抗碱的作用,称之为抗碱成分。

综上所述,缓冲溶液之所以具有缓冲作用,是因为在体系中同时含有抗酸和抗碱两种成分,通常把这两种成分称为缓冲溶液的缓冲系或缓冲对。弱酸及其共轭碱(如 HAc-NaAc)或弱碱及其共轭酸(如 NH_3-NH_4Cl),均可构成缓冲对,组成缓冲溶液。

二、缓冲溶液 pH 值的计算

缓冲溶液 pH 的大小取决于组成它的缓冲对的性质和浓度。下面以共轭酸碱对 HB-B^- 为例,推导缓冲溶液 pH 值的计算公式。

$$HB \rightleftharpoons H^+ + B^-$$

$$K_a = \frac{[H^+][B^-]}{[HB]}$$

$$[H^+] = \frac{K_a[HB]}{[B^-]}$$

等式两边同时取负对数,得:

$$pH = pK_a + \lg \frac{[B^-]}{[HB]} \tag{3-10}$$

此式称为 Henderson-Hasselbalch 方程,即计算缓冲溶液 pH 的方程式,式中 $[B^-]$ 与 $[HB]$ 的比值称为缓冲比。由上式可知,缓冲溶液的 pH 主要取决于弱酸的 pK_a,其次是缓冲比。不同的缓冲对,pK_a 值不同。当缓冲对确定后(pK_a 值一定时),缓冲溶液的 pH 随缓冲比的改变而改变。当缓冲比等于 1 时,$pH = pK_a$。

若 HB 和 B^- 的起始浓度分别为 $c(HB)$ 和 $c(B^-)$,则 HB 和 B^- 的平衡浓度分别为:

$$[B^-] = c(B^-) + [H^+]$$

$$[HB] = c(HB) - [H^+]$$

由于共轭酸 HB 是弱酸,同时缓冲溶液中存在大量的 B^-,同离子效应的结果使 HB 的解离很少,溶液中 $[H^+]$ 很小,故,$[B^-] \approx c(B^-)$,$[HB] \approx c(HB)$,式 3-10 又可表示为:

笔记

$$pH = pK_a + \lg \frac{c(B^-)}{c(HB)} \qquad (3-11)$$

若以 $n(HB)$ 和 $n(B^-)$ 分别表示体积为 V 的缓冲溶液中所含共轭酸碱的物质的量，则

$$pH = pK_a + \lg \frac{n(B^-)/V}{n(HB)/V} = pK_a + \lg \frac{n(B^-)}{n(HB)} \qquad (3-12)$$

例 3-2 计算含 0.10mol/L NH_3 和 0.20mol/L NH_4Cl 的缓冲溶液的 pH。已知 $K_b(NH_3) = 1.8 \times 10^{-5}$。

解：此缓冲对的共轭酸是 NH_4^+，它的解离常数为：

$$K_a(NH_4^+) = \frac{K_w}{K_b(NH_3)} = \frac{1.0 \times 10^{-14}}{1.8 \times 10^{-5}} = 5.6 \times 10^{-10}$$

根据式(3-11)，得缓冲溶液 pH 为：

$$pH = pK_a(NH_4^+) + \lg \frac{c(NH_3)}{c(NH_4^+)} = -\lg(5.6 \times 10^{-10}) + \lg \frac{0.10}{0.20} = 8.95$$

三、缓冲容量和缓冲范围

（一）缓冲容量

任何缓冲溶液的缓冲能力都是有限的，当加入的强酸或强碱超过一定量时，缓冲溶液的 pH 将发生较大的变化，而失去缓冲作用。1922 年，Slyke V 提出了缓冲容量的概念，作为衡量缓冲溶液缓冲能力大小的尺度。缓冲容量在量值上等于使单位体积缓冲溶液的 pH 改变一个单位所需加入的强酸或强碱的物质的量，其数学表达式为：

$$\beta = \frac{\Delta n}{V |\Delta pH|} \qquad (3-13)$$

式中 β 为缓冲容量，Δn 为加入的 H^+ 或 OH^- 的物质的量，V 为缓冲溶液的体积，$|\Delta pH|$ 为缓冲溶液 pH 改变的绝对值。由上式不难看出，缓冲溶液 pH 改变 1 个单位时，所需加入强酸或强碱的物质的量越大，缓冲容量越大，缓冲溶液的缓冲能力越强。

缓冲容量的大小与缓冲溶液的总浓度及缓冲比有关。总浓度是指缓冲溶液中共轭酸与共轭碱的浓度总和。对于同一缓冲溶液，当缓冲比一定时，总浓度越大，缓冲容量越大。对于同一缓冲对，当总浓度一定时，缓冲比越接近于 1，缓冲容量越大；缓冲比越远离 1，缓冲容量越小；当缓冲比等于 1 时，缓冲溶液具有最大缓冲容量。

（二）缓冲范围

缓冲溶液的缓冲能力是有限度的。一般认为，当缓冲比小于 1:10 或大于 10:1 时，缓冲溶液已基本丧失了缓冲能力。因此，缓冲比从 1:10 到 10:1 是保证缓冲溶液具有足够缓冲能力的变化区间。总浓度一定时，缓冲比为 1:10 时，$pH = pK_a - 1$；缓冲比为 10:1，$pH = pK_a + 1$。所以把缓冲溶液的 pH 从 $pK_a - 1$ 到 $pK_a + 1$ 的范围定为缓冲作用的有效区间，称为缓冲溶液的有效缓冲范围。由于不同缓冲对的 pK_a 值不同，各种缓冲对构成的缓冲溶液都有其特定的缓冲范围。

四、缓冲溶液的配制

根据实际工作的需要，确定在某一 pH 范围内选择和配制缓冲溶液时，应遵循以下原则和步骤：

1. 选择合适的缓冲对 选择缓冲对时应考虑以下两个因素：

（1）所选缓冲对中共轭酸的 pK_a 要与配制溶液的 pH 尽量相等或接近，以使缓冲溶液具有较大的缓冲容量。如配制 pH = 4.7 的缓冲溶液，可选用 pK_a = 4.76 的 HAc-NaAc 缓冲对。

（2）选取的缓冲对不能与反应物或产物发生化学反应，选择医用缓冲对时，还应考虑是否有毒，在贮存期内是否稳定等。例如硼酸-硼酸盐缓冲对有一定毒性，不能用于配制口服或注射用药。

2. 控制适当的总浓度 总浓度太小，缓冲容量太小；总浓度太大，则离子强度太大或渗透压力过高而不适用，且造成浪费。一般使总浓度在 0.05～0.2mol/L 范围内为宜。

3. 计算所需缓冲对的量 选择好缓冲对之后，就可根据 Henderson-Hasselbalch 方程计算出所需共轭酸和共轭碱的量。实际操作中，常用相同浓度的共轭酸和共轭碱混合，配制缓冲溶液。

4. 校正 用以上方法配制的缓冲溶液，由于忽略了解离平衡中弱电解质分子、离子间的相互影响等因素，计算结果和实测值有一定误差。所以配制后用 pH 计测定和校准缓冲溶液，必要时可加入少量相应酸或碱使与要求的 pH 一致。

例 3-3 要配制 pH 为 4.50 的缓冲溶液 1L，需用 0.10mol/L HAc 和 0.10mol/L NaAc 溶液各多少 ml？

解：设加入的共轭酸 HAc 为 $x$ml，则加入 NaAc（1000−x）ml，根据式（3-11）：

$$pH = pK_a + \lg \frac{c(B^-)}{c(HB)}$$

已知 K_a = 1.75×10^{-5}，pH = 4.50，代入上式

$$4.50 = -\lg(1.75 \times 10^{-5}) + \lg \frac{0.10 \times \frac{(1000-x)}{1000}}{0.10 \times \frac{x}{1000}}$$

$$x = 645\text{ml}$$

$$(1000-645)\text{ml} = 355\text{ml}$$

取 0.10mol/L HAc 645ml 和 0.10mol/L NaAc 355ml 溶液混合，即得 pH 为 4.50 的缓冲溶液。

五、缓冲溶液在医学上的意义

缓冲溶液在医学上有着很重要的意义。如微生物的培养、组织切片的染色、血液的保存、药液的配制等都需要在稳定的酸碱条件下进行。酸碱度一旦超出所需范围，就会导致实验失败，造成严重不良后果。因此选择适当的缓冲溶液，对保持溶液酸碱度的相对稳定，在生化、药理和病理等实验中至关重要。

再如正常人体血液的 pH 一般维持在 7.35～7.45 之间，为机体的各种生理活动提供保障。血液的 pH 之所以能维持在一定的范围内，主要原因是其中的多种缓冲对协调发挥缓冲作用，维持机体的酸碱平衡。血液中存在的缓冲对主要有：

血浆中：H_2CO_3-$NaHCO_3$、NaH_2PO_4-Na_2HPO_4、血浆蛋白质-血浆蛋白质钠盐。

红细胞中：H_2CO_3-$KHCO_3$、KH_2PO_4-K_2HPO_4、HHb-KHb（HHb-血红蛋白）、$HHbO_2$-$KHbO_2$（$HHbO_2$-氧合血红蛋白）。

笔记

以上缓冲对中,缓冲作用最大的是 H_2CO_3-$NaHCO_3$ 缓冲对,它是如何发挥其维持血液正常 pH 范围的重要作用呢?

正常人体代谢产生的 CO_2 进入血液后与水结合成 H_2CO_3,H_2CO_3 与血浆中的 HCO_3^- 离子建立如下解离平衡:

$$CO_2 + H_2O \Longleftrightarrow H_2CO_3 \Longleftrightarrow H^+ + HCO_3^-$$

正常情况下,当体内酸性物质增加时,血浆中大量存在的抗酸成分 HCO_3^- 与 H^+ 结合,上述平衡向左移动,H^+ 被消耗。通过加快呼吸,产生的 H_2CO_3 以 CO_2 气体的形式从肺部呼出,减少的 HCO_3^- 则由肾脏减少对其排泄而得以补充,使 H^+ 浓度不会发生明显的改变。HCO_3^- 是人体血浆中含量最多的抗酸成分,血浆对体内所产生的酸性物质的缓冲能力主要由其决定,所以常将血浆中的 HCO_3^- 称为碱储。

当体内碱性物质增加时,OH^- 与 H^+ 结合,使平衡向右移动。大量存在的抗碱成分 H_2CO_3 解离,以补充消耗的 H^+,同时通过减缓肺部 CO_2 的呼出,使减少的 H_2CO_3 得以补充,增加的 HCO_3^- 则通过肾脏加速对其排泄,使 pH 仍保持在正常范围内。

由于血液中各种缓冲对的缓冲作用和机体的肺、肾的调节功能,正常人体血液的 pH 才得以维持在 7.35~7.45 这一狭窄的范围内。如果机体某一调节作用出现障碍,体内蓄积的酸过多,pH 低于 7.35 就会发生酸中毒;当体内蓄积的碱过多时,pH 就会高于 7.45 而发生碱中毒。酸中毒或碱中毒都会引发各种疾病甚至危及生命。

学习小结

1. 学习内容

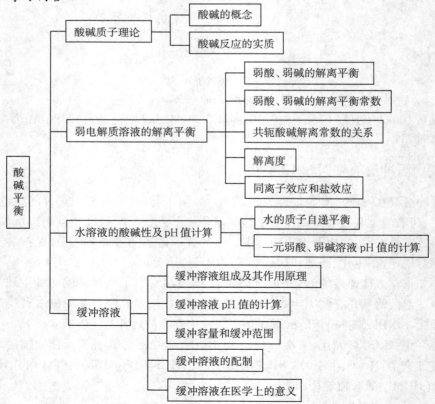

2. 学习方法

学习本章首先要理解弱酸、弱碱的解离平衡,掌握弱电解质的解离平衡常数、解离度的表示方法,进而理解并能够运用同离子效应;掌握水的质子自递平衡及一元弱酸、弱碱溶液 pH 的计算。在此基础上,理解缓冲溶液的组成及作用机理,从而理解缓冲溶液在医学上的意义。

（朱　鑫）

复习思考题

1. HAc 溶液中加入下列物质后,HAc 的电离度和溶液的 pH 如何变化?

（1）HCl　　　（2）NaOH　　　（3）NaCl　　　（4）NaAc

2. 根据酸碱质子理论,下列物质哪些是酸,哪些是碱,哪些是两性物质?
HAc,HCO_3^-,NH_4^+,H_2O,$H_2PO_4^-$,CO_3^{2-}

3. 什么是缓冲溶液? 正常人体血液是如何保持 pH 为 7.35~7.45 的?

4. 什么是缓冲容量? 影响缓冲容量的主要因素有哪些? 总浓度均为 0.1mol/L 的 HAc-Ac^-缓冲溶液和 $H_2PO_4^-$-HPO_4^{2-} 缓冲溶液缓冲容量相同吗?

5. 下列哪组物质可用来配制缓冲溶液?

（1）HCl-$NH_3 \cdot H_2O$

（2）$NaCl$-$NaAc$

（3）HCl-$NaOH$

（4）NaH_2PO_4-Na_2HPO_4

6. 配制 pH 为 4.50 的缓冲溶液,需要在 50ml 0.10mol/L HAc 溶液加入多少毫升 0.10 mol/L 的 NaOH 溶液?

第 四 章

胶体和乳状液

学习目的

胶体和乳状液在医学上有特殊的实际意义,通过本章的学习掌握胶体和乳状液的基础知识对于深入理解生物体内的许多生理现象和病理变化以及临床用药合理选择剂型等都具有重要的作用。

学习要点

分散系的定义及划分标准;溶胶的性质;高分子溶液对溶胶的保护;表面活性剂的结构与特点,乳状液及凝胶的性质。

胶体、乳状液和医学有密切的关系。人体就是典型的胶体体系,构成人体组织如肌肉、脏器、软骨、皮肤、毛发等都属于胶体体系;构成细胞的基本物质,如蛋白质、核酸和糖原等都是胶体物质;体液,如血液、淋巴液、细胞液等都是胶体溶液;脂类物质的运输、消化和吸收,生物体内发生的许多生理和病理变化都与胶体、乳状液等的性质有密切联系。另外,许多药物、消毒剂等也是以胶体(如胰岛素、血浆代用液以及疫苗等)和乳状液(如乳白鱼肝油、脂肪乳剂等)的形式生产和使用,因而对于医学工作者来说,学习胶体和乳状液的基本知识是很有必要的。

第一节　分　散　系

一种或几种物质分散在另一种物质中所形成的体系称分散系。在分散系中被分散的物质称"分散相"或"分散质";起分散作用的物质,即分散相周围的介质称"分散介质"或"分散剂"。例如食盐水溶液,食盐是分散相,水是分散介质。碘分散在酒精中成碘酒;油分散在水中成乳状液;泥土分散在水中成泥浆。

按照分散相和分散介质之间是否有界面存在,分散系又可分为均相(单相)分散系和非均相(多相)分散系两类。只含有 1 个相的分散系称为均相分散系,而含有 1 个或 2 个以上相的分散系称为非均相(多相)分散系。相是指体系中物理性质和化学性质完全相同的均匀部分。相与相之间有明显的界面。小分子溶液与高分子溶液属于均相分散系;溶胶与粗分散系为多相分散系。

分散系的某些性质常随分散相粒子的大小而改变,按分散相粒子的大小不同,分散系可以分为三类:粗分散系、胶体分散系和分子或离子分散系。如表 4-1 所示。

表 4-1　分散系的分类

分散系类型		分散相粒子直径	分散相粒子组成	性质				举　例
				外观	稳定性	能否透过滤纸	能否透过半透膜	
分子或离子分散系（真溶液）		<1nm	小分子、小离子或原子	均一透明	稳定体系	能	能	NaCl，蔗糖等水溶液
胶体分散系	溶胶	1~100nm	胶粒（分子、离子、原子聚集体）	均一透明	较稳定非均相	能	不能	Fe（OH）$_3$溶胶、As$_2$S$_3$溶胶
	高分子溶液		单个高分子	均一透明	稳定均相	能	不能	蛋白质、明胶等水溶液
粗分散系（悬浊液、乳状液）		>100nm	固体颗粒小液滴	不均一不透明	非均相不稳定	不能	不能	泥浆牛奶

　　分子或离子分散系又称真溶液，简称为溶液，习惯上把分散相称为溶质，分散介质称为溶剂。水是一种最常用的溶剂，未指明溶剂的溶液就是水溶液。胶体分散系即胶体溶液，可分为溶胶和高分子溶液，如氢氧化铁溶胶和蛋白质溶液及细胞液等属于胶体溶液。粗分散系按分散相状态的不同又分为悬浊液（固体分散在液体中——如泥浆、外用硫黄合剂）和乳浊液（液体分散在不相溶的液体中——如牛奶、乳白鱼肝油、松节油擦剂）。

第二节　溶　　胶

　　溶胶是难溶性固体分散在介质中所形成的胶体分散系。按分散介质不同，可分为液溶胶、气溶胶和固溶胶。分散介质是液体的溶胶称为液溶胶，简称溶胶，如硅酸、氢氧化铁溶胶等。溶胶分散相的粒子是许多小分子、离子或原子的聚集体，称为胶粒。胶粒直径为 1~100nm，高度分散在不相溶的介质中，与分散介质之间存在着明显的界面，所以溶胶是一种多相、高度分散的体系。溶胶中的胶粒都有自发聚集成大颗粒以减少表面积的趋势，所以溶胶属于热力学不稳定体系。多相性、高度分散性和聚结不稳定性是溶胶的基本特征，其光学性质、动力学性质和电学性质都是由这些基本特性引起的。

一、溶胶的光学性质

　　用一束强光照射暗箱中的真溶液和溶胶时，在与光束垂直的侧面可以看到溶胶中一道明亮的光柱，而真溶液是透明的，如图 4-1 所示。胶体的这种现象是英国物理学家丁达尔（J. Tyndall）在 1869 年发现的，故称为丁达尔现象（Tyndall phenomenon）。

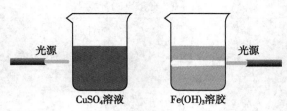

图 4-1 丁达尔现象

丁达尔现象的产生是由于胶体粒子对光散射而形成的。光散射与分散相粒子的大小有关。当分散相粒子的直径远远大于入射光的波长时,光线不能透过粒子,则发生光的反射,光无法透过而使体系呈现浑浊,如粗分散系;若分散相粒子的直径远远小于入射光波长时,则光会绕过粒子,前进不受阻碍而透过,所以真溶液是透明的;若分散相粒子的直径略小于光的波长时,则发生光的散射,光波会环绕分散相溶胶粒子向各个方向散射,散射出来的光称为散射光或乳光。溶胶粒子的直径(1~100nm)略小于可见光波长(400~700nm)。因此,当可见光照射溶胶时,发生明显散射作用而产生丁达尔现象。

真溶液中分散相粒子是小分子、离子或原子,直径小(小于 1nm),对光的散射非常微弱,肉眼观察不到乳光;粗分散系中的粒子直径大于可见光的波长,只有反射光而无乳光。胶体分散系中的高分子溶液属于均相体系,无界面存在,散射光很弱。因此,可以用丁达尔现象来区别溶胶与真溶液、悬浊液和高分子溶液。临床上,注射用真溶液在强光照射下应当无乳光现象,若出现乳光则为不合格,此检测方法称为灯检。

二、溶胶的动力学性质

(一)布朗运动

在超显微镜下观察胶体溶液,可见到胶体粒子在介质中不停地作无规则运动,如图 4-2 所示。这种运动是英国植物学家布朗 1927 年观察花粉悬浮液时发现的,因此称为布朗运动(Brownian movement)。

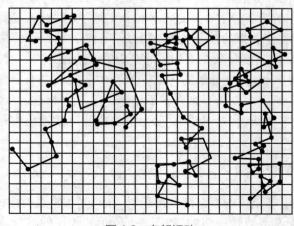

图 4-2 布朗运动

布朗运动是分子热运动的结果,分散介质的分子无规则地从各个方向撞击这些溶胶粒子,因而粒子所受到的合力方向不断改变,所以胶粒处于不断地无序运动状态。对于较大颗粒,它在某一瞬间受到周围各方向介质分子碰撞的合力接近于零。低分子溶液中溶质是以小分子或离子状态存在的,只有分子的热运动。所以布朗运动是溶胶的特征之一。胶粒质量越小,温度越高,介质黏度越小,则胶粒运动越快,布朗运动越激烈。

（二）扩散

当溶胶中存在浓度差时,胶体粒子将自动从浓度大的区域向浓度小的区域迁移,达到均匀状态,这种现象称为胶粒的扩散。胶体粒子的布朗运动及浓度差是引起扩散的重要因素,浓度差越大,扩散越快。

胶粒的扩散不能透过半透膜。利用这一性质,可除去溶胶中的小分子杂质,使溶胶净化。净化溶胶常用的方法是“透析”（或渗析）。透析时,可将溶胶装入半透膜袋内,放入流动的水中,溶胶中的小分子杂质可通过膜进入溶剂,随水流去。

扩散作用在生物体内的物质转运或者分子跨细胞膜运动中起着重要作用。渗析还被广泛地应用在医学中,临床上利用渗析原理,用人工合成的高分子膜（如聚甲基丙烯酸甲酯）作半透膜制成人工肾,帮助肾脏病患者清除血液中毒素使血液净化,称为“血透”疗法。

渗析法可以用于中草药有效成分的分离提取。在中草药的浸泡中,常利用胶体不能通过半透膜的性质,除去植物蛋白、淀粉、树胶、多聚糖、皂苷等中的杂质。

（三）沉降

由于分散相和分散介质的密度不同,分散系中的分散相粒子在重力作用下逐渐下沉的现象称为沉降。扩散与沉降两种现象同时存在,一方面胶粒受重力作用向下沉降,另一方面由于扩散作用使胶粒向上运动。当沉降和扩散的速率相等时,即达到沉降平衡。平衡时,底层浓度最大,随着高度的增加浓度逐渐降低,从而形成一定的浓度梯度,如图4-3所示。

为了加速沉降平衡的建立,可使用超速离心机,在比地球重力场大数十万倍的离心力场作用下,可使溶胶或蛋白质溶液迅速达到沉降平衡,根据所用离心力的大小和胶粒沉降的速率可测出胶粒的大小和质量。目前超速离心机已经被广泛用于医学研究中,用以测定各种蛋白质的分子量及病毒的分离提纯。

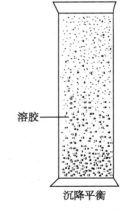

图 4-3　沉降平衡示意图

三、溶胶的电学性质

（一）电泳

在一U形管中注入红棕色的 $Fe(OH)_3$ 溶胶,如图4-4所示,小心地在液面上加一层 KNO_3 溶液,使有色溶胶与 KNO_3 溶液之间有清晰的界面。插入电极,通入直流电后,可以看到负极一端红棕色的 $Fe(OH)_3$ 溶胶界面上升,而正极一端红棕色的界面下降,表明 $Fe(OH)_3$ 胶粒向负极移动。这种在外电场的作用下,胶粒在介质中定向移动

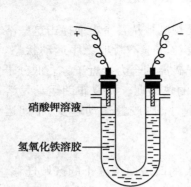

硝酸钾溶液

氢氧化铁溶胶

图 4-4　电泳示意图

的现象称为电泳。

　　胶粒具有电泳性质，说明胶粒带有电荷；从电泳方向可以确定胶粒带有什么电荷，如上述电泳结果说明 $Fe(OH)_3$ 胶粒带正电荷。大多数金属氧化物和金属氢氧化物溶胶的胶粒带正电荷，为正溶胶；大多数金属硫化物、硫、金属本身（金、银等）、硅胶以及土壤所形成的胶粒带负电荷，为负溶胶，例如硫化砷（As_2S_3）溶胶。也有一些胶粒（如卤化银胶粒）随环境的不同带不同种的电荷。

　　研究电泳现象不仅有助于了解溶胶的结构及电学性质，而且在蛋白质、氨基酸和核酸等物质的分离和鉴定方面有重要的应用。例如在临床检验中，应用电泳法分离血清中各种蛋白质，为疾病的诊断提供依据。

（二）胶粒带电的原因

　　胶粒的表面积很大，很容易吸附溶液中的离子而带电。胶粒中的胶核（原子、离子或分子的聚集体）总是选择性地吸附与自身组成相似的离子。例如，用碘化钾与硝酸银反应制备碘化银溶胶，如果 $AgNO_3$ 过量，AgI 胶核就会吸附 Ag^+ 而带上正电荷；如果 KI 过量，AgI 胶核就会吸附 I^- 而带上负电荷。

　　有些固体胶粒与液体介质接触时，表面分子会发生部分解离而使胶粒带电。例如，硅溶胶的胶核是由许多硅酸分子聚合而成的，其表面分子可以解离出 H^+ 进入介质中，残留的 $HSiO_3^-$ 和 SiO_3^{2-} 使粒子表面带负电，故硅溶胶为负溶胶。

（三）胶粒的双电层结构

　　现以 AgI 溶胶为例说明溶胶粒子的结构。m 个 AgI 分子聚集在一起构成胶体粒子的核心称为胶核。胶核吸附 $n(n<m)$ 个与其组成相似的离子（Ag^+ 或 I^-），这些离子决定胶体所带电荷的种类，因此称为电位离子。电位离子又吸引溶液中带相反电荷的离子（NO_3^- 或 K^+），这些与电位离子所带电荷相反的离子称为反离子。反离子即受到电位离子的静电吸引有靠近胶粒的趋向，同时因本身的扩散作用有离开胶粒分布到溶液中去的趋向。当两种作用达到平衡时，仅一部分 $(n-x)$ 个反离子紧密地排列在胶核表面，这部分反离子和胶核表面吸附的电位离子组成吸附层。如图 4-5 所示，当 $AgNO_3$ 过量时，胶核选择性吸附与其组成相似的 Ag^+，被吸附的 Ag^+ 又能吸引部分 $(n-x)$ 个电荷相反的 NO_3^-，就构成了吸附层。胶核和吸附层共同组成胶粒。

　　若 KI 过量，则形成负电荷胶粒，其胶团结构表示为：

$$[(AgI)_m \cdot nI^- \cdot (n-x)K^+]^{x-} \cdot xK^+$$

　　胶粒外部还有一部分反离子松散地分布在胶粒周围形成扩散层；胶粒和扩散层组成胶团。这种由吸附层和扩散层构成的电性相反的两层，称为双电层。胶粒和扩散层所带的电荷相反，电量相等，整个胶团显电中性。在外电场作用下胶团的吸附层和扩散层发生分离，胶粒向一极移动，发生电泳；扩散层中的带相反电荷的离子向另一极移动，发生电渗。在溶胶中，胶粒是独立运动的单位。

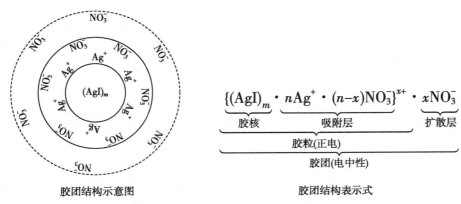

图 4-5 AgI 胶团结构（AgNO$_3$ 过量）

四、溶胶的稳定性和聚沉

（一）溶胶的稳定性

溶胶是高度分散的多相系统,胶粒的表面能很高,它们能自发聚集而使体系能量降低,因此溶胶是热力学不稳定体系,然而经过净化的溶胶在一定条件下却能稳定地长时间存在。溶胶保持相对稳定的原因是:

1. **布朗运动** 胶粒直径比较小,布朗运动产生的动能足以克服其重力的作用,使溶胶胶粒均匀分散不致因重力而沉降,即所谓的动力学稳定性。

2. **胶粒带电** 由于胶团双电层结构的存在,胶粒都带有相同的电荷,相互排斥,阻止胶粒运动时相互接近,故不易聚结成较大的颗粒而沉降。胶粒带电越多,斥力越大,溶胶越稳定,它是溶胶稳定存在的主要因素。

3. **溶剂化膜的存在** 胶核外吸附层上的电位离子和反离子都有很强的溶剂化能力,使胶粒的外围形成了一层溶剂化膜,将胶粒隔开而不易聚沉。胶粒所带的电荷越多,溶剂化膜越厚,胶体的稳定性越大。

（二）溶胶的聚沉

胶体粒子聚集成较大的颗粒从分散介质中沉淀出来的过程称为聚沉。使溶胶聚沉的主要方法有:

1. **外加电解质** 溶胶对电解质十分敏感,加入少量电解质就能使溶胶聚沉。这是因为加入电解质之后,更多的反离子进入吸附层,中和了胶粒的电荷,使胶粒之间的静电排斥作用减小,相互碰撞时就会聚集成较大颗粒而聚沉。

电解质对溶胶的聚沉作用,主要由其中与胶粒带相反电荷的离子引起的,即电解质中的负离子对正溶胶起聚沉作用,正离子对负溶胶起聚沉作用。带相反电荷离子的电荷数越高,其聚沉能力越大。例如,NaCl、CaCl$_2$、AlCl$_3$ 三种电解质对 As$_2$S$_3$ 溶胶（负溶胶）的聚沉能力依次增大。K$_2$SO$_4$ 对 Fe(OH)$_3$ 的聚沉能力比 KCl 强。

江河入海口三角洲的形成,就是因为河流中的胶状黏土带负电荷,遇到海水后,被海水中带正电荷的离子（Na$^+$、Mg^{2+} 等）中和,随后沉淀堆积而成的。

有机化合物的离子都有非常强的聚沉能力,特别是一些称为大分子絮凝剂的物质（如脂肪酸盐）和聚酰胺类化合物的离子对于破坏溶胶非常有效,这已经应用在工业上以及土壤改良等方面。

2. **加入带相反电荷的溶胶**　将正溶胶和负溶胶互相混合,带异性电荷的两种胶粒互相吸引,中和了彼此所带的电荷,从而使两种胶体都发生聚沉。它与电解质聚沉溶胶不同之处在于:只有当正溶胶的胶粒所带总正电荷量恰好等于负溶胶的胶粒所带总负电荷量时,才会完全相互聚沉,否则只能发生部分聚沉,甚至不聚沉。

江湖、池塘等天然水中常含有 SiO_2 负溶胶,若加入明矾 $[KAl(SO_4)_2 \cdot 12H_2O]$,明矾水解后形成 $Al(OH)_3$ 正溶胶,二者相互中和,以达到净水的目的。污水中的胶体悬浮物一般也带负电,加入明矾后亦能使悬浮物聚沉以净化水质。

3. **加热**　加热能使胶粒的运动速度加快,碰撞的机会增多;同时温度升高,削弱了胶核对离子的吸附作用,从而减少了胶粒所带的电荷,溶剂化程度随之降低,导致溶剂化层变薄,最终胶粒发生聚沉。例如,将 As_2S_3 溶胶加热煮沸时,即有 As_2S_3 黄色沉淀析出。

第三节　高分子溶液

高分子溶液在生物学与医药学上的应用非常广泛。人体中的许多高分子溶液,如血液、体液等,在新陈代谢过程中都起着十分重要的作用。某些高分子溶液,如血浆代用液、脏器制剂、疫苗等可以直接用作药物。

高分子化合物是指相对分子质量很大,通常为 $10^4 \sim 10^6$ 的物质。其分子是由一种或多种小的结构单位重复连接而成的长链形分子,包括天然高分子(如蛋白质、核酸、淀粉、糖原、天然橡胶等)和合成高分子(如尼龙、有机玻璃、纤维及合成橡胶等)。大多数生物和生化药品都是天然高分子化合物。常见的合成高分子化合物有橡胶、塑料和纤维等。

一、高分子溶液的特性

高分子溶液分散相粒子直径在 $1 \sim 100nm$ 之间,是胶体分散系中的一种。与溶胶一样,也有布朗运动,扩散速率慢,不能透过半透膜。高分子化合物溶液是由单个分子或离子分散在分散介质中所组成的均相稳定体系,而溶胶是分子(原子或离子)的聚集体分散在分散介质中所组成的非均相体系。由于组成和结构与溶胶不同,因此高分子化合物溶液与溶胶有不同的性质。

高分子溶液稳定性类似真溶液,在无菌、溶剂不蒸发的情况下可以长期放置不沉淀。原因是高分子化合物分子中有很多亲水能力强的基团,如羟基(—OH)、羧基(—COOH)、氨基(—NH$_2$)等。当高分子化合物溶于水时,它表面上的这些亲水基团就会通过氢键与水分子结合,形成密而厚的水化膜。水化膜将高分子隔开,使其相互碰撞时不易凝聚。这层水化膜与溶胶粒子的水化膜相比厚度和紧密程度都大很多,因而高分子化合物溶液比溶胶稳定的多,这是高分子溶液具有稳定性的重要原因。

高分子溶液稳定的主要原因是分子表面有一层很厚的水化膜,要将水化膜消除使高分子化合物聚沉,必须加入大量的电解质。这种在高分子化合物溶液中加入大量电解质,使高分子化合物从溶液中析出的过程叫盐析。利用这一性质可分离蛋白质,如在血清中分别加入浓度为 $2.0mol/L$、$3.0mol/L$ 的硫酸铵,可使血清中球蛋白、清蛋白分步沉淀而分离。为了便于比较高分子溶液和溶胶的主要性质,将两者的异同点归纳于表 4-2。

表 4-2　高分子溶液和溶胶性质的比较

	高分子溶液	溶胶
相同点	分散质粒子大小在 1~100nm 扩散速率慢 不能透过半透膜	
不同点	热力学稳定系统	热力学不稳定系统
	分散相粒子是单个高分子,均相、稳定体系	分散相粒子是分子、原子或离子聚集体,非均相、不稳定体系
	稳定原因是溶剂化	稳定原因是分散质离子带电
	丁达尔效应微弱	丁达尔效应明显
	加入大量电解质发生盐析	加入少量电解质聚沉
	黏度大,一定条件下可形成凝胶	黏度小,与溶剂黏度相似
	将溶剂蒸发可得到干燥沉淀物,再加入溶剂可溶解成胶体	溶解过程不可逆性

二、高分子化合物对溶胶的保护作用

在一定量溶胶中加入足量高分子溶液,可显著地增加该溶胶的稳定性,当受到外界因素作用时(如加入电解质),不易发生聚沉,这种现象称为高分子溶液对溶胶的保护作用。例如,在硝酸银溶液中加入明胶,再滴入氯化钠溶液,没有氯化银沉淀生成,而得到稳定的氯化银溶胶。

高分子化合物对溶胶的保护作用,是因为加入的高分子化合物都是链状能卷曲的线型分子,很容易被吸附在溶胶粒子的表面上,从而将整个胶粒包裹起来形成一个保护层。又由于高分子化合物溶剂化能力很强,在高分子化合物外面又形成一层水化膜,这样就阻止了溶胶粒子的聚集,从而增强了溶胶的稳定性(图 4-6a)。但若加入高分子溶液的量明显不足,胶粒附着在高分子上,反使溶胶的稳定性降低而导致凝结,称为高分子溶液对溶胶的敏化作用(图 4-6b)。要使溶胶分散相粒子完全受到保护,必须有足量高分子包围在所有分散相粒子的表面上。

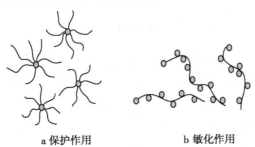

a 保护作用　　　　　b 敏化作用

图 4-6　高分子溶液对溶胶的保护作用和敏化作用示意图

溶胶的浓度一般较低,浓度大容易聚结,但在高分子化合物的保护下,可制成浓而稳定的溶胶。即便将溶剂蒸干,将所得的胶体沉淀物中加水,仍能恢复成原来的溶胶。例如医药上所用的蛋白银,就是受蛋白质保护的银溶胶,浓度高达 7%~25% 时仍能保持稳定,即便在干燥状态,加水也能自动转变成银溶胶。

高分子化合物对溶胶的保护作用在生理过程中应用广泛。血液中所含的碳酸钙、磷酸钙等难溶无机盐都是靠血清蛋白等高分子化合物保护而以溶胶形式存在,所以这些盐在血液中的含量比在水中溶解度提高了近 5 倍。当发生某些疾病使血液中蛋白质的含量减少,这些难溶盐类就可能沉积在肾、胆囊等器官中,这是形成各种结石的原因之一。

医药上用于胃肠道造影的硫酸钡合剂,其中就含有一种高分子化合物——阿拉伯胶,对硫酸钡溶胶起保护作用,当患者口服后,硫酸钡胶浆能均匀地粘附在胃肠道壁上形成薄膜,从而有利于造影检查。

第四节 表面活性剂和乳状液

一、表面活性剂

(一)表面张力

在多相系统中,两相接触的分界面称为界面,若其中一相为气相,也可称为表面。物质在界面上所发生的物理化学变化称为表面现象,如荷叶上的露珠自动成球形,水在毛细管中会自动上升。物质的许多表面现象都与其表面积有关,溶胶是高分散体系,表面积大,表面现象尤为显著,其所具有的吸附作用、胶粒带电、不稳定的特性都与表面现象有关。

液体表面上的分子与其内部分子受力情况不同,能量也不同。如图 4-7 所示,液体内部的分子 A 所受周围各个方向分子的引力合力为零,而靠近表面的分子 B 受液体内部分子引力较大,而受气体分子的引力较小,导致其所受合力不为零,方向指向液体内部并与液面垂直,所以液体表面的分子总是趋向于向液体内部移动,力图缩小表面积。在恒温恒压下,沿着液体表面作用于单位长度表面上的这种作用力,称为表面张力,以 $\sigma(\text{N/m})$ 表示。表面张力是物质的特性,是分子之间相互作用的结果,故分子间作用力越大,表面张力也越大。表面张力的大小与温度和相接触的两相物质的性质也有关系。

通常自发降低表面张力有两种途径,一是降低表面积,如水珠常呈球形,小水滴能自发合并呈大水滴;二是通过吸附作用来降低表面张力。吸附是指固体或液体表面吸引其他物质分子、原子或离子聚集在其表面的过程。固体表面吸附作用在医药中有广泛的应用,如利用活性炭、硅胶、活性氧化铝和分子筛等除去大气中的有毒气体,净化水中的杂质,除掉中草药中的植物色素等。药用活性炭经口服可吸附肠道中的气体、毒素及细菌。

溶液的表面对溶质也可产生吸附作用,溶质

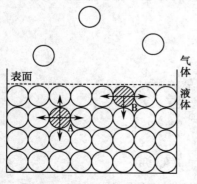

图 4-7 表面张力的来源示意图

的加入改变了溶液中分子间的相互作用力,使其表面张力发生变化。若溶液表面吸附的溶质能降低溶剂表面张力,则溶质倾向于富集在溶液表面,其表面层的浓度大于溶液内部的浓度,使体系趋于稳定,这种吸附称为正吸附(简称吸附);反之,称为负吸附。

（二）表面活性剂

凡溶解少量就能显著降低溶液的表面张力,产生正吸附的物质称为表面活性物质或表面活性剂;凡是能使溶液的表面张力增大,产生负吸附的物质称为表面非活性物质或表面惰性物质。常见表面活性剂有长链脂肪酸盐(如硬脂酸钠)、合成洗涤剂(如十二烷基磺酸钠)等。

表面活性剂的分子结构特征都是既包含亲水的极性基团(如—OH、—COOH、—NH$_2$、—SH 等),又包含憎水的非极性基团(或亲油基,如烃基、苯基等),如图 4-8 所示。这种不对称的分子结构决定了表面活性剂具有表面吸附、分子定向排列以及形成胶束等基本性质,其结果降低了表面张力、使体系趋于稳定。

以肥皂(高级脂肪酸钠)为例,在水溶液中,亲水基团受水分子吸引进入溶液内部,而憎水基团受水分子排斥而向溶液表层聚集。表面活性剂分子浓集在溶液界面上,呈定向排列,形成单分子吸附层(图 4-9),从而降低水的表面张力和体系的表面能;而在溶液内部表面活性剂分子逐渐聚集,形成憎水基向内而亲水基向外的直径在胶体范围的胶束,以减少憎水基与水的接触面积使系统稳定下来。表面活性剂不仅使溶液的表面张力发生变化,其他物理性质,如渗透压、去污能力、增溶作用也都出现很大差异。表面活性剂具有"两亲性",它不仅可在气-液界面吸附,也可在其他相界面(如液-液、液-固等)吸附。

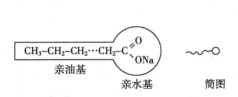

图 4-8　表面活性剂（肥皂）结构示意图

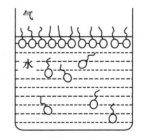

图 4-9　表面活性剂在气-液
表面上的定向排列图

表面活性剂在生命科学中具有重要的意义,如构成细胞膜的脂类(如磷脂、糖脂等)、血液中的某些蛋白质等都是表面活性物质,磷脂使细胞保持一定形态,有利于物质交换。血浆蛋白使脂溶性物质形成稳定的胶体,利于脂类物质的运输。胆汁酸盐能乳化脂肪形成稳定的乳状液,利于脂类物质的消化和吸收。一些生物表面活性剂有抗微生物(细菌、真菌、病毒)活性的作用。表面活性剂具有的乳化、润湿、增溶、消泡等作用,在医学上有着广泛的应用。

二、乳状液

（一）乳状液

将一种液体以细小液滴分散在另一种互不相溶的液体中形成的粗分散系称为乳

状液。乳状液属于不稳定系统,如把少量不溶于水的有机液体(统称为油)加到水中并剧烈振荡,油即以小液滴分散在水中,形成油分散在水中的乳状液。静置后自动分层,不能得到稳定的乳状液。因为液滴分散后,系统中相界面间存在着很大的表面张力,当细小液滴相互碰撞时,会自动结合,使系统的能量降低。

欲制得较为稳定的乳状液,必须使用乳化剂,其所起的稳定作用称为乳化作用。常用的乳化剂是一些表面活性剂,如肥皂、胆汁酸盐等。表面活性剂在乳状液中,亲水基朝向水相,憎水基朝向油相,这样就在油和水两相界面上作定向排列,其结果不仅降低了相界面张力,而且还在分散液滴周围形成一层保护膜,使乳状液得以稳定。

乳状液的水相以"水"或"W"表示;油相以"油"或"O"表示,它可分为两种类型:一种是油分散在水中,称为"水包油"型(O/W);一种是水分散在油中,称为"油包水"型(W/O)。乳状液的类型主要取决于乳化剂,一般来说,亲水性较强的乳化剂易形成 O/W 型乳状液,如钠肥皂;而亲油性较强的乳化剂易形成 W/O 型乳状液,如胆固醇、钙肥皂等。

乳状液和乳化作用在生物学和医学上具有重要意义。如在消化过程中,食物中的油脂进入人体后,要先经过胆汁酸盐的乳化,形成极小的乳滴,才有利于脂类的消化、吸收。一些不溶于水的油性药物,常需制成乳状液,如市售乳白鱼肝油常制成水包油型乳剂,以掩盖鱼肝油的气味,减少扰乱胃肠功能,使其易于吸收。临床用脂肪乳剂是各种形式的乳状液,牛奶是天然的乳状液,营养丰富且易于吸收。临床上使用的青霉素注射液有油剂(W/O)和水剂(O/W)两种,水剂易被人体吸收,也容易排泄;油剂吸收慢,在体内维持时间长。此外,消毒和杀菌用的药剂也常制成乳状液(如煤粉皂溶液),以增加药物与细菌的接触面,大大提高药效。

(二)微乳液

微乳液是由水、油、表面活性剂和助剂等物质按适当比例混合,自发形成的一种各向同性的特殊乳状液。微乳液分散相粒径在 10~100nm 之间,故也被称为纳米乳液。助剂通常是短链醇、胺或其他极性化合物,它们和表面活性剂共同起稳定作用。微乳液与乳状液类似,也有 O/W 型和 W/O 型之分。

微乳液除具有乳状液的一般特征外,还具有粒径小、透明、低黏度、超低表面张力、增溶能力强、稳定等特殊优点,在药物制剂及临床方面的应用日益广泛。微乳液作为难溶性药物的载体,能大大提高药物的增溶量,不管是水溶性还是油溶性药物,在微乳中的增溶量远远大于药物在水中和油中的溶解度之和。目前,临床上 50%具有治疗作用的药物因难溶于水成了口服和注射的最大障碍,故微乳剂就成为此类药物给药的良好载体,同时药物增溶在微乳的液滴中,减少了与外界接触的机会,提高了药物的稳定性。此外,微乳在化学反应、化妆品、洗涤剂、农药、石油开采、纺织工业、食品工业等领域也得到了广泛的应用。例如,在石油开采的三次采油过程中用微乳注水法可使原油的采收率提高 10%以上,也可作为反应介质制备高纯超细颗粒及纳米材料等。随着人们对微乳液研究的深入,其应用前景将更为广阔。

第五节 凝 胶

在一定条件下,高分子溶质或溶胶粒子相互连接,形成空间网状结构,而溶剂小分子充满在网架的空隙中,成为失去流动性的半固体状态,这种体系称为"凝胶"或"冻胶",这种凝胶化过程称为胶凝。明胶、琼脂、果胶等大分子水溶液在冷却时都可以形成凝胶。凝胶中包含的分散介质量可以很大,如琼脂凝胶的含水量可达 99.8%;人体中约占体重 2/3 的水基本上以凝胶的形式存在。

胶凝过程与聚沉不同,体系不会分成两层,而是成为网状结构整体,它只是失去聚集稳定性,仍具有动力稳定性;线型高分子的胶凝过程可看作溶液中结晶过程的特殊阶段。凝胶一方面具有一定的强度以维持形状,另一方面可以让许多物质通过它来进行交换。

凝胶在人体组成中占有重要的地位,肌肉、皮肤、细胞膜、脏器、毛发、指甲、软骨等都可以看成凝胶。很多生理过程,如血液的凝结,人体的衰老都与凝胶的性质有关。可以说,没有凝胶就没有生命。

凝胶还可用于某些物质的分离和分析。例如,凝胶层析法是研究中药有效成分和天然活性物质的一种常用方法,在中药化学领域,主要用于蛋白质、酶、多肽、氨基酸、多糖、甾体、苷类等高分子化合物的分离。

一、凝胶的分类

(一)弹性凝胶

弹性凝胶是由柔性线型大分子形成的,在适当条件下,大分子溶液与凝胶之间可以相互逆转,故称为可逆凝胶。果冻、果酱、凝固血液等都属于此类。

(二)非弹性凝胶

非弹性凝胶是由一些"刚性结构"分散颗粒构成的,网状骨架坚固。这类凝胶脱水后不能重新成为凝胶,称为不可逆凝胶。硅胶、氢氧化铝、五氧化二钒等都属于此类。

此外,当凝胶脱去大部分溶剂,凝胶中液体含量会比固体少得多;或者凝胶中充满的介质为气体,外表完全成固体状时,称为干凝胶。明胶、阿拉伯胶、硅胶、毛发、指甲等都属于干凝胶。

二、凝胶的主要性质

(一)膨润作用

干燥的弹性凝胶放入适当的溶剂中,能自动吸收溶剂使体积增大,这个过程称凝胶的膨润作用。凝胶吸收溶剂的作用进行到一定程度便自动停止的膨胀称为有限膨润;若凝胶吸收溶剂的作用一直进行下去最后变成溶液的膨胀称为无限膨润。凝胶的膨润在生理过程中起着十分重要的作用。例如,人越年轻,膨润能力越强,皮肤也就越光滑;血管硬化的一个重要原因是构成血管的凝胶的膨润能力降低。

(二)触变作用

凝胶受外力作用网状结构拆散而成流体,去掉外力静置一定时间后又逐渐凝成凝胶,凝胶与溶胶(溶液)的这种相互转化过程称为触变现象。触变现象的特点是凝胶结构的拆散与恢复是可逆的,是恒温过程。触变现象的发生,主要是因为凝胶的网状结构是通过范德华力形成的,当受到外力作用时,这种不牢固的网状结构被破坏而释放出液体;外力消失后范德华力又将高分子化合物交织成空间网状结构,包住液体形成凝胶。药物中就有触变性药剂,临床使用时只需用力振摇就会成均匀的溶液。这种

笔记

剂型已被用作滴眼剂、抗生素油注射液。

（三）离浆作用

随时间的延长，液体会自动缓慢地从凝胶中分离出来，凝胶脱水收缩，这种现象称为离浆。离浆与干燥失水不同，离浆时凝胶失去的并非单纯溶剂，而是稀溶胶或高分子溶液。离浆实质上是凝胶老化过程，由于时间的延长，构成凝胶网状结构的粒子进一步定向靠近，促使网孔收缩，网眼变小，骨架变粗，分散介质不断被挤出，这种变化过程称作凝胶的陈化。凝胶离浆后，体积变小，但仍保持原来的几何形状。临床化验用的人血清就是从放置的血液凝块中慢慢分离出来的。

离浆是生命过程中的一种必然现象。人随年龄增加，皮肤就会粗糙、松弛、起皱纹，这主要原因是构成人体的皮肤、肌肉、细胞膜等都属于凝胶状物质，随着机体逐渐衰老，这些组织逐渐老化脱液所致的。

学习小结

1. 学习内容

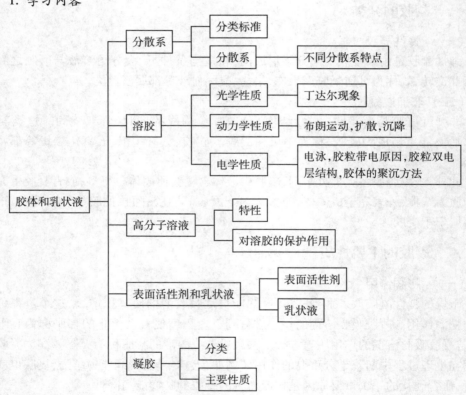

2. 学习方法

学习本章首先应了解分散系的分类及各个分散系之间的区别与联系。从溶胶的三个基本特性与胶粒结构特点出发，理解溶胶的光学、动力学、电学、稳定性等性质。通过比较高分子溶液和溶胶的异同点，理解高分子溶液对溶胶的保护作用。掌握表面活性剂的结构及特点，进而理解乳状液、微乳液的特点及在医药中的应用。了解凝胶的性质。

（陈 菲）

复习思考题

1. 什么是分散系、分散相和分散介质,试举例说明。

2. 血浆中含有多种小分子、小离子和大分子等物质,故可以把血浆看成胶体。当因病或受伤而失去大量蛋白质时,会有什么后果,怎样尽快改善?

3. 为什么说溶胶是热力学不稳定体系,而实际上常能相对稳定存在?

4. 在以 KBr 和 $AgNO_3$ 为原料制备 AgBr 溶胶时,分别使 KBr 过量,或 $AgNO_3$ 过量,两种情况下制得的 AgBr 溶胶的胶团结构有何不同? 胶核吸附离子时有何规律?

5. 高分子溶液比胶体稳定的原因是什么,可借助什么性质区分二者?

6. 什么是表面张力? 哪些途径可以降低表面张力?

7. 什么是表面活性剂? 它具有何种结构?

8. 什么叫乳状液? 乳化剂如何能使乳状液稳定存在? 举例说明乳化作用在医学上的意义。

第 五 章

氧化还原和电极电势

学习目的

氧化还原反应广泛存在于化学反应和生命过程中,通过本章的学习掌握氧化还原反应的基本概念,电极电势的意义及应用,为后续学习生物化学等课程打下基础。

学习要点

氧化还原反应的基本概念、电极电势、影响电极电势的因素、电极电势的应用。

氧化还原反应是生活和生产中常遇到的一类重要的化学反应,可用作化学热和电能的来源,它对生物体尤其是人体的生命活动具有重要的意义。肌肉的收缩、神经传导、营养物质在人体内的代谢都与氧化还原反应密切相关。例如葡萄糖在体内进行的有氧代谢,获取生命活动的动力源——三磷酸腺苷(ATP)的过程,就是典型的氧化还原反应:

$$C_6H_{12}O_6(s)+6O_2(g)=\!=\!=\!6CO_2(g)+6H_2O(1)+ATP$$

同时,药品生产、药品分析及检测都离不开氧化还原反应,作为医药院校的学生,要了解生命现象的本质及其变化规律,进而掌握和调控生命过程,掌握各种药物的性质、功能、药用机理及合成方法,进一步学习氧化还原反应的基本知识理论是十分重要的。本章以电极电势为核心,介绍氧化还原反应的基本原理及其应用。

第一节 氧化还原反应的基本概念

一、氧化与还原

在化学反应过程中,反应物质间有电子得失(或偏移)发生的反应称为氧化还原反应,我们把物质失去电子的过程叫氧化,物质得到电子的过程称还原。在反应中给出电子的物质称为还原剂,还原剂本身被氧化;在反应中得到电子的物质称为氧化剂,氧化剂本身被还原。整个反应过程中,电子的得失是在还原剂和氧化剂之间进行的。例如:把锌放在硫酸铜溶液中,锌溶解而铜析出,这时发生氧化还原反应:

$$Zn+CuSO_4=\!=\!=\!ZnSO_4+Cu$$

反应的实质是 Zn 原子失去电子,被氧化成 Zn^{2+};Cu^{2+} 得到电子,被还原成 Cu 原子。在上述反应中,反应物之间电子的转移是很明显的。但在仅有共价化合物参与的反应中,虽然没有发生上述那种电子的完全转移,却发生了电子对的偏移。例如:

$$H_2+Cl_2 \xrightarrow{\quad\quad} 2HCl$$

由于氯的电负性大于氢,所以在 HCl 分子中共用的电子对偏向氯的一方,尽管其中的氯和氢都没有获得电子或失去电子,却也有一定程度的电子的转移(或偏移)。这种反应也属于氧化还原反应。

综上所述,氧化还原反应实质上是有电子得失或电子对偏移的反应。

二、氧化数

为了表现在化合物中各元素原子同其他元素原子结合的能力,19 世纪中叶化学中引入化合价的概念。化合价是表示元素原子能够化合或置换一价原子(H)或一价基团(OH)的数目。如 HCl、H_2O 中,可知 Cl 为一价、O 为二价。化合价也同时表示化合物某原子成键的数目,如 CO_2 中 C 为四价、O 为二价。随着化学结构理论的发展,化合价的经典概念已不能准确地反映化合物各原子的真实情况,如 NH_4^+ 中 N 应为三价,却形成四个共价单键。在应用化合价概念讨论时也遇到了麻烦。例如:

$$2Na+Cl_2 \xrightarrow{\quad\quad} 2NaCl \quad (1)$$
$$H_2+Cl_2 \xrightarrow{\quad\quad} 2HCl \quad\quad (2)$$

对反应(1)电子得失是明确的。但对反应(2)中并无电子得失,只有电子对偏移,为了判断这类氧化还原反应,需要引入氧化数的概念。

1970 年国际纯粹与应用化学联合会(IUPAC)给氧化数(又称氧化值)的定义是:氧化数是某元素的一个原子的表观电荷数,这种电荷数是由假设把每个键中的电子对指定给电负性较大的原子而求得。如 HCl 中,H 和 Cl 共用一对电子形成一个共价键,假定把这对电子指定给电负性较大的 Cl 原子,相当于 H 原子失去一个电子,而 Cl 原子得到一个电子,那么 H 和 Cl 的氧化数分别为+1 和−1。由此可见,氧化数可看成是该元素原子在化合物中形式上的电荷数,或称表观电荷数。

在离子型化合物中,元素原子的氧化数等于该元素离子所带电荷数,如 NaCl 中 Na 的氧化数为+1,Cl 的氧化数为−1。在共价型化合物中,把两原子中共用的电子对指定给电负性较大的原子后,各个原子减少或增加的电子数即为各自的氧化数。如在 H_2O 中,H 的氧化数为+1,O 的氧化数为−2。

按照氧化数的定义,某元素的氧化数,可由下述经验规则来求得:

(1) 单质中,元素的氧化数为零。因为同种原子之间形成化学键时,电子对不偏移。如:Cl_2 中 Cl 的氧化数为零。

(2) 除在氧的氟化物(如 OF_2)中氧为+2 外,其他含氧化合物中,氧的氧化数一般为−2。但在过氧化物(如 H_2O_2、Na_2O_2)中其氧化数为−1、在超氧化物(如 KO_2)中其氧化数为−1/2。

(3) 除在金属氢化物中氢的氧化数为−1 外,在其他含氢化合物中,氢的氧化数一般为+1。

(4) 化合物中,所有元素氧化数的代数和等于零。

需要指出的是,氧化数不一定是整数,在定义氧化数时,人为地把原子间成键电子的偏移看成是电子的得失,而当分子中同一元素的原子处在不同价态时,该元素的氧化数还可能出现分数。显然,氧化数不能确切地表示分子中原子的真实电荷数。

例 5-1　试求 $Na_2S_4O_6$ 中 S 的氧化数和 Fe_3O_4 中 Fe 元素的氧化数。

解:设 $Na_2S_4O_6$ 中 S 的氧化数为 x,Fe_3O_4 中 Fe 的氧化数为 y,则

$$2×(+1)+4×x+6×(-2)= 0 \qquad\qquad x = +5/2$$

∴ $Na_2S_4O_6$ 中 S 的氧化数为+5/2

$$3×y+4×(-2)= 0 \qquad\qquad y = +8/3$$

∴ Fe_3O_4 中 Fe 的氧化数为+8/3

根据氧化数的概念,可给氧化还原反应下一个更确切的定义:由于电子得失或电子对偏移致使单质或化合物中元素氧化数改变的反应称氧化还原反应。元素氧化数升高的过程是氧化;元素氧化数降低的过程是还原。反应中失电子(氧化数升高)的物质称为还原剂,反应中得电子(氧化数降低)的物质称为氧化剂。

三、氧化还原电对

在氧化还原反应中,氧化剂与还原剂之间既相互对立、又彼此联系,氧化剂得到电子转化为还原剂,还原剂失去电子转化为氧化剂,我们将氧化剂与还原剂之间的这种相互依存和相互转化的关系,称为氧化还原共轭关系。可表示为:

$$氧化剂+ne^- \Longrightarrow 还原剂$$

在氧化还原反应中,氧化剂中某元素氧化数降低,其产物中该元素有较低的氧化数,此产物有弱还原性,是一个弱还原剂;还原剂中某元素氧化数升高,其产物中该元素有较高的氧化数,此产物有弱氧化性,是一个弱氧化剂。例如在 $Zn+CuSO_4 = ZnSO_4 + Cu$ 反应中,氧化剂 Cu^{2+} 氧化数降低,其产物 Cu 是一个弱还原剂;还原剂 Zn 氧化数升高,其产物 Zn^{2+} 是一个弱氧化剂。互为氧化还原共轭关系的一组物质称为共轭氧化还原电对,简称电对,为统一起见,氧化还原电对的写法规定为"氧化型/还原型"。如 Sn^{4+}/Sn^{2+}、Zn^{2+}/Zn、O_2/H_2O、Cl_2/Cl^- 等都是氧化还原电对。这样上述反应中,就构成了下面两个共轭氧化还原电对。即

$$Cu^{2+}/Cu \qquad\qquad Zn^{2+}/Zn$$

氧化还原反应是两个(或两个以上)氧化还原电对共同构成的。例如:

$$Zn + CuSO_4 \Longrightarrow ZnSO_4 + Cu$$
$$还原剂1 \ \ 氧化剂1 \qquad 氧化剂2 \ \ 还原剂2$$

在氧化还原反应中,一般是较强的氧化剂与另一个较强的还原剂反应生成一个较弱的氧化剂和一个较弱的还原剂。

$$2MnO_4^- + 5SO_3^{2-} + 6H^+ \Longrightarrow 2Mn^{2+} + 5SO_4^{2-} + 3H_2O$$
$$强氧化剂 \quad 强还原剂 \qquad\qquad 弱还原剂 \quad 弱氧化剂$$

第二节 电极电势

一、原电池

(一)铜-锌原电池结构

我们把一块锌片放在 $CuSO_4$ 溶液中,就会观察到锌片慢慢溶解,同时在锌片的表面上红棕色的铜粉沉积出来。这说明锌与硫酸铜之间发生了电子转移。由于电子的无序流动,金属和溶液接触处的电子转移无法直接观察。但体系中发生了氧化还原反应:

$$Zn+CuSO_4 \Longrightarrow ZnSO_4+Cu$$

为了证明上述反应确有电子的转移,我们采用反应如图 5-1 所示实验装置,在左边盛有 $ZnSO_4$ 溶液烧杯中插入锌片,在右边盛有 $CuSO_4$ 溶液烧杯中插入铜片,两溶液之间用一个充满电解质溶液的 U 型管作为盐桥。然后,将锌片和铜片用导线连接起来,中间再串联一个检流计。此时就发现检流计的指针向一方偏转,说明导线中确有电流通过。并且电子是从锌片定向地转移到铜片(电流的方向与电子转移的方向相反,即由铜片流向锌片)。

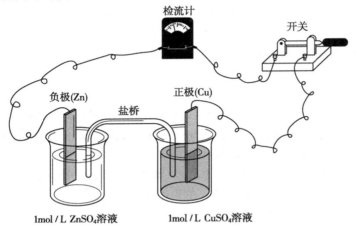

图 5-1　铜-锌原电池

这个反应与上述锌单质置换硫酸铜所发生的氧化还原反应完全一样,只是在原电池装置中,电子不是直接从还原剂转移到氧化剂,而是通过电路由锌电极定向流向铜电极。从而产生了电流,将化学能转变成电能。这种将氧化还原反应的化学能转变为电能的装置称为原电池。它是由两个半电池组成,如在铜-锌原电池中,锌和锌盐溶液组成一个半电池,铜和铜盐溶液组成另一个半电池。两个半电池再通过盐桥、检流计(或电压计)和导线形成通路。日常生活用的干电池就是基于原电池原理制成的。

盐桥是用饱和的 KCl 溶液或 KNO_3 溶液和琼脂做成冻胶,这样溶液不会流出。在电场作用下,盐桥能起导电、允许离子迁移、平衡两半电池的作用。盐桥沟通了两个半电池,形成电子流的通路,使反应得以顺利进行。否则,随着电池反应的发生,在 Zn 半电池溶液中,随着 Zn^{2+} 增加而带正电荷;Cu 半电池溶液中,随着 Cu^{2+} 的减少,SO_4^{2-} 相对过剩而带负电荷,这样会阻碍电子从锌片流向铜片而中断电流。当用盐桥连接两溶液,就有较多的 Cl^- 或 NO_3^- 自盐桥移向锌盐溶液,而较多的 K^+ 自盐桥移向铜盐溶液,使两溶液维持电中性。这样,锌的溶解和铜的析出能继续进行,电流便可持续产生。

表达一个电极或电池,用文字和图来描述很繁琐,为了书写简便,电化学给出了一套科学的表示方法,其写法通常应遵循如下几点规定:

(1) 把负极[如 $(-)Zn|Zn^{2+}(c)$]写在电池符号表示式的左边,正极[如 $Cu^{2+}(c)|Cu(+)$]写在电池符号的右边。

(2) 以化学式表示电池中各物质的组成,溶液要标上活度或浓度(mol/L),若为气体物质应注明其分压(Pa),还应标明当时的温度。如不写出,则温度为 298.15K,气体分压为 101.325kPa,溶液浓度为 1mol/L。

（3）以符号"|"表示不同物相之间的接界,用"‖"表示盐桥。同一相中的不同物质之间用","隔开。

（4）非金属或气体不导电,因此非金属元素在不同价态时构成的氧化还原电对作半电池时,需外加惰性导体(如铂和石墨等)做电极导体。其中,惰性导体不参与电极反应,只起导电作用,故称为"惰性"电极。

按上述规定,Cu-Zn 原电池可用如下电池符号表示:

$$(-)Zn|Zn^{2+}(c_1) \parallel Cu^{2+}(c_2)|Cu(+)$$

理论上,任何氧化还原反应都可以设计成原电池,例如反应:

$$Ti^{3+}+Sn^{2+}\rule[0.5ex]{2em}{0.4pt}Ti^{+}+Sn^{4+}$$

可用如下电池符号表示:

$$(-)Pt|Sn^{2+}(c_1),Sn^{4+}(c_2) \parallel Ti^{3+}(c_3),Ti^{+}(c_4)|Pt(+)$$

（二）电极反应

原电池由两个半电池组成,每个半电池也叫一个电极,每一个电极反应都包含有同一元素的不同氧化态的两种物质,一种是可作为还原剂的低氧化态物质,称为还原态(型),一种是可作为氧化剂的高氧化态物质,称为氧化态(型)。

在原电池中,流出电子的电极称为负极,流入电子的电极称为正极。即电子由负极流向正极,而电流由正极流向负极。在上述铜-锌原电池中,锌电极为负极,铜电极为正极,正、负极分别发生了如下的电极反应:

正极:$Cu^{2+}+2e^-\rule[0.5ex]{1.5em}{0.4pt}Cu$(还原反应)　　　负极:$Zn\rule[0.5ex]{1.5em}{0.4pt}Zn^{2+}+2e^-$(氧化反应)

正极和负极所发生的总反应称为电池反应,铜-锌原电池的电池反应为:

电池反应:$Zn+Cu^{2+}\rule[0.5ex]{1.5em}{0.4pt}Zn^{2+}+Cu$

例 5-2　将氧化还原反应 $Br_2+2KI\rule[0.5ex]{1.5em}{0.4pt}I_2+2KBr$ 组成原电池,并写出原电池符号与电极反应。

解:电池符号:$(-)Pt|I_2(s)|I^-(c_1) \parallel Br^-(c_2)|Br_2(1)|Pt(+)$

正极:$Br_2+2e^-\rule[0.5ex]{1.5em}{0.4pt}2Br^-$（还原反应）　　　负极:$2I^-\rule[0.5ex]{1.5em}{0.4pt}I_2+2e^-$（氧化反应）

二、电极电势

（一）电极电势的产生

用导线和盐桥把原电池的两个电极连接起来,检流计指针发生偏转,表明两个电极之间有电流通过,也就是说两个电极之间存在电势差。这个电势差叫电池电动势。是什么原因使原电池的两个电极的电势不同呢? 该电势又是如何产生的呢? 下面以金属-金属离子电极为例来加以分析。

由于金属电极是由金属离子和自由电子以金属键结合而组成的金属晶体,当我们把金属插入含有该金属盐的溶液中,电极表面的金属离子在本身的热运动及受溶剂水分子溶剂化作用下,金属晶体中的金属离子 M^{n+} 有进入溶液成为水合正离子而把电子留在金属表面的倾向,金属越活泼,金属离子浓度越小,这种倾向越大。

$$M(s)-ne^-\longrightarrow M^{n+}(aq)$$

相反,溶剂化的金属正离子 M^{n+} 也有从电极表面获得电子而沉积在极板上的倾向。金属越不活泼,溶液中金属离子浓度越大,这种倾向越大。

$$M^{n+}(aq)+ne^-\longrightarrow M(s)$$

在一定条件下,当金属溶解的速率与金属离子沉积的速率相等时,就建立了如下的动态平衡:

$$\mathrm{M}^{n+}(\mathrm{aq}) + ne^- \rightleftharpoons \mathrm{M}(\mathrm{s})$$

若金属溶解的倾向大于金属离子沉积的倾向,平衡时,极板表面有过剩的负电荷,溶液中有过剩正电荷。在极板表面与溶液的界面处形成了一个带相反电荷的双电层,如图 5-2a 所示。相反,若金属离子沉积的倾向大于金属溶解的倾向,平衡时,极板表面带正电,溶液带负电,形成了如图 5-2b 所示的双电层结构。

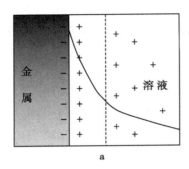 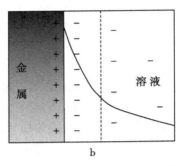

图 5-2　双电层结构示意图

无论形成上述的哪一种双电层,金属和溶液之间都存在电势差。这种在金属和它的盐溶液之间因形成双电层而产生的电势差叫作金属的平衡电极电势,简称电极电势(electrode potential),以符号 $E(\mathrm{M}^{n+}/\mathrm{M})$ 表示,单位为 V(伏)。如锌的电极电势用 $E(\mathrm{Zn}^{2+}/\mathrm{Zn})$ 表示,铜的电极电势用 $E(\mathrm{Cu}^{2+}/\mathrm{Cu})$ 表示。电极电势大小主要取决于电极的本性,并受温度、介质和离子浓度等因素影响。

（二）标准氢电极

从电极电势的产生的讨论可以得出这样的结论,双电层的产生和电极电势实际上是一对氧化还原电对在水溶液中相互转化的结果,电极电势的大小显示了在水溶液中电对氧化型获取电子转变为还原型的趋势和大小。因此,如果能够知道任意两电对电极电势,就可以直接比较这两对氧化还原电对对应氧化型的氧化能力和还原型的还原能力之大小,并用以判断一个氧化还原反应进行的方向,还可以根据式(5-1)来计算由这两个电对组成的原电池的电动势:

$$E_{电池}^{\ominus} = E_{正极}^{\ominus} - E_{负极}^{\ominus} \qquad (5\text{-}1)$$

为了测定电极电势的相对值,可以选定一个标准。按照国际纯粹与应用化学联合会(IUPAC)的建议,人们采用标准氢电极(缩写为 SHE)作为参比电极。

标准氢电极(图 5-3)是将镀有活性多孔铂黑(对氢气具有极高的吸附活性)的铂电极,浸入含有氢离子活度为 1mol/L 的硫酸溶液中,在 298.15K 时不断通入压力为 101.3kPa 纯氢气流,氢气被铂黑吸附达到饱和,氢气与溶液中的氢离子建立了如下的

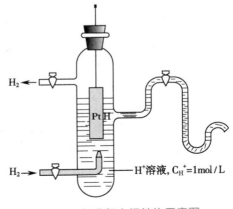

图 5-3　标准氢电极结构示意图

笔记

47

动态平衡：

$$2H^+(aq) + 2e^- \rightleftharpoons H_2(g)$$

此时的电极电势即为标准氢电极的电极电势，人为规定其值为：

$$E^{\ominus}_{H^+/H_2} = 0.0000V$$

（三）标准电极电势

人们迄今还无法测得任何一个电对的电极电势的绝对值。为了使电极电势得到实际的运用，人们采用一种相对的方法，选定一个电极作参比电极，然后与其他电极组成原电池，以获得各种电极的相对电极电势值，使电极电势的应用变成了现实。

按照 IUPAC 的建议，任一给定电极的标准电极电势定义为该电极在标准状态时与标准氢电极组成原电池（图 5-4）

$$（-）标准氢电极 \parallel 待测电极（+）$$

通过测定原电池的标准电动势 $E^{\ominus}$，从而计算出该电极的标准电极电势。

所谓标准状态是指组成电极的离子的浓度（严格讲活度）为 1mol/L，气体的分压为 101.3kPa，液体和固体都是纯净物质，标准电极电势用符号 $E^{\ominus}$ 表示。

例如要测定 Zn^{2+}/Zn 电对的标准电极电势，是将纯净的锌片放在 1mol/L 的 $ZnSO_4$ 溶液中，把它和标准氢电极用盐桥连接起来，组成一个原电池，如图 5-4 所示。

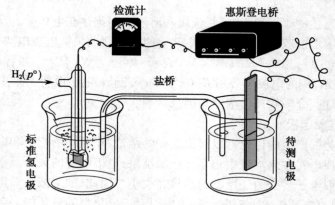

图 5-4　测定标准电极电势的装置

由直流电流表的指针测知电流是从氢电极流向锌电极，故氢电极为正极，锌电极为负极。电池反应为：$Zn + 2H^+ \rightleftharpoons Zn^{2+} + H_2 \uparrow$

原电池符号为：$（-）Zn|Zn^{2+}(1mol/L) \parallel H^+(1mol/L)|H_2(p^{\ominus})|Pt（+）$

在 298.15K 时，用电压计测得标准氢电极和标准锌电极所组成的原电池的标准电动势：$E^{\ominus}_{电池} = 0.7618V$。

$$E^{\ominus}_{电池} = E^{\ominus}_{正极} - E^{\ominus}_{负极} = E^{\ominus}_{H^+/H_2} - E^{\ominus}_{Zn^{2+}/Zn} = 0 - E^{\ominus}_{Zn^{2+}/Zn} = 0.7618V$$

$$E^{\ominus}_{Zn^{2+}/Zn} = -0.7618V$$

用同样的方法可测得 Cu^{2+}/Cu 电对的标准电极电势。将标准铜电极与标准氢电极组成的原电池中，铜电极为正极，氢电极为负极。在 298.15K 时，测得铜氢原电池的标准电动势为 0.3419V。

从上面测定的数据来看，Zn^{2+}/Zn 电对的标准电极电势带有负号，Cu^{2+}/Cu 电对的标准电极电势带有正号。带负号表明锌失去电子的倾向大于 H_2，或 Zn^{2+} 获得电子变成金属锌的倾向小于 H^+。带正号表明铜失去电子的倾向小于 H_2，或 Cu^{2+} 获得电子变成金属铜的倾向大于 H^+，也可以说锌比铜活泼，因为锌比铜更容易失去电子转变成 Zn^{2+}。

如果把锌铜电极组成一个电池，电子必定从锌极流向铜极，电池的电动势 $E_{电池}^{\ominus}$ 为：

$$E_{电池}^{\ominus} = E_{Cu^{2+}/Cu}^{\ominus} - E_{Zn^{2+}/Zn}^{\ominus} = 0.3419 - (-0.7618) = 1.104V$$

上述原电池装置不仅可以用来测定金属的标准电极电势，它同样可以用来测定非金属离子和气体的标准电极电势。对某些与水反应剧烈而不能直接测定的电极，例如 Na^+/Na、F_2/F^- 等的电极可以通过热力学数据用间接的方法来计算标准电极电势。最常用的一些标准电极电势数值列于书后的附录中。另外有关手册(物理化学手册、分析化学手册)中记载着实验测得的一系列电极在水溶液中的标准电极电势数值。

将测量并计算所得的各种标准电极的标准电极电势数值，按照由小到大的顺序排列，就得到标准电极电势表，表 5-1 给出 298.15K 时，在酸性溶液中测定的一些常见的氧化还原电对的标准电极电势。

表 5-1　常见氧化还原电对的标准电极电势（298.15K）

电极反应				$E^{\ominus}/V$
氧化型		电子数	还原型	
Li^+	+	e^-	Li	−3.045
K^+	+	e^-	K	−2.931
Na^+	+	e^-	Na	−2.714
Mg^{2+}	+	$2e^-$	Mg	−2.372
Zn^{2+}	+	$2e^-$	Zn	−0.7618
Fe^{2+}	+	$2e^-$	Fe	−0.447
Co^{2+}	+	$2e^-$	Co	−0.280
Ni^{2+}	+	$2e^-$	Ni	−0.257
Sn^{2+}	+	$2e^-$	Sn	−0.138
Pb^{2+}	+	$2e^-$	Pb	−0.1262
$2H^+$	+	$2e^-$	H_2	0.000
Sn^{4+}	+	$2e^-$	Sn^{2+}	+0.151
Cu^{2+}	+	$2e^-$	Cu	+0.3419
Cu^+	+	e^-	Cu	+0.521
I_2	+	$2e^-$	$2I^-$	+0.5345
$H_3AsO_4+2H^+$	+	$2e^-$	$HAsO_2+2H_2O$	+0.560
O_2+2H^+	+	$2e^-$	H_2O_2	+0.695
Fe^{3+}	+	e^-	Fe^{2+}	+0.771
Ag^+	+	e^-	Ag	+0.7996
Br_2	+	$2e^-$	$2Br^-$	+1.087
$Cr_2O_7^{2-}+14H^+$	+	$6e^-$	$2Cr^{3+}+7H_2O$	+1.232
Cl_2	+	$2e^-$	$2Cl^-$	+1.3583
$MnO_4^-+8H^+$	+	$5e^-$	$Mn^{2+}+4H_2O$	+1.51
$H_2O_2+2H^+$	+	$2e^-$	$2H_2O$	+1.776
F_2	+	$2e^-$	$2F^-$	+2.866

左侧：氧化剂的氧化能力依次增强↓　右侧：还原剂的还原能力依次增强↑　中间：⇌

溶液的酸碱性对不少电对的电极电势 $E^\ominus$ 值有影响,因此,标准电极电势表常分为酸表和碱表,它们分别表示 $[H^+]=1mol/L$ 溶液中各电对的标准电极电势和 $[OH^-]=1mol/L$ 溶液中各电对的标准电极电势。电极反应中有 H^+ 的查酸表,电极反应中有 OH^- 的查碱表,没有 H^+ 或 OH^- 参加的电极反应的电极电势,可以从存在状态来考虑,但一般查酸表。在应用标准电极电势表时,必须注意以下几点:

(1)标准电极电势表中的电极反应,均以还原反应的形式表示:

$$氧化型+ne^-\Longleftrightarrow还原型$$

(2)各电对按 $E^\ominus$ 由负值到正值的顺序排列。H^+/H_2 以上的电对的 $E^\ominus$ 为负值;H^+/H_2 以下的电对的 $E^\ominus$ 为正值。即氧化型物质获得电子的本领(或氧化能力)自上而下依次增强;还原型物质失去电子的本领或还原能力自下而上依次增强。其强弱程度可以从 $E^\ominus$ 值的大小来判断。比较还原能力必须用还原型物质所对应的 $E^\ominus$ 值,比较氧化能力必须用氧化型物质所对应的 $E^\ominus$ 值。

(3)标准电极电势具有强度性质,没有加和性,即与半反应中的系数无关,只与电对的种类有关。例如:

$$Cu^{2+}+2e^-\Longleftrightarrow Cu \qquad E^\ominus=0.34V$$

也可以书写为:

$$2Cu^{2+}+4e^-\Longleftrightarrow 2Cu \qquad E^\ominus=0.34V$$

(4)标准电极电势表中的数值都是实验测得的一系列电极在水溶液中的标准电极电势,因此只适用于水溶液中的氧化还原反应,不适用于非水溶液中和熔融体系中的氧化还原反应。

三、影响电极电势的因素

标准电极电势是在标准状态下测定的,但是绝大多数的氧化还原反应都是在非标准状态下进行。此时,由于溶液的浓度偏离了标准状态,从而使电对的电极电势也随之发生改变,其定量关系可由能斯特(Nernst)方程计算。

(一)能斯特(Nernst)方程

电对的电极电势的大小不仅取决于电对的本性,还取决于溶液中各离子的浓度(酸碱度或气体的分压)、反应时的温度。它们之间的关系可由能斯特方程式(Nernst)来表示:

对于任一电极反应: $a[氧化型]+ne^-\Longleftrightarrow b[还原型]$

$$E=E^\ominus+\frac{RT}{nF}\ln\frac{[氧化型]^a}{[还原型]^b} \tag{5-2}$$

式中 E—氧化型和还原型在绝对温度 T 及某一浓度时的电极电势(V)

$E^\ominus$—标准电极电势(V)

R—气体常数 $8.314J/(K\cdot mol)$

T—绝对温度 K

n—电极反应中得失的电子数

F—法拉第常数(96 500C/mol)

$[氧化型]^a/[还原型]^b$—表示在电极反应中,氧化型一边各物质浓度幂次方的乘积与还原型一边各物质浓度幂次方的乘积之比,方次是电极反应方程式中相应各物质的系数;离子浓度单位为 mol/L;气体用分压表示,纯固体、纯液体浓度视为 1。

由于温度对电极电势的影响较小,而一般化学反应又在常温下进行,若在 298.15K 时,将自然对数变换为常用对数,并将 R 和 F 等常数代入,则能斯特方程式可写为:

$$E = E^{\ominus} + \frac{0.0592}{n} \lg \frac{[氧化型]^a}{[还原型]^b} \tag{5-3}$$

式(5-3)为著名的能斯特方程,它给出了电对的非标准电极电势与电对中物质的浓度之间的定量关系。

（二）书写注意事项

（1）能斯特方程中的氧化型、还原型物质若是纯固体、纯液体,则其浓度不列入方程式中。

（2）如果电极反应中有气体参加,则以气体相对分压(气体分压与标准压 100kPa 的比值)代入。

（3）在电极反应中,若有 H^+ 或 OH^- 参与了电极反应,H^+ 或 OH^- 的浓度对这些电对的电极电势也有直接的影响,则必须将 H^+ 或 OH^- 的浓度按照它们在反应中的作用,表示在能斯特方程中,如电极反应:

$$MnO_4^- + 8H^+ + 5e^- \Longrightarrow Mn^{2+} + 4H_2O$$

则能斯特方程的表达式为:

$$E_{MnO_4^-/Mn^{2+}} = E^{\ominus}_{MnO_4^-/Mn^{2+}} + \frac{0.0592}{5} \lg \frac{[MnO_4^-][H^+]^8}{[Mn^{2+}]}$$

（三）浓度对电极电势的影响

从式(5-3)可以看出,在一定温度下对于一给定的电极,无论是氧化型还是还原型物质,浓度的变化都将引起电极电势的变化。增大氧化型物质的浓度或减小还原型物质的浓度,都会使电极电势增大;反之电极电势将减小。

例 5-3　求下列电对在 298.15K 时的电极电势:

（1）非金属 I_2 放在 0.1mol/L KI 溶液中;

（2）当氯气分压为 50kPa,Cl^- 浓度为 1mol/L 时的气体电极

解：（1）$I_2 + 2e^- \Longrightarrow 2I^-$　　　　$E^{\ominus} = +0.5355V$

$$E_{I_2/I^-} = E^{\ominus}_{I_2/I^-} + \frac{0.0592}{2} \lg \frac{[I_2]}{[I^-]^2} = +0.5355 + \frac{0.0592}{2} \lg \frac{1}{0.1^2} = +0.595V$$

（2）$Cl_2 + 2e^- \Longrightarrow 2Cl^-$　　　　$E^{\ominus} = +1.358V$

$$E_{Cl_2/Cl^-} = E^{\ominus}_{Cl_2/Cl^-} + \frac{0.0592}{2} \lg \frac{p_{Cl_2}/p^{\ominus}}{[Cl^-]^2} = +1.358 + \frac{0.0592}{2} \lg \frac{50/100}{1^2} = 1.348V$$

上述例题表明,在(1)中还原型物质 $[I^-]$ 降低了 10 倍,电极电势增大较多;在(2)中氧化型物质 Cl_2 压力降低了 1/2 倍,故电极电势减少。此现象可以用平衡移动原理来解释。

（四）酸度对电极电势的影响

在许多电极反应中,H^+ 或 OH^- 的氧化数在反应前后并没有发生变化,但它们却参与了电极反应,在计算电极电势时,H^+ 或 OH^- 的浓度对这些电对的电极电势也有直接

的影响。例如,高锰酸根还原为二价锰离子的电极反应:

$$MnO_4^- + 8H^+ + 5e^- \rightleftharpoons Mn^{2+} + 4H_2O \qquad E^{\ominus} = +1.51V$$

氢离子参与了电极反应,为氧化型物质,反应后生成水。氢离子浓度和电极电势的关系,也应包括在能斯特方程中:

$$E_{MnO_4^-/Mn^{2+}} = E^{\ominus}_{MnO_4^-/Mn^{2+}} + \frac{0.0592}{5} \lg \frac{[MnO_4^-][H^+]^8}{[Mn^{2+}]}$$

如果将$[MnO_4^-]$和$[Mn^{2+}]$都固定为$1mol/L$,只改变H^+浓度,其电极电势计算如下:

当$[H^+] = 1mol/L$时: $E_{MnO_4^-/Mn^{2+}} = +1.51V$

当$[H^+] = 10mol/L$时: $E_{MnO_4^-/Mn^{2+}} = +1.51 + \dfrac{0.0592}{5} \lg 10^8 = +1.60V$

当$[H^+] = 10^{-3} mol/L$时: $E_{MnO_4^-/Mn^{2+}} = +1.51 + \dfrac{0.0592}{5} \lg(10^{-3})^8 = +1.23V$

可见,酸度对电极电势的影响是非常明显的。在该电极反应中,由于氢离子浓度的指数很高,氢离子浓度改变可以起到控制电极电势大小的决定性因素。因此,某些含氧酸盐和相应的酸的氧化性是相差很大的,比如$1mol/L$ KNO_3溶液作氧化剂,几乎不显氧化性,若用$1mol/L$ HNO_3溶液作氧化剂,其氧化作用相当明显。一般说来,在酸性介质中含氧酸盐的氧化性增强。

另外,某些沉淀剂的加入也会对某些物质的氧化还原能力发生影响,使电极电势发生变化。沉淀平衡与氧化还原平衡的关系实际上是沉淀剂和氧化还原剂互相争夺离子的过程。如果在氧化还原反应体系中加入一种沉淀剂,由于有沉淀生成,必然降低氧化型或还原型离子的浓度,则电极电势值也必然发生改变。

例如,电对$Ag^+ + e^- \rightleftharpoons Ag$,$E^{\ominus}_{Ag^+/Ag} = +0.7996V$,$Ag^+$是一个中等强度的氧化剂。若在$AgNO_3$溶液中加入$NaCl$,即有$AgCl$沉淀:$Ag^+ + Cl^- \rightleftharpoons AgCl\downarrow$
达到平衡时,如果Cl^-浓度为$1mol/L$,$[Ag^+]$则为:

$$[Ag^+] = \frac{K^{\ominus}_{sp}(AgCl)}{[Cl^-]} = K^{\ominus}_{sp}(AgCl) = 1.8 \times 10^{-10}$$

$$E_{Ag^+/Ag} = E^{\ominus}_{Ag^+/Ag} + 0.0592 \lg(1.8 \times 10^{-10}) = 0.7996 - 0.5759 = +0.224V$$

计算结果表明:由于沉淀剂的加入,降低了氧化型离子的浓度,电极电势值降低。

第三节 电极电势的应用

一、比较氧化剂、还原剂的相对强弱

在标准状态时,氧化剂氧化能力的大小和还原剂还原能力的大小都是相对的,这些相对大小都可以由标准电极电势$E^{\ominus}$值表现出来。电极电势$E^{\ominus}$值既可以表示物质的还原型变为氧化型的能力,即还原剂的还原能力,也可表示物质由氧化型变为还原型的能力,即氧化剂的氧化能力。$E^{\ominus}$值越小,物质还原型还原能力越强,而其对应的氧化型的氧化能力越弱;$E^{\ominus}$值越大,物质氧化型的氧化能力越强,而其对应的还原型的还原能力越弱。

表 5-1 中所列举出的标准电极电势 $E^\ominus$ 值是由低到高排列的,因此,各电对氧化型的氧化能力,自上而下依次增强,最强的是 F_2;还原型的还原能力自上而下依次减弱,最强的还原剂是单质锂。

若溶液的浓度偏离了标准状态,从而使电对的电极电势也随之发生改变,其定量关系可由能斯特(Nernst)方程计算,再根据其值大小来判断电对中氧化态物质的氧化能力、还原态物质的还原能力的相对强弱。

实验室用的强氧化剂其电对的 $E^\ominus$ 值往往大于 1,如 $KMnO_4$、$K_2Cr_2O_7$、H_2O_2 等;常用的还原剂的 $E^\ominus$ 值往往小于零或稍大于零,如 Zn、Fe、Sn^{2+} 等。

例 5-4 查出下列电对的标准电极电势,判断各电对中哪一种物质是最强的氧化剂,哪一种物质是最强的还原剂。

$$MnO_4^-/Mn^{2+}, MnO_4^-/MnO_2, MnO_4^-/MnO_4^{2-}$$

解:电对: $\qquad MnO_4^-/Mn^{2+}, MnO_4^-/MnO_2, MnO_4^-/MnO_4^{2-}$

标准电极电势: $\qquad +1.51 \qquad +1.679 \qquad +0.564$

故最强的氧化剂是 MnO_4^-/MnO_2 电对中的 MnO_4^-;最强的还原剂为 MnO_4^-/MnO_4^{2-} 电对中的 MnO_4^{2-}。

二、判断氧化还原反应进行的方向

氧化还原反应就是两半电池(两电对)间的反应,其自发进行的方向为:电极电势较大的电对中氧化型物质(作氧化剂)和电极电势较小的电对中还原型物质(作还原剂)发生反应,可表述为:

较强氧化剂+较强还原剂 = 较弱还原剂+较弱氧化剂

标准电极电势表是按照电极电势由低到高排列的,因此,在标准电极电势表中,氧化还原反应进行的方向,总是左下方的氧化型物质与右上方的还原型物质间的反应能自发发生,这就是通常所说的"对角线方向相互反应"规则。

例 5-5 在标准状态下,试判断下列氧化还原反应自发进行的方向:

$$Sn^{2+}+2Fe^{3+} \Longrightarrow Sn^{4+}+2Fe^{2+}$$

解:查照标准电极电势表可知:

$$Sn^{4+}+2e^- \Longrightarrow Sn^{2+} \qquad E^\ominus = +0.151V$$

$$Fe^{3+}+e^- \Longrightarrow Fe^{2+} \qquad E^\ominus = +0.771V$$

从标准电极电势可以看出,反应体系中的较强氧化剂为电极电势大的电对中的氧化型物质 Fe^{3+},而较强还原剂为电极电势小的电对中的还原型物质 Sn^{2+},因此,反应将向右自发进行,即 $Sn^{2+}+2Fe^{3+} \longrightarrow Sn^{4+}+2Fe^{2+}$。

学习小结

1. 学习内容

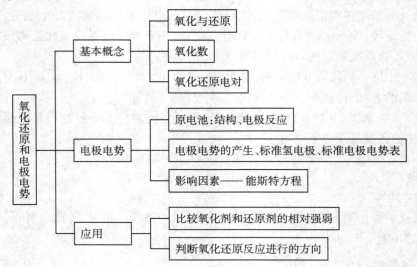

2. 学习方法

学习本章首先应从氧化还原反应的本质上,去认识氧化与还原的实质,了解氧化数和共轭氧化还原电对等基本概念。并在理解双电层的理论基础上,了解电极电势的产生和影响电极电势的因素,熟悉原电池的组成、电极反应。进而熟练运用电极电势,比较氧化剂和还原剂的相对强弱、判断氧化还原反应自发进行的方向。

(李亚楠)

复习思考题

1. 选择题

（1）下列反应中不属于氧化还原反应的是（　　）

A. $HgCl_2+2NH_3 =\!=\!= HgNH_2Cl\downarrow+NH_4Cl$　　B. $2Cu^{2+}+4I^- =\!=\!= 2CuI\downarrow+I_2$

C. $2KClO_3 =\!=\!= 2KCl+3O_2\uparrow$　　D. $2Na_2S_2O_3+I_2 =\!=\!= Na_2S_4O_6+2NaI$

（2）已知:$E^{\ominus}(Sn^{4+}/Sn^{2+})=+0.151V$,$E^{\ominus}(Fe^{3+}/Fe^{2+})=+0.771V$,则不能共存于同一溶液中的一对离子是（　　）

A. Sn^{4+},Fe^{2+}　　B. Fe^{3+},Fe^{2+}　　C. Fe^{3+},Sn^{2+}　　D. Sn^{4+},Sn^{2+}

（3）其他条件相同时,$Cr_2O_7^{2-}$ 在下列介质中氧化能力最强的是（　　）

A. $pH=1$　　B. $pH=3$　　C. $pH=5$　　D. $pH=6$

2. 填空题

（1）在下列离子 $\underline{Mn}O_4^-$、$\underline{S}_2O_3^{2-}$、$\underline{S}_4O_6^{2-}$、$\underline{Cr}_2O_7^{2-}$ 中,划线部分的元素氧化数分别为_____、_____、_____、_____。

（2）在标准状态下,Cu-Zn 原电池的正极为_____,其电极反应为_____,若在其溶液体系中加入 Na_2S 溶液,原电池的电动势将_____。

（3）已知 $E^{\ominus}(Cl_2/Cl^-)=+1.358V$,$E^{\ominus}(BrO_3^-/Br^-)=+1.423V$,$E^{\ominus}(I_2/I^-)=$

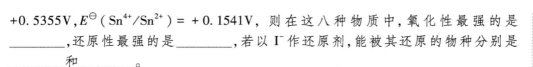

+0.5355V，$E^{\ominus}(Sn^{4+}/Sn^{2+}) = +0.1541V$，则在这八种物质中，氧化性最强的是_____，还原性最强的是_____，若以 I^- 作还原剂，能被其还原的物种分别是_____和_____。

3. 已知：$Cr_2O_7^{2-} + 14H^+ + 6e \Longleftrightarrow 2Cr^{3+} + 7H_2O$　　　　$E^{\ominus} = +1.232V$

　　　　　　$Fe^{3+} + e \Longleftrightarrow Fe^{2+}$　　　　　　　　　$E^{\ominus} = +0.771V$

（1）在标准状态时，试判断下列反应的方向：

$$6Fe^{2+} + Cr_2O_7^{2-} + 14H^+ \Longrightarrow 6Fe^{3+} + 2Cr^{3+} + 7H_2O$$

（2）在标准状态时，将这两个半电池组成原电池，用原电池符号表示。

（3）当 pH=2，其他各离子浓度均为 1.0mol/L 时，试计算该电池电动势。

第六章

原 子 结 构

学习目的

　　通过学习核外电子运动的特征、核外电子运动状态的描述、多电子原子的结构、元素周期表以及元素基本性质的周期性,熟悉原子轨道的角度分布图,能够运用电子排布规则进行基态原子核外电子的排布,能够通过原子的价层电子结构来判断元素的周期、族与分区,为分子结构的学习打下基础。

学习要点

　　核外电子运动的特征;四个量子数、原子轨道和电子云的角度分布图、电子概率径向分布图;多电子原子的原子轨道能级、基态原子的电子层结构;周期表中周期、族与分区;元素性质(原子半径和电负性)的周期性变化;人体必需元素及其生物学效应。

　　原子在 19 世纪前仅仅是一个哲学观念。当时的哲学家们认为物质是由原子构成的,原子是最微小、永远不变、不可再分的物质粒子。直到 1897 年,英国物理学家汤姆逊(J. J. Thomson)通过阴极射线实验发现了电子(electron)才打破了原子不可再分的禁锢。1912 年英国物理学家卢瑟福(E. Rutherford)用一束带正电的高速 α 粒子轰击金箔的散射实验时发现了原子核(atomic nucleus),并建立了原子结构的"行星式模型"。1932 年英国物理学家查德威克(J. Chadwick)又在原子中发现了不带电的中子(neutron)。至此人类对原子的组成才有了比较清晰的认识,即原子由原子核和核外电子组成,原子核又由质子(proton)与中子构成,每个质子带一个正电荷,每个电子带一个负电荷,中子不带电。因核外电子数等于核内的质子数,故原子呈电中性。

　　原子是物质参与化学变化的基本单元之一。在化学反应中,原子核并不发生变化,起变化的仅仅是核外电子。因此,要想了解化学变化的本质,就必须了解原子核外电子的分布情况、能量状态以及运动规律。

第一节　核外电子运动的特征

　　核外电子属于微观粒子。质量大的宏观物体,例如,炮弹、卫星等的运动大多具有相对运动速度较慢,有确定的运动轨迹,可用牛顿力学描述的特点。那质量小的微观粒子(如电子质量仅为 9.109×10^{-31} kg)是如何运动的? 其运动又有什么特征呢? 研究发现微观粒子(如核外电子)的运动具有运动速度快,运动空间范围小,且有量子化和波粒二象性特征。

一、量子化特征

物理量是连续变化的这一传统观念使人们无法解释黑体辐射实验数据和经典理论计算方法之间的矛盾。为此,1900 年德国物理学家普朗克(M. Planck)首次提出了微观粒子具有量子化特征的假说。量子化特征是指如果某一物理量的变化是不连续的,而是以某一最小单位作跳跃式的增减,那这一物理量就是量子化的,其变化的最小单位就称为这一物理量的量子(quantum)。

在黑体辐射过程中,辐射能(E_r)的变化是不连续的,是以能量的最小单元 E 的整数倍变化的:

$$E_r = n \cdot E, \quad n = 1, 2, 3, \cdots, \text{正整数} \tag{6-1}$$

那么最小能量单元 E 就称为量子。量子的能量 E 和频率 ν 的关系是:

$$E = h\nu \tag{6-2}$$

式(6-2)中 h 是普朗克常数,其值为 $6.626 \times 10^{-34} \text{J} \cdot \text{s}$。

大量研究结果表明能量以及其他物理量的不连续性是微观世界的重要特征。原子核外电子的能量也具有量子化特征,是不连续的。普朗克量子假说否定了"一切自然过程都是连续的"的观点,成为 20 世纪物理学研究的基础。玻尔在解释氢原子光谱的实验结果时也成功地引入了量子化的概念。

二、波粒二象性

1905 年,爱因斯坦(A. Einstein)受普朗克量子论的启发,提出了著名的光子说,成功解释了光电效应的实验结果,证实光既有波动性(具有波的干涉和衍射等现象),又有粒子性(能产生光压和光电效应)。

1924 年,法国物理学家德布罗意(L. de Broglie)在光的波粒二象性启发下,运用类比方法提出所有的实物粒子,如电子、原子等也具有波粒二象性,并导出电子等实物粒子具有波动性的 de Broglie 关系式:

$$\lambda = \frac{h}{p} = \frac{h}{mv} \tag{6-3}$$

式中 p 为电子的动量,m 为电子的质量,ν 为电子运动速度,λ 为电子波的波长。通过普朗克常数,把电子的波动性和粒子性定量地联系在一起。

电子具有一定的质量、速度、能量等,表明电子具有粒子性。如何去证实电子具有波动性呢? 1927 年,de Broglie 关系式分别被美国物理学家戴维森(C. J. Davisson)和革末(L. Germer)在镍单晶上电子束的反射实验,以及英国物理学家汤姆逊(G. P. Thomson,J. J. Thomson 的儿子)的电子衍射实验所证实。用高能电子束轰击一块镍金属晶体样品时,得到了与 X 射线图像相似的衍射照片(图 6-1)。电子衍射照片上具有一系列明暗相间的衍射环纹,这是由于波的互相干涉的结果。

电子具有波粒二象性,那么这种波动性怎样和粒子性统一起来呢? 实际上电子的这种波动性既不意味电子是一种电磁波,也不意味电子在运动过程中以一种振动的方式进行。为此,德国物理学家玻恩(M. Born)提出了实物微粒波的统计解释。他认为

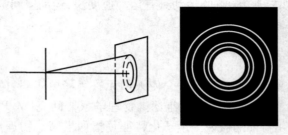

图 6-1　电子衍射示意图

在空间任何一点上波的强度和粒子出现的概率成正比。在图 6-1 电子衍射示意图像上,亮斑强度高的地方,电子出现的概率大;亮斑强度低的地方,电子出现的概率小。所以,电子波是具有统计意义的概率波(probability wave)。

三、测不准原理

按照经典力学,宏观物体运动有确定的轨道,即在任一瞬间都有确定的坐标和动量(或速度)。而对于具有波粒二象性的微观粒子,是否也这样呢? 答案是否定的。也就是说,对于高速运动的微观粒子,若某个瞬间能够确定它的位置,就不能准确测出它的运动速度,反之亦然。1926 年,德国物理学家海森堡(W. Heisenberg)提出了著名的测不准原理,指出同时准确地测定微观粒子的位置和动量是不可能的,即对于一个运动电子的动量测得越准,则对它的位置测得越不准。测不准原理的数学式为:

$$\Delta x \cdot \Delta p \geqslant \frac{h}{4\pi} \tag{6-4}$$

这种测不准,并不是因为测量技术不够精确,而是微观粒子运动的固有本性。因而经典力学的轨道概念在微观世界不能应用,即不能用经典力学的方法来描述电子的运动状态。

四、玻尔理论

氢原子是最小的原子。氢原子被火焰、电弧或电火花灼热时,可发出一系列具有一定波长的不连续、明亮的光谱线(图 6-2)。按照经典电磁理论:①若氢原子的电子绕原子核做圆周运动时,原子将不断发射连续波长的电磁波,所以原子光谱就应该是连续的;②发射电磁波后电子的能量将逐渐降低,最后坠到原子核上,结果原子将不能稳定存在。上述两个推论显然与氢原子光谱实验事实不相符合,说明不能用经典物理学理论来解释氢原子的光谱。

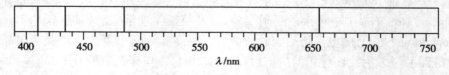

图 6-2　氢原子在可见光区的光谱线

1913 年英国剑桥大学的学生玻尔(N. Bohr,丹麦科学家)综合了普朗克关于热辐射的量子论、爱因斯坦的光子说和卢瑟福的原子行星式模型,创立了电子在核外的量

子化轨道模型,即玻尔理论。它解决了原子结构的稳定性问题,并成功地解释了氢原子光谱规律。玻尔理论基本要点如下:

1. 原子内只能有一系列的不连续的能量状态(即一系列能量不同的"原子轨道")。在这些状态中,电子绕核做圆形轨道运动时既不吸收能量也不辐射能量,故原子总处在一种"稳定能量"的状态,简称定态(stationary state),所以原子不会"塌缩"。能量最低的定态称为基态(ground state),能量较高的定态称为激发态(excited state)。

2. 在定态轨道上运动的电子所具有的能量状态称为能级(energy order),各能级的能量是不同的,即量子化的。玻尔推算出氢原子中各种轨道的能量服从以下公式:

$$E = -\frac{13.6}{n^2}(eV) = -\frac{2.18 \times 10^{-18}}{n^2}(J) \tag{6-5}$$

式(6-5)中 n 为量子数, $n=1,2,3,4,\cdots$。能量取负值,是因为把电子离核无限远处的能量规定为零。n 由小到大,则轨道能量由低到高(图6-3)。

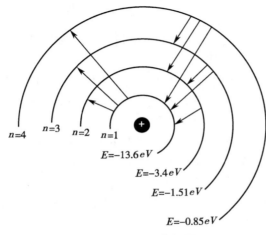

图6-3 氢原子能级图

3. 定态间可发生跃迁(transition)。在通常情况下,原子可由一种定态(能级 E_1)跃迁到另一种定态(能级 E_2),在跃迁过程中电子吸收能量,或发射能量以光的形式辐射,辐射的频率可由下式决定:

$$h\nu = E_2 - E_1 \tag{6-6}$$

式中,ν 是光子的频率,h 为普朗克常数。当 $E_2 > E_1$ 时,产生吸收光谱;$E_2 < E_1$ 时,产生发射光谱。根据玻尔理论计算出氢原子光谱中各条谱线的频率与实测十分吻合。

玻尔理论:①成功解释了氢原子光谱的不连续性;②成功计算出氢原子的轨道半径即玻尔半径 $a_0 = 52.9\text{pm}$;③成功计算出基态氢原子的能量 $E = -13.6\text{eV}$;④引入了量子数,轨道是量子化的,能量也是量子化的。但玻尔理论仍是以经典理论为基础,它只能解释氢原子以及类氢原子如 Li^+ 等的光谱。若把理论用于其他原子时,则计算结果与实际不符,且不能求出谱线的强度及相邻谱线之间的宽度。这些缺陷主要是玻尔把微观粒子(电子、原子等)看作经典力学中的质点,从而把经典力学规律强加于微观粒子上导致的。

第二节　核外电子运动状态的描述

原子核外电子运动具有波粒二象性,但核外电子运动又具有测不准性,那又该如何描述核外电子的运动状态呢? 薛定谔(E. Schrödinger)从微观粒子具有波粒二象性出发,于 1926 年提出了薛定谔方程。该方程虽不能给出电子在任意时间的位置,但可以计算出电子处于某位置的概率。

一、波函数与原子轨道

1926 年,奥地利物理学家薛定谔建立了描述微观粒子运动的波动方程,即薛定谔方程:

$$\frac{\partial^2 \psi}{\partial x^2} + \frac{\partial^2 \psi}{\partial y^2} + \frac{\partial^2 \psi}{\partial z^2} + \frac{8\pi^2 m}{h^2}(E - V)\psi = 0 \tag{6-7}$$

式中,m 为粒子(电子)的质量,E 为总能量,V 为势能,h 为普朗克常数。ψ 是空间坐标 x、y、z 的函数。

薛定谔方程是一个二阶偏微分方程。薛定谔方程的解不是具体数值,而是一个能描述核外电子运动状态的数学函数,称之为波函数(wave function),用希腊字母 ψ 表示。薛定谔方程有多个波函数解,每一个波函数都有相对应的能量 E(波函数又称为能级),故波函数又是表示核外电子能量状态的函数关系式。在量子力学中,描述核外电子运动状态的波函数 ψ 又称为原子轨道(atomic orbital)。ψ 函数和原子轨道是同义词,但这个原子"轨道",与经典力学中的轨道不同。原子轨道在空间是无限扩展的,电子云是全空间分布的。但有时把电子出现概率在 99%(有的取 95%)空间区域的界面作为原子轨道的大小。

二、电子云

波函数 ψ 描述电子的运动状态。虽然它仅是一个函数式,但波函数绝对值的平方却有明确的物理意义。$|\psi|^2$ 表示在原子核外空间某点 $P(x, y, z)$ 处电子出现的概率密度(probability density),即在该点处单位体积中电子出现的概率。

电子的概率密度 $|\psi|^2$ 可通过几何图形来直观表现。为了形象化地表示出电子的概率密度分布,可用小黑点的疏密来表示空间各点的概率密度大小。图 6-4 是基态氢原子 $|\psi|^2$ 立体图形的剖面图。图中黑色深的地方表示电子在该处出现的概率密度大,浅的地方概率密度小。这种表示电子概率密度的几何图形俗称电子云(electron cloud),$|\psi|^2$ 即为电子云。由于电子在原子核外空间一定范围内出现,可以想象为一团带负电荷的云雾笼罩在原子核周围。但电子云并非众多电子弥散在核外空间,而是电子在核外空间各处出现的概率密度的形象表现。

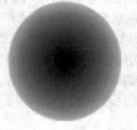

图 6-4　基态氢原子的电子云

三、四个量子数

核外电子的量子化特征表现其能量状态的不连续性,故薛定谔方程只有在某些特定的条件下才能得到合理的解(波函数),表示这些特定条件的物理量就称为量子数。其中表示轨道运动状态的量子数有:主量子数(n)、角量子数(l)和磁量子数(m)。这三个量子数组合就对应着电子的一种能量状态,可表示为$\psi_{n,l,m}(x,y,z)$,即为原子轨道。第四个量子数称为自旋量子数(m_s),用来表示电子自旋运动状态。它是根据氢原子光谱具有精细结构(每一条谱线是由两条靠得近的谱线组成)而引入的。

四个量子数是影响原子核外电子运动状态的基本因素。电子的运动状态是不连续的,因此,四个量子数的取值也是不连续的。下面分别讨论四个量子数的物理意义、取值限制以及与运动状态的关系。

1. 主量子数(principal quantum number)n 代表核外电子出现的概率最大区域离核的远近,是决定原子轨道能量高低的主要因素。n 的取值为除零外的任意正整数,即 $1,2,3,\cdots$。n 值越小,轨道能量越低;n 值越大,电子出现概率最大的区域离核越远,电子运动的能量就越高($E=-Z^2/n^2\times2.18\times10^{-18}$J,$Z$ 为核电荷数)。

在同一原子中,主量子数 n 相同的电子可认为电子出现概率最大的区域离核平均距离大致相等,这个区域称电子层(electron shell),并分别用电子层符号 K,L,M,N,O,P…(按光谱学习惯表示)对应于 $n=1,2,3,4,5,6\cdots$。

2. 角量子数(azimuthal quantum number)l 决定电子在空间的角度分布,即决定原子轨道的形状。其取值受主量子数 n 的限制,l 取 $0,1,2,3\cdots,(n-1)$,共 n 个取值,可给出 n 种不同形状的轨道。

角量子数是影响轨道能量的次要因素。氢原子或类氢离子核外只有一个电子,能量由主量子数决定。多电子原子由于存在电子间的静电排斥,轨道能量的大小与角量子数 l 有关。当 n 给定,即在同一电子层中,l 越大,原子轨道能量越高,所以 l 又称为电子亚层(electron subshell)。按光谱学习惯,电子亚层用下列符号表示:

亚层符号　s　p　d　f　g…
l　　 0　1　2　3　4…

如 $n=3$,l 取值 $0,1,2$,分别表示 3s,3p,3d 亚层,相应的电子分别称为 3s,3p,3d 电子。

3. 磁量子数(magnetic quantum number)m 取值受角量子数 l 的限制,m 取 $0,\pm1,\pm2,\cdots,\pm l$,共 $2l+1$ 个值。磁量子数反映原子轨道在空间的不同取向,即 l 亚层共 $2l+1$ 个不同空间伸展方向的原子轨道。例如,$l=1$ 时,磁量子数可以有三个取值:$0,\pm1$,即 p 轨道有三种空间取向 p_x,p_y,p_z。磁量子数并不决定电子能量,这 3 个 p 轨道的能量相等,处在同一能级上,称为简并轨道或等价轨道(equivalent orbital)。当 l 分别等于 $2,3$ 的 d,f 轨道,则分别有 $5,7$ 个取向,即 d 轨道有 5 个简并轨道,f 轨道有 7 个简并轨道。

n、l、m 三个量子数的组合规律见表 6-1。当 $n=1$(K 电子层),则 $l=0$,$m=0$,量子数组合只有一种(1,0,0),说明第一层只有一个波函数 $\psi_{1,0,0}$,即一个原子轨道 ψ_{1s},一个能级 1s。当 $n=2$,为 L 电子层,l 取 0 和 1;当 $l=0$,$m=0$;当 $l=1$,m 可取 $0,+1,-1$,这样量子数组合有四种(2,0,0),(2,1,0),(2,1,+1),(2,1,-1)。第二层有四个波函数

$\psi_{2,0,0},\psi_{2,1,0},\psi_{2,1,+1},\psi_{2,1,-1}$，即四个原子轨道 $\psi_{2s},\psi_{2p_z},\psi_{2p_x},\psi_{2p_y}$，两个能级 2s 和 2p（三个 p 轨道为简并轨道，能量相等）。由此类推，第三层 M 电子层有 9 个原子轨道，第四层 N 电子层有 16 个原子轨道。每个电子层的轨道总数为 n^2。

表 6-1 量子数组合和原子轨道

主量子数 n	角量子数 l	磁量子数 m	波函数 ψ（原子轨道）	同一电子层的轨道数（n^2）
1	0	0	ψ_{1s}	1
2	0	0	ψ_{2s}	4
	1	0	ψ_{2p_z}	
		±1	ψ_{2p_x},ψ_{2p_y}	
3	0	0	ψ_{3s}	9
	1	0	ψ_{3p_z}	
		±1	ψ_{3p_x},ψ_{3p_y}	
	2	0	$\psi_{3d_{z^2}}$	
		±1	$\psi_{3d_{xz}},\psi_{3d_{yz}}$	
		±2	$\psi_{3d_{xy}},\psi_{3d_{x^2-y^2}}$	

4. 自旋量子数（spin angular momentum quantum number）m_s 可以取 $+\frac{1}{2}$ 和 $-\frac{1}{2}$ 两个值，分别表示顺时针和逆时针两种电子自旋状态。也可用符号"↑"和"↓"表示。描述一个原子轨道需用三个量子数，描述电子的运动状态需用 n、l、m、m_s 四个量子数。由于每一个原子轨道最多容纳自旋相反的两个电子，故每个电子层最多容纳的电子总数应为 $2n^2$。

例 6-1 ①$n=3$ 的原子轨道有哪些角量子数和磁量子数？该电子层有多少个原子轨道？②K 原子的最外层一个电子处于 4s 亚层，试用 n、l、m、m_s 四个量子数来描述它的运动状态。

解：①当 $n=3$ 时，$l=0,1,2$；

当 $l=0$ 时，$m=0$；$l=1$ 时，$m=-1,0,+1$；$l=2$ 时，$m=-2,-1,0,+1,+2$；共有 9 个原子轨道。

②4s 亚层的 $n=4,l=0,m=0$，电子的运动状态可用四个量子数组合 $4,0,0,+1/2$（或 $-1/2$）来表示。

四、原子轨道与电子云的图形表示

原子轨道与电子云的图形绘制将有助于理解第七章有关共价键形成和分子的空间构型。为了适应核电荷势场的球形对称，使原子轨道的图像更加直观，首先需要将薛定谔方程中三维直角坐标(x,y,z)转换成球极坐标(r,θ,φ)，如图 6-5 所示。这样原子轨道的表示式也从 $\psi_{n,l,m}(x,y,z)$ 转换成 $\psi_{n,l,m}(r,\theta,\varphi)$。对于空间某点 p，其直角坐标与球极坐标具有如下关系：$x=r\sin\theta\cos\varphi$；$z=r\cos\theta$；$y=r\sin\theta\sin\varphi$。

氢原子核外 1 个电子,无电子间的静电排斥作用,绘制氢原子的原子轨道与电子云的图形最为简单。通过精确求解薛定谔方程,可得到氢原子的波函数 $\psi_{n,l,m}(r,\theta,\varphi)$。由于 ψ 是 r,θ,φ 三个变量的函数,要画出 ψ 与 r,θ,φ 关系的图像非常困难。需要采用数学的方法,进行变量分离。

$$\psi_{n,l,m}(r,\theta,\varphi)=R_{n,l}(r)\cdot Y_{l,m}(\theta,\varphi)$$

$$(6\text{-}8)$$

式中 $R_{n,l}(r)$ 是电子离核距离 r 的函数,称为径向波函数(radial wave function),与 n 和 l 两个量子数有关。$Y_{l,m}(\theta,\varphi)$ 是方

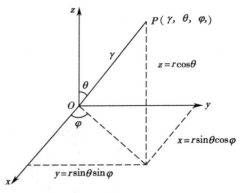

图 6-5　直角坐标转换成球极坐标

位角 θ 和 φ 的函数,它表示原子轨道在空间的伸展方向,称为角度波函数(angular wave function),与 l 和 m 两个量子数有关。对 $R_{n,l}(r)$ 函数和 $Y_{l,m}(\theta,\varphi)$ 函数分别作图,可以从波函数的径向和角度两个方面去观察电子的运动状态。

（一）原子轨道与电子云的角度分布图

原子轨道与电子云的角度分布图分别为 $Y_{l,m}(\theta,\varphi)$ 和 $Y_{l,m}^{2}(\theta,\varphi)$ 对方位角 (θ,φ) 所作的图形。

1. s 轨道与电子云的角度分布图　氢原子 K 层和 L 层原子轨道的径向波函数和角度波函数列于表 6-2。

表 6-2　氢原子 K 层和 L 层原子轨道的径向波函数和角度波函数

轨道	$\psi_{n,l,m}(r,\theta,\varphi)$	$R_{n,l}(r)$	$Y_{l,m}(\theta,\varphi)$
1s	$\sqrt{\dfrac{1}{\pi a_0^3}}e^{-r/a_0}$	$2\sqrt{\dfrac{1}{a_0^3}}e^{-r/a_0}$	$\sqrt{\dfrac{1}{4\pi}}$
2s	$\dfrac{1}{4}\sqrt{\dfrac{1}{2\pi a_0^3}}\left(2-\dfrac{r}{a_0}\right)e^{-r/2a_0}$	$\sqrt{\dfrac{1}{8a_0^3}}\left(2-\dfrac{r}{a_0}\right)e^{-r/a_0}$	$\sqrt{\dfrac{1}{4\pi}}$
2p$_z$	$\dfrac{1}{4}\sqrt{\dfrac{1}{2\pi a_0^3}}\left(\dfrac{r}{a_0}\right)e^{-r/2a_0}\cos\theta$		$\sqrt{\dfrac{3}{4\pi}}\cos\theta$
2p$_x$	$\dfrac{1}{4}\sqrt{\dfrac{1}{2\pi a_0^3}}\left(\dfrac{r}{a_0}\right)e^{-r/2a_0}\sin\theta\cos\varphi$	$\sqrt{\dfrac{1}{24a_0^3}}\left(\dfrac{r}{a_0}\right)e^{-r/2a_0}$	$\sqrt{\dfrac{3}{4\pi}}\sin\theta\cos\varphi$
2p$_y$	$\dfrac{1}{4}\sqrt{\dfrac{1}{2\pi a_0^3}}\left(\dfrac{r}{a_0}\right)e^{-r/2a_0}\sin\theta\sin\varphi$		$\sqrt{\dfrac{3}{4\pi}}\sin\theta\sin\varphi$

从表 6-2 可见,1s 和 2s 轨道的角度波函数 $Y_{l,m}(\theta,\varphi)$ 值为 $\dfrac{1}{\sqrt{4\pi}}$,是一个常数。

说明 s 轨道 $Y_{l,m}(\theta,\varphi)$ 值与 (θ,φ) 方位角无关。以 $\dfrac{1}{\sqrt{4\pi}}$ 为半径作图可得一个球面,

63

球面上的 $Y_{l,m}(\theta,\varphi)$ 值均相等,故 s 轨道的角度分布图为球形,如图 6-6a。因 $Y_{l,m}(\theta,\varphi)$ 值是一个大于 0 的常数,故在图上标"+"号。又因 $Y_{l,m}^2(\theta,\varphi)$ 的值是 $\left(\dfrac{1}{\sqrt{4\pi}}\right)^2$,也是一个常数,作图后电子云的角度分布图也是一个球形,如图 6-6b,没有正负号。

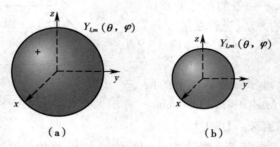

图 6-6 s 轨道和电子云的角度分布图

2. p_z 轨道与电子云的角度分布图 表 6-2 显示,p 轨道的角度波函数的值会随 θ 和 φ 的改变而改变。以 p_z 轨道为例,$Y_{P_z}=R\cdot\cos\theta$,式中 R 为一常数(0.489)。因 Y_{P_z} 只与 θ 有关,而与 φ 无关,因此作图方便。将 θ 角从 0° 变化至 180°,可以算出如下表的 Y_{P_z} 数值。

$\theta(°)$	0	30	60	90	120	150	180
$\cos\theta$	1	+0.866	+0.5	0	−0.5	−0.866	−1
$Y(p_z)$	0.489	+0.423	+0.244	0	−0.244	−0.423	−0.489

作 p_z 轨道角度分布图时,从原点向每一个 θ 方向上引一直线,使其长度等于 $|Y_{P_z}|$,然后连接各直线的端点,结果得到一双波瓣(lobe)的图形。每一波瓣形成一个球形,p_z 轨道呈双球形。图 6-7 为其剖面图,图中两波瓣的 Y 值沿 z 轴方向伸展。在 xy 平面上方和下方,两波瓣的 Y 函数值相反,上方因 Y 值大于 0,图上标有"+"号;同样下方因 Y 值小于 0,图上标有"−"号。在 xy 平面上 Y 函数值为零,这个平面称为节面(nodal plane)。

同理,依据表 6-2 中 $Y_{l,m}(\theta,\varphi)$ 的计算公式,分别计算出 p_x 和 p_y 轨道,根据不同方位角(θ,φ)的 Y_{P_x} 和 Y_{P_y} 值,并随相应的 θ 和 φ 进行作图。发现 p_x 和 p_y 轨道的角度分布图形状与 p_z 轨道相同,也呈双球形,但双波瓣分别在 x 轴和 y 轴方向上伸展,节面分别是 yz 和 xz 平面。图 6-8a 是三个 p 轨道的角度分布图。

图 6-8b 是电子云的角度分布图(作图方法相同)。发现电子云的图形比相应的轨道角度分布图的图形瘦,原因是 $|Y|<1$,则 $|Y|^2<|Y|$。平方后两个波瓣不再标记代数符号。

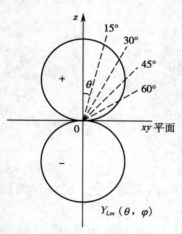

图 6-7 P_z 轨道的角度分布图

笔记

64

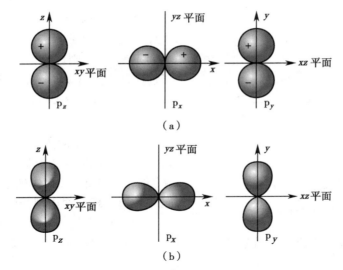

图 6-8 p 轨道和电子云的角度分布图

同理,通过 3d 轨道角度波函数,可得到 d 轨道与电子云的角度分布图(图 6-9)。图 6-9a 为 d 轨道的角度分布图,图 6-9b 是电子云的角度分布图。d 轨道及其电子云的角度分布图在此不作详解。

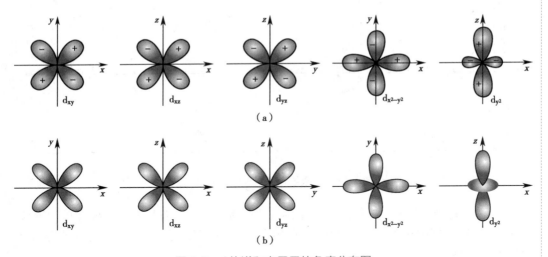

图 6-9 d 轨道和电子云的角度分布图

因角度波函数只与 l 和 m 两个量子数有关,对于 l 和 m 相同,而 n 不同的原子轨道如 $2p_z$,$3p_z$,$4p_z$,则其角度分布图相同。另外在角度分布图形中的"+""-"号不能理解为电荷符号,实际是角度波函数 $Y_{l,m}(\theta,\varphi)$ 计算后的正负值。

(二)原子轨道与电子云的径向分布图以及电子概率的径向分布图

将径向波函数 $R_{n,l}(r)$ 对半径 r 所作的图形称为原子轨道的径向分布图,它表示径向波函数数值相对大小随半径变化情况。同样径向波函数绝对值平方 $R^2_{n,l}(r)$ 对半径 r 所作的图形称为电子云的径向分布图,它表示电子概率密度大小随半径变化情况。由于原子轨道的径向分布图和电子云的径向分布图不常用,此处不再画出,而常用的是电子概率的径向分布图。

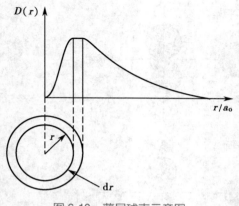

图 6-10 薄层球壳示意图

设计一个离核距离为 r，厚度为 dr 的薄层球壳（图 6-10）。由于以 r 为半径的球面的面积为 $4\pi r^2$，则球壳的体积为 $4\pi r^2 dr$，电子在此球壳内出现的概率为 $R_{n,l}^2(r)\cdot 4\pi r^2 dr$（概率=概率密度×体积）。令：

$$D(r)=R_{n,l}^2(r)\cdot 4\pi r^2 \qquad (6-9)$$

$D(r)$ 称为径向分布函数。若以 $D(r)$ 对 r 作图，就得到电子概率（电子壳层概率）的径向分布图，它体现了电子在离核 r 处单位厚度球壳内出现的概率大小。

图 6-11 是氢原子的电子概率的径向分布图，横坐标的单位 a_0 为玻尔半径（$a_0 = 52.9\text{pm}$）。从图 6-11 电子概率径向分布图中可以看出：

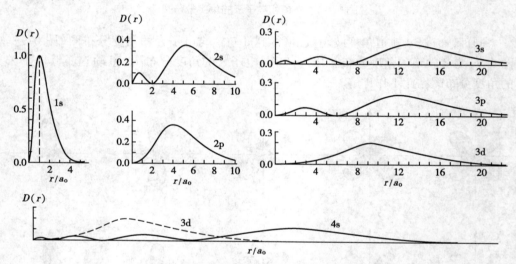

图 6-11 氢原子电子概率的径向分布图

1. 基态氢原子 1s 轨道中电子概率的极大值在 $r=a_0$ 处，表明电子在该处单位厚度球壳内出现的概率最大。这个数值与用玻尔理论计算得到 $n=1$ 层的轨道半径（$r=52.9\text{pm}$）相吻合。

2. 离核越近，电子出现的概率密度越大，在原子核处概率密度将达到最大值，但电子不可能出现在原子核上。因为原子核附近概率密度虽然很大，但 r 极小，体积几乎为零，故近核处电子概率也小得为零。

3. 电子概率径向分布图中有 $(n-l)$ 个峰，如 3s 轨道有 3 个峰，3d 轨道只有 1 个峰。①当 l 相同，n 不同时，n 越大则主峰（最大峰）离核越远；②当 n 一定时，l 越小，峰越多，它的第一个峰（最小峰）离核越近，电子在核附近出现的可能性增大，这就是钻穿现象；③在多电子原子中，原子轨道的 n 和 l 都不相同时，情况复杂，例如，4s 的第一个峰钻到比 3d 的主峰离核更近的距离之内，往往会出现轨道能级交错现象。

注意，原子轨道与电子云的图形既不是通过实验，也不是通过直接观察获得，而是根据量子力学计算所得到的数据绘制出来的。

66

第三节 多电子原子的结构

多电子原子核外电子排布式就是多电子原子的结构反映,而核外电子排布的主要依据是原子轨道能级高低顺序。原子轨道能级与主量子数 n 和角量子数 l 有关。氢原子只有一个电子,只受到原子核对它吸引作用,其薛定谔方程可精确求解。而在多电子原子中,电子间存在排斥能,这给精确求解多电子原子的薛定谔方程带来困难。因此,常采用轨道近似或单电子近似的方法来处理多电子原子中电子的运动状态。多电子原子的原子轨道能级是近似能级。

一、近似能级图

多电子原子的近似能级图主要有鲍林原子轨道近似能级图和科顿原子轨道能级图。在这些近似能级图中都出现了原子轨道能级交错等现象,可用屏蔽效应和钻穿效应来进行解释。

（一）屏蔽效应

在多电子原子中,每个电子 i 不仅受到原子核的吸引,同时还要受到其他电子的排斥。这种排斥作用实际上相当于其他电子的负电荷部分地屏蔽了原子核的正电荷,抵消了部分核电荷对电子 i 的吸引力,称为对电子 i 的屏蔽效应（screening effect）。常用屏蔽常数 σ 表示其他电子对电子 i 的屏蔽作用总和。被其他电子屏蔽后的核电荷数称为有效核电荷数,常用符号 Z' 表示。有效核电荷数与核电荷数的关系为:

$$Z' = Z - \sigma \tag{6-10}$$

这样就可以参照单电子体系来处理多电子体系,多电子原子中每个轨道（或电子）的能级就可以写为:

$$E = -13.6\frac{Z'^2}{n^2}(\text{eV}) \tag{6-11}$$

有效核电荷数越小能量越高,故屏蔽效应的结果使电子的能量上升。屏蔽常数 σ 的数值与主量子数 n、角量子数 l 等有关。

屏蔽作用主要来自内层电子,n 越大,电子层数越多,外层电子受到的屏蔽作用越强,核对电子吸引越弱,轨道能级越高:

$$E_{1s} < E_{2s} < E_{3s} \cdots ; E_{2p} < E_{3p} < E_{4p} \cdots。$$

（二）钻穿效应

前面讨论了电子概率径向分布图。当主量子数 n 相同,角量子数 l 不同时,l 越小的轨道,其峰数越多。其第一个最小的峰离核越近（电子的钻穿能力越强）,出现在核附近的概率越大,受到其他电子的屏蔽越弱（即感受到的有效核电荷数越大）,能量就越低。例如,3s、3p 和 3d 图形的峰数分别为 3 个、2 个和 1 个,3s 电子云并非全部集中在第 3 层,部分钻穿到离核更近的空间而使能量下降。这种由于角量子数 l 不同,电子的钻穿能力不同而引起的能级能量的变化称为钻穿效应（drill through effect）。因此轨道能级顺序是:

$$E_{ns} < E_{np} < E_{nd} < E_{nf} \cdots$$

n、l 都不同时,一般 n 越大,能级越高。但有反常现象,如 $E_{4s} < E_{3d}$,$E_{5s} < E_{4d}$ 和 $E_{6s} <$

$E_{4f}<E_{5d}$ 等,这些轨道出现了能级的"交错"(energy level overlap)现象,即能级的相对位置发生了变化,这也是钻穿效应影响的结果。

（三）鲍林原子轨道近似能级图

美国化学家鲍林(L. Pauling)根据大量光谱实验数据及理论计算的结果,给出多电子原子中轨道近似能级图(图6-12)。轨道近似能级图按照能量从低到高的顺序排列,将能级相近的原子轨道排在一个方框内,表示一个能级组,共有七个能级组。在每个能级组中,一个小圆圈表示一个原子轨道,并将3个等价p轨道、5个等价d轨道、7个等价f轨道排在一起,表示在该能级组中它们的能量相等。同一层的轨道用虚线相连,从第三层开始同层的轨道跨越了不同能级组,出现了能级交错现象。

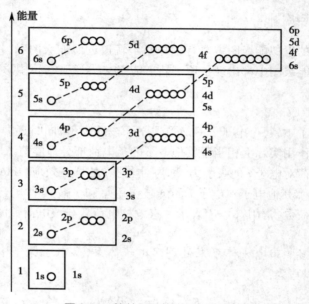

图 6-12　鲍林原子轨道近似能级图

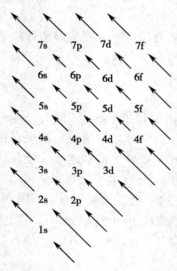

图 6-13　近似能级顺序

鲍林原子轨道近似能级图还可以用图6-13的近似能级顺序来帮助理解。图中按原子轨道能量高低的顺序排列,下方的轨道能量低,上方的轨道能量高。用斜线贯穿各原子轨道,由下而上就可以得到近似能级顺序:$E_{1s}<E_{2s}<E_{2p}<E_{3s}<E_{3p}<E_{4s}<E_{3d}<E_{4p}\cdots$。这个近似能级顺序就是核外电子的填充顺序。

（四）科顿原子轨道能级图

鲍林原子轨道近似能级图是假设所有元素的原子轨道能级的顺序都是一样的,而实际上原子核外电子能量高低顺序并不是一成不变的。1962年美国无机结构化学家科顿(F. A. Cotton)用最简洁的方法总结出周期表中元素原子轨道能量高低随原子序数增加的变化规律(图6-14):①氢原子的轨道能量只与 n 值有关;②随着原子序数的增加,核电荷数增加,核对电

笔记

子的吸引力也增加,使得各种轨道的能量都降低,但不同轨道下降的幅度不同,便出现了能级交错现象;③原子序数 15~20 时 $E_{3d}>E_{4s}$,而当原子序数为 1~14 或 21 以后,则 $E_{3d}<E_{4s}$。例如,原子序数为 19(K)和 20(Ca)的 $E_{3d}>E_{4s}$,但从 21(Sc)开始 $E_{3d}<E_{4s}$,原因是 d 轨道和 f 轨道尚未填充电子时,可发生能级交错;④随着原子序数的继续增加,这些 d 轨道和 f 轨道上填充了电子后,由于电子的屏蔽作用,使外层轨道能量升高,不会再发生能级交错。

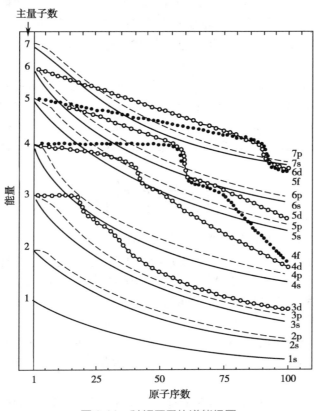

图 6-14 科顿原子轨道能级图

（五）徐光宪的近似能级公式

我国著名化学家徐光宪提出了轨道能级高低与主量子数 n 和角量子数 l 的关系,即估算轨道能级的 $(n+0.7l)$ 经验规则。$(n+0.7l)$ 值越大,轨道能级越高。按 $(n+0.7l)$ 的值由小到大作为电子填充次序的规则基本上符合原子组态的光谱数据,与鲍林的近似能级顺序相吻合。

二、基态原子的电子层结构

原子的电子层结构又称电子组态（electronic configuration）,可用电子排布式表示。基态原子的电子排布遵守下面三个原则:

（一）泡利不相容原理

"在同一个原子中不可能存在四个量子数完全相同的两个电子",这称为泡利不相容原理（Pauli exclusion principle）。如果两个电子处在同一个原子轨道中,则 n、l、m

相同,那么自旋量子数 m_s 必然不同。例如基态$_{12}$Mg 原子 3s 轨道上的两个电子,用一组量子数$(n、l、m、m_s)$来描述其运动状态,分别是$\left(3,0,0,+\dfrac{1}{2}\right)$和$\left(3,0,0,-\dfrac{1}{2}\right)$。

（二）能量最低原理

在不违背泡利原理的前提下,核外电子在各原子轨道中的排布方式应使整个原子的能量处于最低的状态,这就是能量最低原理(lowest energy principle)。依据前述的原子轨道近似能级顺序进行电子排布,就可以得到原子能量最低的电子组态。例如,基态$_1$H 原子和$_2$He 原子的电子组态分别是 $1s^1$ 和 $1s^2$。基态$_3$Li 原子电子组态为 $1s^2 2s^1$。又如基态$_{19}$K 原子的电子组态是 $1s^2 2s^2 2p^6 3s^2 3p^6 4s^1$。

（三）洪特规则

德国科学家洪特(Hund)在 1925 年总结了大量光谱实验数据后指出:"在能量相同的轨道(即简并轨道)上排布电子时,总是以自旋相同的方式优先分占不同的轨道"。这种排布方式因减少了两个电子间的排斥能,使原子能量最低。例如,基态$_7$N 原子的电子组态是 $1s^2 2s^2 2p^3$,可写成 $1s^2 2s^2 2p_x^1 2p_y^1 2p_z^1$,也可以用原子轨道方框图表示:

洪特规则还存在一些特例。当简并轨道中电子排布全充满(p^6,d^{10},f^{14})、半充满(p^3,d^5,f^7)和全空(p^0,d^0,f^0)状态时,体系能量最低,最稳定,这是因为在此状态下各亚层的电子云分布总和处于球对称状态,有利于降低原子的能量。例如基态$_{24}$Cr,实际的电子排布式为 $1s^2 2s^2 2p^6 3s^2 3p^6 3d^5 4s^1$。

基态原子核外电子排布时,还应注意以下几点:

1. 在书写基态原子的电子组态时,虽然按近似能级顺序填充电子,但电子组态应按电子层顺序来书写。如基态$_{21}$Sc 原子的电子组态应写成 $1s^2 2s^2 2p^6 3s^2 3p^6 3d^1 4s^2$,而不是 $1s^2 2s^2 2p^6 3s^2 3p^6 4s^2 3d^1$。

2. 为方便书写,可把内层已达到稀有气体电子层结构部分,用稀有气体的元素符号加括号表示,并称为原子芯或原子实(atomic core)。例如$_{26}$Fe 原子的基态电子组态 $1s^2 2s^2 2p^6 3s^2 3p^6 3d^6 4s^2$可简化为$[Ar]3d^6 4s^2$。这种表示方法简洁,而且突出了在化学反应中最为活跃的价层电子(valence electron)。价层电子简称价电子,价层电子组态是这些电子的排布方式,例如基态$_{26}$Fe 原子价层电子组态是 $3d^6 4s^2$。对于$(n-1)d^{10}$或$(n-2)f^{14}$电子结构,因其相当稳定,故写价层电子组态时也可不包含,如基态$_{32}$Ge 原子的电子组态为$[Ar]3d^{10} 4s^2 4p^2$,价层电子组态可写为 $4s^2 4p^2$。价层电子所处的电子层称为价电子层或价层(valence shell)。化学反应中原子芯部分的电子结构一般不发生变化,而其外面的价层电子结构的变化则会引起元素化合价的改变。

3. 离子的电子组态可仿照原子的电子组态方式来书写。例如,Fe^{2+}、Fe^{3+} 电子组态分别为$[Ar]3d^6$、$[Ar]3d^5$或$[Ar]3d^6 4s^0$、$[Ar]3d^5 4s^0$。

例 6-2 根据核外电子排布原则,写出原子序数为 29 的元素的基态原子的电子排布式和价层电子组态。

解:根据核外电子排布原则,原子序数为 29 的$_{29}$Cu 电子排布式(电子组态):

$1s^2 2s^2 2p^6 3s^2 3p^6 3d^{10} 4s^1$ 或 $[Ar]3d^{10}4s^1$；价层电子组态：$3d^{10}4s^1$。

第四节 元素周期表

1869 年俄国化学家门捷列夫（D. I. Mendeleev）在总结前人工作的基础上，发布了第一张元素周期表，确定了元素周期律。门捷列夫发现将元素按一定顺序排列起来，元素的物理性质和化学性质则会呈现出周期性变化。这种元素性质的周期性变化规律称为元素周期律，其表格形式称为元素周期表。现今使用的周期表称为维尔纳长式周期表，是由维尔纳（A. Werner）首先提出的。周期表中共有 7 个周期，16 个族，分成 5 个区。

一、能级组、电子层结构与周期

能级组和电子层结构是周期表中各元素能划分周期的主要原因。

1. 能级组与周期　用徐光宪的近似能级公式来计算各原子轨道的 $(n+0.7l)$ 值，其整数部分相同的轨道归为一个能级组，共有 7 个能级组（表 6-3）。一个能级组对应元素周期表中的一个周期（period）。第 1 能级组只有 1s 能级，对应第 1 周期。其后，第 n 能级组从 ns 能级开始到 np 能级结束，对应第 n 周期，$(n-1)d$ 或 $(n-2)f$ 也属于第 n 能级组。例如第 4 周期的第 4 能级组，其能级从 4s 能级开始至 4p 能级结束。每个能级组中能容纳的电子数目就是该周期中所含元素的数目（第七周期除外）。周期表中第 1 周期属超短周期，第 2、3 周期是短周期，其后为长周期，第 7 周期为不完全周期。

表 6-3　能级组与周期

能级	1s	2s 2p	3s 3p	4s 3d 4p	5s 4d 5p	6s 4f 5d 6p	7s 5f 6d 7p
$n+0.7l$	1.0	2.0 2.7	3.0 3.7	4.0 4.4 4.7	5.0 5.4 5.7	6.0 6.1 6.4 6.7	7.0 7.1 7.4 7.7
能级组数	1	2	3	4	5	6	7
对应周期数	1	2	3	4	5	6	7
能级组最多容纳的电子数	2	8	8	18	18	32	未完
每个周期所含元素数目	2	8	8	18	18	32	26（未满）

2. 电子层结构与周期　从基态原子的电子排布中可以看出，随着原子序数（核电荷数）的增加，原子最外层电子排布呈现周期性变化。最外层电子的填充始终是从 ns^1 开始到 $ns^2 np^6$ 结束（第一周期除外），即都是从碱金属开始到稀有气体结束，不断有新的电子层（新周期）出现。原子的最外层电子层数，即最大主量子数就是该元素所在的周期数，例如，$[Ar]3d^6 4s^2$ 元素就是第四周期元素。由于最外电子层的结构决定了元素的化学性质，因此，就出现了元素性质的周期性变化。

二、价层电子结构与族

元素周期表中每一个纵列的元素具有相似的价层电子结构和相似的化学性质，称为一个族(group)。周期表中元素被排成 18 个纵列,分为 16 个族。其中 8 个主族,8 个副族。主族和副族元素的性质区别与价层电子结构相关。

1. **主族**　按电子的填充顺序,凡是最后一个电子填入 ns 或 np 轨道的元素称为主族元素。主族(A族)有 8 个,即ⅠA～ⅧA 族,ⅧA 族又称 0 族,为稀有气体元素。主族元素的价层电子组态是内层轨道全充满,最外层电子组态是 ns^1 到 ns^2np^6,最外电子层同时又是价层,主族元素族数等于最外层电子的总数。H 和 He 特殊。H 属于ⅠA 族,He 属于 0 族,它们只有一个电子层,电子组态是 ns^1 到 ns^2。

2. **副族**　按电子的填充顺序,凡是最后一个电子填入 $(n-1)$d 或 $(n-2)$f 轨道上的元素称为副族元素。副族(B族)也有 8 个,即ⅠB～ⅧB 族元素,其中ⅧB 族包含 3 个纵列。副族特点有:①副族元素 $(n-1)$d 或 $(n-2)$f 轨道上都填充电子,$(n-2)$f、$(n-1)$d 和 ns 电子都是价层电子。②副族从第 4、5 周期开始,每周期各 10 个副族元素,仅 $(n-1)$d 轨道被填充;ⅢB～ⅦB 族的族数等于 $(n-1)$d 及 ns 电子数的总和;Ⅷ族有三列元素,其 $(n-1)$d 及 ns 电子数和为 8～10;ⅠB、ⅡB 族具有 $(n-1)$d^{10} 结构,ⅠB、ⅡB 族的族数等于 ns 电子数。③第 6、7 周期的副族,其ⅢB 族是镧系和锕系各 15 个元素,电子结构特征是 $(n-2)$f 轨道被填充并最终填满,其 $(n-1)$d 轨道电子数为 1 或 0;ⅣB 族到ⅡB 族元素的 $(n-2)$f 轨道全充满,$(n-1)$d 和 ns 轨道的电子结构与第 4、5 周期的相应副族元素类似。

三、价层电子结构与分区

根据各元素基态原子的电子组态的特点,可将价层电子结构相近的族归为同一个区。周期表中的元素可分为五个区(block,图 6-15)。

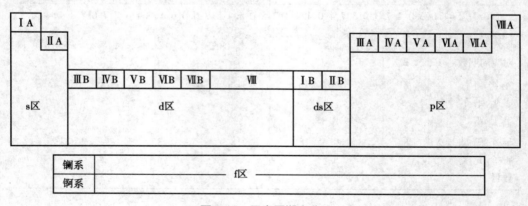

图 6-15　元素周期表分区

1. **s 区**　最后一个电子填充在 ns 轨道上的元素属 s 区元素,价层电子组态是 $ns^{1\sim2}$,包括碱金属的ⅠA 族元素和碱土金属的ⅡA 族元素。它们都是典型的活泼金属,易形成 +1 或 +2 价离子,没有可变的氧化数。但 H 不是金属元素,在化合物中的氧化数是 +1,在金属氢化物中是 -1。

2. **p 区**　元素最后一个电子填充在 np 轨道上的元素属 p 区元素,价层电子组态是 $ns^2np^{1\sim6}$,包括ⅢA～ⅧA 族元素,分别称为硼族元素(ⅢA)、碳族元素(ⅣA)、氮族元素(ⅤA)、氧族元素(ⅥA)、卤族元素(ⅦA)和"ⅧA 族"稀有气体元素。p 区元素大部分为非金属元素,多有可变的氧化数。但 He 的电子组态是 $1s^2$,属稀有气体。

3. d 区　元素最后一个电子填充在 $(n-1)d$ 轨道上的元素属 d 区元素,价层电子组态为 $(n-1)d^{1~9}ns^{1~2}$(Pd 为 $4d^{10}5s^0$),包括ⅢB~ⅧB族元素。d 区元素又称过渡元素,都是金属元素,有多种氧化数。

4. ds 区　元素最后一个电子也填充在 $(n-1)d$ 轨道上,但 $(n-1)d$ 能级达全充满状态的元素称 ds 区元素。ds 区元素价层电子组态为 $(n-1)d^{10}ns^{1~2}$,包括称为铜分族的ⅠB族元素和锌分族的ⅡB族元素。ds 区元素均为金属元素,一般有可变氧化数。

5. f 区　元素最后一个电子填充在 $(n-2)f$ 轨道上的元素称为 f 区元素。价层电子组态 $(n-2)f^{0~14}(n-1)d^{0~2}ns^2$,包括镧系元素和锕系元素。由于最外层电子数、次外层电子数大都相同,$(n-2)f$ 层电子数目不同,因此系内每个元素的化学性质极相似,都是金属,有可变氧化数。

例 6-3　已知某元素的原子序数是 35,试写出该元素的电子排布式,指出该元素位于周期表中哪个周期,哪一族,哪一区,并写出该元素的名称和化学符号。

解: 原子序数为 35 的元素,其电子排布式为:$1s^2 2s^2 2p^6 3s^2 3p^6 3d^{10} 4s^2 4p^5$ 或简写为:$[Ar]3d^{10}4s^2 4p^5$,价层电子结构为:$4s^2 4p^5$。根据①最大主量子数就是该元素所在的周期数,②最后一个电子填入 np 轨道的元素称为主族元素,③主族元素族数等于最外层电子的总数,④最后一个电子填充在 np 轨道上的元素属 p 区元素,所以该元素属于第 4 周期,ⅦA 族元素,位于 p 区,元素名称为溴,化学符号为 Br。

第五节　元素基本性质的周期性

原子的电子层结构具有周期性变化规律,因此,与原子结构有关的一些元素的基本性质,如原子半径和电负性等也呈现出周期性变化。

一、原子半径

根据原子核外电子的概率分布规律,电子在核外运动时没有明确的边界。因此,严格来说,单个孤立的原子无法确定它的半径。通常所说的原子半径(atomic radius)是根据晶体或气态分子中两个相邻原子核之间距离来确定。根据原子间的作用力不同,原子半径可分为共价半径(covalent radius)、范德华半径(van der Waals radius)和金属半径(metallic radius)。

1. 共价半径(r_c)　当两个相同原子以共价键结合时,其原子核间距离的一半(即共价键键长的一半)为该原子的共价半径(图 6-16)。

2. 金属半径(r_m)　是指金属单质的晶体中两个相邻原子的核间距离的一半。

3. 范德华半径(r_v)　是指以范德华力形成的分子晶体中,两相邻分子中相互"接触"的原子的核间距离的一半(图 6-16)。

原子半径大小主要受原子有效核电荷数和电子层数 n 的影响。随着原子序数的增加,有效核电荷数和电子层数 n 呈现周期性变化,原子半径也呈现周期性变化规律。

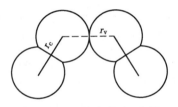

图 6-16　共价半径(r_c)和范德华半径(r_v)示意图

（一）同周期元素原子半径的变化

1. 主族元素原子半径从左到右逐渐减小。这是由于主族元素增加的电子依次填入最外层轨道，对核电荷的屏蔽作用较小（$\sigma=0.35$），原子有效核电荷数逐渐增大，对核外电子的吸引力逐渐增强，故原子半径依次变小。

2. 副族元素原子半径从左到右也逐渐变小，但递减不明显。这是因为副族的 d 区元素电子是依次填入次外层（$n-1$）d 轨道，对核电荷的屏蔽作用较大（$\sigma=0.85$），有效核电荷数增加不明显。从 d 区过渡到 ds 区时，原子半径出现回升，这是由于它们的价电子层结构为全充满或半充满，电子云呈球形对称。

（二）同族元素原子半径的变化

1. 主族元素从上到下电子层数增多，最外层电子离核平均距离增大；同时因内层电子对外层电子的屏蔽效应，有效核电荷数增加缓慢，故原子半径增大。

2. 副族元素类似主族从上到下半径增大。但第六周期 d 区元素的原子半径与第五周期元素的原子半径相近，甚至有所减小。这是因为第六周期的 ⅢB 族出现了镧系元素，使有效核电荷数对原子半径减小的影响超过了电子层数对原子半径增大的影响，这种现象称为镧系收缩（lanthanide contraction）。

二、电负性

元素电负性（electronegativity）是指分子中原子对成键电子吸引能力的相对大小，用符号 X 表示，1932 年鲍林（L. Pauling）首先提出了元素电负性的概念。电负性不是一个孤立原子的性质，而是分子中的原子在周围原子的影响下，表现出吸引成键电子的能力。其值越大，表示元素的原子在分子中吸引成键电子的能力越大，反之越小。电负性的数值可通过对比的方法计算得到。由于选择的标准不同，计算方法不同，得到电负性数值也不一样，目前使用最广的仍是鲍林的电负性（Xp）。鲍林指定氟（F）的电负性最大为 3.98，然后根据热化学数据的对比，依次定出其他元素的电负性值（表6-4）。

表6-4 元素电负性

H 2.18																	He
Li 0.98	Be 1.57											B 2.04	C 2.55	N 3.04	O 3.44	F 3.98	Ne
Na 0.93	Mg 1.31											Al 1.61	Si 1.90	P 2.19	S 2.58	Cl 3.16	Ar
K 0.82	Ca 1.00	Sc 1.36	Ti 1.54	V 1.63	Cr 1.66	Mn 1.55	Fe 1.80	Co 1.88	Ni 1.91	Cu 1.90	Zn 1.65	Ga 1.81	Ge 2.01	As 2.18	Se 2.55	Br 2.96	Kr
Rb 0.82	Sr 0.95	Y 1.22	Zr 1.33	Nb 1.60	Mo 2.16	Tc 1.90	Ru 2.28	Ru 2.20	Pd 2.20	Ag 1.93	Cd 1.69	In 1.73	Sn 1.96	Sb 2.05	Te 2.10	I 2.66	Xe
Cs 0.79	Ba 0.89	La 1.10	Hf 1.30	Ta 1.50	W 2.36	Re 1.90	Os 2.20	Ir 2.20	Pt 2.28	Au 2.54	Hg 2.00	Tl 2.04	Pb 2.33	Bi 2.02	Po 2.00	At 2.20	

笔记

元素电负性呈周期性变化规律,但主族和副族元素电负性变化不完全相同。元素的电负性与有效核电荷数和原子半径的变化也有关。同一元素所处的氧化态不同,电负性数值也不同,表 6-4 是该元素最稳定的氧化态的电负性值。

主族元素同一周期从左到右元素电负性逐渐增加;同一族中从上到下元素电负性逐渐减小。副族元素同一周期元素从左到右元素电负性略有增加;同一族中,电负性变化规律不明显。

元素电负性的概念十分重要且应用广泛,譬如,可判断元素的金属性和非金属性,在所有元素中,F 的电负性最大,非金属性最强;Cs 的电负性最小,金属性最强;通常 X=2 是金属和非金属的近似分界点;通过电负性可判断化学键的类型,两个电负性相近的原子,电子得失能力相近,易形成共价键,而极性也随电负性差值增加而增大,当 $\Delta X > 1.7$ 时,倾向于形成离子键。通过电负性还可判断分子的极性、氧化物的酸碱性;可解释或预测一些有机化合物的物理性质与化学性质。

第六节　元素的生物学效应

自然界形形色色的物质是由各种元素通过不同的数量、方式结合而成,各种物质在性质上的差异是由原子结构不同而引起的,许多元素与人类健康密切相关,在人体内发挥着巨大的生物学作用。

一、人体必需元素

周期表中 1 号~92 号元素存在于自然界,93 号及以后的元素为人工合成元素。目前在生命体中已检测到 81 种元素,称为生命元素(biological element)。生命元素:①按在人体内含量多少划分为常量元素(macroelement,占人体质量 0.05% 以上)和微量或痕量元素(microelement or trace element,含量低于 0.05%),常量元素 11 种,包括 C、H、O、N、Ca、P、S、K、Na、Cl、Mg;②按是否为维持人体正常生命活动所必需分为必需元素(essential element)和非必需元素(non-essential element),人体必需元素包括上述 11 种常量元素和 18 种微量元素:Fe、F、Zn、Cu、V、Sn、Se、Mn、I、Ni、Mo、Cr、Co、Br、As、Si、B、Sr。

二、必需元素的生物学效应

必需元素在人体内的生物学效应涉及生命的各个方面。

1. 构成人体组织细胞的成分　常量元素 C、H、O、N、P、S 是体内生物大分子蛋白质、核酸、糖类和脂类的构成元素。这些生物大分子既是细胞的结构成分,又是细胞的功能成分。常量元素 Ca、P 是骨骼、牙齿结构物质骨盐的构成元素。

2. 参与组成体内某些具有特殊生理生化功能的物质　Fe 是血红蛋白的组分;I 是甲状腺激素的必需成分;Cr 存在于葡萄糖耐量因子(GTF)中;Co 是维生素 B_{12} 的中心原子;大多数微量元素如 Zn、Mn、Cu 等又作为酶的辅助因子参与酶的组成。

3. 维持神经和肌肉的应激性　心肌和神经肌肉的正常应激性都需要有相对恒定的 K^+ 和 Ca^{2+} 浓度来维持。当血清 K^+ 过高时,对心肌有抑制作用,可使心脏搏动在舒张期停止;血清 K^+ 过低能使心肌兴奋,可使心搏在收缩期停止;血清 K^+ 对神经肌肉的作用则与心肌相反。低血清 Ca^{2+} 时,神经肌肉的应激性升高,可发生手足抽搐、肌肉痉挛等;高血清 Ca^{2+} 可使神经肌肉兴奋性降低,表现为乏力、表情淡漠、腱反射减弱,心肌的兴奋性和传导性则都降低。

4. 维持体液的渗透压,保持电解质平衡　必需元素的离子、分子维持正常人体血浆、组织间液和细胞内液的渗透压。渗透物质中的电解质有:Na^+、K^+、Ca^{2+}、Mg^{2+}、Cl^-、HCO_3^-、HPO_4^{2-}、$H_2PO_4^-$、SO_4^{2-}。

5. 保持机体的酸碱平衡　人体血浆中 $CO_2-HCO_3^-$ 缓冲体系可维持血液 pH 值的相对恒定。

学习小结

1. 学习内容

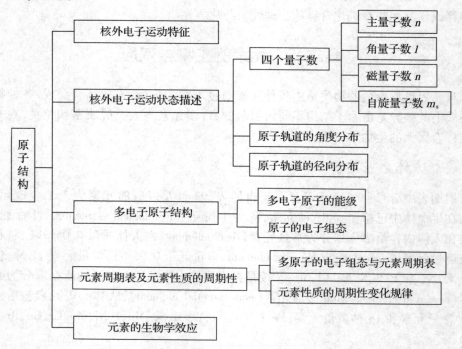

2. 学习方法

本章学习内容属于微观世界的原子结构,内容既抽象又繁多,给学习带来困难。因此,可采用"抓主线"的方法来学习原子结构。学习时需紧紧抓住"原子轨道"和"核外电子排布"这两条主线,从原子轨道这条主线衍生出三个要点:①原子轨道的构成,即由 n, l, m 三个量子数组合成原子轨道;②原子轨道的图形表示,重点掌握 s 轨道和 p 轨道的角度分布图;③原子轨道(多电子原子)的近似能级顺序。核外电子排布这条主线主要通过原子核外电子的排布,了解基态原子的电子层结构,再通过电子层、价电子层结构分析元素所属周期、族和分区,并推测元素的一些基本性质。

(毛水龙　杨爱红)

笔记

76

复习思考题

1. 判断是非题

（1）波函数是指电子在核外某区周围微单位体积中电子出现的概率。（　　）

（2）s 区元素原子的内电子层都是全充满的。（　　）

（3）氢原子的 1s 电子激发到 3s 轨道要比激发到 3p 轨道所需的能量少。（　　）

（4）一个元素的原子核外电子层数与元素在周期表中所处的周期数相等；最外层电子数与该元素在周期表中所处的族数相等。（　　）

（5）p 区和 d 区元素多有可变的氧化值，s 区元素（H 除外）没有。（　　）

2. 选择题

（1）某原子的基态电子组态是 $[Xe]4f^{14}5d^{10}6s^2$，该元素属于第六周期（　　）

A. ⅡA 族，s 区   B. ⅡB 族，p 区

C. ⅡB 族，ds 区   D. ⅡA 族，d 区

（2）某一电子有下列成套量子数（n、l、m、m_s），其中不可能存在的是（　　）

A. 3，2，2，1/2   B. 3，1，−1，1/2

C. 1，0，0，−1/2   D. 2，−1，0，1/2

（3）下列说法中，正确的是（　　）

A. 主量子数为 1 时，有自旋相反的两个轨道

B. 主量子数为 3 时，3s、3p、3d 共三个轨道

C. 在除氢以外的原子中，2p 能级总是比 2s 能级高

D. 电子云是电子出现的概率随 r 变化的图像

（4）基态 $_{24}Cr$ 的电子组态是（　　）

A. $[Ar]4s^23d^4$ B. $[Kr]3d^44s^2$

C. $[Ar]3d^54s^1$ D. $[Xe]4s^13d^5$

3. 填空题

（1）基态氢原子中，离核越近，电子出现的_____越大，但在离核距离为 52.9 pm 的薄球壳中电子出现的_____越大。

（2）$n=3$，$l=1$ 的原子轨道属_____能级，该能级有_____个简并轨道，半充满时，若用 4 个量子数的组合分别表示这些电子的状态，应该将它们写成_____。具有这样电子组态的原子的核电荷数为_____，其元素符号是_____。

（3）下列基态原子中，未成对电子的数目分别是，$_{13}Al$_____，$_{16}S$_____，$_{21}Sc$_____，$_{24}Cr$_____。

4. 若将以下基态原子的电子排布写成下列形式，各违背了什么原理？请改正之。

A. $_5B$ $1s^22s^3$ B. $_4Be$ $1s^22p^2$ C. $_7N$ $1s^22s^22p_x^22p_y^1$

5. 为什么第 n 电子层有 n^2 个原子轨道，能容纳 $2n^2$ 个电子？

6. 写出下列各能级或轨道的名称：

（1）$n=2$，$l=1$ （2）$n=3$，$l=2$ （3）$n=5$，$l=3$

（4）$n=2$，$l=1$，$m=-1$ （5）$n=4$，$l=0$，$m=0$

7. 氮的价层电子排布是 $2s^22p^3$，试用 4 个量子数的组合表示各价电子的运动状态。

8. 写出下列原子和离子的电子排布式：Cr、Cu、P、Br、Zn^{2+}、Fe^{3+}、Cu^{2+}。

9. 某元素的原子核外有 24 个电子,它在周期表中属于哪一周期、哪一族、什么区?

10. 铁在人体内的运输和代谢需要铜的参与。在血浆中,铜以铜蓝蛋白形式存在,催化 Fe^{2+} 氧化成 Fe^{3+},从而使铁被运送到骨髓。试用原子结构的基本理论解释为什么 Fe^{3+} 比 Fe^{2+} 要稳定得多。

11. 按所示格式填写下表:(基态)

原子序数	电子排布式	价层电子排布	周期	族
29				
	$1s^2 2s^2 2p^6$			
		$3d^5 4s^1$		
			4	ⅡB

笔记

78

第七章

分 子 结 构

学习目的

分子结构是物质结构的重要组成部分。通过本章的学习掌握共价键的本质;理解杂化轨道理论,能用杂化轨道理论解释简单多原子分子的空间构型;了解分子间力、氢键的形成及其对物质物理性质的影响,了解离子键的形成和本质,为后续有机化学部分及生物化学课程的学习打下基础。

学习要点

现代价键理论的要点;σ键、π键的特征;杂化轨道理论;分子间力和氢键;离子键的本质及特点。

分子是保持物质化学性质的最小微粒,是物质参与化学反应的基本单元。分子的性质除了与分子的化学组成有关,还与分子的结构有关。分子结构通常包括:①分子中相邻原子之间的强烈作用,即化学键;②分子中原子的空间排列方式,即空间构型。此外,相邻分子之间还存在一种较弱的作用力,即分子间力或范德华力。分子间力主要影响物质的某些物理性质。本章在原子结构理论的基础上,讨论分子的形成过程,介绍共价键及其理论、分子的空间构型、分子间作用力和氢键以及离子键的相关理论基础知识。

第一节 共价键理论

为了解释非金属单质分子中的化学键问题,美国化学家路易斯(G. N. Lewis)在1916年提出了共价键理论,认为原子之间通过共用电子对达到稀有气体的稳定结构而形成分子。德国化学家海特勒(W. Heitler)和伦敦(F. London)在1927年运用量子力学研究了氢分子,揭示了共价键的本质;1931年美国化学家鲍林(L. Pauling)提出了杂化轨道理论,建立了现代价键理论(简称VB法),较好地说明了共价型分子的形成和结构。

一、经典共价键理论

1916年美国化学家路易斯(G. N. Lewis)发现绝大多数分子中的电子数目是双数,为了解释非金属单质分子能稳定存在的原因,他考察了各种分子及稀有气体的电子层结构,认为电子有成对的倾向(当时他只能将成对当作一种奇怪的事实而不能完满解释成对的原因),提出了共价学说,建立了经典的共价键理论(Classical Covalent Bond Theory),他认为当 ns、np 原子轨道充满电子,会成为 8 电子构型,该电子构型是稳定的,所以在共价分子中,每个原子都倾向于成为 8 电子构型(H 原子为 2 电子构型)。即元素的原子可以通过共用电子对达到稀有气体稳定结构而形成分子(八隅律,Octer Rule),而这种两个原子通过共用电子对的形式相互结合形成的化学键就称为共价键(covalent bond)。路易斯的经典共价键理论初步揭示了共价键(电价)的本质,能够说明一些分子的形成,如 H_2、N_2、O_2 等,使人们对分子结构的认识前进了一步。

经典价键理论没有从本质上对共价键的成因加以说明,因此在解决实际问题时遇到许多困难。例如,两个电子配对后,为什么不相互排斥?有些共价化合物不遵循八隅律,其中心原子周围的价电子总数小于 8 或超过 8(如 BCl_3 及 PCl_5 分子),为什么仍然稳定存在?根据静电理论,原子核对成键电子对的吸引只具有共价键键能的 5%,那么大部分共价键的键能从何而来?经典共价键理论也不能解释为什么共价键与离子键不同,既有方向性又有饱和性。

二、现代价键理论

随着量子力学的发展,1927 年德国化学家海特勒(W. Heitler)和伦敦(F. London)将量子力学用于处理 H_2 分子的结构,揭示了共价键的本质。

如图 7-1 所示,当两个氢原子相距很远时,彼此孤立,相互作用几乎为零。当两个原子相互靠近时,就会产生相互作用。系统能量的变化与核间距及两个氢原子的 1s 电子自旋方向密切相关。当两个氢原子的 1s 电子自旋方向相同时,原子相互靠近,原子轨道重叠,但由于自旋方向相同时电子产生相互排斥作用,使两个原子核间的电子云密度减小,体系的能量随着两个氢原子核间距离 R 的减小而逐渐升高,并且始终高于两个孤立存在的氢原子能量之和,因此电子自旋方向相同的两个氢原子不能形成共价键,也不可能形成稳定的氢分子,该状态称为 H_2 分子的排斥态。

当两个氢原子的 1s 电子自旋方向相反时,原子相互靠近,原子轨道重叠,电子云密集在两个原子核之间,从而将两个氢原子连接在一起,其能量变化随着两个氢原子的靠近,核间距 R 逐渐减小,体系的能量不断降低,达到平衡距离 R_0 时,体系的能量达到最低值 D,当超过平衡距离 R_0 后,原子继续靠近时,由于原子核间的排斥力增强,体系的能量迅速升高,并可能高过孤立存在的两个氢原子的能量之和,所以在平衡距离 R_0 处,两个氢原子形成了共价键,组成了稳定的氢分子,这种状态称为 H_2 分子的基态。

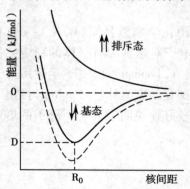

图 7-1　氢分子形成过程的
能量随核间距变化曲线

可见,共价键的本质是电性的,它是通过量子力学方法用原子轨道的线性组合来说明的。这种结合力是两核间的电子云密集区对两核的吸引力,成键电子对是围绕两个原子核运动的,出现在两核间的概率较大,而且不是正、负离子间的库仑引力,所以它不同于一般的静电作用。

斯莱特（J. S. Slater）和鲍林（L. Pauling）发展并完善了这一成果，将对于 H_2 分子的讨论应用到其他双原子和多原子分子上，建立了现代价键理论（Valence Bond Theory，VB 法），也称为电子配对法。

（一）现代价键理论的要点

1. 两个原子相互接近时，外层能量相近、且具有自旋方向相反的未成对电子的原子轨道发生重叠，核间电子云密度增大，系统能量降低，形成稳定的共价键。每个原子所能形成的共价键数目取决于该原子中的单电子数目，因此共价键具有饱和性。

2. 量子力学证明，只有原子轨道波函数值的符号相同部分重叠，才可能有效成键，即成键的两个原子轨道必须相对键轴（成键两原子核间的连线）有相同的对称性——对称性匹配原则。

3. 成键时，原子轨道总是尽可能地沿着轨道伸展方向相互重叠，且重叠越多，核间电子云密度就越大，体系能量越低，形成的共价键越稳定，这称为原子轨道最大重叠原理，因此共价键具有方向性。

例：在形成 HCl 分子时，H 原子的 1s 轨道与 Cl 原子的 $3p_x$ 轨道是沿着 x 轴方向靠近，以实现它们之间的最大程度重叠，形成稳定的共价键，如图 7-2a；其他方向，因原子轨道没有重叠或很少重叠，故不能成键，如图 7-2b 和图 7-2c。

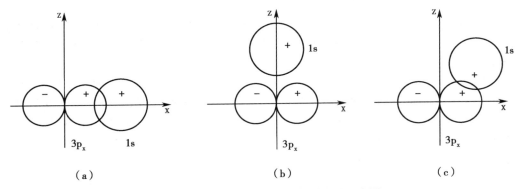

图 7-2 H 原子轨道和 Cl 原子轨道重叠示意图

综上所述，形成共价键的条件是：①成键的两个原子具有自旋相反的未成对电子；②成键原子的原子轨道能量相近；③成键原子的原子轨道电子云有最大重叠，并遵循对称性匹配原则（即相对于键轴有相同对称性的原子轨道的角度波函数分布图中的+与+、-与-重叠）。

（二）共价键的类型

原子轨道的重叠方式不同，形成的共价键类型就不同。当两个原子轨道沿着键轴相互靠近，发生"头碰头"的轨道重叠时，形成的共价键称为 σ 键（图 7-3）。s—s、s—p_x、p_x—p_x 轨道间都是沿键轴方向发生原子轨道"头碰头"的重叠，形成 σ 键。由于 σ 键是沿着键轴以"头碰头"的方式重叠成键，所以 σ 键重叠程度较大，键能高，稳定性好；并且 σ 键针对键轴呈圆柱形的对称，成键的两原子可绕着键轴任意相对旋转而 σ 键不被破坏，故以 σ 键结合的物质常有构象异构现象，如在后续章节中会学到环己烷有船式构象和椅式构象。

笔记

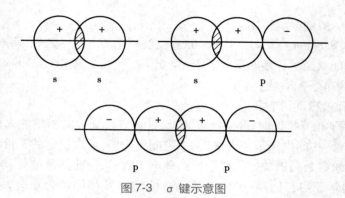

图7-3 σ 键示意图

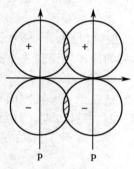

图7-4 π 键示意图

当两个原子轨道沿着键轴相互靠近,发生"肩并肩"的重叠时,形成 π 键(图7-4)。p_y—p_y、p_z—p_z之间相互重叠形成的就是 π 键。由于 π 键是原子轨道"肩并肩"的重叠形成的,所以其重叠程度较小,键能低于 σ 键,稳定性较差,含有 π 键的物质化学性质活泼,容易发生化学反应。另外,由于 π 键针对键轴反对称,所以含有 π 键的两原子就不能相对自由旋转,否则 π 键将被破坏。故以 π 键结合的物质(如烯烃)可能产生顺反异构现象。

σ 键和 π 键是共价键中最重要的、基本的两类,通常共价单键为 σ 键,π 键不能单独存在,即共价双键中,一个是 σ 键、一个是 π 键,共价三键中一个是 σ 键,另外两个是 π 键。

例如,N_2 分子的形成。N 原子的电子组态为 $1s^2 2s^2 2p_x^1 2p_y^1 2p_z^1$,其中 3 个单电子分别占据 3 个互相垂直的 p 轨道。当两个 N 原子结合成 N_2 分子时,两个 N 原子的 $2p_x$ 轨道之间以"头碰头"的重叠形成一个 σ 键,$2p_y$ 与 $2p_y$、$2p_z$ 与 $2p_z$ 之间只能以"肩并肩"重叠形成 2 个 π 键,3 个共价键彼此垂直。所以,N_2 分子中有 1 个 σ 键和 2 个 π 键,其分子结构式可用 N≡N 表示,如图7-5。

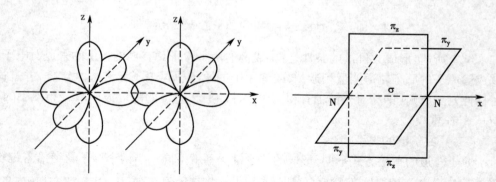

图7-5 N_2 分子中的 σ 键和 π 键

（三）配位共价键

如果形成共价键的两个原子,一个提供空轨道与另一个原子具有孤对电子所在的轨道重叠成键,这种共价键称为配位共价键(coordinate covalent bond),简称配位键(coordination bond)。通常为区别于正常共价键,配位键用"→"表示,箭头从提供电子对的原子指向接受电子对的原子。

例如在 CO 分子中，O 原子除了以 2 个 2p 单电子与 C 原子的 2 个 2p 单电子形成 1 个 σ 键和 1 个 π 键外，还单独提供一对孤对电子（lone pair electron）进入 C 原子的 1 个 2p 空轨道共用，形成 1 个配位键（图 7-6）。

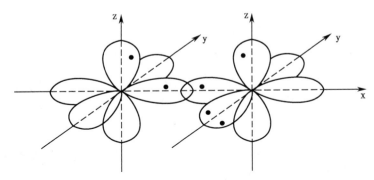

图 7-6　CO 分子中 σ 键、π 键和配位键

配位键的形成方式和正常共价键不同。关于配位键将在第八章配位化合物中进一步介绍。

三、杂化轨道理论

现代价键理论阐明了共价键的形成原因和本质，但它在说明分子的空间构型时却遇到了困难。例如基态 C 原子的电子排布式为 $1s^2 2s^2 2p^2$，价电子层中相互垂直的 2p 轨道上只有 2 个单电子，根据现代价键理论，C 只能形成 2 个共价键，键角应为 90°，而实验测定甲烷分子（CH_4）的空间构型为正四面体，键角实为 109°28′，并且所有的饱和 C 原子都形成 4 个共价键，如何解释共价键的饱和性呢？O 原子的电子排布为 $1s^2 2s^2 2p^4$，价电子层中相互垂直的 2p 轨道上有 2 个单电子，O 能形成 2 个共价键，2 个 H 原子的 1s 原子轨道与 O 原子的 $2p_x$、$2p_y$ 原子轨道重叠，键角应为 90°，但实验测定水分子（H_2O）的空间构型为 V 形，键角实为 104°30′，如何解释共价键的方向性？这些问题显然无法用现代价键理论解释。为了说明多原子分子成键数目和空间构型的问题，1931 年 L. Pauling 等在价键理论的基础上提出了杂化轨道理论（Hybrid Orbital Theory），它实质上仍属于现代价键理论，但它在成键能力、分子的空间构型等方面丰富和发展了现代价键理论。

（一）杂化轨道理论的基本要点

1. 在成键过程中，由于原子间电、磁场的微扰作用，同一原子中几个能级相近、类型不同的原子轨道（即波函数），进行线性组合，能量重新分配、空间方向重新确定，得到数目相等的一系列新轨道，这种轨道重新组合的过程称为杂化（hybridization），杂化后形成的新轨道称为杂化轨道（hybrid orbital）。

2. 杂化轨道在空间的分布必须满足最小排斥原理，即采取最大夹角分布，使相互间的排斥能最小，体系能量最低，形成的共价键更稳定。排斥力大小：孤对电子—孤对电子＞孤对电子—成键电子＞成键电子—成键电子。

3. 杂化轨道在成键时必须满足最大重叠原理。杂化轨道的角度波函数在某个方向的值比杂化前大得多，电子云分布更集中，有利于原子轨道间最大程度地重叠，更易成键,即杂化轨道的成键能力增强了,形成的分子更加稳定。

（二）杂化轨道的类型

主族元素 ns 和 np 轨道能级相近,大部分采用 sp 类型的杂化。过渡元素有能级相近的 $(n-1)d$、nd 轨道,可采用 dsp 和 spd 类型的杂化(详见第八章)。下面讨论常见的 sp 类型杂化及其与分子结构的关系。

1. sp 杂化　1 个 ns 轨道和 1 个 np 轨道参与杂化,形成 2 个 sp 杂化轨道。为满足最小排斥原理,两个杂化轨道尽量远离,呈直线形分布(图 7-7)。

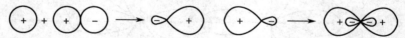

图 7-7　sp 杂化轨道形成示意图

如图 7-8,$BeCl_2$ 分子中 Be 原子 2s 轨道上的一个电子被激发到能量相近的 2p 轨道,2s 与含有一个电子的 2p 轨道杂化,形成两个 sp 杂化轨道,它们分别与两个 Cl 原子的 p_x 轨道重叠形成两个 σ 键,所以 $BeCl_2$ 为直线形分子,键角为 180°。与 $BeCl_2$ 类似的还有 BeH_2、$HgCl_2$ 等分子。

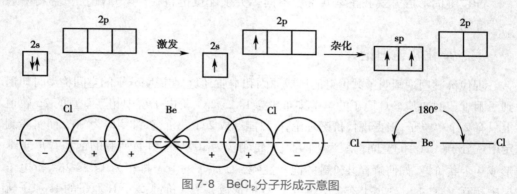

图 7-8　$BeCl_2$ 分子形成示意图

2. sp^2 杂化　1 个 ns 轨道和 2 个 np 轨道杂化,形成 3 个 sp^2 杂化轨道。3 个杂化轨道沿平面三角形的三个顶点分布,如图 7-9。

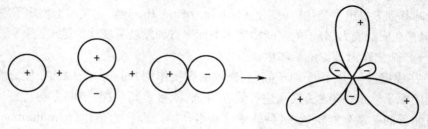

图 7-9　sp^2 杂化轨道形成示意图

BF_3 分子中 B 原子的 1 个 2s 电子激发到 2p 空轨道上,2s 轨道和 2 个 2p 轨道进行杂化,形成 3 个 sp^2 杂化轨道。3 个 sp^2 杂化轨道再与 F 原子的单电子 3p 轨道重叠成 3 个 σ 键,形成 BF_3 分子,空间构型为平面三角形,键角为 120°(图 7-10)。与 BF_3 分子类似的还有 BBr_3、HCHO、$COCl_2$、NO_3^-、CO_3^{2-} 等分子或离子。

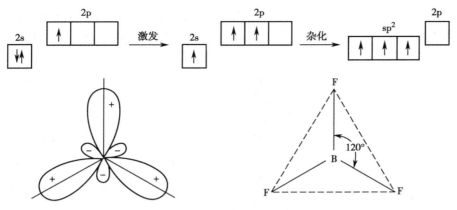

图 7-10　BF₃分子形成示意图

3. sp³杂化　1 个 ns 轨道和 3 个 np 轨道杂化,形成 4 个 sp³杂化轨道。4 个 sp³杂化轨道沿正四面体的四个顶点分布,如图 7-11 所示,空间构型为正四面体。

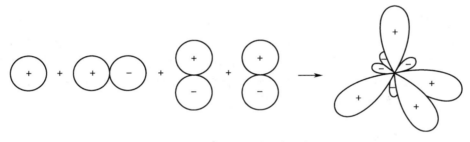

图 7-11　sp³杂化轨道形成示意图

CH_4分子中 C 原子的 1 个 2s 电子激发到空的 2p 轨道上,2s 轨道和 3 个 2p 轨道杂化形成四个 sp³杂化轨道,4 个 sp³杂化轨道再分别与 H 原子的单电子 1s 轨道重叠成 4 个 σ 键,形成正四面体分子,键角为 109°28′,如图 7-12。与 CH_4分子类似的还有 CCl_4、CF_4、SiH_4、$SiCl_4$、$GeCl_4$、SO_4^{2-}、ClO_4^-、PO_4^{3-} 等分子或离子。

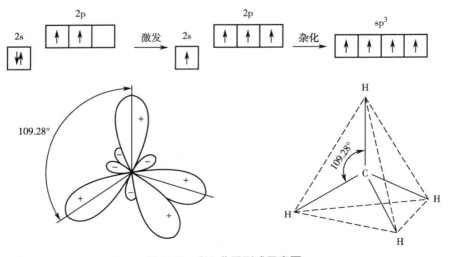

图 7-12　CH_4分子形成示意图

杂化轨道还有等性杂化和不等性杂化之分。以上讨论的三种 sp 类型的杂化中,参与杂化的原子轨道杂化前后各有 1 个单电子,得到的杂化轨道组成完全相同,这种杂化是等性杂化。

4. sp³ 不等性杂化与分子的空间构型 具有孤对电子的原子轨道也可以参与杂化,得到的新轨道部分被不参与成键的孤对电子占据,形成不同的杂化轨道,称不等性杂化,如 NH_3 分子和 H_2O 分子的形成。

N 原子价层电子组态为 $2s^2 2p_x^1 2p_y^1 2p_z^1$。在形成 NH_3 分子的过程中,N 原子中已被孤对电子占据的 2s 轨道电子与 3 个含有单电子的 2p 轨道进行 sp³ 杂化,在得到的 4 个 sp³ 杂化轨道中,有 1 个已被 N 原子的孤对电子占据,该 sp³ 杂化轨道含有较多的 2s 轨道成分,其余 3 个各有单电子的 sp³ 杂化轨道则含有较多的 2p 轨道成分,故 N 原子的 sp³ 杂化是不等性杂化。杂化轨道的空间构型的为四面体,但其中 1 个杂化轨道填有孤对电子,3 个含有单电子的 sp³ 杂化轨道各与 1 个 H 原子的 1s 轨道重叠,形成 3 个 σ 键。孤对电子对 3 个 N—H 键有较大的排斥作用,使 N—H 键的夹角被压缩至 107°18′(小于 109°28′),所以 NH_3 分子的空间构型呈三角锥形(图 7-13)。

同样,O 原子的价层电子组态为 $2s^2 2p_x^2 2p_y^1 2p_z^1$。在形成 H_2O 分子的过程中,O 原子以 sp³ 不等性杂化形成 4 个 sp³ 不等性杂化轨道。杂化轨道的空间构型的为四面体,但其中两个杂化轨道填有孤对电子,H_2O 分子中的 H—O 键由于受到两对孤电子对的排斥作用,更加靠近,H—O 键的键角比 NH_3 分子中 N—H 键的键角更小,只有 104°45′,所以 H_2O 分子的空间构型为 V 形(或角形),如图 7-14。

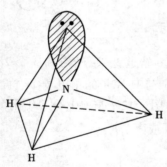

图 7-13 NH_3 分子空间构型

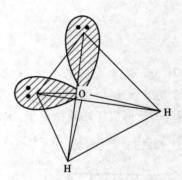

图 7-14 H_2O 分子的空间构型

杂化轨道理论成功解释了共价键的饱和性和方向性。而实际上只有已知分子几何构型,才能确定中心原子的杂化类型。例如:BF_3 和 NF_3,前者为平面三角形,后者为三角锥形,由此可以推断 BF_3 中的 B 原子采取 sp² 杂化,NF_3 中的 N 原子采取 sp³ 不等性杂化。杂化轨道形成的化学键都是 σ 键,而分子的空间构型主要取决于分子中的 σ 键,因此知道原子的杂化轨道类型,就能判断分子的空间构型。

5. 同一原子在不同的分子或原子团中,可采取不同的杂化类型。例如:

P 原子:$PCl_3(sp^3)$、$PCl_5(sp^3d)$、$PCl_4^+(sp^3)$、$PCl_6^-(sp^3d^2)$;

C 原子:$C_2H_6(sp^3)$、$C_2H_4(sp^2)$、$C_2H_2(sp)$。

杂化轨道理论成功地解释了简单的共价型分子形成及其空间构型,因而得到了广泛的应用。但由于本身的局限,无法解释共价键键长、分子磁性的问题,对此,

笔记

1932 年美国化学家 R. S. Mulliken 和德国化学家 F. Hund 提出了一种新的共价键理论——分子轨道理论（Molecular Orbital Theory，MOT），本教材不作介绍，可参考其他相关书籍。

四、键参数

能够表征化学键性质的物理量称为键参数（bond parameter），常见的键参数有键能、键长、键角等，这些键参数在理论上可以由量子力学计算得出，也可以通过实验直接或间接测出。

（一）键能

键能（bond energy）是从能量因素来衡量共价键强度的物理量。在 100kPa、298.15K 条件下，将 1mol 理想气体分子 AB 断开为气态 A、B 原子时所需要的能量称为 AB 的解离能，用 D_{A-B} 表示，单位为 kJ/mol。

双原子分子的键解离能就是其键能，例如 H_2 分子中，键能和键解离能相等：

$$H_2(g) \rightarrow 2H(g) \quad E_{H-H} = D_{H-H} = 436 kJ/mol$$

但对于三个或三个以上的多原子分子，键能是指分子中同种类型键的解离能的平均值，用 E_{A-B} 表示。同一种共价键在不同的多原子分子中的键能虽有差别，但差别不大。

H_2O 分子中 O—H 键的键解离能和键能分别为：

$$H_2O(g) \rightarrow HO(g) + H(g) \quad D(H-OH) = 500.8 kJ/mol$$

$$HO(g) \rightarrow O(g) + H(g) \quad D(H-O) = 424.7 kJ/mol$$

$$HCOOH(g) \rightarrow HCOO(g) + H(g) \quad D(HCOO-H) = 431.0 kJ/mol$$

我们可用不同分子中同一种键能的平均值作为该键的键能。如果没有特别说明，键能就指的是平均键能。如 O—H 键的平均键能为：$E_{O-H} = 463 kJ/mol$。

一般情况下，键能越大，键越牢固。单键均为 σ 键，双键和三键由于只有一个 σ 键，其余为 π 键，所以双键和三键的键能并非同种原子间单键的键能乘以倍数。一些常见共价键的键能见表 7-1。

表 7-1 常见共价键的键能（kJ/mol）

	H	C	N	O	F	Si	P	S	Cl	Br	I
H	436	413	391	463	565	328	322	347	432	366	299
C		346	305	358	485	—	—	272	339	285	213
N			163	201	283	—	—		192	—	—
O				146	—	452	335	—	218	201	201
F					155	565	490	284	253	249	278
Si						222	—	293	381	310	234
P		双键和三键的键能				201	—	326	—	184
Si	N≡N	418	C=C	610				226	255		
Cl	N≡N	945	C=C	835					242	216	208
Br	C=C	615	C=O	745						193	175
I	C≡N	887	C=O	1046							151

（二）键长

分子中两成键原子的核间平衡距离称为键长（bond length）。共价键的键长主要取决于成键两原子的性质，同种共价键在不同的分子中键长是很接近的，即键长有一定的守恒性，例如 C—C 单键在金刚石中键长为 154.2pm。在乙烷中为 153.0pm。键长对确定分子的空间构型以及键的强弱有重要的影响，通常键长越长，共价键越弱，形成的分子越活泼；键长越短，共价键越牢固，形成的分子越稳定。一些常见共价键的键长见表 7-2。

表 7-2　常见共价键的键长（pm）

	H	C	N	O	F	Si	P	S	Cl	Br	I
H	74	110	98	94	92	145	138	132	127	142	161
C		154	147	143	141	194	187	181	176	191	210
N			140	136	134	187	180	174	169	184	203
O				132	130	183	176	170	165	180	199
F					128	181	174	168	163	178	197
Si						234	227	221	216	231	250
P	双键和三键的键长						220	214	209	224	243
Si		N═N 123	C═C 134					208	203	218	237
Cl		N≡N 110	C≡C 121						200	213	232
Br		C═N 127	C═O 122							228	247
I		C≡N 115	C≡O 113								266

（三）键角

分子中同一原子形成的两个化学键间的夹角称为键角（bond angle）。它是反映分子空间构型的一个重要参数。原则上键角也可以用量子力学近似方法算出，但对复杂分子而言，目前也只能通过光谱、衍射实验来确定。例如，实验测得 CO_2 分子中的键角为 180°，表明 CO_2 分子为直线形结构，测得 H_2O 分子中两个 O—H 键之间的夹角为 104°45′，说明水分子是 V 形结构而不是直线形。一般而言，根据分子中的键角和键长可确定分子的空间构型。另外，键角对多原子分子的极性也有重要影响。

（四）键的极性

键的极性是由于成键原子的电负性不同而引起的。

当成键原子的电负性相同时，核间的电子云密集区域在两核的中间位置，两个原子核正电荷所形成的正电荷重心和成键电子对的负电荷重心恰好重合，这样的共价键称为非极性共价键（nonpolar covalent bond）。如：H_2、O_2、N_2、Cl_2 等分子和金刚石、晶态硅、晶态硼等巨型分子中的共价键就是非极性共价键。

当成键原子的电负性不同时，核间的电子云密集区域偏向电负性较大的原子一端，使之带部分负电荷，而电负性较小的原子一端则带部分正电荷，键的正电荷重心与负电荷重心不重合，这样的共价键称为极性共价键（polar covalent bond）。例如 HCl 中，Cl 把电子拉向自己的本领比 H 强，成键电子云偏向 Cl 一边，使 Cl 原子带了部分负

笔记

电荷,H 带了部分正电荷。故 H—Cl 键是极性共价键。

一般从成键原子的电负性差异,可大致判断共价键极性的大小。电负性相等,应为非极性键;在一定范围内,极性共价键成键原子的电负性差值越大,键的极性就越大。当成键原子的电负性相差很大时,可以认为成键电子对完全转移到电负性很大的原子上,这时原子转变为离子,形成离子键。故从极性来看,可以认为离子键是最强的极性键,极性共价键是由离子键到非极性共价键之间的一种过渡情况。

第二节 分子间作用力

化学键一般指原子结合成分子和晶体的强作用力。分子之间弱的相互作用称为分子间作用力或范德华力(van der Waals force),其结合能比化学键能小一二个数量级,大约为几到几十 kJ/mol。

一、分子的极性

电负性表示分子内原子对电子的吸引能力。非极性键的成键原子电负性相同,极性键的成键原子电负性的差异导致了键的极性的差异。键的极性大小反映了极性共价键中正负电荷的分布情况。键的极性大小取决于成键两原子的电负性差值,电负性差值越大,键的极性越强。

同样,分子也有极性和非极性之分。由相同原子组成的双原子分子,如 H_2、Cl_2 等,两个原子的电负性相同,对共用电子对的吸引力相同,分子中电子云分布均匀,整个分子的正负电荷重心重合。这种分子称为非极性分子(non-polar molecule),分子中的键是非极性共价键。而 HCl 分子是由不同的元素的两个原子组成的双原子分子,Cl 的电负性大于 H,电子云偏向 Cl,Cl 显负电性而 H 显正电性,正负电荷重心不重合,这样的分子称为极性分子(polar molecule),分子中的键是极性共价键。

对双原子分子而言,分子的极性与键的极性一致,键有极性,分子必然有极性;键无极性,则分子无极性。对多原子分子而言,分子的极性不仅与键的极性有关,而且与分子的空间构型有关。如果各键均无极性,则分子无极性,如 P_5、S_8 等;如果分子中键有极性,分子的极性还与分子的空间构型有关,分子空间构型完全对称时,键的极性被抵消,正负电荷重心重合,分子无极性,如 CO_2、CH_4、BF_3 等是非极性分子;而当分子空间构型不对称时,正负电荷重心不重合,分子有极性,如 H_2O、NH_3 等是极性分子。

分子的极性大小可以用偶极矩(dipole moment)μ 描述。若分子中偶极的电量为 q,偶极之间的距离为 d,两者的乘积即为偶极矩 μ。

$$\mu = q \cdot d$$

偶极矩是一个矢量,方向从正电荷重心指向负电荷重心,单位为"德拜",用 D 来表示。$1D = 3.34 \times 10^{-30} C \cdot m$。偶极矩的大小体现了分子极性的强弱,偶极矩越大,分子极性越强。偶极矩可以通过实验测定。表 7-3 为某些气态分子偶极矩的实验数据。利用偶极矩可以推测分子的极性及分子的空间构型。

表 7-3　某些分子的偶极矩和分子的空间构型

分子	μ/D	空间构型	分子	μ/D	空间构型
H_2	0.0	直线形	HBr	0.83	直线形
O_2	0.0	直线形	HI	0.38	直线形
N_2	0.0	直线形	CO	0.10	直线形
Cl_2	0.0	直线形	NO	0.53	直线形
CO_2	0.0	直线形	H_2O	1.94	V 形
CS_2	0.0	直线形	H_2S	0.97	V 形
CH_4	0.0	正四面体	SO_2	1.63	V 形
CCl_4	0.0	正四面体	NH_3	1.47	三角锥形
HF	1.92	直线形	PH_3	0.54	三角锥形
HCl	1.11	直线形	$CHCl_3$	1.05	三角锥形

　　极性分子的正、负电荷重心不重合,因此分子中始终存在一个正极一个负极,这种分子本身固有的偶极矩称为固有偶极或永久偶极。但是分子的极性并不是固定不变的,在外界电场的作用下,分子中电荷的分布会发生变化。例如把非极性分子放在电场中,分子中带正电荷的核被吸引到电场的负极,带负电荷的电子被吸引到电场的正极,使分子发生变形,分子中的正负电荷重心互相分离,产生了偶极,所形成的偶极称为诱导偶极,如图 7-15 所示。

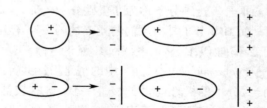

图 7-15　外电场对分子极性的影响

　　当把极性分子放在电场中时,极性分子按电性异极相吸的原则在电场中定向排列,同时,在外电场作用下,分子中偶极之间的距离进一步增大,在原来固有偶极基础上又产生一个诱导偶极,使分子极性增强。

　　对任何一个分子,由于电子和原子核在不停地运动,不断地改变它们的相对位置,使分子中正、负电荷重心在某一瞬间不重合,这时产生的偶极矩称为瞬时偶极。

二、分子间作用力

　　分子间力(intermolecular forces)最早是由范德华研究实际气体对理想气体状态方程的偏差时提出来的,又称范德华力。根据不同来源将分子间力分为三种类型:取向力、诱导力和色散力。

(一)取向力

　　极性分子具有固有偶极,当两个极性分子相互靠近时,固有偶极同极相斥,异极相吸,使极性分子按异极相邻的状态定向排列,在定向排列过程中,固有偶极之间异极相吸而产生的作用力称为取向力（orientation force），如图 7-16a 所示。取向力存在于极性分子之间，其大小除了与分子间距离有关外，还与分子极性有关，分子极性越强，则取向力越强。

（二）诱导力

当极性分子与非极性分子相互靠近时，非极性分子在极性分子固有偶极的影响下，发生变形而产生诱导偶极。诱导偶极与固有偶极之间异极相吸而产生的作用力称为诱导力（induction force），如图 7-16b 所示。诱导力存在于极性分子与非极性分子之间，极性分子之间因相互极化也会产生诱导偶极，故极性分子之间也存在诱导力。极性分子偶极矩越大，被诱导的分子的变形性越大，产生的诱导力越强。

（三）色散力

任何一个分子都存在着瞬时偶极。瞬时偶极总是处于异极相邻的状态，瞬时偶极存在的时间虽然短暂，但这种异极相邻的状态在不断重复。瞬时偶极处于异极相邻状态而产生的作用力称为色散力（dispersion force），如图 7-16c 所示。色散力存在于所有的分子之间，它是分子间最普遍、最主要的一种作用力。色散力的大小与分子的变形性有关，一般来讲，分子体积越大（即核对外层电子的引力较小）或分子量越大（即原子数多和原子的电子层数多）时，则外层电子云容易变形，瞬时偶极的极上电荷也越大，以异极相吸引的色散力也就越强，熔、沸点亦越高。

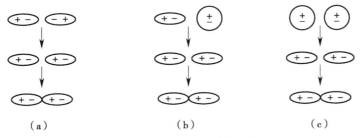

图 7-16 分子间的几种作用力

综上所述，非极性分子间只存在色散力；极性分子与非极性分子间存在着色散力和诱导力；极性分子间存在色散力、诱导力和取向力。这三种力的总和称分子间力，其中色散力是最主要的一种力，只有分子的极性非常强时，才考虑取向力。表 7-4 列出了一些分子间力的构成情况。

表 7-4 某些分子中分子间力的构成

分子	$\mu/10^{-30}C \cdot m$	取向力（kJ/mol）	诱导力（kJ/mol）	色散力（kJ/mol）	总作用力（kJ/mol）
Ar	0	0	0	8.49	8.49
CO	0.33	0.003	0.008	8.74	8.75
HI	1.3	0.025	0.113	25.87	26.01
HBr	2.6	0.690	0.502	21.94	23.13
HCl	3.6	3.31	1.00	16.83	21.14
NH_3	5.0	13.31	1.55	14.95	29.81
H_2O	6.2	36.39	1.93	9.00	47.32

笔记

分子间力是一种永远存在于分子间的作用力。分子间力是一种偶极之间的电性作用力，因此既没有方向性，也没有饱和性；分子间力是一种短程力，随着分子间距离的增大而迅速减小，其作用力的有效范围很小，一般作用范围只有几个pm；分子间力很弱，其作用力只相当于几到十几 kJ/mol，比化学键能小 1~2 个数量级。

分子间力对物质的聚集状态、熔点、沸点、溶解度等物理性质都有重要的影响。例如卤素单质 F_2、Cl_2、Br_2、I_2，随着分子量的增加，分子变形性增强，分子间色散力增大，物质的熔、沸点依次升高，所以常温常压下 F_2、Cl_2 为气态，Br_2 为液态，I_2 为固态。当分子量相同或接近时，极性分子化合物的熔、沸点比非极性分子的高。如 CO 和 N_2 的分子量均为 28，分子大小和变形性也相近，故两者色散力相当，但 CO 分子间中还存在取向力和诱导力，所以熔、沸点相对高一些。

三、氢键

根据分子间力对物质熔、沸点的影响，同族元素氢化物的熔、沸点应随着分子量的增大而升高，但 H_2O、HF、NH_3 等物质的熔、沸点却不符合这个规律，是本族元素氢化物中最高的（表7-5），这是由于在这些分子之间除了范德华力外，还存在一种特殊形式的分子间力——氢键（hydrogen bond），比范德华力的作用强，是分子间发生了缔合而导致的。

表 7-5　ⅥA 族和ⅦA 族元素氢化物的沸点

ⅥA 族元素氢化物	沸点（℃）	ⅦA 族元素氢化物	沸点（℃）
H_2O	100	HF	20
H_2S	−60	HCl	−85
H_2Se	−41	HBr	−66
H_2Te	−2	HI	−36

因此，氢键是指氢化物中与高电负性原子 X 以共价键相连的 H 原子，与另一氢化物中高电负性原子 Y 之间的静电吸引作用。

氢键可以用下列通式表示：X—H···Y，式中 X、Y 代表 F、O、N 等电负性很大、半径很小且含有孤对电子的原子。当氢原子与 X 原子形成共价键时，成键电子对强烈地偏向 X 原子，使氢原子几乎成为裸露的质子，有很强的正电效应，它可以和另一个氢化物中电负性大、半径小的 Y 原子的孤对电子产生静电吸引作用而形成氢键。氢键可以在同种分子间形成，也可以在不同种分子间形成，称为分子间氢键，如图 7-17 所示。

图 7-17　分子间氢键

氢键也可在一个分子内部形成,称为分子内氢键,如邻硝基苯酚、硝酸、水杨醛等都可以形成分子内氢键,如图 7-18 所示。

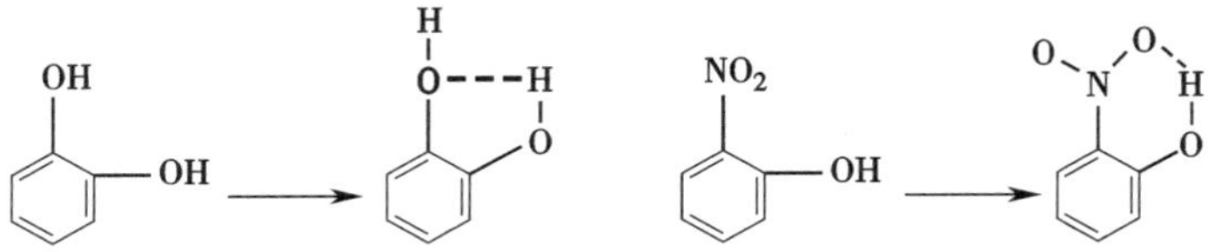

图 7-18　分子内氢键

氢键具有饱和性和方向性。由于氢原子半径很小,与 Y 形成氢键时,氢原子镶嵌在 Y 的孤对电子的电子云中,如果另一个 Y 原子靠近,就会受到强烈的排斥作用,所以一个 X—H 只能和一个 Y 原子形成氢键;另外当 Y 与 X—H 形成氢键时,为使 X、Y 原子负电荷之间的排斥力最小,3 个原子总是尽可能地沿直线分布,即 X—H⋯Y 在同一直线上,所以氢键具有方向性。

氢键的键长是 X 原子与 Y 原子的核间距,比共价键的键长大得多;氢键的键能只有 20~40kJ/mol,远小于共价键,但比分子间作用力稍强。氢键的强度与 X、Y 原子电负性有关,电负性越大,形成的氢键就越强。

氢键的形成对物质的性质会产生很大的影响,在许多有机化合物(包括蛋白质)中起着重要的作用,在通常温度下氢键容易形成和破坏,这在生物体的生理、生化过程中是十分重要的。

1. 对物质溶解度的影响　如果溶质分子与溶剂分子能够形成分子间氢键,则溶质的溶解度较大,例如乙醇可与 H_2O 以任何比例互溶,NH_3 在水中的溶解度很大等。如果溶质分子形成分子内氢键,则该溶质在极性溶剂中溶解度较小,而在非极性溶剂中溶解度较大,如邻硝基苯酚在水中的溶解度小于对硝基苯酚,在苯中正好相反。

2. 对物质熔点、沸点的影响　分子间氢键会使物质的熔点、沸点升高,这是因为要使固体熔化或液体汽化,除了需克服分子间作用力外,还必须增加额外的能量以破坏分子间氢键。如 H_2O、NH_3、HF 的熔、沸点均是同族氢化物中最高的。分子内氢键往往会削弱分子间作用力,使物质熔、沸点降低。例如形成了分子内氢键的邻硝基苯酚熔点为 45℃,而间硝基苯酚和对硝基苯酚的熔点分别为 96℃ 和 114℃。

3. 对生物体的影响　氢键在构成生物大分子的性状以供生物化学特殊功能的需要方面极为重要。生物体内的蛋白质、DNA 等高分子内及分子间都存在大量的氢键,这些氢键决定着蛋白质、DNA 等生命高分子的稳定性和立体构象,以及其中所蕴藏的遗传机制,指导着生物体中各种蛋白质的合成,把遗传特征一代一代地遗传下来。因此氢键对生命现象具有极其重要的意义。

第三节　离 子 键

一、离子键的形成

现代离子键理论(theory of ionic bond)认为,原子都有建立稳定电子构型而使系统能量达到最低的倾向,当电负性相差较大(一般认为电负性差值在 1.7 以上)的活泼金属原子与活泼非金属原子互相靠近时发生了电子转移,产生带电荷的粒子,即离子。金属原子上的电子转移到非金属原子上,分别形成具有稀有稳定电子结构的正、负离子。当正、负离子之间的吸引作用和排斥作用达到平衡时,系统能量最低,就形成了稳定的化学键。例如,NaCl 的形成可表示为:

$$nNa(3s^1) \xrightarrow{-ne^-} nNa^+(2s^22p^6) \searrow$$
$$nNa^+Cl^-$$
$$nCl(3s^23p^5) \xrightarrow{+ne^-} nCl^-(3s^23p^6) \nearrow$$

这种靠正、负离子间的静电吸引力而形成的化学键称离子键(ionic bond),所形成的化合物称离子型化合物。可见,离子键的本质是正、负离子间的静电作用力。

二、离子键的特点

从离子键的形成过程可以看出,当活泼的金属原子和活泼的非金属原子相互接近时,发生电子转移,形成正、负离子。正离子和负离子之间通过静电引力结合在一起形成离子键,也就是说离子键的本质是静电作用力。离子的电荷越大,离子间的距离越小,离子间的静电引力越强。

由于离子键是由正离子和负离子通过静电引力作用相连接,因此决定了离子键的特点是没有方向性和饱和性。

没有方向性是指由于离子的电荷是球形对称分布的,它可以在空间任何方向上吸引带有异号电荷的离子,不存在在某一特定方向上吸引力更强的问题。

没有饱和性是指在空间条件允许的情况下,每一个离子尽可能多地吸引带有异号电荷的离子。当然,这并不是指一个离子周围所排列的带有异号电荷离子的数目是任意的,由于离子周围的空间是有限的,在有效的静电作用力范围内,每个离子周围排列的带有异号电荷离子的数目是一定的,这与正负离子半径的大小和所带电荷多少有关。

在离子晶体中,一个离子能够吸引异号离子的数目称离子的配位数。例如 NaCl 的配位数为 6,在 NaCl 晶体中,每个 Na^+ 只能与 6 个 Cl^- 结合,每个 Cl^- 也只能和 6 个 Na^+ 结合,从而形成了 1:1 型的离子晶体。但是离子的配位数并不意味着离子的电场达到饱和,在 NaCl 晶体中每个 Na^+ 不仅受到最邻近它的 6 个 Cl^- 的吸引,而且还受到稍远一些及更远一些的 Cl^- 的吸引。

离子键是活泼金属元素的原子和活泼非金属元素的原子之间形成的,其形成的重要条件就是元素之间的电负性差值较大。电负性差值越大,形成的离子键越强。

三、离子的特征

离子的性质决定着离子键的强度和离子化合物的性质。离子一般具有三个重要的特征:离子的电荷、离子的半径和离子的电子构型。

(一)离子的电荷

由离子键的形成过程可知,离子的电荷是在形成离子化合物的过程中失去或得到的电子数,离子的电荷(ionic charge)即为原子或原子团所带的电荷数。离子的电荷对离子间的相互作用力影响很大,其直接影响离子键的强度。一般来说,正负离子所带电荷越多,离子间的静电作用越大,离子键越强,离子型化合物就越稳定。离子的电荷不仅影响物理性质,而且影响化学性质,如同种元素原子形成的不同氧化态离子 Fe^{3+} 和 Fe^{2+}、Cu^{2+} 和 Cu^+ 等。

（二）离子的半径

由于离子的电子云集中在原子核周围,同时又几乎分散在整个核外空间,所以离子半径难以确定。离子间的距离是用相邻两个离子的核间距来衡量的。通常将离子假定为球体,离子晶体中正、负离子的核间距就是正、负离子半径之和,即 $d = r_+ + r_-$。利用 X 射线衍射实验测定核间距,再经过合理的推算,即可得到离子半径。

离子半径的变化有以下特点:

1. 同种元素的单原子离子,正离子电荷数越高,半径越小;负离子的电荷数越高,半径越大。如 $r(Fe) > r(Fe^{2+}) > r(Fe^{3+})$；$r(S^{2-}) > r(S) > r(S^{4+}) > r(S^{6+})$。

2. 同一主族自上而下电子层数依次增多,具有相同电荷数的离子半径依次增大。如 $r(Li^+) < r(Na^+) < r(K^+) < r(Rb^+) < r(Cs^+)$；$r(F^-) < r(Cl^-) < r(Br^-) < r(I^-)$。

3. 同一周期、电子构型相同的离子,离子半径从左至右依次减小。如 $r(Na^+) > r(Mg^{2+}) > r(Al^{3+})$；$r(N^{3-}) > r(O^{2-}) > r(F^-)$。

离子半径是决定离子间静电作用的重要因素,离子半径越小,离子间的静电作用越大,离子键越强,相应的离子型化合物就越稳定。

（三）离子的电子构型

离子的电子构型(electron configuration)是指离子的最外层和次外层电子的排布方式。对于简单负离子来说,通常具有 8 电子的稳定结构,如 F^-,Cl^-,O^{2-} 等最外层都是最稳定的稀有气体电子构型,即 8 电子构型。对于正离子来说,情况比较复杂,通常有以下 6 种电子构型:

1. 0 电子构型　最外层没有电子的离子,如 H^+。

2. 2 电子构型(ns^2)　最外层有 2 个电子的离子,如 Li^+、Be^{2+} 等。

3. 8 电子构型(ns^2np^6)　最外层有 8 个电子的离子,如 Na^+、Mg^{2+}、Al^{3+}、Ti^{4+} 等。

4. 18 电子构型($ns^2np^6nd^{10}$)　最外层有 18 个电子的离子,如 Zn^{2+}、Cu^+、Ag^+ 等 ds 区离子,Pb^{4+}、Sn^{4+} 等 p 区高氧化数离子。

5. 18+2 电子构型$[(n-1)s^2(n-1)p^6(n-1)d^{10}ns^2]$　次外层有 18 个电子,最外层有 2 个电子的离子,如 Sn^{2+}、Pb^{2+}、Bi^{3+} 等 p 区金属离子。

6. 9~17 电子构型($ns^2np^6nd^{1~9}$)　最外层有 9~17 个电子的离子,是不饱和电子构型,如 Fe^{3+}、Ni^{2+}、Cr^{3+} 等一些 d 区元素的低价正离子。

当离子的电荷相同、半径相近时,不同电子构型的正离子对同一负离子的结合能力不同,其结合能力为:8 电子构型 < 9~17 电子构型 < 18 和 18+2 电子构型。

离子的电子构型对离子型化合物的性质有较大的影响。例如 Na^+ 和 Ag^+ 的离子半径相近,但 NaCl 易溶于水而 AgCl 难溶于水,两者的性质有显著差异。

第四节　分子结构在生命科学中的意义

分子是保持物质基本化学性质的最小微粒,并且又是参与化学反应的基本单元。分子的理化性质除了取决于分子的化学组成以外,还取决于分子的结构(化学键、空间构型)和相邻分子间的弱相互作用。相邻的分子之间,除了存在范德华力以外,还存在氢键、盐键、疏水作用力、芳环堆积作用、卤键等多种弱相互作用,已经不能用"分子间作用力"来涵盖全部,更准确的术语应为"次级键"。

除了化学键、空间构型以外,有关"次级键"的探讨在生命科学的研究中有极其重要的意义(如分子识别技术、DNA 结构模拟、蛋白质结构堆积等)。

范德华力和氢键是两类最常见的"次级键"。生物体内酶分子与底物分子之间的结合、抗体与抗原之间的结合都离不开这些"次级键"的作用。人体内的蛋白质分子、携带生命遗传物质的 DNA 分子中,除了大量共价键和正、负电荷的侧链基团之间的离子键以外,范德华力、氢键及疏水作用力都参与了它们复杂的结构维持。

一、范德华力

范德华力是以荷兰科学家约翰尼斯·迪德里克·范德华的名字命名的,他在 1873 年第一次提出了范德华力这个概念,用以解释气体的行为。这种力非常微弱,只有当分子非常靠近的时候才有意义。原子电子云的"涨落"使得分子具有瞬时电偶极矩,从而诱导附近的分子产生电偶极矩,偶极矩间会产生相互吸引作用。与化学键相比,范德华力虽然很小,只有 $0.4\sim4.0kJ/mol$,但是范德华力具有加和性,大量大分子之间由于范德华力的存在,相互作用会变得十分稳固。比如在苯中范德华力有 $7kJ/mol$,而在溶菌酶和糖结合底物中范德华力却达到 $60kJ/mol$。原子间、分子间和物体表面间的范德华力以各种不同方式出现在日常生活中。例如,蜘蛛和壁虎就是依靠范德华力才能沿着平滑的墙壁向上爬。

二、氢键

氢键作为自然界中最重要的分子间相互作用形式之一,虽然强度非常弱,但却普遍存在。冰之所以能浮于水面是因为水分子之间存在氢键。在生命过程中氢键同样具有十分重要的意义。DNA 的双螺旋结构需要靠氢键固定,氨基酸形成完整的蛋白质结构也需要氢键的参与,这些分子中,一旦氢键被破坏,生物功能就会丧失。蛋白质 α-螺旋的形成是靠螺旋各圈之间的 N—H…O 型氢键,支撑 DNA 双螺旋结构的是 N—H…O 和 N—H…N 型的氢键,每个肽键的亚氨氢和第四个肽键的羰基氧形成的氢键保持螺旋稳定,两链间的肽键之间形成氢键,以稳固 β-折叠结构。在生命体内,氢键还能解开和复制,这在生命体的遗传中起到了非常重要的作用。因此,从某种意义上讲,氢键是地球上生命得以延续的关键。

中国科学院国家纳米科学中心科研人员,首次利用针尖最尖端原子的电子云作为探针,根据量子力学中泡利不相容原理所产生的非常局域的排斥力,得到了单个分子内的原子分辨甚至分子间作用力——氢键的图像。实现了氢键的实空间成像,为"氢键的本质"这一化学界争论了多年的问题提供了直观证据。氢键的实空间成像,可以帮助我们充分理解氢键的本质,进而为控制氢键、利用氢键奠定基础。在此基础上,我们未来有可能人工影响或控制水、DNA 和蛋白质的结构,生命体和我们生活的环境也有可能因此而改变。

学习小结

1. 学习内容

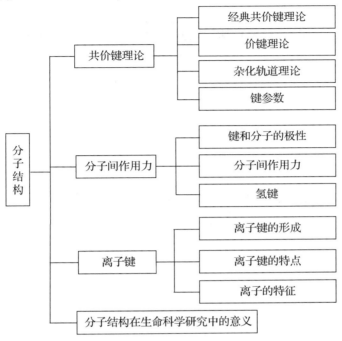

2. 学习方法

学习本章应在上一章原子结构理论的基础上,思考并认识共价键的实质,共价键的形成及特征,σ 键、π 键的特征;键参数等基本概念。掌握分子间力类型、特点、产生原因;氢键形成条件、特征;了解离子键。在理解价键理论的基础上,掌握现代价键理论和杂化轨道理论的要点,熟悉不同类型杂化的特征,等性、不等性杂化概念及应用,进而熟练运用杂化轨道理论解释一些常见多原子分子成键数目和空间构型的问题,逐步训练抽象思维能力和分析推理能力。

(张浩波 孟庆华)

复习思考题

1. 共价键和离子键有无本质的区别?两者各有什么特点?

2. 共价键的 σ 键和 π 键是怎样形成的?各有何持点?

3. 什么是极性共价键?什么是极性分子?键的极性和分子的极性有什么关系?

4. 试说明乙烯分子中各种共价键的类型及碳原子的杂化轨道类型。

5. 什么是分子间作用力?分子间作用力有何特点?

6. 氢键是怎样形成的?氢键对物质性质有什么影响?

7. BF_3 和 NF_3 的杂化轨道类型和分子几何构型分别是什么?它们是极性还是非极性分子?

8. 将下列分子按化学键的极性大小依次排列,并说明原因: F_2、HF、HCl、HBr、HI、NaF。

9. 下列各对分子间存在哪些分子间力？是否存在氢键？

(1) H_2—H_2 (2) H_2O—H_2O (3) NH_3—H_2O (4) CCl_4—H_2O

10. 下列物质哪些能形成分子间氢键,哪些能形成分子内氢键,哪些不能形成氢键？

(1) 苯 (2) NH_3 (3) C_2H_6 (4) 水杨醛 (5) 对羟基苯甲醛 (6) H_3BO_3

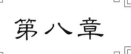

第八章

配位化合物

学习目的

配位化合物与生物体和医学的关系非常密切,通过本章内容的学习,了解配位化合物的组成和命名、配位平衡、螯合物等内容,熟悉配位化合物的价键理论,为后续医学基础课程的学习和开展相关医药学研究奠定基础。

学习要点

配位化合物的基本组成及命名;配位化合物的价键理论;配位平衡及配位平衡的移动;螯合物及螯合效应;配合物在医学上的应用。

配位化合物(coordination compound)简称配合物,是一类组成较为复杂,在自然界广泛存在和十分重要的化合物。生物体内存在着许多具有生物活性的配合物,在生命过程中起着重要的作用,如:金属酶——体内生物催化剂,血红素——与呼吸作用密切相关,叶绿素——主要功能是光合作用。许多药物是配合物或进入体内形成配合物发挥药物作用等等。因此研究配位化合物的结构、组成及其作用,对了解生命的进程、疾病的发生和治疗,具有十分重要的意义。

第一节　配合物的基本概念

一、配合物的定义

在硫酸铜溶液中加入氨水,首先得到浅蓝色的 $Cu(OH)_2$ 沉淀,继续加入氨水,则沉淀溶解而得到深蓝色溶液。将此深蓝色溶液分两份,一份加入少量 $BaCl_2$ 溶液,会生成白色 $BaSO_4$ 沉淀;另一份加入少量 $NaOH$,则无浅蓝色的 $Cu(OH)_2$ 沉淀和 NH_3 气体生成。这说明溶液中存在着 SO_4^{2-},但几乎检测不出 Cu^{2+} 和 NH_3 分子。若向此深蓝色溶液中加入适量乙醇,则会析出深蓝色结晶,经 X 射线分析,其化学组成是 $[Cu(NH_3)_4]SO_4$。

经研究确定,在上述溶液中 $CuSO_4$ 溶液与过量氨水发生了下列反应:

$$CuSO_4 + 4NH_3 \rightleftharpoons [Cu(NH_3)_4]SO_4$$

生成了深蓝色的复杂离子 $[Cu(NH_3)_4]^{2+}$,且其在水溶液中有足够的稳定性。

其离子方程式:

$$Cu^{2+} + 4NH_3 \rightleftharpoons [Cu(NH_3)_4]^{2+}$$

众所周知 NaCN、KCN 有剧毒,但是亚铁氰化钾($K_4[Fe(CN)_6]$)和铁氰化钾($K_3[Fe(CN)_6]$)虽然都含有氰根,却没有毒性,这也是因为亚铁离子或铁离子与氰根离子结合成牢固的复杂离子,而失去了原有的性质。

我们把由中心原子(离子)与一定数目的中性分子或阴离子以配位键相结合成的复杂离子叫配离子(coordination ion),若形成的复杂结构单元不带电荷的叫配合分子。配合分子或含有配离子的化合物叫配合物。例如:$[Cu(NH_3)_4]SO_4$,$K_4[Fe(CN)_6]$,$K_3[Fe(CN)_6]$,$K_2[HgI_4]$,$[Ag(NH_3)_2]NO_3$,$[Pt(NH_3)_2Cl_4]$,$[Fe(CO)_5]$,$[Co(CO)_4]$等都是配合物。

二、配合物的组成

配合物一般可分为内界和外界两个组成部分,内界由中心原子和配体组成,两者之间通过配位键相结合。内界多为带电荷的配离子,也有不带电的配位分子。在配合物的化学式中通常用方括号表示内界,方括号以外的部分为外界。内界与外界通过离子键结合,在水溶液中配合物易解离出外界离子,而配离子很难解离。也有一些配合物只有内界,没有外界,如$[Pt(NH_3)_2Cl_4]$。

以配合物$[Cu(NH_3)_4]SO_4$为例,其组成可表示为:

$$[Cu \quad (NH_3)_4]SO_4$$

中心原子　　配体

内界　　　　外界

配合物

(一)中心原子

中心原子(central atom)位于配合物的中心,具有空的价层电子轨道,能接受孤对电子。一般是金属离子,特别是过渡金属离子,如$[Cu(NH_3)_4]SO_4$,$K_3[Fe(CN)_6]$,$[Pt(NH_3)_2Cl_4]$中的Cu^{2+},Fe^{3+},Pt^{4+}等。也有副族元素的金属原子作为中心原子,如$[Fe(CO)_5]$,$[Co(CO)_4]$中的 Fe,Co。还有少数高氧化数的非金属元素,如$[BF_4]^-$、$[SiF_6]^{2-}$中的 B(Ⅲ)、Si(Ⅳ)等。

(二)配位体与配位原子

在配合物中,与中心原子配位结合的阴离子或中性分子叫配位体(ligand),简称配体。如:$[Cu(NH_3)_4]^{2+}$,$[Pt(NH_3)_2Cl_4]$,$[SiF_6]^{2-}$中的 NH_3、Cl^-、F^-都是配体。配体中提供孤对电子,并直接同中心原子形成配位键的原子称为配位原子。常见的配位原子多是电负性较大的非金属元素的原子,如 C、N、P、S、O、F、Cl、Br、I 等。

配体分为单齿配体和多齿配体两大类。含有单个配位原子的配体,称为单齿配体,含有两个或两个以上配位原子的配体称为多齿配体。常见的配体列于表8-1。

表 8-1　常见的配体

单 齿 配 体	多 齿 配 体
F^-、Cl^-、Br^-、I^-、NH_3、H_2O、CO(羰基)、CN^-(氰根)、SCN^-(硫氰酸根)、NCS^-(异硫氰酸根)、NO_2^-(硝基)、ONO^-(亚硝酸根)、$S_2O_3^{2-}$(硫代硫酸根)、C_5H_5N(吡啶)	en:$H_2NCH_2CH_2NH_2$(乙二胺)、$^-OOC—COO^-$(草酸根)、$H_2NCH_2COO^-$(甘氨酸根)、EDTA:$(HOOCCH_2)_2NCH_2CH_2N(CH_2COOH)_2$(乙二胺四乙酸)

注:表中 X 表示配位原子

笔记

有些配体虽然含两个配位原子,但由于两个配位原子靠得太近,只能利用其中之一,故仍属于单齿配体。如:硫氰酸根 SCN^-(S 为配位原子)、异硫氰酸根 NCS^-(N 为配位原子)、亚硝酸根 ONO^-(O 为配位原子)等。

（三）配位数与配体数

配合物中配体的总数称为配体数。而与中心原子以配位键结合的配位原子的数目称为配位数(coordination number)。由单齿配体形成的配合物中,配体数等于配位数;由多齿配体形成的配合物中配体数小于配位数。如:$[Cu(NH_3)_4]^{2+}$配离子中的配体是 NH_3,NH_3 是单齿配体,此配离子的配体数和配位数都等于 4;$[Cu(en)_2]^{2+}$配离子中的配体是 en,en 是双齿配体,此配离子的配体数是 2,而配位数等于 4。一般中心原子的配位数为 2、4、6(表 8-2)。

表 8-2　常见离子的配位数

配位数	中心原子	实例
2	Ag^+、Cu^+、Au^+	$[Ag(NH_3)_2]^+$、$[Cu(CN)_2]^-$
4	Zn^{2+}、Cu^{2+}、Hg^{2+}、Ni^{2+}、Co^{2+}、Pt^{2+}、Pd^{2+}、Si^{4+}、Ba^{2+}	$[HgI_4]^{2-}$、$[Co(CO)_4]$、$[Cu(NH_3)_4]^{2+}$
6	Fe^{2+}、Fe^{3+}、Co^{2+}、Co^{3+}、Cr^{3+}、Pt^{4+}、Pd^{4+}、Al^{3+}、Si^{4+}、Ca^{2+}、Ir^{3-}	$[Pt(NH_3)_2Cl_4]$、$[Fe(CN)_6]^{3-}$

（四）配离子的电荷

配离子的电荷数等于中心原子和配体总电荷数的代数和。例如:$[Cu(NH_3)_4]^{2+}$的电荷数 $=(+2)+4×0=+2$;$[Fe(CN)_6]^{3-}$的电荷数 $=+3+6×(-1)=-3$;$[Pt(NH_3)_2Cl_2]$的电荷数 $=+2+0×2+(-1)×2=0$,即$[Pt(NH_3)_2Cl_2]$是配位分子不带电荷。

例 8-1　指出配合物 $K[Fe(en)Cl_2Br_2]$、$[Co(NH_3)_5H_2O]Cl_3$ 的中心原子、中心原子氧化数、配体、配位数、配离子电荷、外界离子。

配合物	中心原子（氧化数）	配体	配位原子	配体数	配位数	配离子电荷	外界离子
$K[Fe(en)Cl_2Br_2]$	Fe^{3+}(+3)	en、Cl^-、Br^-	N、Cl、Br	5	6	-1	K^+
$[Co(NH_3)_5H_2O]Cl_3$	Co^{3+}(+3)	NH_3、H_2O	N、O	6	6	+3	Cl^-

三、配合物的命名

配合物的命名方法主要参照国际纯粹与应用化学联合会(IUPAC)无机物命名委员会所采用的命名法。基本原则如下:

（1）内外界顺序与一般无机物的命名原则相同。若配离子为阳离子,外界离子在前,配离子在后,命名为"某化某"或"某酸某";若配离子为阴离子,配离子在前,外界离子在后,命名为"某酸某"。

（2）内界中各物质的命名顺序为:配体数（汉字数字）-配体名称（不同配体间用

中圆点分开)-合-中心原子名称-中心原子氧化数(罗马数字)。

（3）不同配体的先后顺序按下列原则命名：

①若配离子中既有无机配体又有有机配体。则无机配体排列在前,有机配体排列在后。

②若同时存在阴离子配体和中性分子配体,则先阴离子配体后中性分子配体。

③若都为同类配体,则按配位原子的元素符号的英文字母的顺序排列。

④若同类配体中配位原子相同,配体中含原子的数目不同,则将较少原子数的配体排在前面,较多原子数的配体排在后。

⑤若同类配体中配位原子相同,配体中含原子的数目也相同,则按结构式中与配位原子相连的原子的元素符号的英文字母的顺序排列。

命名实例：

配离子：

$[Cu(NH_3)_4]^{2+}$ 四氨合铜(Ⅱ)离子

$[Fe(CN)_6]^{3-}$ 六氰合铁(Ⅲ)离子

配离子是阳离子的配合物：

$[Ni(NH_3)_4](OH)_2$ 氢氧化四氨合镍(Ⅱ)

$[Cu(NH_3)_4]SO_4$ 硫酸四氨合铜(Ⅱ)

$[Co(NH_3)_2(en)_2]Cl_3$ 氯化二氨·二(乙二胺)合钴(Ⅲ)

配离子是阴离子的配合物：

$Na_4[Fe(CN)_6]$ 六氰合铁(Ⅱ)酸钠

$H_2[PtCl_6]$ 六氯合铂(Ⅳ)酸

$K_3[Co(ONO)_3Cl_3]$ 三氯·三(亚硝酸根)合钴(Ⅲ)酸钾

配合分子：

$[Fe(CO)_5]$ 五羰基合铁

$[Pt(NH_3)_2NH_2NO_2]$ 氨基·硝基·二氨合铂(Ⅱ)

一些常见的配合物,可采用习惯上的简单叫法,如 $[Cu(NH_3)_4]^{2+}$ 称铜氨配离子, $[Ag(NH_3)_2]^+$ 称银氨配离子,$K_3[Fe(CN)_6]$ 称铁氰化钾(赤血盐),$K_4[Fe(CN)_6]$ 称亚铁氰化钾(黄血盐),H_2SiF_6 称氟硅酸,K_2PtCl_6 称氯铂酸钾等。

四、配合物的几何异构现象

在配合物中,配体是按一定的方式排列在中心原子的周围。因此,每一种配合物都有一定的空间构型。例如:常见的配位数为4的配合物其空间结构有两种情况:平面四方形和四面体。配位数为6的配合物其空间结构为八面体。如果配位化合物中只有一种配体,它在中心原子周围也只能有一种排列方式。但是,如果配合物中有多种配体时,就可能出现不同的空间排列方式,这种组成相同、配体的空间排列方式不同的物质叫作几何异构体,这种现象叫作几何异构(或顺-反异构)现象。在平面四方形或八面体配合物中,若相同配体与中心原子之间的键角∠LML≈90°,则称该配合物为顺式,用 *cis* 表示,若键角∠LML≈180°,则该配合物为反式,用 *trans* 表示。

平面四方形的 $[Pt(NH_3)_2Cl_2]$ 有两种不同的排列方式：

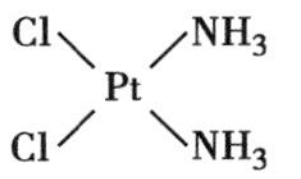

$$cis\text{-}[Pt(NH_3)_2Cl_2]$$

顺-二氯二氨合铂

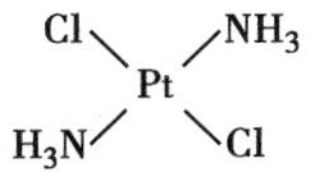

$$trans\text{-}[Pt(NH_3)_2Cl_2]$$

反-二氯二氨合铂

八面体配合物也存在顺-反异构现象。如：$[Co(NH_3)_4Cl_2]^+$配离子：

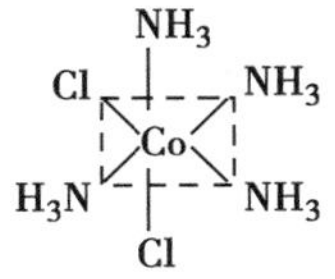

$$cis\text{-}[Co(NH_3)_4Cl_2]^+$$

顺-二氯四氨合钴（Ⅲ）离子

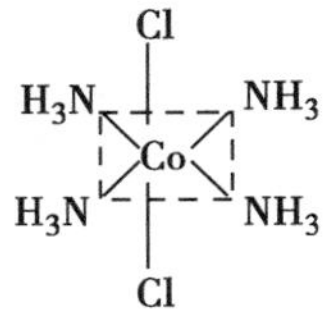

$$trans\text{-}[Co(NH_3)_4Cl_2]^+$$

反-二氯四氨合钴（Ⅲ）离子

顺-反异构的理化性质不同，且在人体内所表现的生理活性、药理作用也不同。如：顺式二氯二氨合铂（Ⅱ）是重要的抗癌药物，而反式二氯二氨合铂（Ⅱ）则无抗癌作用。

具有正四面体构型的配合物，不论其中配体是否相同，均不存在顺-反异构现象。配合物的异构现象很复杂，这里不做详细讨论。

第二节 配合物的价键理论

一、基本要点

1931年，美国化学家鲍林（Pauling）将杂化轨道理论应用于配合物上，提出了配合物的价键理论。其基本要点如下：

1. 中心原子与配体间以配位键相结合。中心原子提供空轨道，是电子对的受体；配体的配位原子提供孤对电子，是电子对的供体。

2. 形成配合物时，在配体的影响下中心原子所提供的空轨道进行杂化，形成能量相等且有一定空间取向的新的杂化轨道，它们分别和配位原子的孤对电子轨道在一定方向上彼此接近，发生最大重叠而形成配位键。

3. 中心原子提供的杂化轨道数目决定配位数，杂化方式决定配合物的空间构型、稳定性等。

中心原子常见的杂化轨道类型与配合物空间构型的关系见表8-3。

表8-3 杂化轨道类型和配合物的空间构型

配位数	杂化类型	立体构型	空间结构	举例
2	sp	直线型	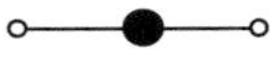	$[Ag(NH_3)_2]^+$，$[Ag(CN)_2]^-$，$[Cu(CN)_2]^-$
3	sp^2	平面三角形	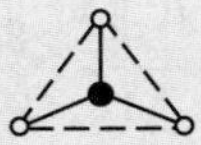	$[CuCl_3]^{2-}$，$[HgI_3]^-$
4	sp^3	四面体	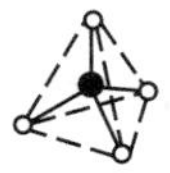	$[Zn(NH_3)_4]^{2+}$，$[HgI_4]^{2-}$，$[Co(NCS)_4]^{2-}$

配位数	杂化类型	立体构型	空间结构	举例
	dsp^2	平面四方形		$[Ni(CN)_4]^{2-}$，$[Cu(NH_3)_4]^{2+}$，$[AuCl_4]^-$
5	dsp^3	三角双锥		$[Fe(CO)_5]$
	d^4s	四方锥		$[TiF_5]^-$
6	sp^3d^2 d^2sp^3	正八面体		$[Fe(CN)_6]^{3-}$，$[FeF_6]^{4-}$，$[AlF_6]^{3-}$，$[Mn(CN)_6]^{4-}$，$[Co(NH_3)_6]^{2+}$，$[Co(NH_3)_6]^{3+}$

二、外轨型和内轨型配合物

根据中心原子杂化时所提供的空轨道所属的电子层的不同,配合物可分为外轨型配合物(outer orbital coordination compound)和内轨型配合物(inner orbital coordination compound)。

（一）外轨型配合物

若配位原子为卤素、氧等电负性较大的原子,由于它们不易给出孤对电子,对中心原子影响较小,所以中心原子原有的电子层构型不变,仅用外层 ns、np、nd 空轨道杂化,生成一定数目且能量相等的杂化轨道与配体相结合,这种情况下生成的配合物叫外轨型配合物。

例如,$[FeF_6]^{3-}$ 配离子,Fe^{3+} 的价电子层结构为 $3d^5 4s^0 4p^0 4d^0$,当 Fe^{3+} 与 F^- 配位形成配离子时,Fe^{3+} 原有的电子层结构不变,用外层的 1 个 4s、3 个 4p 和 2 个 4d 轨道进行杂化,形成 6 个 sp^3d^2 杂化轨道,接受 6 个 F^- 离子所提供的孤对电子,形成六个配位键,如下所示:

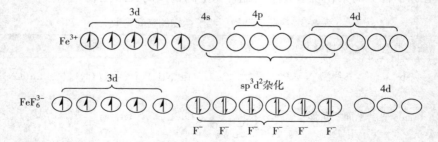

这类配合物还有 $[Fe(H_2O)_6]^{3+}$、$[Co(NH_3)_6]^{2+}$、$[CoF_6]^{3-}$、$[Co(H_2O)_6]^{2+}$ 等。

另有一些金属离子,如 Ag^+、Cu^+、Zn^{2+}、Cd^{2+}、Hg^{2+} 等离子,其 $(n-1)d$ 轨道全充满,没有可利用的内层轨道,故与其他配体结合只能形成外轨型配合物。如

[Zn(NH$_3$)$_4$]$^{2+}$配离子,Zn^{2+}离子价电子层结构为3d^{10},它的最外层4s、4p、4d轨道都空着,当Zn^{2+}与NH$_3$形成配离子时,Zn^{2+}原有的电子层结构不变,用1个4s和3个4p轨道组成4个sp^{3}杂化轨道,来接受4个NH$_3$所提供的四对孤对电子,形成正四面体配合物。

又如[Ag(NH$_3$)$_2$]$^+$采用了sp杂化轨道来接受2个NH$_3$所提供的孤对电子,形成直线形的配合物。

由于外轨型配合物只使用外层轨道杂化,其能量较高,形成的配位键的键能较小,所以外轨型配合物的稳定性较小,在水中易解离。

（二）内轨型配合物

若配位原子为电负性较小的C、N,当电荷较高的中心原子(Fe^{3+},Co^{3+})与配位原子配位时,由于配体较易给出孤对电子,对中心原子的影响较大,使其价电子层结构发生变化,$(n-1)$d轨道上的成单电子强行配对,空出内层能量较低的$(n-1)$d轨道与ns、np轨道进行杂化,生成一定数目且能量相等的杂化轨道与配体结合,这种情况下生成的配合物叫内轨型配合物。

例如:[Fe(CN)$_6$]$^{3-}$配离子中的Fe^{3+}在配体CN$^-$的影响下,3d轨道中的5个成单电子重排占据3个d轨道,剩余2个空的3d轨道同外层4s、4p轨道形成6个d^{2}sp^{3}杂化轨道与6个CN$^-$成键,形成八面体配合物。如下所示:

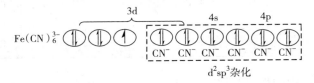

由于内轨型配合物使用了内层的$(n-1)$d轨道,其能量较低,形成的配位键的键能较大,所以内轨型的配合物稳定性较高,在水中不易解离。

综上,中心原子采用哪些空轨道杂化,与中心原子的电子层结构及配体中配位原子的电负性有关。对过渡金属离子来说,内层的$(n-1)$d轨道尚未填满,而外层的ns、np、nd是空轨道。它们有两种轨道杂化方式,因而可形成两种类型的配合物。而对于$(n-1)$d轨道全充满的中心原子,就只能形成外轨型配合物。内轨型配合物和外轨型配合物有很大差别:内轨型配合物的稳定性、配位键的键能均大于外轨型配合物。

第三节　配位平衡

一、配合物的稳定常数

将过量氨水加到硝酸银溶液中,则有[Ag(NH$_3$)$_2$]$^+$配离子生成,反应式为:

$$Ag^+ + 2NH_3 \longrightarrow [Ag(NH_3)_2]^+$$

此反应称为配位反应。若向此溶液中加入Cl$^-$,并无AgCl沉淀生成;若向此溶液中加入I$^-$,却有黄色的AgI沉淀生成。说明溶液中仍有游离的Ag$^+$,但Ag$^+$浓度极低,即[Ag(NH$_3$)$_2$]$^+$配离子可离解出少量的Ag$^+$。[Ag(NH$_3$)$_2$]$^+$逆向生成Ag$^+$和NH$_3$的反应称为解离反应。可见,在溶液中配位反应和解离反应同时存在,即存在下列配位平衡:

$$Ag^+ + 2NH_3 \rightleftharpoons [Ag(NH_3)_2]^+$$

根据化学平衡原理,平衡常数表达式为:

$$K_s = \frac{[Ag(NH_3)_2^+]}{[Ag^+] \cdot [NH_3]^2} \tag{8-1}$$

配位平衡的平衡常数称为配合物的稳定常数(stability constant),用 K_s 表示。K_s 值越大,表示形成配离子的倾向越大,此配合物越稳定。一般配合物的 K_s 数值均很大,为方便起见,常用 $\lg K_s$ 表示。常见配离子的 K_s 和 $\lg K_s$ 见表 8-4。

表 8-4　常见配离子的 K_s 和 $\lg K_s$

配离子	K_s	$\lg K_s$	配离子	K_s	$\lg K_s$
$[Ag(NH_3)_2]^+$	1.1×10^7	7.05	$[Fe(CN)_6]^{4-}$	1.0×10^{35}	35.00
$[Ag(CN)_2]^-$	1.3×10^{21}	21.10	$[Fe(CN)_6]^{3-}$	1.0×10^{42}	42.00
$[Ag(S_2O_3)_2]^{3-}$	2.9×10^{13}	13.46	$[Fe(C_2O_4)_3]^{3-}$	1.6×10^{20}	20.20
$[Au(CN)_2]^-$	2.0×10^{38}	38.30	$[HgCl_4]^{2-}$	1.2×10^{15}	15.10
$[Cu(NH_3)_2]^+$	7.3×10^{10}	10.86	$[Hg(CN)_4]^{2-}$	2.5×10^{41}	41.40
$[Cu(en)_2]^{2+}$	1.0×10^{21}	21.00	$[Co(NH_3)_6]^{2+}$	1.3×10^5	5.11
$[Cu(NH_3)_4]^{2+}$	2.1×10^{13}	13.32	$[Co(NH_3)_6]^{3+}$	1.4×10^{35}	35.15
$[Zn(NH_3)_4]^{2+}$	2.9×10^9	9.46	$[Cd(NH_3)_4]^{2+}$	1.3×10^7	7.12
$[Zn(CN)_4]^{2-}$	5.0×10^{16}	16.70	$[Cd(NH_3)_6]^{2+}$	1.4×10^5	5.15
$[Ni(NH_3)_6]^{2+}$	5.5×10^8	8.74	$[AlF_6]^{3-}$	6.9×10^{19}	19.84

配合物在溶液中的生成与解离,是分级进行的。因此,溶液中存在一系列配合平衡,有对应的一系列分步稳定常数 $(K_1, K_2, K_3 \cdots K_n)$。例如:

$$Ag^+ + NH_3 \rightleftharpoons [Ag(NH_3)]^+ \qquad K_1 = \frac{[Ag(NH_3)^+]}{[Ag^+] \cdot [NH_3]}$$

$$[Ag(NH_3)]^+ + NH_3 \rightleftharpoons [Ag(NH_3)_2]^+ \qquad K_2 = \frac{[Ag(NH_3)_2^+]}{[Ag(NH_3)^+] \cdot [NH_3]}$$

显然,它们的乘积:

$$K_1 \cdot K_2 = \frac{[Ag(NH_3)^+]}{[Ag^+] \cdot [NH_3]} \cdot \frac{[Ag(NH_3)_2^+]}{[Ag(NH_3)^+] \cdot [NH_3]} = \frac{[Ag(NH_3)_2^+]}{[Ag^+] \cdot [NH_3]^2} = K_s$$

若配合物为 ML_n,则:

$$K_s = K_1 \cdot K_2 \cdot K_3 \cdots K_n$$

根据 K_s 的数值可以直接比较相同类型(配体数相同)配离子的稳定性。如 $[Ag(NH_3)_2]^+$ 的 K_s 为 1.1×10^7,$[Ag(CN)_2]^-$ 的 K_s 为 1.3×10^{21},可见在水溶液中 $[Ag(CN)_2]^-$ 比 $[Ag(NH_3)_2]^+$ 稳定。当两种配离子浓度相同时,K_s 大的 $[Ag(CN)_2]^-$ 溶液中的 Ag^+ 浓度小。当配体数目不同时,必须通过计算才能判断配离子的稳定性。

二、配位平衡的移动

配位平衡与其他化学平衡一样,是一种相对的、有条件的动态平衡。若改变平衡系统的条件,平衡就会发生移动。

笔记

（一）酸碱电离平衡的影响

根据酸碱质子理论，配体可看作是一种碱，可接受质子 H^+。因此，在增加溶液中的 H^+ 浓度时，由于配体同 H^+ 结合成弱酸而使配位平衡向右移动，导致配离子解离，这种现象称为酸效应。例如：

$$[Ag(NH_3)_2]^+ \rightleftharpoons Ag^+ + 2NH_3$$
$$\text{平衡移动方向} \qquad\qquad + H^+$$
$$\downarrow$$
$$2NH_4^+$$

溶液的酸性越强（pH 越小），配离子越易被解离，酸效应越明显。

配合物的中心原子大多是过渡金属离子，它们在水溶液中，都会发生不同程度的水解，使中心原子浓度降低，导致配离子解离。溶液的碱性越强（pH 越大），中心原子越容易水解。例如：

$$[FeF_6]^{3-} \rightleftharpoons Fe^{3+} + 6F^-$$
$$\text{平衡移动方向} \qquad + 3OH^-$$
$$\downarrow$$
$$Fe(OH)_3 \downarrow$$

这种因金属离子与溶液中的 OH^- 结合而导致配离子解离的作用称为水解效应。

在溶液中酸效应和水解效应同时存在。为避免中心原子水解，pH 越低越好；而考虑配离子的抗酸效应，则 pH 越高越好。究竟哪种效应为主，将取决于溶液的 pH、配离子的稳定常数、配体碱性强弱以及中心原子氢氧化物的溶解度等因素。通常，在保证不生成氢氧化物沉淀的前提下提高 pH，以保证配离子的稳定性。

（二）沉淀溶解平衡的影响

若在 AgCl 沉淀的溶液中加入大量的氨水，白色的 AgCl 沉淀即溶解，生成无色透明的配离子 $[Ag(NH_3)_2]^+$。继续加入 NaBr 溶液，即有淡黄色的 AgBr 沉淀生成。反应如下：

$$AgCl \rightleftharpoons Ag^+ + Cl^- \qquad\qquad [Ag(NH_3)_2]^+ \rightleftharpoons Ag^+ + 2NH_3$$
$$\text{平衡移动方向} \quad + 2NH_3 \qquad\qquad \text{平衡移动方向} \quad + Br^-$$
$$\downarrow \qquad\qquad\qquad\qquad\qquad\qquad \downarrow$$
$$[Ag(NH_3)_2]^+ \qquad\qquad\qquad\qquad AgBr \downarrow$$

前者是因在沉淀中加入配位剂 NH_3 而使沉淀平衡转化为配位平衡；后者是因加入较强的沉淀剂 NaBr 而使配位平衡转化为沉淀平衡。因此，配离子稳定性越差（即 K_s 越小），沉淀的溶解度越小，配位平衡越容易转化为沉淀平衡，配离子越容易解离；反之，配离子越稳定（即 K_s 越大），沉淀的溶解度越大，就越容易使沉淀平衡转化为配位平衡。

（三）氧化还原平衡的影响

溶液中的氧化还原平衡可以影响配位平衡，使配位平衡移动，配离子解离。如：

$$Fe^{3+} + 4Cl^- \rightleftharpoons [FeCl_4]^-$$
$$+ \qquad\qquad \text{平衡移动方向}$$
$$I^-$$
$$\updownarrow$$
$$Fe^{2+} + \frac{1}{2}I_2$$

配位平衡也可以使氧化还原平衡改变方向,使原来不可能发生的反应在配体的存在下发生了。例如:$\varphi^\theta_{Fe^{3+}/Fe^{2+}}=0.771V>\varphi^\theta_{I_2/I^-}=0.5355V$,说明,在标准状态下,$I_2$ 不可能将 Fe^{2+} 氧化成 Fe^{3+},故下列反应正向进行,即

$$2Fe^{3+}+2I^-\Longleftarrow 2Fe^{2+}+I_2$$

若在溶液中加入 F^-,由于生成 $[FeF_6]^{3-}$,而使 Fe^{3+} 浓度大大降低,导致反应逆向进行,即

$$Fe^{3+}+I^- \Longleftarrow Fe^{2+}+\frac{1}{2}I_2$$

（平衡移动方向）

$6F^-$

$[FeF_6]^{3-}$

三、稳定常数的应用

利用配合物的稳定常数,可以计算溶液中有关物质的浓度、判断配位反应进行的方向、判断难溶盐的生成和溶解情况等。

（一）计算配合物中有关物质的浓度

例 8-2 在 0.10mol/L $AgNO_3$ 溶液中含有 NH_3 的总浓度为 2.0mol/L,求 $[Ag]^+$（已知 $[Ag(NH_3)_2]^+$ 的 $K_s=1.1\times10^7$）。

解:设溶液中 $[Ag^+]$ 为 x mol/L

此体系中生成 $[Ag(NH_3)_2]^+$,存在以下平衡

$$Ag^+ \quad + \quad 2NH_3 \Longleftarrow [Ag(NH_3)_2]^+$$

平衡时 $\qquad x \qquad 2-0.1\times2+2x \qquad 0.1-x$

因 x 值很小,故: $\quad 2-0.1\times2+2x \approx 2-0.2, \qquad 0.1-x \approx 0.1$

代入平衡常数式

$$K_s=\frac{[Ag(NH_3)_2^+]}{[Ag^+]\cdot[NH_3]^2}=\frac{0.1}{[Ag^+]\cdot(2-0.2)^2}=1.1\times10^7$$

$$\therefore x=[Ag^+]=2.8\times10^{-9}$$

（二）判断配位反应的方向

例 8-3 向 $[Ag(NH_3)_2]^+$ 配离子溶液中加入足够的 CN^-,判断是否能转化为 $[Ag(CN)_2]^-$。（已知 $[Ag(CN)_2]^-$ 的 $K_s=1.3\times10^{21}$）

解:溶液中存在如下平衡

$$[Ag(NH_3)_2]^++2CN^-\Longleftarrow[Ag(CN)_2]^-+2NH_3$$

$$K=\frac{[Ag(CN)_2^-]\cdot[NH_3]^2}{[Ag(NH_3)_2^+]\cdot[CN^-]^2}=\frac{[Ag(CN)_2^-]\cdot[NH_3]^2}{[Ag(NH_3)_2^+]\cdot[CN^-]^2}\cdot\frac{[Ag^+]}{[Ag^+]}$$

$$=\frac{K_{s([Ag(CN)_2^-])}}{K_{s([Ag(NH_3)_2^+])}}=\frac{1.3\times10^{21}}{1.1\times10^7}=1.18\times10^{14}$$

K 值很大,说明上述反应能转化生成 $[Ag(CN)_2]^-$。由此可见,转化反应总是向生成 K_s 较大的配离子方向进行。通常只需比较两配离子的 K_s 值,即可判断反应进行的方向。

第四节　螯　合　物

一、螯合物的概念

由中心原子与多齿配体形成的环状配合物称为螯合物(chelate)。如图所示，$[Cu(en)_2]^{2+}$ 是由一个 Cu^{2+} 与两个乙二胺(en)分子形成的螯合物；$[CaY]^{2-}$ 是由 Ca^{2+} 与乙二胺四乙酸(EDTA)分子形成的螯合物。en、EDTA 这种能与中心原子形成螯合物的配体称为螯合剂(chelating agent)。乙二胺四乙酸(EDTA)是一种应用广泛的螯合剂，它含有 6 个配位原子，与中心原子可同时形成 5 个五元环，可与大多数金属离子形成非常稳定的螯合物。

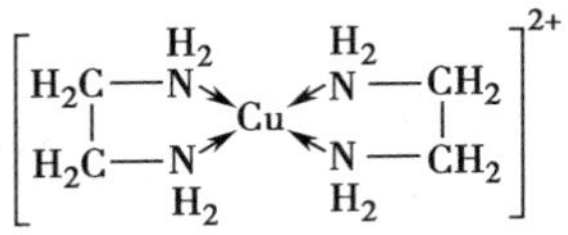

$[Cu(en)_2]^{2+}$ 的结构 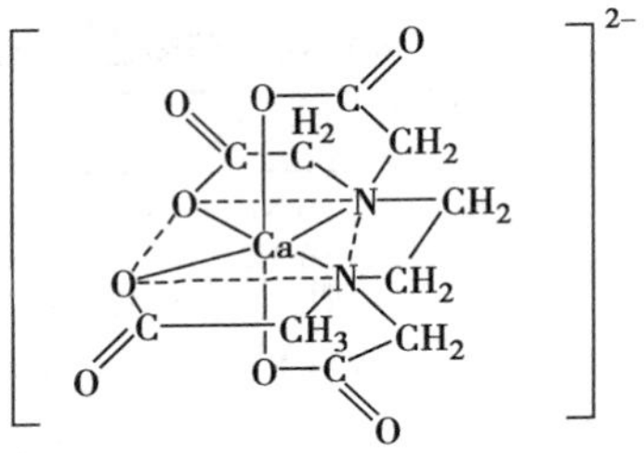　　　　　$[CaY]^{2-}$ 的结构

螯合剂的结构特点：
(1) 螯合剂必须有两个或两个以上的配位原子。
(2) 同一配体的两个配位原子之间相隔两个或三个其他原子。

在螯合物中，中心原子与配体间形成的五元环或六元环，简称为螯合环。当同一配体中含有多个配位原子时，可以同时形成多个螯合环。

二、影响螯合物稳定性的因素

同一种金属离子与多齿配体形成的螯合物，比与单齿配体形成的配合物要稳定得多。如：$[Cu(en)_2]^{2+}$ 和 $[Cu(NH_3)_4]^{2+}$，虽然它们的中心原子、配位原子相同，配位键数相等，但前者的 K_s(1.0×10^{21}) 远远大于后者的 K_s(2.1×10^{13})。这种由于形成螯合环而使螯合物具有特殊稳定性的作用称为螯合效应(chelating effect)。

螯合物的稳定性与螯合环的大小、螯合环的数目有关。

（一）螯合环的大小

绝大多数螯合物中，以五元环和六元环最稳定，而小于五元环和大于六元环的螯合物不稳定，且很少见。这是因为组成螯合环的各原子在同一平面时，五元环的键角为 108°，六元环的键角为 120°，其环的角张力小，稳定性高。如：Ca^{2+} 与 EDTA 同系物 $(—OOCCH_2)_2N(CH_2)_nN(CH_2COO—)_2$ 所形成的螯合物，其稳定常数随成环情况不同而改变(表 8-5)。从表 8-5 中数据可见，乙二胺四乙酸根配离子形成 5 个五元环，其 K_s 远远大于形成 4 个五元环 1 个七元环或 4 个五元环一个八元环配离子的 K_s，说明其稳定性更高。

表 8-5　Ca^{2+}与 EDTA 同系物形成的螯合物（螯合环，lgK_s）

配体名称	成环情况	lgK_s	配体名称	成环情况	lgK_s
乙二胺四乙酸根离子	5 个五元环	11.0	丁二胺四乙酸根离子	4 个五元环 1 个七元环	5.1
丙二胺四乙酸根离子	4 个五元环 1 个六元环	7.1	戊二胺四乙酸根离子	4 个五元环 1 个八元环	4.6

（二）螯合环的数目

组成和结构相似的多齿配体与同一中心原子所形成的螯合环越多,其螯合物越稳定。如:Cu^{2+}与一些多齿配体形成的螯合物,其形成的螯合环越多,lgK_s 值越大,说明其稳定性越高(表 8-6)。

表 8-6　Cu^{2+}与一些多齿配体形成的螯合物（螯合环，lgK_s）

中心原子	配体	配体数	螯合环数	lgK_s
Cu^{2+}	$H_2NCH_2CH_2NH_2$	1	1	10.67
	$H_2NCH_2CH_2NH_2$	2	2	20.0
	$(H_2NCH_2CH_2)_2NH$	1	2	15.9
	$H_2N(CH_2)_2HN(CH_2)_2HN(CH_2)_2NH_2$	1	3	20.5

第五节　配合物在医学上的应用

配合物在医学上有重要的意义和广泛的应用。

（1）配合物在维持机体正常生理功能中起重要作用。人体必需的金属离子,绝大多数是以配合物的形式存在于体内,参与重要的生化反应和生命的各个代谢过程。例如,人体内输送氧气和运输二氧化碳的血红蛋白中的亚铁血红素,是 Fe^{2+} 和卟啉环形成的配合物。植物赖以生存的光合作用的催化剂叶绿素,是 Mg^{2+} 和卟啉环形成的配合物。对恶性贫血有防治作用的维生素 B_{12} 是 Co^{3+} 和咕啉形成的大环配合物。现在已知的 1000 多种生物催化剂——酶,约有 1/3 是金属配合物,这些酶在维持体内正常代谢活动中发挥着非常重要的作用。

（2）一些药物本身就是配合物或配位剂。例如,治疗糖尿病的胰岛素是含锌的配合物。治疗血钙过多的药物 EDTA 二钠盐是配位剂。缺铁可以直接服用乳酸亚铁,但更好的补铁方式是补充铁与卟啉配体所形成的配合物制剂。有些用于治疗疾病的某些金属离子,因其毒性、刺激性、难吸收性等不适合临床应用,将它们变成配合物后就可以降低其毒性和刺激性,帮助吸收。顺式二氯二氨合铂（Ⅱ）（顺铂）是第一代的抗癌药物,临床应用取得良好疗效。卡铂是第二代铂（Ⅱ）族配合物抗癌药物,其溶解度和稳定性都高于顺铂,因此,卡铂的肾毒性和引发的恶心呕吐均低于顺铂。目前,第三代铂（Ⅱ）系抗癌药物均已进入临床试验。有些配合物用做抗凝血剂防止血液凝固。枸橼酸钠是一种常用的血液抗凝剂,可与血液中的 Ca^{2+} 结合形成稳定的螯合物,从而防止血液凝固。

（3）配合物的解毒作用。对人体有毒、有害或过量的必需金属离子,可选择合适的配体或螯合剂与其结合生成无毒、可溶的配合物后排出体外。如:二巯基丁二酸钠可以和进入人体内的砷、汞及某些重金属形成螯合物而解毒。枸橼酸钠可以使铅转变为稳定的无毒的可溶性的$[Pb(C_6H_5O_7)_4]^-$配离子从肾脏排出体外而解毒。铅中毒治疗也可以注射$Na_2[CaY]$,因生成比$[CaY]^{2-}$更稳定的$[PbY]^{2-}$排出体外而起到解毒的作用。

（4）临床生化检验常用配合物的生成反应。由于离子在生成配合物时,常显示某些特征的颜色,故可用于离子的定性与定量测定。如:检测人体是否为有机汞农药中毒,取检液酸化后加入二苯胺基脲醇溶液,若出现紫色或蓝紫色,即证明有汞存在;又如:检测血清中铜的含量,可于血清中加入三氯乙酸除去蛋白质后,滤液中加入铜试剂(二乙胺基二硫代甲酸钠)生成黄色配合物,可用比色法测其含量。

学习小结

1. 学习内容

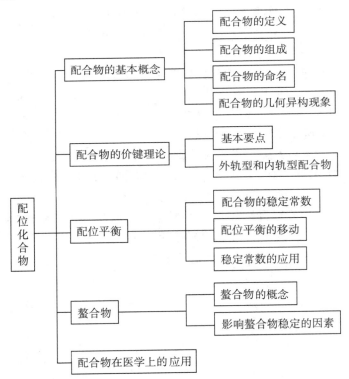

2. 学习方法

学习本章首先要掌握配位化合物的基本组成;根据命名原则,多做练习,熟练配合物的命名。熟悉配合物的价键理论;掌握配合物稳定常数的意义,加深对配位平衡的理解与掌握;了解螯合物、螯合效应及影响因素。在此基础上了解配合物在医学上的应用。

（李　静）

复习思考题

1. 命名下列配合物,并指出中心原子、配体、配位原子、配位数、配离子的电荷。

(1) $K_3[Co(ONO)_3Cl_3]$　　　　　　　(2) $[Co(NH_3)_4(H_2O)_2]Cl_3$

(3) $Na_3[Ag(S_2O_3)_2]$　　　　　　　　(4) $(NH_4)_2[PtCl_6]$

(5) $[Co(en)_3]_2(SO_4)_3$　　　　　　　(6) $[Ni(CO)_4]$

(7) $[Pt(NH_3)_2Cl_4]$　　　　　　　　(8) $[Ag(NH_3)_2]OH$

2. 根据下列配合物的名称,写出其化学式。

(1) 六氯合铂(Ⅳ)酸　　　　　　　　(2) 氢氧化四氨合铜(Ⅱ)

(3) 氯化二氯·三氨·一水合钴(Ⅲ)　(4) 三硝基·三氨合钴(Ⅲ)

(5) 硫酸四氨合锌(Ⅱ)　　　　　　　(6) 四(异硫氰酸根)·二氨合铬(Ⅲ)酸铵

(7) 六氰合铁(Ⅲ)酸钾　　　　　　　(8) 氯化四水合镍(Ⅱ)

3. 根据配合物的稳定常数,判断下列反应进行的方向

(1) $[Ag(NH_3)_2]^+ + 2S_2O_3^{2-} \rightleftharpoons [Ag(S_2O_3)_2]^{3-} + 2NH_3$

(2) $[Cu(NH_3)_4]^{2+} + Cd^{2+} \rightleftharpoons [Cd(NH_3)_4]^{2+} + Cu^{2+}$

(3) $[Fe(CN)_6]^{3-} + 3C_2O_4^{2-} \rightleftharpoons [Fe(C_2O_4)_3]^{3-} + 6CN^-$

4. 判断下列说法的对错

(1) 在配离子中,中心原子的配位数即为配体的数目。

(2) 在配位化合物中只存在配位键。

(3) 可利用 K_s 直接比较同种类型配离子的稳定性。

(4) 溶液 pH 越高,配离子越稳定。

(5) 配离子的电荷数等于中心离子的电荷数。

5. 若体内发生铜中毒,为何采用 $Na_2[CaEDTA]$ 除去过量的铜,而不直接采用 EDTA?

6. 根据配合物的价键理论,指出下列配离子的是内轨型还是外轨型。

(1) $[Fe(CN)_6]^{4-}$(中心原子未成对电子数为 0)

(2) $[MnCl_4]^{2-}$(中心原子未成对电子数为 5)

第九章

有机化合物概论

学习目的

本章主要介绍有机化学的一些基本知识。通过本章的学习为后续各类有机化合物的学习奠定基础。

学习要点

有机化合物的特点；有机化合物的分类和表示方法；有机化合物的命名。

第一节　有机化合物和有机化学

最初，人们把从矿物中得到的物质称为无机化合物（inorganic compounds），例如盐类、金属等；而从生物体中得到的物质称为有机化合物（organic compounds），例如酒、醋、糖类等。在化学史发展的相当长的一段时间内，人们一直错误地认为有机物只能从有生命的动植物体中获得，而不能用人工方法合成。1828年，德国化学家武勒（Wöhler）在实验室中浓缩氰酸铵时意外得到了有机物尿素，此后人们又合成了醋酸、油脂等有机物，彻底否定了只能从有生命的生物体中得到有机物的错误理论。目前，"有机"二字不再反映它的原有含义，只是习惯沿用至今。

通过大量研究证明，有机化合物是含碳的化合物，绝大多数含有氢，有的还含氧、氮、卤素、硫、磷等元素。有机化学（organic chemistry）就是研究有机化合物的组成、结构、性质、合成、应用及其变化规律的科学，是化学中极重要的一个分支。仅由几种元素形成的有机物数目非常庞大，据目前统计有数千万种，这个数目还在不断增加，而其他100多种元素形成的无机物只有几万种。有机物和无机物在性质上有很大的差别：①分子组成复杂，异构体多；②容易燃烧；③熔点低，一般在400℃以下；④难溶于水；⑤反应速度比较慢；⑥副反应较多等。

有机化合物与人类的衣食住行、生老病死密切相关。人类的三大营养物质——糖、脂肪和蛋白质都是有机物，疾病的发生、发展、诊断和治疗以及预防过程均与有机物的转化相关。人体本身是一个复杂的生化反应体系，疾病的产生与生命体内基本化学反应密切相关，组成生物大分子的小分子的结构发生改变，生物功能也会发生相应的改变，生命现象就是一系列复杂有机物相互制约、彼此协调的变化过程的体现。

第二节　有机化合物的分类和表示方法

一、有机化合物的分类

有机化合物数目庞大,只有进行分类以后,才能开展系统研究。常见的有机化合物分类方法有如下两种:

(一) 按碳架分类

按照碳原子构成的骨架不同,有机物可分为以下三大类:

1. 开链化合物　这类化合物分子中的碳原子相互连接成链状,因其最初是在脂肪中发现的,所以又叫脂肪族化合物。例如:

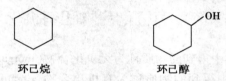

$$CH_3-CH_2-CH_2-CH_2-CH_3 \qquad CH_3-CH_2-CH_2-CH_2-CH_2-CH_2-\overset{\displaystyle O}{\overset{\|}{C}}-OH$$

　　　　正戊烷　　　　　　　　　　　　　　　庚酸

2. 碳环化合物　这类化合物分子中的环完全由碳原子连接而成,故称碳环化合物。它又可分为两类:

(1) 脂环族化合物:是一类性质和脂肪族化合物相似的碳环化合物。例如:

环己烷　　　　　　　　环己醇

(2) 芳香族化合物:是一类分子中含有苯环或稠合苯环的化合物。例如:

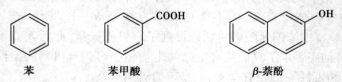

苯　　　　　　苯甲酸　　　　　　　　β-萘酚

3. 杂环化合物　是环内有杂原子(非碳原子)的环状化合物。例如:

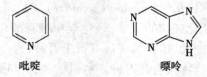

吡啶　　　　　　　　　嘌呤

(二) 按官能团分类

所谓官能团(functional group),就是分子中决定某一类化合物性质的原子或原子团。一些常见官能团的名称和化合物的类别见表9-1。

表9-1　有机化合物的官能团及其分类

官能团的结构	官能团的名称	化合物的类别	官能团的结构	官能团的名称	化合物的类别
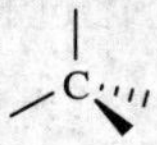 ⫶C⫶	碳碳单键	烷烃和环烷烃	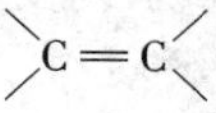 C＝C	碳碳双键	烯烃

续表

官能团的结构	官能团的名称	化合物的类别	官能团的结构	官能团的名称	化合物的类别
—C≡C—	碳碳叁键	炔烃	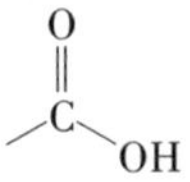 (结构图) 羧基 —C(=O)—OH	羧基	羧酸
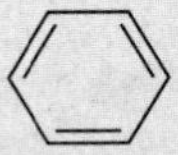 (芳环)	芳环	芳烃	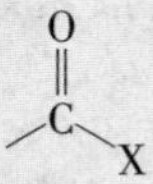 (结构图) —C(=O)—X	酰卤基	酰卤
—X	卤原子	卤烃	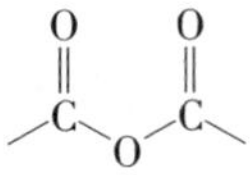 (结构图) 酸酐	酸酐基	酸酐
—OH	醇羟基	醇	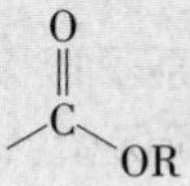 (结构图) —C(=O)—OR	酯基	酯
—SH	巯基	硫醇	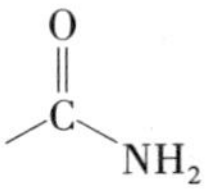 (结构图) —C(=O)—NH₂	酰胺基	酰胺
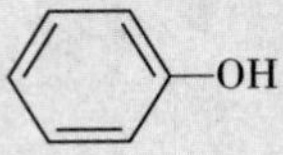 (苯酚环)—OH	酚羟基	酚	—NH₂	氨基	胺
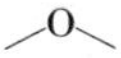 ~O~	醚基	醚	—SO₃H	磺酸基	磺酸
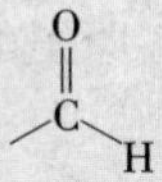 (结构图) 醛羰基 —C(=O)—H	醛羰基	醛	—C≡N 或 —CN	氰基	腈
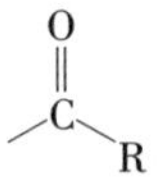 (结构图) 酮羰基 —C(=O)—R	酮羰基	酮	—NO₂	硝基	硝基化合物

由碳氢两种元素组成的有机物称为碳氢化合物,简称为烃(hydrocarbons)。表9-1中的 R 是今后常用到的一个符号,称为烃基(alkyl group),它可以看作一个碳氢化合物去掉一个氢原子后剩余的基团。

二、有机化合物构造的表示方法

分子中原子相互连接的顺序和方式称为构造,表示分子构造的化学式称为构造式(constitution formula)。常见的有机化合物构造的表示方法有以下三种:

1. 蛛网式 就是将原子之间的每一个共价键都用短线表示出来。例如:

笔记

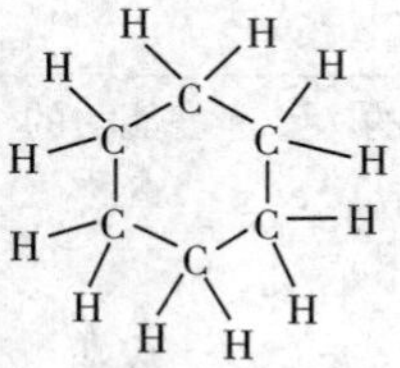

环己烷 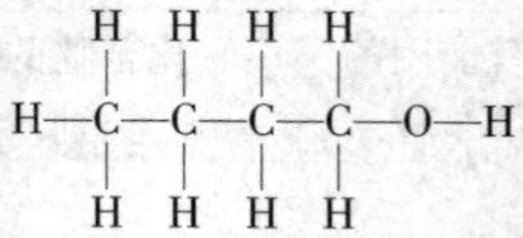　　　　　　　　　　　　　　正丁醇

2. 结构简式　书写蛛网式很繁琐,就出现了对蛛网式进行简化的结构简式。例如:

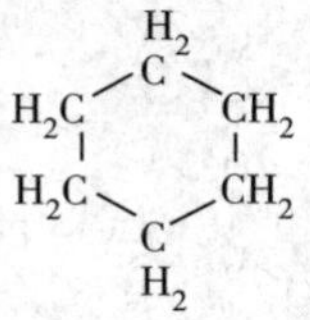

环己烷　　　　　　　　　　$CH_3CH_2CH_2CH_2OH$

正丁醇

3. 键线式　把分子中的碳原子以及与碳原子直接相连的氢原子全部省略,杂原子以及与杂原子相连的氢原子须保留,仅用键线来表示碳骨架,这种表示方法称为键线式。例如:

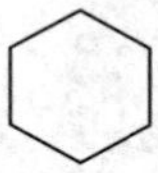

环己烷 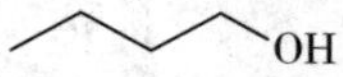　　　　　　　　　　正丁醇

三、有机化合物立体结构的表示方法

为了形象地表示分子中各原子在空间的排列情况,通常使用各种模型,最常用的是球棒模型和比例模型。球棒模型也称为凯库勒(Kekulé)模型,是用各种颜色的小球代表不同的原子,以小棍表示原子之间的共价键,这种模型可以清楚地表示出分子中各个原子的连接顺序和共价键的方向及键角。比例模型也称为斯淘特(Stuart)模型,是按各种原子半径和键角以及键长比例制成的,可以更精确地表示分子中各原子的立体关系,但它表示的价键分布却不如球棒模型明显。

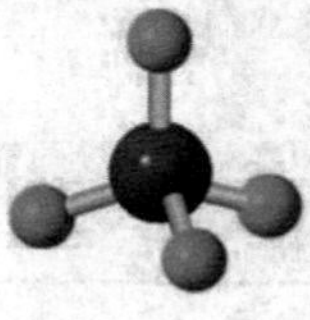

球棒模型

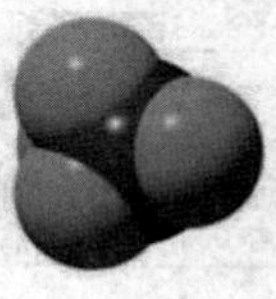

比例模型

分子模型在具体书写时非常不方便,常用楔形式表示。楔形式也称为透视式,其基本规定是:与实线相连的原子或基团在纸平面上,与虚线相连的原子或基团指向纸平面的后方,与楔形实线相连的原子或基团指向纸平面的前方。例如甲烷的楔形式:

第三节　有机化合物的命名

一、次序规则

按照元素周期表中原子序数的大小把各种取代的原子或基团按先后顺序排列的规则,称为次序规则(sequence rule),其主要内容如下:

1. 对于不同的原子,按原子序数由大到小进行排序,原子序数大者优先,同位素原子以质量高者优先。例如:

$$I>Br>Cl>F>O>N$$
$$C^{14}>C^{13}>C^{12}, D>H$$

2. 比较各种取代原子或基团的排列次序时,首先比较第一个原子的原子序数,如果相同,就比较第二个,大者优先,以此类推。例如:

$$—C(CH_3)_3>—CH(CH_3)_2>—CH_2CH_3>—CH_3$$

这四个基团的第一个原子都是碳,但依次向后比较时,—C(CH$_3$)$_3$可看成 C(C、C、C),—CH(CH$_3$)$_2$可看成 C(C、C、H),—CH$_2$CH$_3$可看成 C(C、H、H),—CH$_3$ 则可看成 C(H、H、H),碳原子比氢原子优先,因此优先次序如上排列。

3. 对于不饱和基团,则是把双键或三键展成单键,分别看作连有两个或三个相同的原子。例如:

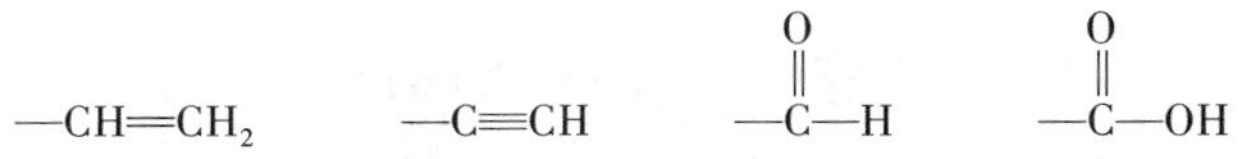

$$—CH=CH_2 \qquad —C≡CH \qquad \overset{O}{\overset{\|}{—C—H}} \qquad \overset{O}{\overset{\|}{—C—OH}}$$

可分别看作以下方式连接的基团:

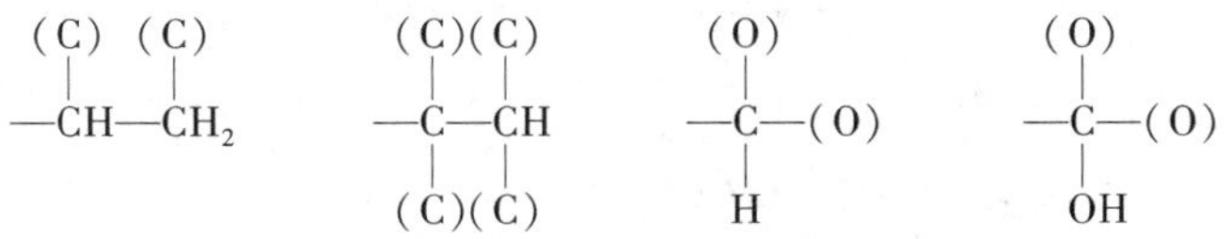

$$\underset{}{—CH—CH_2}\overset{(C)\ (C)}{} \qquad —C—CH \qquad —C—(O) \qquad —C—(O)$$

因此,上述四个基团的优先次序为:

$$—COOH>—CHO>—C≡H>—CH=CH_2$$

根据上述原则,常见的一些原子或基团的优先次序为:—I、—Br、—Cl、—SO$_3$H、—F、—OCOCH$_3$、—OR、—OH、—NO$_2$、—NR$_2$、—NHR、—NH$_2$、—COOR、—COOH、—CONHR、—CONH$_2$、—COR、—CHO、—CH$_2$OH、—CH$_3$、—H。

二、普通命名法

普通命名法又称为习惯命名法,适用于结构简单的有机物。对于 C$_1$~C$_{10}$的有机物,常用天干名称"甲、乙、丙、丁、戊、己、庚、辛、壬、癸"来表示,从 C$_{11}$开始用汉字数字"十一、十二"等来表示。

有机化合物普遍存在同分异构现象,即分子式相同而结构不同的化合物称为同分异构体(isomer),这种现象称为同分异构现象(isomerism)。例如:

$$CH_3CH_2CH_2CH_2CH_3 \qquad CH_3\overset{\displaystyle CH_3}{\underset{}{CH}}CH_2CH_3 \qquad H_3C-\overset{\displaystyle CH_3}{\underset{\displaystyle CH_3}{\overset{|}{\underset{|}{C}}}}-CH_3$$

正戊烷   异戊烷   新戊烷

在上述烷烃异构体中,"正"(n-)表示直链化合物;"异"(iso-或i-)和"新"(neo)分别表示碳链一端具有"$(CH_3)_2CH-$"和"$(CH_3)_3C-$"结构,且链的其他部位无支链的化合物。

从烷烃的异构体还可以看出,烷烃中各个碳原子所处的位置并不是完全等同的。若碳原子只有一个价键与其他碳原子直接相连,这类碳原子称为伯碳原子或一级(1°)碳原子;有两个价键与其他碳原子直接相连,称为仲碳原子或二级(2°)碳原子;有三个价键与其他碳原子直接相连,称为叔碳原子或三级(3°)碳原子;若四个价键都与其他碳原子直接相连,则称为季碳原子或四级(4°)碳原子。除季碳原子外,伯、仲、叔碳原子上所连接的氢原子,分别称为伯、仲、叔氢原子。例如:

$$\overset{1°}{CH_3}-\overset{4°}{\underset{\underset{1°}{CH_3}}{\overset{\overset{1°}{CH_3}}{\underset{|}{\overset{|}{C}}}}}-\overset{3°}{\underset{\underset{1°}{CH_3}}{\overset{|}{CH}}}-\overset{2°}{CH_2}-\overset{1°}{CH_3}$$

在普通命名法中,还会出现一些取代基的名称,常见取代基的名称见表9-2。

表9-2 一些常见取代基的名称

取代基	名称	取代基	名称	取代基	名称
$-CH_3$	甲基	$-CH_2CH_3$	乙基	$-CH_2CH_2CH_3$	正丙基
$-CHCH_3$ (CH_3)	异丙基	$-CH_2CH_2CH_2CH_3$	正丁基	$-CH_2CHCH_3$ (CH_3)	异丁基
$-CHCH_2CH_3$ (CH_3)	仲丁基	$-CCH_3$ (CH_3, CH_3)	叔丁基	$-CH_2CCH_3$ (CH_3, CH_3)	新戊基
$-CH=CH_2$	乙烯基	$-CH=CHCH_3$	丙烯基	$-CH_2CH=CH_2$	烯丙基
$-C=CH_2$ (CH_3)	异丙烯基	$=CH_2$	亚甲基	$=CHCH_3$	亚乙基
$-C\equiv CH$	乙炔基	$-C\equiv CCH_3$	丙炔基	$-CH_2C\equiv CH$	炔丙基
苯基	苯基	$-H_2C-$ 苯基	苯甲基或苄基	H_3C- 苯基	邻甲苯基

续表

取代基	名称	取代基	名称	取代基	名称
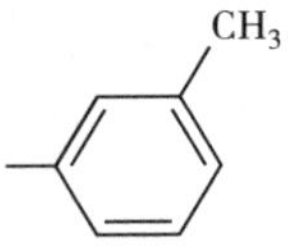 （间甲苯基结构）	间甲苯基	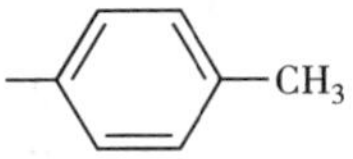 （对甲苯基结构）—CH₃	对甲苯基	—OH	羟基
—SH	巯基	—OCH₃	甲氧基	—OCH₂CH₃	乙氧基
（—CHO 结构）—CH	甲酰基	（—CCH₃ 结构）—CCH₃	乙酰基	（—C= 结构）—C	氧代
（—COOH 结构）—COH	羧基	—SO₃H	磺酸基	—CN	氰基
—NO₂	硝基	—NO	亚硝基	—NH₂	氨基

按普通命名法,一些常见有机物的名称如下:

$$CH_2\!=\!C(CH_3)CH_3 \qquad CH_2\!=\!C(CH_3)CH\!=\!CH_2 \qquad CH_3CH_2CH_2CH_2Br \qquad C_6H_5CH_2Cl \qquad CCl_4$$

异丁烯　　　　　异戊二烯　　　　　正溴丁烷　　　　　氯苄　　　四氯化碳

$$CH_3CH_2CH_2CH_2OH \qquad CH_3CH(CH_3)CH_2OH \qquad CH_3CH_2CH(CH_3)OH \qquad (CH_3)_3COH$$

正丁醇　　　　　　　异丁醇　　　　　　仲丁醇　　　　　　叔丁醇

$$CH_3CH\!=\!CHOH \qquad CH_2\!=\!CHCH_2OH \qquad （苯甲醇结构）CH_2OH \qquad CH_3CH(CH_3)SH$$

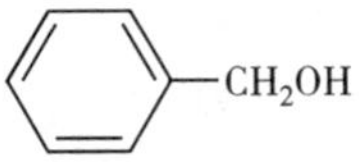

丙烯醇　　　　　烯丙醇　　　　苯甲醇(苄醇)　　　异丙硫醇

对于官能团在碳链中间的化合物命名时,例如醚、酮,一般将次序规则中较后的基团或芳基放在前面。例如:

$$CH_3CH_2OCH_2CH_3 \qquad （二苯醚结构） \qquad CH_3OCH_2CH_3 \qquad CH_3CH_2OCH\!=\!CH_2$$

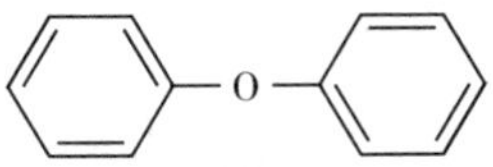

（二）乙醚　　　　二苯醚　　　　甲乙醚　　　　乙基乙烯基醚

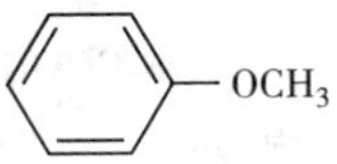

$$（苯甲醚结构）OCH_3 \qquad CH_3SCH_3 \qquad H_3C-\overset{O}{\underset{}{C}}-CH\!=\!CH_2 \qquad （苯乙酮结构）C-CH_3$$

苯甲醚　　　　（二）甲硫醚　　　甲基乙烯基酮　　苯基甲基酮(习惯称苯乙酮)

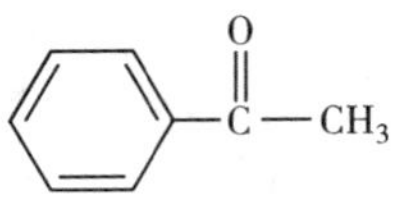

三、衍生物命名法

在一些简单烷烃、烯烃、炔烃类化合物中,常把化合物看成是组成中最简单化合物

的衍生物,称为衍生物命名法。例如:

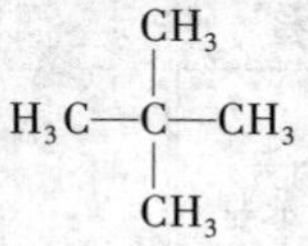

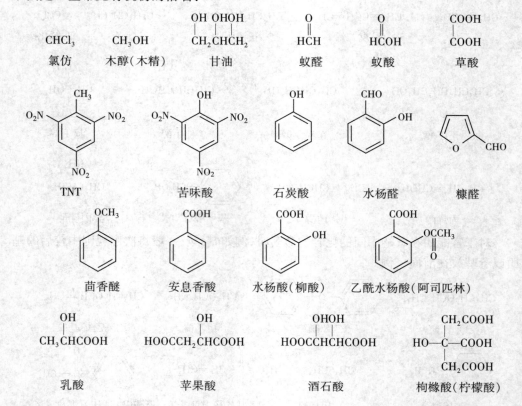

$$\begin{array}{c} CH_3 \\ | \\ H_3C-C-CH_3 \\ | \\ CH_3 \end{array}$$
四甲基甲烷

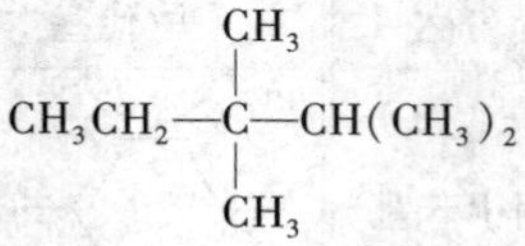

$$\begin{array}{c} CH_3 \\ | \\ CH_3CH_2-C-CH(CH_3)_2 \\ | \\ CH_3 \end{array}$$
二甲基乙基异丙基甲烷

$CH_3CH\!=\!CH_2$
甲基乙烯

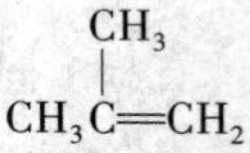

$$\begin{array}{c} CH_3 \\ | \\ CH_3C\!=\!CH_2 \end{array}$$
不对称二甲基乙烯

$CH_3CH\!=\!CHCH_2CH_3$
对称甲基乙基乙烯

$CH_3C\!\equiv\!CCH_3$
二甲基乙炔

$CH_3CH_2C\!\equiv\!CCH_3$
甲基乙基乙炔

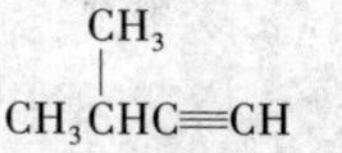

$$\begin{array}{c} CH_3 \\ | \\ CH_3CHC\!\equiv\!CH \end{array}$$
异丙基乙炔

四、俗名

俗名是根据化合物的来源、存在、性质等而得名。例如甲烷产生于池沼里腐烂的植物,所以称为沼气;乙酸从食醋中得到,故称醋酸;乙二醇因其具有甜味而得名甘醇。下面是一些常见有机物的俗名:

CHCl₃
氯仿

CH₃OH
木醇(木精)

甘油

蚁醛

蚁酸

草酸

TNT

苦味酸

石炭酸

水杨醛

糠醛

茴香醚

安息香酸

水杨酸(柳酸)

乙酰水杨酸(阿司匹林)

乳酸

苹果酸

酒石酸

枸橼酸(柠檬酸)

五、系统命名法

系统命名法是由国际纯粹与应用化学联合会(International Union of Pure and Applied Chemistry,IUPAC)确定的,也称为 IUPAC 命名法。中国化学会以 IUPAC 命名

法为基础,结合我国文字特点,于 1960 年制定了《有机化学物质的系统命名原则》,1980 年修订为《有机化学命名原则》。

通常情况下,有机物分子中会含有多个官能团,要从中选择一种作为主官能团,按主官能团确定化合物的类别,其他官能团作为取代基。主官能团优先次序如下:

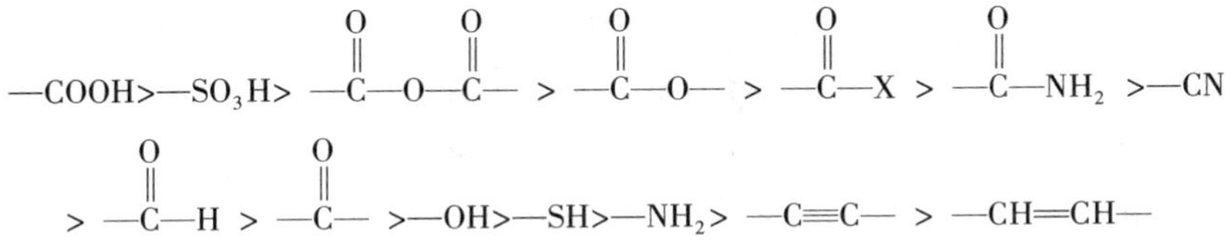

$$—COOH > —SO_3H > \overset{\overset{O}{\|}}{—C}—O—\overset{\overset{O}{\|}}{C}— > —\overset{\overset{O}{\|}}{C}—O— > —\overset{\overset{O}{\|}}{C}—X > —\overset{\overset{O}{\|}}{C}—NH_2 > —CN$$

$$> —\overset{\overset{O}{\|}}{C}—H > —\overset{\overset{O}{\|}}{C}— > —OH > —SH > —NH_2 > —C≡C— > —CH=CH—$$

其他常见官能团—OR、—X、—NO$_2$、—NO 等,在 IUPAC 命名法中作为取代基出现。

(一)开链化合物的命名

1. 烷烃 烷烃的命名原则是各类有机化合物命名的基础,其要点如下:

（1）选择含有取代基最多的最长碳链为主链,按所含碳原子数称为"某烷",作为母体。例如下列烷烃的母体为己烷:

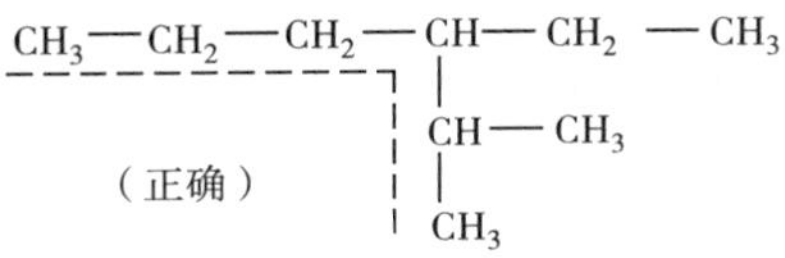

$$CH_3—CH_2—CH_2—\underset{\underset{CH_3}{|}}{\underset{CH—CH_3}{|}}{CH}—CH_2—CH_3$$
（正确）

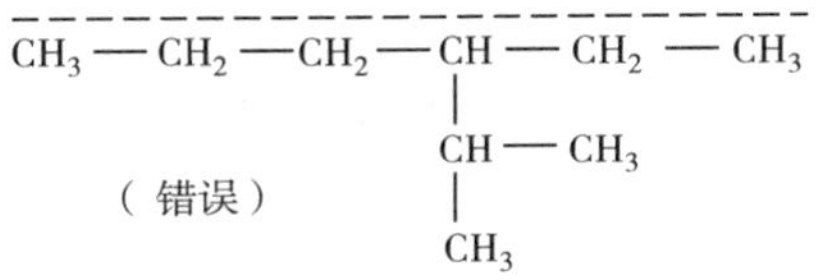

$$CH_3—CH_2—CH_2—\underset{\underset{CH_3}{|}}{\underset{CH—CH_3}{|}}{CH}—CH_2—CH_3$$
（错误）

（2）从靠近取代基的一端开始,用阿拉伯数字将主链碳原子依次编号,命名时将取代基的位置和名称写在母体名称前面,阿拉伯数字与汉字之间用"-"隔开。例如:

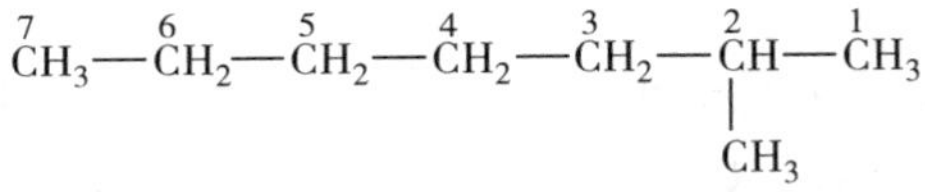

$$\overset{7}{CH_3}—\overset{6}{CH_2}—\overset{5}{CH_2}—\overset{4}{CH_2}—\overset{3}{CH_2}—\underset{\underset{CH_3}{|}}{\overset{2}{CH}}—\overset{1}{CH_3}$$

2-甲基庚烷

（3）相同的取代基合并在一起,用"二"或"三"等表示出其数目,各取代基位次数字之间要用","隔开。例如:

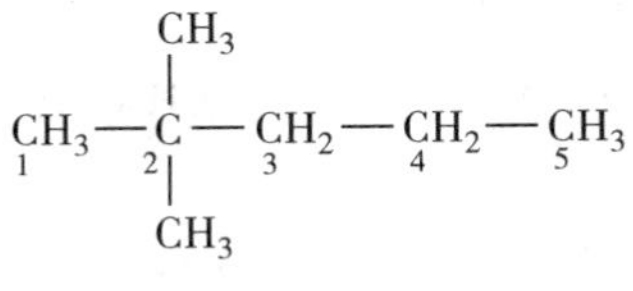

$$\overset{1}{CH_3}—\underset{\underset{CH_3}{|}}{\overset{\overset{CH_3}{|}}{\overset{2}{C}}}—\overset{3}{CH_2}—\overset{4}{CH_2}—\overset{5}{CH_3}$$

2,2-二甲基戊烷

（4）主链上取代基不同时,取代基在名称中的排列顺序按"次序规则",较优基团后列出。例如:

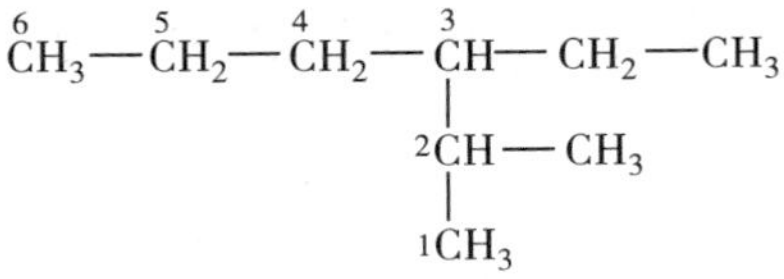

$$\overset{6}{CH_3}—\overset{5}{CH_2}—\overset{4}{CH_2}—\overset{3}{CH}—\overset{}{CH_2}—CH_3$$
$$\underset{\underset{\overset{1}{CH_3}}{|}}{\overset{2}{CH}—CH_3}$$

2-甲基-3-乙基己烷

（5）若主链有几种编号可能时,按"最低系列"编号方法,即逐个比较两种编号的取代基位次数字,最先遇到位次较小者为"最低系列"。例如:

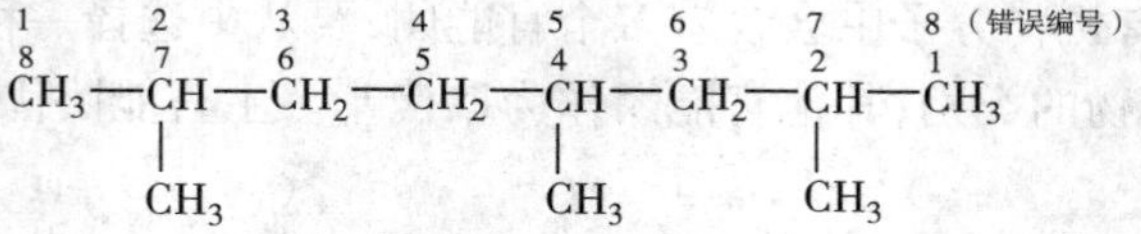

$$
\overset{1\ \ \ \ 2\ \ \ \ 3\ \ \ \ 4\ \ \ \ 5\ \ \ \ 6\ \ \ \ 7\ \ \ \ 8\ (错误编号)}{\underset{8\ \ \ \ 7\ \ \ \ 6\ \ \ \ 5\ \ \ \ 4\ \ \ \ 3\ \ \ \ 2\ \ \ \ 1}{CH_3-CH-CH_2-CH_2-CH-CH_2-CH-CH_3}}
$$

2,4,7-三甲基辛烷(正确)

2,5,7-三甲基辛烷(错误)

2. 烯烃和炔烃 以烷烃的命名为基础,其要点如下:

（1）选择含有双键或三键的最长碳链作主链,尽量使双键或三键具有最小编号,根据主链碳原子数称为"某烯"或"某炔",同时标明双键或三键在主链中的位置。例如:

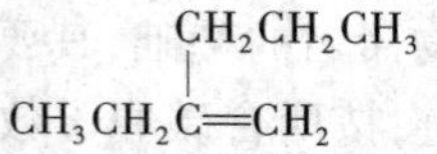

$$CH_3CH_2C=CH_2$$ （上接 $CH_2CH_2CH_3$）

2-乙基-1-戊烯

$$CH_3CHC\equiv CH$$ （上接 CH_3）

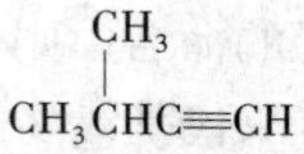

3-甲基-1-丁炔

$$HC\equiv C-C\equiv CH$$

1,3-丁二炔

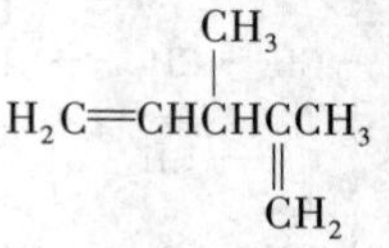

$$H_2C=CHCHCCH_3$$ （带 CH_3 及 CH_2）

2,3-二甲基-1,4-戊二烯

（2）如果分子中同时含有双键和三键时,选择含有双键和三键的最长碳链为主链,编号时从靠近双键或三键一端开始,书写时先烯后炔,称为"某烯炔",同时标明双键和三键在主链中的位置。若双键和三键处在相同的位置时,优先使双键位置的编号最小。例如:

$$CH_3CH=CHC\equiv CH$$

3-戊烯-1-炔

$$HC\equiv CCH_2CH=CH_2$$

1-戊烯-4-炔

3. 卤代烃、醇、醚、胺 以烷烃的命名为基础,具体内容如下:

（1）卤代烃是以烃为母体,按烃的命名原则对母体进行编号,把卤素作为取代基,然后按照"次序规则"排列,依次写在母体名称之前。例如:

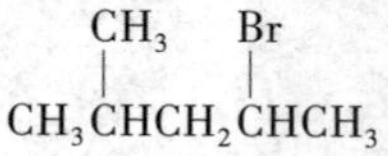

$$CH_3CHCH_2CHCH_3$$ （上带 CH_3 及 Br）

2-甲基-4-溴戊烷

$$CH_3CCH_2CHCH=CH_2$$ （上带 CH_3,下带 Cl）

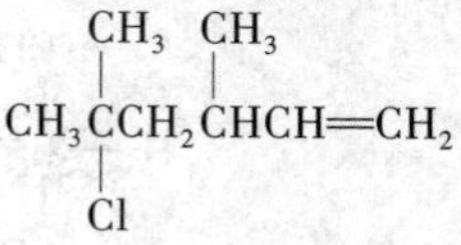

3,5-二甲基-5-氯-1-己烯

（2）醇的命名原则是首先确定母体:①选择含有羟基的最长碳链为主链,称为"某醇";选择同时含有不饱和键和羟基的最长碳链为主链,称为"某烯(炔)醇";对于多元醇,尽可能选择含有多个羟基的最长碳链为主链,称为"某二(三)醇"。②从距离羟基最近的碳端开始编号,书写时将羟基的位次标明在母体之前。例如:

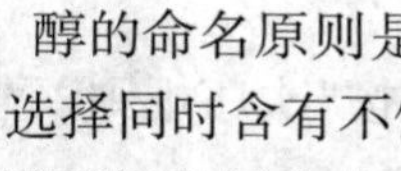

$$CH_3CHCH_2CH_2OH$$ （上带 CH_3）

3-甲基-1-丁醇

$$CH_2=CHCH_2CHCH_3$$ （上带 OH）

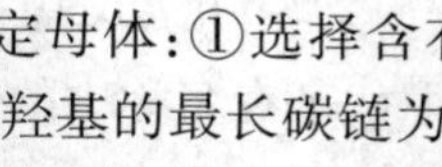

4-戊烯-2-醇

$$HOCH_2CH_2CH_2OH$$

1,3-丙二醇

（3）简单的醚常用普通命名法,例如甲醚、乙醚等。复杂的醚用系统命名法命

名,其系统命名规则与卤代烃类似,把烷氧基作为取代基。例如:

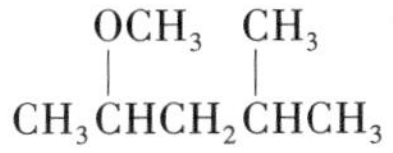

$$\underset{\text{2-甲基-4-甲氧基戊烷}}{\overset{\overset{\displaystyle OCH_3 \quad CH_3}{|\qquad\quad|}}{CH_3CHCH_2CHCH_3}}$$

$$\underset{\text{3-乙氧基-1-丙醇(3-乙氧基丙醇)}}{CH_3CH_2OCH_2CH_2CH_2OH}$$

（4）胺的系统命名法与醇的类似,若氮原子上有其他取代基,以"N-某基"的形式写在母体前面。例如:

$$\underset{\text{乙胺}}{CH_3CH_2NH_2} \qquad \underset{\text{N-甲基甲胺(二甲胺)}}{CH_3NHCH_3} \qquad \underset{\text{N,N-二甲基乙胺(二甲乙胺)}}{(CH_3)_2NCH_2CH_3}$$

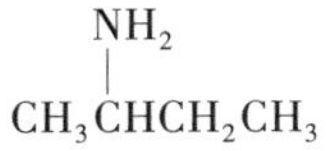

$$\underset{\text{2-丁胺}}{\overset{\overset{\displaystyle NH_2}{|}}{CH_3CHCH_2CH_3}} \qquad \underset{\text{N-乙基-2-丁胺}}{\overset{\overset{\displaystyle NHCH_2CH_3}{|}}{CH_3CH_2CHCH_3}} \qquad \underset{\text{6,N,N-三甲基-3-庚胺}}{\overset{\overset{\displaystyle CH_3 \qquad\quad N(CH_3)_2}{|\qquad\qquad\quad|}}{CH_3CHCH_2CH_2CHCH_2CH_3}}$$

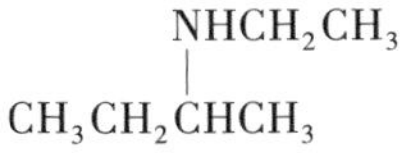

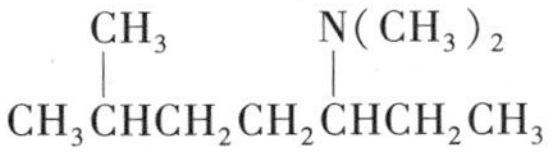

4. 醛、酮 以前面各类官能团的命名为基础,结合主官能团优先次序,其要点如下:

（1）选择含有羰基的最长碳链为主链。因醛羰基处在链端,编号为1,不用标明其位次;而酮的编号从距离羰基最近的碳端开始,须标明酮羰基的位次。将支链名称与位次写在母体名称"某醛"或"某酮"的前面。支链的位次还可以用希腊字母表示,直接与羰基碳相连的碳原子表示为 α,紧接着依次表示为 β、γ、δ 等。例如:

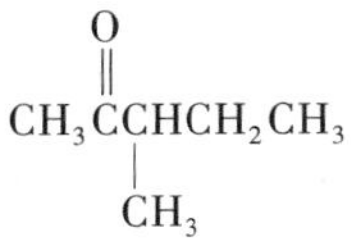

$$\underset{\substack{\text{3-甲基-2-戊酮}\\ \text{（α-甲基-2-戊酮）}}}{\overset{\overset{\displaystyle O}{\|}}{\underset{\underset{\displaystyle CH_3}{|}}{CH_3CCHCH_2CH_3}}} \qquad \underset{\substack{\text{3-羟基丁醛}\\ \text{（β-羟基丁醛）}}}{\overset{\overset{\displaystyle OH}{|}}{CH_3CHCH_2CHO}} \qquad \underset{\text{5-己烯-3-酮}}{\overset{\overset{\displaystyle O}{\|}}{CH_2{=}CHCH_2CCH_2CH_3}}$$

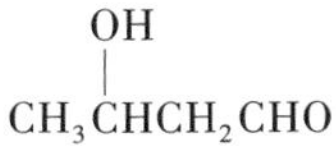

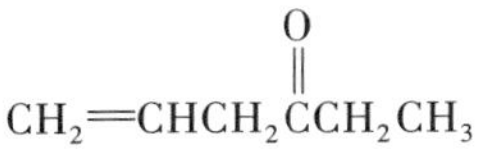

（2）对于既是醛又是酮的化合物,其系统命名法则视为醛的衍生物来命名,酮羰基命名为"氧代"。例如:

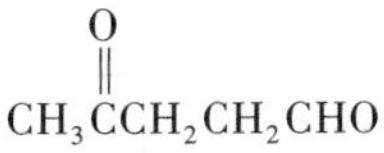

$$\underset{\text{4-氧代戊醛(4-戊酮醛或 γ-戊酮醛)}}{\overset{\overset{\displaystyle O}{\|}}{CH_3CCH_2CH_2CHO}}$$

5. 羧酸和羧酸衍生物 以前面各类官能团的命名为基础,结合主官能团优先次序,其要点如下:

（1）羧酸的命名与醛的命名相似。例如:

$$\underset{\text{2-丁烯酸(巴豆酸)}}{CH_3CH{=}CHCOOH} \qquad \underset{\text{2-氨基-4-甲硫基丁酸(蛋氨酸)}}{\overset{\overset{\displaystyle NH_2}{|}}{CH_3SCH_2CH_2CHCOOH}} \qquad \underset{\text{2-氧代丙酸(丙酮酸)}}{\overset{\overset{\displaystyle O}{\|}}{CH_3CCOOH}}$$

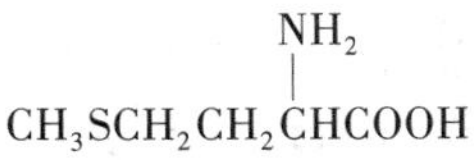

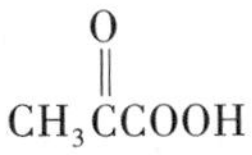

（2）酰卤和酰胺的命名是在酰基名称后加上卤原子或胺的名称组成。例如:

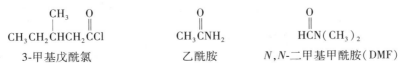

$$\underset{\text{3-甲基戊酰氯}}{\overset{\overset{\displaystyle CH_3 \quad O}{|\qquad\|}}{CH_3CH_2CHCH_2CCl}} \qquad \underset{\text{乙酰胺}}{\overset{\overset{\displaystyle O}{\|}}{CH_3CNH_2}} \qquad \underset{\text{N,N-二甲基甲酰胺(DMF)}}{\overset{\overset{\displaystyle O}{\|}}{HCN(CH_3)_2}}$$

（3）酸酐的命名是由相应羧酸的名称加上"酐"字组成。例如:

笔记

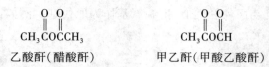

乙酸酐(醋酸酐)　　　　　　　　甲乙酐(甲酸乙酸酐)

（4）酯的命名是根据其水解生成的羧酸和醇的名称而称为"某酸某酯"。例如：

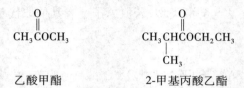

乙酸甲酯　　　　　　　　　　2-甲基丙酸乙酯

（5）腈的命名与羧酸相似。例如：

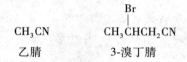

乙腈　　　　　　　　3-溴丁腈

（二）环状化合物的命名

1. 脂环族化合物　此类化合物根据分子中的碳环数目不同有单环、双环、多环之分。关于单环脂环族化合物的命名,其要点如下：

（1）单环脂环族化合物的命名与开链化合物相似,只是在相应的名称前加"环"字。例如：

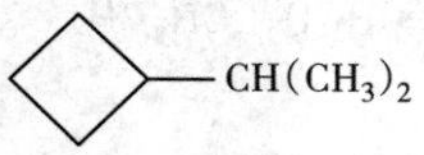

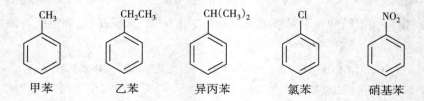

异丙基环丁烷 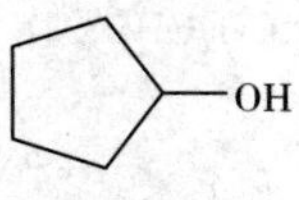　　　　　　　环戊醇 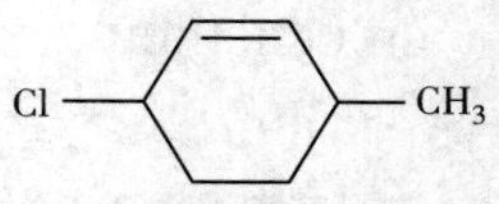　　　　　　3-甲基-6-氯环己烯

（2）环上取代基比较复杂时,环可作为取代基来命名。例如：

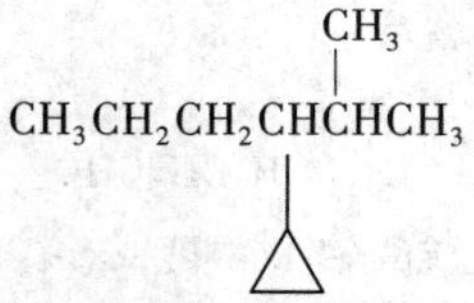

$$CH_3CH_2CH_2\overset{\overset{\displaystyle CH_3}{|}}{C}HCHCH_3$$

2-甲基-3-环丙基己烷

2. 芳香族化合物　此类化合物中最常见的是苯的衍生物,其命名要点如下：

（1）苯环作为母体,称为"某苯"。苯的一元取代只有一种,二元取代有三种。二元取代苯的三种异构体在命名时,取代基的位置可用阿拉伯数字或"邻、间、对"表示,也可用"$o-$、$m-$、$p-$"（相应英文为 ortho、meta、para）表示。例如：

甲苯　　　　　　乙苯　　　　　　异丙苯　　　　　氯苯　　　　　硝基苯

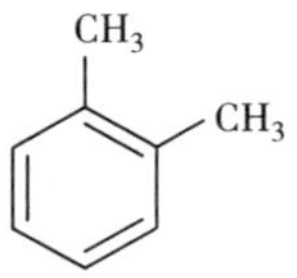

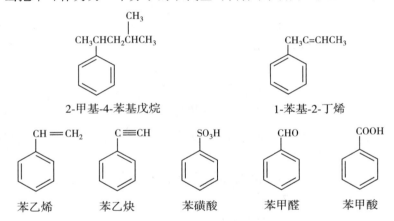

1,2-二甲苯
（邻二甲苯或*o*-二甲苯）

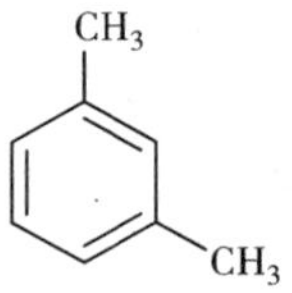

1,3-二甲苯
（间二甲苯或*m*-二甲苯）

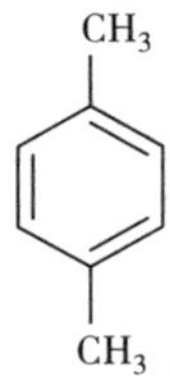

1,4-二甲苯
（对二甲苯或*p*-二甲苯）

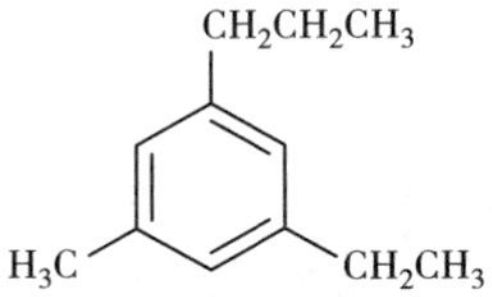

1-甲基-3-乙基-5-丙基苯（3-乙基-5-丙基甲苯）

（2）当把苯环作为另一个分子的取代基时,将其命名为"苯基"。例如:

2-甲基-4-苯基戊烷

1-苯基-2-丁烯

苯乙烯　　　苯乙炔　　　苯磺酸　　　苯甲醛　　　苯甲酸

（3）酚和芳香胺命名时,常以苯酚或苯胺为母体,其他基团作为取代基。例如:

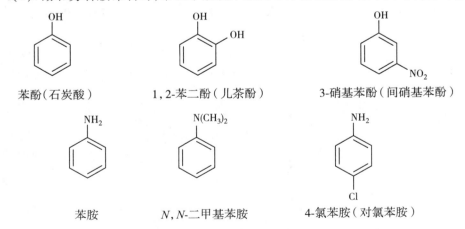

苯酚（石炭酸）

1,2-苯二酚（儿茶酚）

3-硝基苯酚（间硝基苯酚）

苯胺

N,*N*-二甲基苯胺

4-氯苯胺（对氯苯胺）

（4）常见稠环芳烃的编号和命名如下:

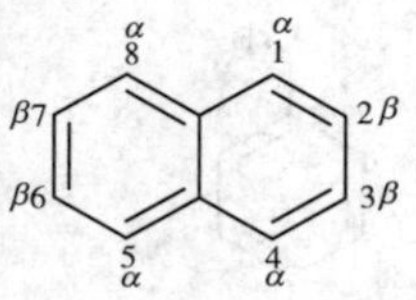

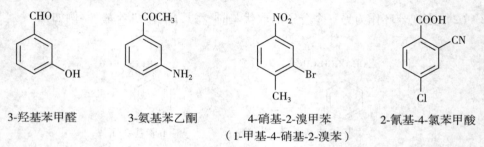

萘 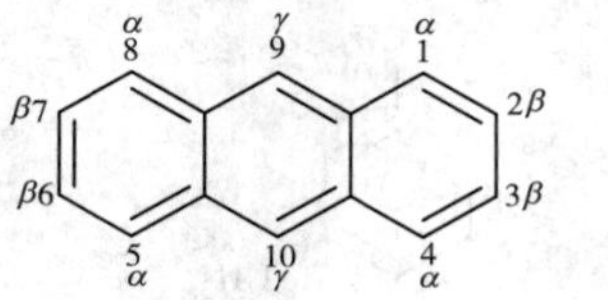　　　　　　　　蒽 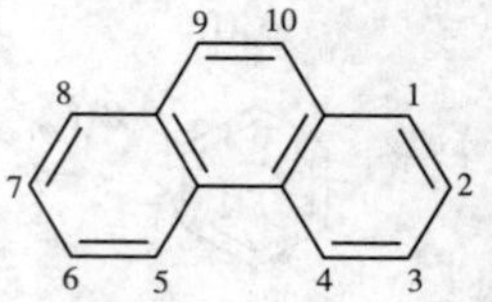　　　　　　　　菲

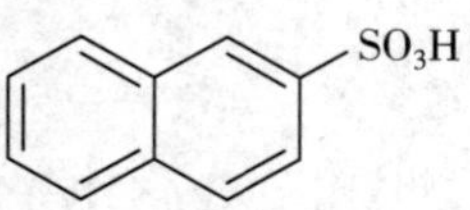

2-萘磺酸（β-萘磺酸） 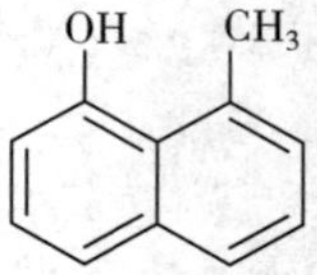　　　　　8-甲基-1-萘酚（8-甲基-α-萘酚）

（5）当苯环上连有两个或多个官能团时，按照主官能团优先次序选择母体官能团，编号从母体官能团开始，其他作为取代基。例如：

3-羟基苯甲醛　　　3-氨基苯乙酮　　　4-硝基-2-溴甲苯　　　2-氰基-4-氯苯甲酸
　　　　　　　　　　　　　　　　　　（1-甲基-4-硝基-2-溴苯）

3. 杂环化合物　此类化合物的命名比较复杂，此处只介绍具有特定名称的杂环化合物，其命名要点如下：

（1）我国目前主要采用音译法，即按照英文名称的音译，选用同音汉字，再加上"口"字旁表示杂环名称，见表9-3。

表9-3　常见杂环化合物结构、名称和编号

五元杂环		六元杂环		苯稠杂环及稠杂环	
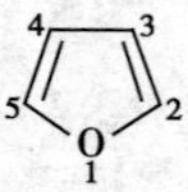	呋喃 furan	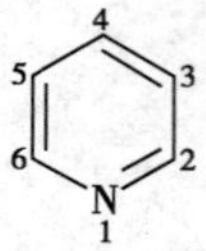	吡啶 pyridine	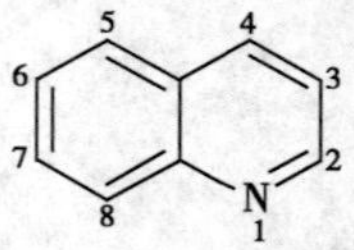	喹啉 quinoline
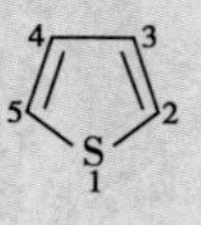	噻吩 thiophene	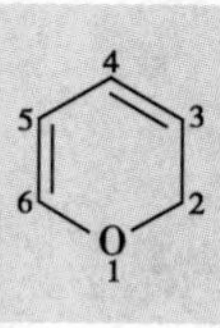	α-吡喃 α-pyran	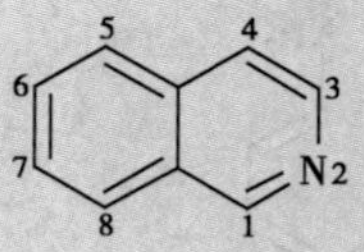	异喹啉 isoquinoline
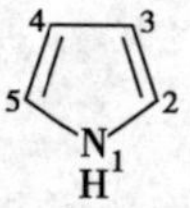	吡咯 pyrrole	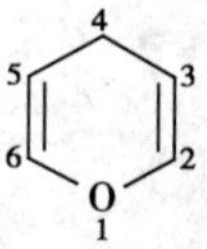	γ-吡喃 γ-pyran	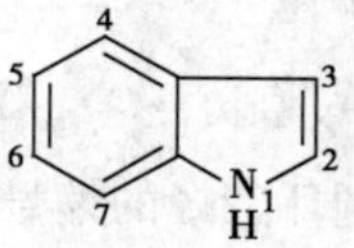	吲哚 indole

续表

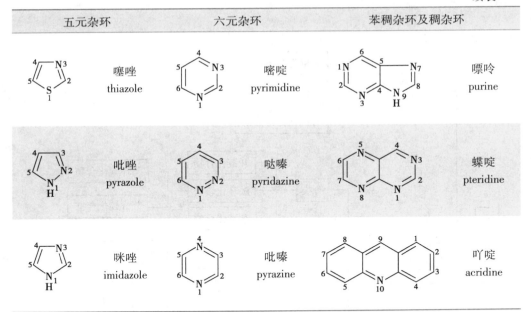

五元杂环	六元杂环	苯稠杂环及稠杂环
噻唑 thiazole	嘧啶 pyrimidine	嘌呤 purine
吡唑 pyrazole	哒嗪 pyridazine	蝶啶 pteridine
咪唑 imidazole	吡嗪 pyrazine	吖啶 acridine

（2）环上只有一个杂环原子时,杂原子编为1号;也可采用希腊字母 α、β、γ…,从杂原子的邻位进行标号。例如:

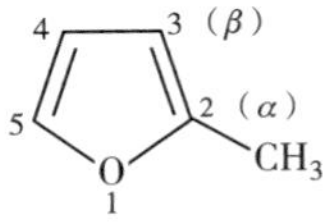

2-甲基呋喃（α-甲基呋喃） 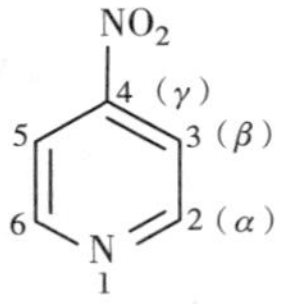　　　4-硝基吡啶（γ-硝基吡啶）

（3）当环上有两个相同的杂原子时,连有取代基或氢的杂环原子优先编为1号,并尽可能使其他杂原子编号比较小;若环上有两个不同的杂原子时,按 O、S、N 顺序依次编号。例如:

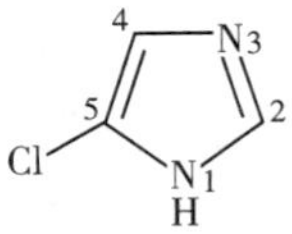

5-氯咪唑 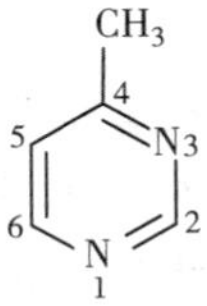　　　　　　　　4-甲基嘧啶

（4）稠杂环一般根据相应芳环的编号方式进行编号;另有一些稠杂环,如嘌呤等,有自己特殊的编号顺序。例如:

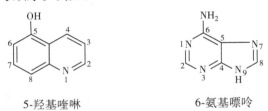

5-羟基喹啉　　　　　　　6-氨基嘌呤

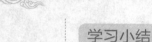

学习小结

1. 学习内容

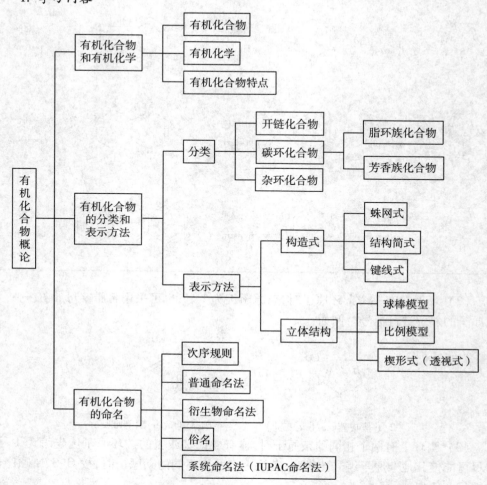

2. 学习方法

熟悉有机化合物及有机化学的概念,理解有机物和无机物在性质上的差别,从而掌握有机化合物的特点。掌握有机化合物的分类方法,进一步加深对有机化学的全面认识。熟悉有机化合物的表示方法,掌握结构简式、键线式、楔形式(或透视式)的书写方法。有机化合物的命名是有机化学的重要组成部分,其中烷烃的系统命名是各类有机物命名的基础,所以应通过掌握烷烃的系统命名来逐步掌握其他有机化合物的命名。

（房　方）

复习思考题

1. 名词解释

（1）有机化合物　（2）有机化学　（3）官能团　（4）次序规则

2. 有机化合物有哪些特点？

3. 试用蛛网式、结构简式和键线式表达 3-甲基己烷的结构。

4. 将下列化合物的结构简式改写为键线式，并命名。

（1）

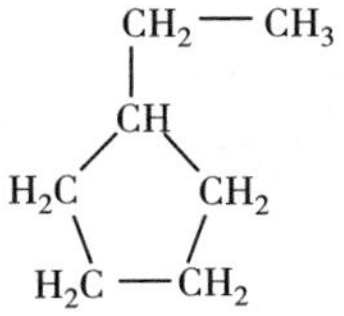

（2）

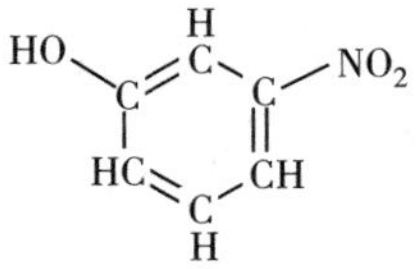

（3） 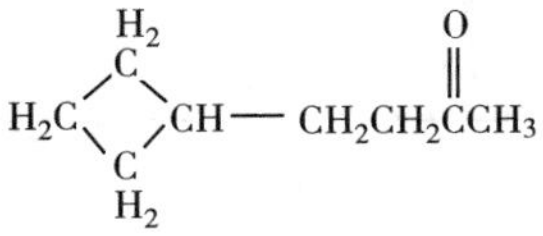　H_2C　CH—CH_2CH_2C　CH_3

（4）　CH_2ClCH_2CH=$CHCH_2CH(CH_3)_2$

5. 用楔形式表示下列分子的空间构型。

（1）　NH_3　　　（2）　CCl_4

第十章

脂 肪 烃

📖 学习目的

　　烃是最简单的一类有机物,通过学习烷烃、烯烃、炔烃和二烯烃、脂环烃的定义、结构特点和化学性质,为后续学习烃及其他有机化合物打下基础。

学习要点

　　烷烃、烯烃、炔烃、二烯烃、脂环烃的结构特点和化学性质;自由基取代反应历程和烷烃的构象;不对称烯烃与不对称试剂加成的择向性及其原因;烯烃与卤化氢亲电加成的反应机理;共轭二烯烃的结构特点(π-π 共轭体系)及其 1,2-加成和 1,4-加成;脂环烃的分类和环的稳定性。

　　由碳和氢两种元素组成的化合物称为烃(hydrocarbons),根据碳骨架和碳被氢原子饱和的程度,烃可以分为如下几类:

$$
烃(碳氢化合物)
\begin{cases}
链烃(脂肪烃)
\begin{cases}
饱和烃(烷烃) \\
不饱和烃(烯烃,炔烃和二烯烃等)
\end{cases} \\
环烃
\begin{cases}
脂环烃(环烷烃,环烯烃等) \\
芳香烃
\end{cases}
\end{cases}
$$

烃广泛存在于自然界,是有机化合物的母体,其他有机物都可视为烃的衍生物。

第一节　烷　　烃

　　烷烃(alkanes)是最简单的烃,烷烃分子中碳与碳、碳与氢之间均以单键相连,故又称为饱和烃。最简单的烷烃是甲烷,其次是乙烷、丙烷、丁烷等,它们的分子式分别为 CH_4、C_2H_6、C_3H_8、C_4H_{10},它们在组成上相差一个或多个 CH_2 单位,都符合通式 C_nH_{2n+2}(n 为正整数)。这种具有相同分子通式,组成上相差一个或多个 CH_2 单位,结构特征相似的一系列化合物称为烷烃的同系列。CH_2 称为同系列的系差,同系列中的各个化合物互称为同系物,同系物的化学性质相似,物理性质有规律性的变化。

一、烷烃的结构和同分异构

(一)结构

烷烃分子中的碳原子均以 sp^3 方式杂化,杂化轨道趋向指向正四面体的顶点。例如甲烷分子具有正四面体结构,碳原子的四个原子轨道与氢原子轨道重叠形成四个 C—H 键,四个键指向四面体的四个顶点,氢原子位于正四面体的四个顶点,如图 10-1 所示。

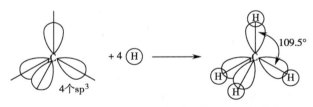

图 10-1 甲烷的形成和甲烷分子的正四面体结构

甲烷及其他烷烃分子的四面体结构可用图 10-2 中透视式来表示。由于碳原子的四面体结构,含三个以上碳的烷烃其分子骨架不可能在一条直线上,而是呈锯齿形排列。

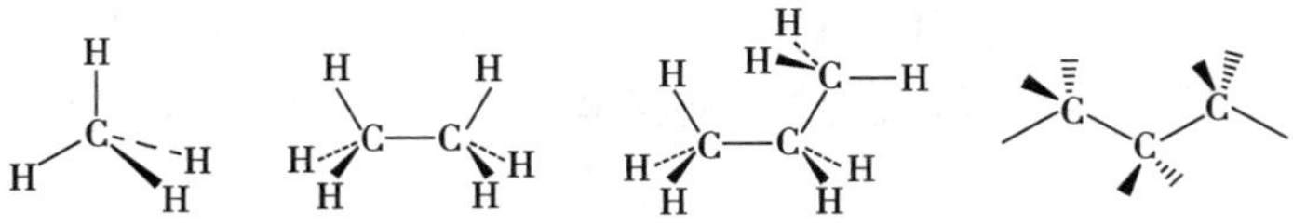

图 10-2 烷烃分子的透视式

（二）同分异构

有机化合物普遍存在同分异构现象,即分子式相同而结构不同的化合物称为同分异构体(isomer),这种现象称为同分异构现象(isomerism)。有机化合物的异构现象有多种,总的来说分为构造异构(constitutional isomerism)和立体异构(stereoisomerism)两大类。

1. 构造异构 在同分异构体中,凡因分子中原子间的连接次序或连接方式不同而产生的异构称为构造异构。构造异构又可细分为几类,在后面的章节中会陆续学习。烷烃从丁烷开始,碳原子之间不只有一种连接方式,可出现碳链异构(carbon chain isomerism),即构成的基本骨架不同而产生的异构现象。例如丁烷有两种碳链异构体,戊烷有三种碳链异构体。

$$CH_3CH_2CH_2CH_3 \qquad CH_3\underset{\underset{CH_3}{|}}{CH}CH_3$$

正丁烷 异丁烷

$$CH_3CH_2CH_2CH_2CH_3 \qquad CH_3\underset{\underset{CH_3}{|}}{CH}CH_2CH_3 \qquad H_3C\underset{\underset{CH_3}{\overset{\overset{CH_3}{|}}{|}}}{\overset{CH_3}{C}}CH_3$$

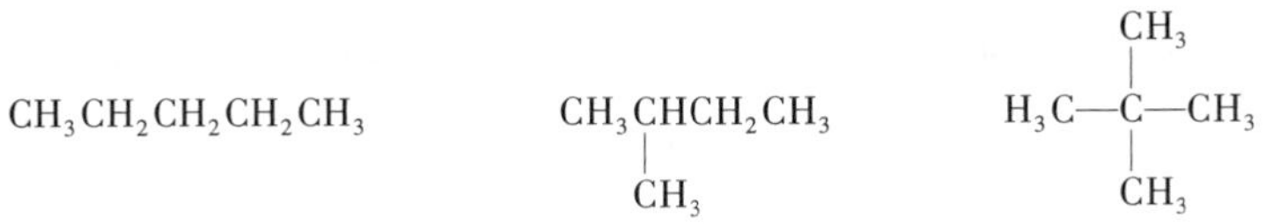

正戊烷 异戊烷 新戊烷

烷烃碳链异构体数目随着碳原子数的增加而迅速增加,例如 C_6H_{14}、C_7H_{16}、C_8H_{18}、C_9H_{20}、$C_{10}H_{22}$ 碳链异构体的数目分别为 5、9、18、35、75 个。

2. 构象异构 当围绕烷烃分子的 C—C σ 键旋转时,分子中的氢原子或烷基在空间的排列方式即分子的立体形象不断变化,这种由于围绕 σ 键旋转所产生的分子的

笔记

各种立体形象称为构象（conformation），这种立体异构现象称为构象异构（conformational isomerism）或旋转异构（rotational isomerism）。例如乙烷分子有两种典型的极限构象及介于极限构象之间的无数构象。

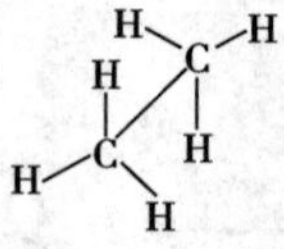

交叉式构象 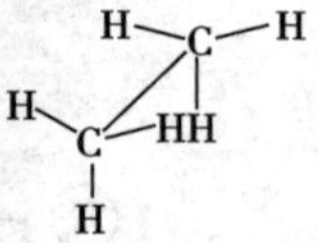　　　　重叠式构象

丁烷分子具有如下四种典型的极限构象以及介于下述四者之间的无数构象。

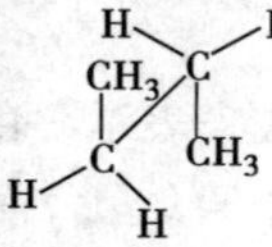

对位交叉 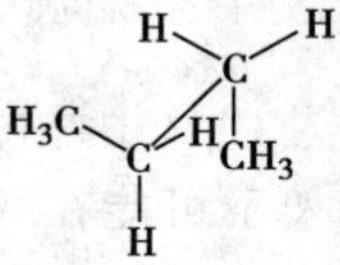　　　部分重叠 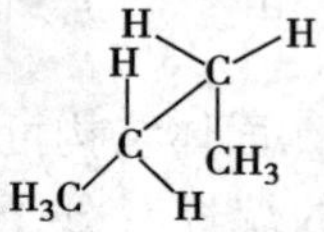　　　邻位交叉 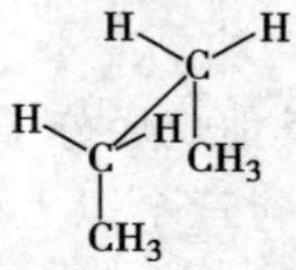　　　全重叠

在交叉式构象中，相邻原子或基团间的排斥力最小，最稳定。室温条件下，烷烃大多数以交叉式构象存在。因此乙烷的交叉式、丁烷的对位交叉式构象被称为优势构象。

二、烷烃的性质

（一）物理性质

纯物质的物理性质在一定条件下都有固定的数值，称为物理常数（physical constant）。通常测定化合物的物理常数，可对化合物进行鉴别或鉴定其纯度。

在常温常压下，$C_1 \sim C_4$ 的直链烷烃是气体；$C_5 \sim C_{17}$ 的直链烷烃是液体；含 18 个碳原子以上的直链烷烃是固体。烷烃的相对密度随着相对分子质量的增加而增加，但都小于 1。烷烃几乎不溶于水，易溶于有机溶剂，例如四氯化碳、乙醇、乙醚、氯仿等。

直链烷烃的熔点、沸点随着分子量的增加而升高。因为分子量越大，分子运动所需要的能量越高，同时分子间的接触面积也增大，分子间作用力也就越强，所以熔点、沸点越高。在同分异构体中，直链异构体比含支链的异构体沸点高，含支链越多，沸点越低。而熔点不仅与分子间作用力有关，还与分子的对称性有关，分子的对称性越好，熔点就越高。例如：

	$CH_3CH_2CH_2CH_2CH_3$	$CH_3-CH-CH_2-CH_3$ 其中含CH_3	$H_3C-C-CH_3$ 含两个CH_3
b. p. （℃）	36.1	29.9	9.4
m. p. （℃）	−130	−160	−17

（二）化学性质

烷烃分子中的 C—C 和 C—H 单键，都是非极性共价键，烷烃为非极性分子。烷烃中的单键可极化性较小，键比较牢固。因此，烷烃的化学性质稳定，反应活性低，一般不与强酸、强碱、氧化剂和还原剂等反应，但在特殊条件下能发生卤代等反应。

1. 甲烷的卤代反应　在紫外光照射或加热条件下,甲烷与氯气反应,甲烷分子中的氢被氯取代,生成氯代甲烷。甲烷分子中的氢原子被卤素取代的反应称为甲烷的卤代反应。

$$CH_4 + Cl_2 \xrightarrow[\text{or } hv]{\triangle} CH_3Cl + HCl$$

生成的一氯甲烷容易继续氯代,生成二氯甲烷、三氯甲烷和四氯化碳。

$$CH_3Cl + Cl_2 \xrightarrow[\text{or } hv]{\triangle} CH_2Cl_2 + HCl$$

$$CH_2Cl_2 + Cl_2 \xrightarrow[\text{or } hv]{\triangle} CHCl_3 + HCl$$

$$CHCl_3 + Cl_2 \xrightarrow[\text{or } hv]{\triangle} CCl_4 + HCl$$

因此,烷烃的氯代反应一般不能得到单一的产物。若控制反应条件,可以生成以一种氯代烷为主的产物。

2. 反应历程　反应历程(又称反应机理)是对化学反应中从反应物逐步变化为产物过程的详细描述。它是以大量实验事实为依据做出的理论推导。烷烃的卤代反应属于自由基历程,通常要经过链引发、链增长和链终止三个阶段,下面以甲烷的氯代反应为例来说明。

(1) 链引发:氯分子从光或热中获得能量,发生共价键的均裂,生成高能量的氯自由基。自由基是带有单电子的原子或基团,非常活泼,只能瞬间存在,一旦生成就有很强的获取一个电子形成稳定的八隅体结构的倾向,因而具有很强的反应活性。

$$\overset{\frown}{Cl} \overset{\frown}{\text{---}} Cl \xrightarrow{hv} 2Cl\cdot$$

(2) 链增长:氯自由基夺取甲烷的一个氢原子,生成氯化氢分子和一个新的甲基自由基。紧接着活泼的甲基自由基再夺取氯分子中的一个氯原子,生成一氯甲烷和一个新的氯自由基。

$$Cl\cdot + H \overset{\frown}{\text{---}} CH_3 \longrightarrow HCl + CH_3\cdot$$

$$CH_3\cdot + Cl \overset{\frown}{\text{---}} Cl \longrightarrow CH_3Cl + Cl\cdot$$

新生成的氯自由基继续与甲烷反应,再次生成氯化氢分子和新的甲基自由基。上述反应中,每一步都消耗一个活泼的自由基,同时又为下一步反应产生另一个活泼的自由基,所以称为自由基的链反应。

(3) 链终止:自由基与另一个自由基相互碰撞结合成稳定的分子,不再产生新的自由基,反应可逐渐终止。例如:

$$CH_3\cdot + Cl\cdot \longrightarrow CH_3Cl$$

$$CH_3\cdot + CH_3\cdot \longrightarrow CH_3CH_3$$

$$Cl\cdot + Cl\cdot \longrightarrow Cl_2$$

由以上反应机理可以看出,只要反应开始时有少量的氯自由基产生,反应就能像

笔记

锁链一样一环扣一环连续不断进行下去,直至反应停止,因此称为自由基链锁反应 (free radical chain reaction)。

3. 其他烷烃的卤代反应　其他烷烃的氯代与甲烷相似,需要在光照或加热条件下进行。但随着分子中碳原子数的增加,生成的一卤代产物不止一种。例如:

$$CH_3CH_2CH_3 + Cl_2 \xrightarrow[25℃,CCl_4]{hv} CH_3CH_2CH_2Cl + CH_3\underset{\underset{Cl}{|}}{C}HCH_3$$

$$\qquad\qquad\qquad\qquad\qquad\qquad 45\% \qquad\qquad 55\%$$

$$CH_3\underset{\underset{CH_3}{|}}{C}HCH_3 + Cl_2 \xrightarrow{hv}_{127℃} CH_3\underset{\underset{CH_3}{|}}{C}HCH_2Cl + CH_3\underset{\underset{CH_3}{|}}{\overset{\overset{Cl}{|}}{C}}CH_3$$

$$\qquad\qquad\qquad\qquad\qquad\qquad 64\% \qquad\qquad 36\%$$

$$CH_3CH_2CH_3 + Br_2 \xrightarrow{hv}_{127℃} CH_3CH_2CH_2Br + CH_3\underset{\underset{Br}{|}}{C}HCH_3$$

$$\qquad\qquad\qquad\qquad\qquad\qquad 3\% \qquad\qquad 97\%$$

$$CH_3\underset{\underset{CH_3}{|}}{C}HCH_3 + Br_2 \xrightarrow{hv}_{127℃} CH_3\underset{\underset{CH_3}{|}}{C}HCH_2Br + CH_3\underset{\underset{CH_3}{|}}{\overset{\overset{Br}{|}}{C}}CH_3$$

$$\qquad\qquad\qquad\qquad\qquad\qquad <1\% \qquad\qquad >99\%$$

通过大量烷烃卤代反应的实验表明,烷烃分子中氢原子的活性次序为:

$$3°H > 2°H > 1°H > CH_3{-}H$$

三、自由基抑制剂在医学中的意义

人体正常的代谢过程中能产生自由基,人体内的自由基能通过链反应破坏细胞,导致衰老、基因突变等。维持体内适当的自由基清除剂或抗氧化剂,可以减缓衰老延长人类寿命。抗氧化剂许多是更容易被氧化的物质,如维生素 E、维生素 C 和 β-胡萝卜素等,它们极容易失去电子捕获自由基,从而保持体内的生物活性物质免遭自由基的破坏,因而起到了抗氧化和抗衰老作用。许多天然植物中也含有抗氧化物质,如五谷类食物、十字花科蔬菜、番茄、黄豆、绿茶、有机酸等,经常摄入具有抗氧化功能的食物,也能起到清除体内自由基,减缓衰老的作用。

第二节　烯　　烃

分子中含有碳碳双键(C═C)的碳氢化合物称为烯烃(alkenes)。含有一个 C═C 的开链烃其通式为 C_nH_{2n},比相应的烷烃少两个氢原子,故称为不饱和烃。C═C 是烯烃的特征官能团。

一、烯烃的结构与异构

（一）结构

烯烃中双键碳原子为 sp^2 杂化，$C=C$ 双键由一个 σ 键和一个 π 键组成。双键碳原子各以一个 sp^2 杂化轨道沿键轴方向重叠形成 σ 键，剩下两个未杂化的 p 轨道侧面重叠形成 π 键。烯烃分子中的 π 键为平面结构。如乙烯分子中的两个碳原子与四个氢原子在同一平面上，以平面三角形分布，乙烯分子中的键角均接近 120°。如图 10-3。

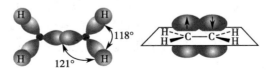

图 10-3　乙烯分子 σ 键骨架及结构示意图

π 键不能单独存在，必须依托单键共存，故称之为双键。由于 π 键是侧向重叠而成，因此，碳碳双键不能自由旋转。

（二）异构

1. 构造异构　烯烃的构造异构比烷烃复杂，不仅有碳架异构还有双键的位置异构，例如丁烷只有两种构造异构体，而丁烯则有以下五种构造异构体。

$$CH_2=CHCH_2CH_3 \qquad CH_3CH=CHCH_3$$

1-丁烯　　　　　　　　　2-丁烯　　　　　　　2-甲基丙烯　　　甲基环丙烷　　　环丁烷

2. 顺反异构　由于烯烃分子中碳碳双键不能自由旋转，使得分子具有固定的空间排列，当双键碳原子上连接不同的原子或基团时，存在顺反异构现象。如 2-丁烯有如下两个异构体。

顺-2-丁烯　　　　　　　反-2-丁烯

相同的原子或基团在双键的同侧时称为顺式，在双键的两侧时称为反式。

顺反异构体具有不同的理化性质，且在生理活性也有很大差别。如己烯雌酚有顺和反两种异构体，但只有反式异构体具有雌激素活性。临床上用的是反-己烯雌酚。

反-己烯雌酚　　　　　　　　　　　　　　顺-己烯雌酚

顺反异构体理化性质的差异主要是因双键上所连的基团在空间分布不同、分子间的作用力不同等因素所致。在生理活性上的差异,则主要是药物与受体表面作用强弱或契合程度不同引起的。

二、烯烃的性质

(一)物理性质

烯烃的物理性质与烷烃相似,沸点、熔点和密度也是随着碳原子数的增加而递增。常温下 $C_2 \sim C_4$ 的烯烃是气体, $C_5 \sim C_{18}$ 的烯烃是易挥发的液体, C_{19} 以上的烯烃是固体。与烷烃类似,烯烃也是难溶于水而易溶于非极性有机溶剂。在烯烃的顺反异构体中,反式的极性稍弱于顺式,分子间作用力比顺式弱,沸点较顺式低;但反式异构体对称性好,在晶格中的排列紧密,熔点较顺式高。

b. p. (℃)	3.7	0.9
m. p. (℃)	−138.9	−105.5

(二)化学性质

烯烃的官能团是 C═C 双键,它由一个 σ 键和 π 键组成,σ 键键能大,比较牢固,它的成键电子对集中在两个碳原子核之间,由于碳原子核的屏蔽作用而不易被其他试剂进攻;π 键电子云分布在烯键碳骨架平面的上下,键能小,流动性大,可极化性强,容易受缺电子的试剂 E^+(也称亲电试剂)和氧化剂([O])的进攻,引起加成和氧化等反应。如图 10-4。

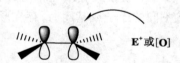

图 10-4   π 键与缺电子试剂作用示意图

1. 亲电加成   当烯烃中的 π 电子受到亲电试剂的进攻时,π 键很容易断裂,在两个双键碳上各加上一个一价的原子或基团,生成两个新的 σ 键,此类反应称为亲电加成反应。常见的亲电试剂有卤素、卤化氢和硫酸等。

(1)与卤素的加成:烯烃与氯或溴发生加成反应,生成邻二卤代烷。

$$CH_3CH{=}CH_2 + Br_2 \xrightarrow{CCl_4} CH_3CHBrCH_2Br$$
$$1,2\text{-二溴丙烷}$$

将烯烃通入溴的四氯化碳溶液中,溴的红棕色立即褪去。该反应可用于烯烃的检验,也是区别烷烃和烯烃的常用方法。

烯烃还能与卤间化合物如 IBr 或 ICl 发生加成反应,生成相应的邻二卤代烷。

$$\overset{|}{\underset{|}{C}}=\overset{|}{\underset{|}{C}} + IBr \longrightarrow \overset{Br}{\underset{I}{\overset{|}{C}-\overset{|}{C}}}$$

由于该反应能迅速定量完成,常用于油脂中脂肪酸不饱和度的测定等。

不同种类的卤素,反应活性不一样。氟与烯烃反应太过剧烈,反应中放出的热容易使烯烃分解,碘与烯烃加成非常缓慢,通常不能与烯烃直接进行加成。

（2）与卤化氢加成:烯烃与卤化氢加成生成相应的一卤代烷。如:

$$CH_3CH=CHCH_2+HBr \longrightarrow CH_3CHBrCH_2CH_3$$

实验结果表明,卤化氢与烯烃反应的活性与其酸性强弱一致,次序为:HI>HBr>HCl。

卤化氢是一种不对称试剂,当与结构对称的烯烃发生加成反应时,只生成一种加成产物;但与结构不对称的烯烃反应时,则有可能生成两种不同的加成产物。如:

$$CH_3CH_2CH=CH_2+HBr \longrightarrow CH_3CH_2CHBrCH_3+CH_3CH_2CH_2CH_2Br$$

2-溴丁烷 80%　　　1-溴丁烷 20%

大量实验证明,卤化氢与不对称烯烃加成时,氢原子总是加在烯烃中含氢较多的双键碳原子上。这一规律是俄国化学家马尔柯夫尼可夫(Markovnikov)提出的,简称马氏规则。应用马氏规则可以预测反应的主要产物。如:

$$(CH_3)_2C=CH_2+HBr \longrightarrow (CH_3)_2CBrCH_3+(CH_3)_2CHCH_2Br$$

2-甲基-2-溴丙烷　　　2-甲基-1-溴丙烷
主要产物　　　　　次要产物

马氏规则可以用诱导效应来解释。

在多原子分子中,当两个直接相连的原子的电负性不同时,由于电负性较大的原子吸引电子的能力较强,两个原子间的共用电子对偏向于电负性较大的原子,使之带有部分负电荷(δ^-),另一原子则带有部分正电荷(δ^+)。在静电引力作用下,这种影响能沿着分子链诱导传递,使分子中成键电子云向某一方向偏移。例如:

$$H-\overset{\overset{\displaystyle H}{|}}{\underset{\underset{\displaystyle H}{|}}{\underset{\gamma}{C}}}\overset{\delta\delta\delta^+}{\longrightarrow}\overset{\overset{\displaystyle H}{|}}{\underset{\underset{\displaystyle H}{|}}{\underset{\beta}{C}}}\overset{\delta\delta^+}{\longrightarrow}\overset{\overset{\displaystyle H}{|}}{\underset{\underset{\displaystyle H}{|}}{\underset{\alpha}{C}}}\overset{\delta^+}{\longrightarrow}\overset{\delta^-}{Cl}$$

在1-氯丙烷中,氯原子强的吸电子作用使 α-C 带上了部分正电荷,结果导致 C_α—C_β 共价键上的一对电子也向 α-C 偏移,致使 β-C 上也带上了部分正电荷。由于氯原子吸电子的作用是通过 α-C 传到 β-C 上的,故 β-C 上电子云偏移程度要小一些,用 $\delta\delta^+$ 表示,这种影响会沿着碳链依次传递,逐渐减弱。

像这种由于成键原子的电负性不同,而使整个分子中的电子云沿着碳链向某一方向偏移的现象称为诱导效应(inductive effect),用符号"I"表示,"→"表示电子移动的方向。诱导效应沿碳链依次传递,逐步减弱,一般经过三个碳原子后影响力就非常小了,可以忽略不计。

不同原子或基团所引起的诱导效应在方向和强度上有所不同。诱导效应的方向是以碳氢化合物的氢原子作为标准比较得出的。若以一个电负性比氢强的原子或基团取代了氢,所引起的诱导效应是吸电子的,该取代基被称为吸电子基。由吸电子基

（A）引起的诱导效应为负诱导效应，用"-I"表示。若以一个电负性比氢弱的原子或基团取代了氢，所引起的诱导效应是供电子的，该取代基被称为供电子基。由供电子基（B）引起的诱导效应为正诱导效应，用"+I"表示。

$$R_3C \longleftarrow B \qquad R_3C\!-\!H \qquad R_3C \longrightarrow A$$
$$+I \qquad\qquad 比较标准 \qquad\qquad -I$$

下面是一些原子或基团诱导效应的大小次序：

吸电子基团（-I）：—NO_2>—CN>—CHO>—COOH>—F>—Cl>—Br>—I>—C≡CH>—OCH_3>—OH>—C_6H_5>—CH=CH_2>—H

供电子基团（+I）：—$C(CH_3)_3$>—$CH(CH_3)_2$>—CH_2CH_3>—CH_3>—H

根据诱导效应不难理解马氏规则，例如当丙烯与HBr加成时，丙烯分子中的甲基是一个供电子基，甲基表现出向双键供电子，结果使双键上的π电子云发生极化，π电子云发生极化的方向与甲基供电子方向一致，这样，含氢原子较少的双键碳原子带部分正电荷（δ^+），含氢原子较多的双键碳原子则带部分负电荷（δ^-）。加成时，进攻试剂HBr分子中带正电荷的H^+首先加到带负电荷的（即含氢较多的）双键碳原子上，然后，Br^-才加到另一个双键碳上，产物符合马氏规则。

$$CH_3 \longrightarrow \overset{\delta^+}{C}H\!=\!\overset{\delta^-}{C}H_2 + \overset{\delta^+}{H}\!-\!\overset{\delta^-}{B}r \longrightarrow [CH_3\!-\!\overset{+}{C}H\!-\!CH_3] \xrightarrow{Br^-} CH_3\underset{\underset{Br}{|}}{C}HCH_3$$

但当烯键上连接一些特殊取代基时，加成产物则出现反马氏规则的现象。例如：

$$CH_2\!=\!CHCOOH+HBr \longrightarrow CH_2BrCH_2COOH$$
$$CH_2\!=\!CHCF_3+HBr \longrightarrow CH_2BrCH_2CF_3$$

上述两个反应中，氢原子都是加在了含氢较少的双键碳原子上，生成了与马氏规则相反的产物，该加成称为反马氏加成。

F_3C—CH=CH_2 与HCl的加成反应中，可以生成如下两个碳正离子：

三氟甲基为强的吸电子基，在（Ⅰ）中，与带正电荷的碳直接相连，使中心碳上的正电荷更加集中，更不稳定；在（Ⅱ）中，三氟甲基距带正电荷的碳较远，受吸电子基的影响相对较小，稳定性大于（Ⅰ），是加成反应的主要方向，反马氏规则的1,1,1-三氟-3-氯丙烷为主要产物。

在过氧化物存在下，溴化氢与不对称烯烃的加成也是反马氏规则。例如，在过氧化物存在下丙烯与溴化氢的加成，生成的主要产物是1-溴丙烷，而不是2-溴丙烷。

$$CH_3—CH=CH_2+HBr \xrightarrow{\text{过氧化物}} CH_3CH_2CH_2Br$$

综上所述,烯烃与 HX 的加成反应中,主要产物在本质上有一个共同点,那就是"反应按能形成更稳定的碳正离子中间体的途径进行"。

（3）与硫酸的加成:烯烃与硫酸加成首先生成烷基硫酸氢酯,该酯经水解后生成醇,这是制备醇的方法之一,称为间接水合法。不对称烯烃与硫酸的加成也遵循马氏规则。如:

$$CH_3CH=CH_2 \xrightarrow[50℃]{80\%H_2SO_4} CH_3\underset{\underset{OSO_3H}{|}}{CHCH_3} \xrightarrow[\triangle]{H_2O} CH_3\underset{\underset{OH}{|}}{CHCH_3}$$

由于反应中生成的烷基硫酸氢酯可溶于硫酸,故实验室中常用此法除去烷烃中含有的少量烯烃杂质。

2. 氧化反应 有机化学中的氧化反应通常指有机化合物分子获得氧或失去氢的反应。烯烃的双键可被多种氧化剂氧化。常见的氧化剂有高锰酸钾等,其氧化产物与反应物结构及反应条件有关。

烯烃与中性或碱性高锰酸钾的冷溶液反应,双键中的 π 键被氧化生成邻二醇,高锰酸钾的紫红色褪去,生成褐色的二氧化锰沉淀。

$$3RCH=CHR' + 2KMnO_4 + 4H_2O \longrightarrow 3RCH\underset{\underset{OH}{|}}{—}CHR'\underset{\underset{OH}{|}}{} + 2MnO_2\downarrow + 2KOH$$

利用 $KMnO_4$ 溶液的颜色变化,可鉴别分子中是否存在双键。也可以利用该反应制备邻二醇类化合物。

在酸性高锰酸钾的作用下,烯烃中的双键完全断裂,最终生成酮、羧酸、二氧化碳或其混合物,而紫红色的高锰酸钾溶液褪为无色溶液。

$$RCH=CH_2 \xrightarrow{[O]} RCOOH+CO_2+H_2O$$

$$R_2C=CHR' \xrightarrow{[O]} R_2C=O+R'COOH$$

$$R_2C=CR'_2 \xrightarrow{[O]} R_2C=O+R'_2C=O$$

不同结构的烯烃其氧化产物不同,通过氧化产物的结构分析可以推断出烯烃的结构。

3. 催化加氢 在催化剂作用下,烯烃与氢作用生成相应的烷烃。

$$>\!C=C\!< + H_2 \xrightarrow{\text{催化剂}} \underset{\underset{H}{|}}{—C}—\underset{\underset{H}{|}}{C}—$$

反应中,双键中的 π 键被打开,生成了两个新的 C—H 单键,此反应称为烯烃的氢化或催化加氢,常用的催化剂有铂、钯、镍、铑等。如:

$$CH_3—CH=CH_2+H_2 \xrightarrow{Pt} CH_3—CH_2—CH_3$$

催化加氢是无污染的反应,在有机合成中有重要的意义。如,工业上不饱和油脂的氢化就是该反应的具体应用。

第三节　炔烃和二烯烃

炔烃是含有碳碳三键（C≡C）的不饱和烃，比相应的烯烃少两个氢原子，其通式为 C_nH_{2n-2}。"C≡C"是炔烃的特征官能团。分子中含有两个双键的烃称为二烯烃，与同碳原子数的炔烃互为同分异构体。

一、炔烃的结构

炔键碳为 sp 杂化，两个碳原子各以一个 sp 杂化轨道轴向重叠形成一个碳碳 σ 键，另外两个未杂化的 p 轨道彼此侧向重叠形成两个互相垂直的 π 键。π 电子云对称地分布在碳碳 σ 键直线轴上，呈圆柱体形（图 10-5）。

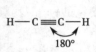 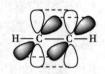 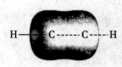

图 10-5　乙炔分子的线型结构及 π 键示意图

乙炔是最简单的炔烃，乙炔分子中的四个原子在同一条直线上，为线型分子。

二、炔烃的性质

（一）物理性质

炔烃的物理性质与烷烃、烯烃相似。常温下，$C_2 \sim C_4$ 的炔烃为气体，$C_5 \sim C_{15}$ 的炔烃为液体，C_{16} 以上的炔烃为固体。一般炔烃的熔点、沸点、相对密度均比相应的烷烃、烯烃高些。这是由于炔烃分子较短小、细长，在液态和固态中，分子可以彼此靠得很近，分子间的范德华力很强。炔烃难溶于水，但在水中的溶解度比烯烃大，易溶于丙酮、苯、石油醚等弱极性或非极性有机溶剂。

（二）化学性质

炔烃的官能团是 C≡C 键，它由一个 σ 键和两个互相垂直的 π 键组成。炔键与烯键结构相似，π 键电子云分散且暴露在分子外，可极化性强，易与亲电试剂（E^+）及氧化剂（[O]）作用，发生类似于烯烃的加成和氧化等反应。

此外，炔键碳的 sp 杂化轨道中，s 成分所占的比例大于 sp^2 和 sp^3 中的比例，由它形成的共价键其电子对更靠近碳原子，即电负性较强，见图 10-6。不同杂化轨道电负性的次序为 $sp > sp^2 > sp^3$，由此导致的 C—H 极性为 $Csp—H > Csp^2—H > Csp^3—H$，即炔氢具有较强的反应活性。

1. 加成与氧化反应　炔烃可以发生类似于烯烃的加成和氧化反应，详见表 10-1。

炔烃与一分子的 H_2、X_2、HX 加成时，生成相应的烯烃或卤代烯烃；在试剂过量的情况下，炔烃与两分子试剂加成生成相应的烷烃和卤代烷。

炔键的反应
—C≡C—H ← 活性氢的反应

图 10-6　炔烃的反应类型及部位

表 10-1　三键的反应

化学反应	1分子	2分子	备注
$C\equiv C+H_2$	$\underset{\underset{\displaystyle H}{\vert}}{\overset{\overset{\displaystyle H}{\vert}}{-C}}=\underset{\underset{\displaystyle H}{\vert}}{\overset{\overset{\displaystyle H}{\vert}}{C-}}$	$-\underset{\underset{\displaystyle H}{\vert}}{\overset{\overset{\displaystyle H}{\vert}}{C}}-\underset{\underset{\displaystyle H}{\vert}}{\overset{\overset{\displaystyle H}{\vert}}{C}}-$	在催化剂（铂、钯、镍等）的作用下
$C\equiv C+X_2$	$\underset{\underset{\displaystyle X}{\vert}}{\overset{\overset{\displaystyle X}{\vert}}{-C}}=\underset{\underset{\displaystyle X}{\vert}}{\overset{\overset{\displaystyle X}{\vert}}{C-}}$	$-\underset{\underset{\displaystyle X}{\vert}}{\overset{\overset{\displaystyle X}{\vert}}{C}}-\underset{\underset{\displaystyle X}{\vert}}{\overset{\overset{\displaystyle X}{\vert}}{C}}-$	溴的红棕色褪去，用于炔烃的检验
$C\equiv C+HX$	$\underset{\underset{\displaystyle X}{\vert}}{\overset{\overset{\displaystyle X}{\vert}}{-C}}=\underset{\underset{\displaystyle H}{\vert}}{\overset{\overset{\displaystyle H}{\vert}}{C-}}$	$-\underset{\underset{\displaystyle X}{\vert}}{\overset{\overset{\displaystyle X}{\vert}}{C}}-\underset{\underset{\displaystyle H}{\vert}}{\overset{\overset{\displaystyle X}{\vert}}{C}}-$	不对称炔烃的加成，符合马氏规则
$C\equiv C+H_2O$	$\left[\underset{\underset{\displaystyle H-O}{}}{\overset{\vert}{-C}}=\overset{\vert}{C-}\right]$	$\xrightarrow{重排}$ $-\underset{\underset{\displaystyle H\ \ O}{}}{\overset{\vert}{C}}-\overset{\vert}{C}-$	产物符合马氏规则；烯醇重排
$R-C\equiv C-R+KMnO_4$		RCOOH	用于炔烃检验

（1）与 HX 加成：不对称炔烃与 HX 的加成符合马氏规则。如：

$$H_3C-C\overset{\delta^-}{\equiv}CH \xrightarrow{HX} H_3C-\underset{\underset{\displaystyle}{}}{\overset{\overset{\displaystyle X}{\vert}}{C}}=CH_2 \xrightarrow{HX} H_3C-\underset{\underset{\displaystyle X}{\vert}}{\overset{\overset{\displaystyle X}{\vert}}{C}}-CH_3$$

符合马氏定则　　　　　　　符合马氏定则

上述两步反应中，HX 中的 H^+ 都是加到了含氢较多的碳上，生成了符合马氏规则的产物。

X 的 p-π 共轭效应：—X 为吸电子基，但是当其与双键或三键碳相连时，X 原子上的孤电子对可以发生 p-π 共轭，X 的电子对起到了提供电子的作用，尤其是与缺电子的碳原子相连时，供电子作用增加。如图 10-7 所示。

加成产物 2-卤丙烯中，X 原子与 π 键之间具有 p-π 共轭作用。与第二分子 HX 加成时，H^+ 加到了含氢较多的碳上，生成了如图 10-7 中所示的碳正离子中间体。由于 X 具有向缺电子的中心碳的 p 轨道反馈电子的能力，结果使碳正离子的稳定性大为增加。

（2）与 H_2O 的加成及烯醇的重排：在酸性和汞的催化下，炔烃与水加成生成烯醇，烯醇不稳定，立即异构化成醛或酮。不对称炔烃与 H_2O

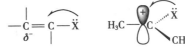

图 10-7　X 原子的 p-π 共轭作用

的加成反应符合马氏规则。例如：

$$CH_3(CH_2)_5C \equiv CH + H_2O \xrightarrow[H_2SO_4]{HgSO_4} \left[CH_3(CH_2)_5\underset{OH}{\overset{|}{C}} = CH_2 \right] \longrightarrow CH_3(CH_2)_5\overset{O}{\overset{\|}{C}}CH_3$$

$$91\%$$

羟基直接连在双键碳原子上的化合物称为烯醇。烯醇一般不稳定，很快会发生异构化形成酮式，这种现象称为互变异构，这两种异构体称为互变异构体。烯醇式和酮式处于动态平衡，可相互转化，一般情况下，烯醇式不够稳定，容易异构化形成稳定的酮形式。

$$\left[\underset{H-O}{\overset{|}{C}} = \overset{|}{C} \right] \xrightleftharpoons{\text{重排}} \underset{H\quad O}{-\overset{|}{C}-\overset{\|}{C}-}$$

烯醇式　　　　　　　　　　　酮式

2. 炔氢的反应　炔氢具有一定的活性，可与一些重金属盐反应生成金属炔化物。乙炔及末端炔烃RC≡CH与硝酸银的氨溶液或氯化亚铜的氨溶液反应，可生成白色的炔化银(或红棕色的炔化亚铜)沉淀。

$$HC \equiv CH + 2Ag(NH_3)_2NO_3 \longrightarrow AgC \equiv CAg \downarrow + 2NH_4NO_3 + 2NH_3$$
$$\text{乙炔银(白色)}$$
$$HC \equiv CH + 2Cu(NH_3)_2Cl \longrightarrow CuC \equiv CCu \downarrow + 2NH_4Cl + 2NH_3$$
$$\text{乙炔亚铜(红色)}$$

上述反应灵敏度很高，常用于乙炔或末端炔烃的鉴别，三键上无氢的炔烃不能发生此反应。

干燥的金属炔化物在受热或震动时易发生爆炸，因此实验结束后应及时加入稀硝酸或盐酸将其分解。

三、共轭二烯烃

含有两个或更多双键的不饱和烃称为多烯烃，其中含有两个碳碳双键的不饱和烃称为二烯烃。根据二烯烃中碳碳双键的相对位置，可分为以下三种类型。

隔离二烯烃：两个双键被两个以上单键隔开的二烯烃，如 CH_2＝CH—CH_2—CH＝CH_2。

累积二烯烃：两个双键通过一个碳原子相连的二烯烃，如 CH_2＝C＝CH_2。

共轭二烯烃：两个双键被一个单键隔开的二烯烃，如 CH_2＝CH—CH＝CH_2。

隔离二烯烃中，两个双键相距较远，双键之间影响较小，其化学性质与单烯烃相似；具有累积二烯烃的化合物不常见，这两类二烯烃都不在本节的讨论之列。

共轭二烯的两个双键称为共轭双键。共轭双键之间存在相互影响，具有不同于单个烯烃的特殊性。本节主要以 1,3-丁二烯为例，讨论共轭二烯烃的结构特点和特殊性质。

1. 共轭二烯烃的结构　最简单的共轭二烯烃为 1,3-丁二烯，分子中的四个碳原

子均为 sp^2 杂化,形成的 C—C 和 C—H σ 键在同一平面上,为平面型分子。四个碳原子的四个未杂化的 p 轨道垂直于 σ 键所在的平面,且相互平行,侧面相互重叠形成 π 键(图 10-8)。

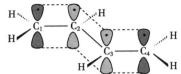

1,3-丁二烯分子中不仅 C_1-C_2 及 C_3-C_4 之间可重叠形成 π 键,C_2-C_3 之间的 p 轨道也可发生重叠而具有部分 π 键的性质。实际上,1,3-丁二烯分子中的两对 π 电子不是局限在 C_1-C_2 之间或 C_3-C_4 之间运动,而是扩展到由四个 sp^2 碳的 p 轨道所组

图 10-8 1,3-丁二烯分子的
大 π 键示意图

成的大 π 键中运动。这种大 π 键是 π 键与 π 键之间作用形成的,故称为 π-π 共轭。π-π 共轭意味着 π 电子活动范围扩大,具备这种特点的分子其内能大大降低。

2. 共轭体系的特点

(1) 键长平均化:π 电子离域,使共轭体系中的电子云密度发生变化,从而导致键长趋于平均化,即连接两个双键的碳碳"单键"比烷烃的碳碳单键短,而碳碳双键比单烯烃中的双键长。1,3-丁二烯分子结构及键长数据如下:

137ppm ⟶ ⟵ 137ppm
146ppm

乙烯碳碳双键键长为 134ppm,烷烃碳碳单键键长为 154ppm。

π 电子离域不仅导致键长趋于平均化,而且使共轭体系中的每个 π 电子同时受到四个碳原子核的吸引,使分子的内能显著降低,稳定性增强。

(2) 共轭加成:共轭二烯烃具有单烯烃的所有化学性质,但也表现出一些特殊性,例如 1,3-丁二烯与 HBr 的亲电加成反应,除了生成在一个双键上加成(1,2-加成)的产物外,还生成在共轭体系两端加成(1,4-加成)的产物。

$$CH_2 = CH — CH = CH_2 + HBr$$

1,2-加成 ⟶ $H_2C = CH — \underset{Br}{CH} — \underset{H}{CH_2}$

1,4-加成 ⟶ $\underset{Br}{CH_2} — CH = CH — \underset{H}{CH_2}$

此反应也是分步进行的。反应的第一步是 H^+ 加到了末端的碳原子上,生成了比较稳定的烯丙基碳正离子中间体。

$$H_2C = CH — CH = CH_2 + H^+ \longrightarrow H_2C = CH — \overset{+}{CH} — CH_3$$
烯丙基碳正离子

烯丙基碳正离子中心碳的 p 轨道为空轨道,与邻近的 π 键轨道平行,由于 p-π 共轭,致使 π 电子向中心碳的 p 轨道发生离域,导致末端碳及中心碳分别带部分正电荷。电荷的离域(分散)使得碳正离子中间体更稳定。

反应的第二步是 Br^- 进攻碳正离子中间体带正电核的碳原子,分别生成了 1,2-加成、1,4-加成的产物。

笔记

$$H_2C=CH-\overset{+}{C}H-CH_3 \longrightarrow H_3C\overset{\delta^+}{=\!=\!=}CH\overset{\delta^+}{=\!=\!=}CH-CH_3 \quad Br^-$$

电荷交替分布的离域结构

$$1,2-\quad H_2C=CH-\underset{\underset{Br}{|}}{CH}-CH_3$$

$$1,4-\quad H_2C-CH_2-CH=CH_2$$
$$\underset{Br}{|}$$

1,4-加成即共轭加成,是共轭二烯烃的特征反应,在不对称的共轭烯烃中也有类似的现象。不对称共轭二烯烃与 HX 的加成产物也符合马氏规则。例如,1,3-戊二烯与 HBr 的加成反应,H 原子加在了含氢较多的碳上,1,2-加成和 1,4-加成均生成同一种产物:

$$H_3C-CH=CH-CH=CH_2 +HBr \longrightarrow H_3C-\underset{\underset{Br}{|}}{CH}-CH=CH-CH_3$$

4-溴-2-戊烯

在 1,3-戊二烯中,甲基是供电子,排斥 π 键电子云向背离甲基的方向偏移,使共轭体系中的每个双键碳末端均带上部分负电荷。在与 HBr 的加成反应中,H⁺ 首先进攻末端碳原子,生成结构对称的烯丙基碳正离子中间体;接下来 Br⁻ 无论进攻哪一端带正电核的碳,都生成同一种产物——4-溴-2-戊烯。

$$H_3C-\overset{\delta^-}{CH}=CH-CH\overset{\delta^-}{=\!=}CH_2 + H^+ \longrightarrow H_3C-CH=CH-\overset{+}{C}H-CH_3 \quad (烯丙基碳正离子)$$

$$\longrightarrow H_3C-\overset{\delta^+}{CH}\overset{}{=\!=\!=}CH\overset{\delta^+}{=\!=\!=}CH-CH_3 \quad Br^-$$

$$1,2-\quad H_3C-CH=CH-\underset{\underset{Br}{|}}{CH}-CH_3$$

$$1,4-\quad H_3C-\underset{\underset{Br}{|}}{CH}-CH=CH-CH_3$$

第四节 脂 环 烃

具有环状碳骨架,但其性质与脂肪族链烃相似的烃类,称为脂环烃(alicyclic hydrocarbon)。脂环烃及其衍生物广泛存在于自然界。

一、脂环烃的分类

1. 根据环的饱和程度分类 分为环烷烃、环烯烃和环炔烃等。例如:

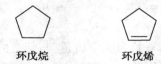

环戊烷   环戊烯

2. 根据分子中的碳环数目分类 分为单环、双环和多环脂环烃。

在单环脂环烃中,根据成环碳原子数目不同可再分为小环(3~4 个碳原子)、普通环也称常见环(5~6 个碳原子)、中环(7~12 个碳原子)和大环(多于 12 个碳原子)。

在双环和多环脂环烃中,两个碳环共用一个碳原子的称为螺环烃;共用两个碳原子的称为稠环烃;共用两个以上碳原子的称为桥环烃。

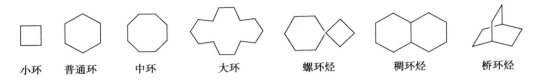

小环　普通环　中环　　大环　　螺环烃　　稠环烃　　桥环烃

二、脂环烃的性质

（一）物理性质

脂环烃难溶于水,比水轻。环烷烃的熔点、沸点和相对密度均比含相同碳原子数的链烃高;其物理性质递变规律与烷烃相似,即随着成环碳原子数的增加,熔点和沸点升高。一般在常温下小环为气体,普通环为液体,中环、大环为固体。

（二）化学性质

普通环、中环和大环脂环烃的化学性质与链烃相似,即环烷烃与烷烃相似,易发生取代反应;环烯烃与烯烃相似,易发生加成、氧化等反应。小环的稳定性差,环容易破裂,可发生与烯烃相似的加成反应而转变成链烃,下面主要讨论环烷烃的化学性质。

1. 加成反应

（1）催化加氢:环烷烃催化加氢,环破裂生成开链烷烃,其反应的活性为:环丙烷>环丁烷>环戊烷。环己烷及其以上的环烷烃加氢开环非常困难。例如:

$$\triangle + H_2 \xrightarrow[80℃]{Ni} CH_3CH_2CH_3$$

$$\square + H_2 \xrightarrow[120℃]{Ni} CH_3CH_2CH_2CH_3$$

$$\pentagon + H_2 \xrightarrow[300℃]{Ni} CH_3CH_2CH_2CH_2CH_3$$

（2）与卤素加成:小环可与卤素发生亲电加成反应而开环,环戊烷及其以上的环烷烃与卤素加成非常困难,随着温度升高可发生自由基取代反应。例如:

$$\triangle + Br_2 \xrightarrow[室温]{CCl_4} \underset{Br}{CH_2}CH_2\underset{Br}{CH_2}$$

$$\square + Br_2 \xrightarrow[\triangle]{CCl_4} \underset{Br}{CH_2}CH_2CH_2\underset{Br}{CH_2}$$

（3）与卤化氢加成:环丙烷及其衍生物在常温下易与卤化氢发生亲电加成反应而开环,开环发生在含氢最多和最少的两个碳原子之间,加成取向遵循马氏规则。

$$\triangle + HBr \xrightarrow{室温} CH_3CH_2CH_2Br$$

$$\overset{\triangle}{\diagup} + HBr \xrightarrow{室温} (CH_3)_2C\underset{Br}{CH_2}CH_3$$

2. 取代反应　一般环烷烃的化学性质与烷烃相似,在室温下不与高锰酸钾水溶液反应,可用于鉴别烯烃与环丙烷及其衍生物。在光照或高温条件下,可与卤素发生自由基取代反应。例如:

笔记

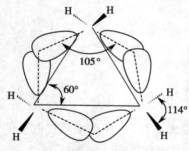

三、环烷烃的结构和稳定性

近代价键理论认为,共价键的形成是成键轨道相互重叠的结果,重叠程度越大,形成的共价键越稳定。环丙烷不稳定的原因就在于成环碳原子的杂化轨道没有达到最大重叠。

环丙烷为平面结构("三点共平面"),碳原子核之间的夹角为 $60°$,两个碳原子的 sp^3 杂化轨道不可能在两个原子核连线上重叠,只能偏离一定的角度在连线外侧重叠,如图 10-9 所示,形成弯曲的键,其形状像香蕉又称香蕉键。弯曲键使环丙烷分子中杂化轨道重叠程度小,键的稳定性差,所以环丙烷很不稳定。

除此之外,环丙烷中相邻碳原子上的碳氢键在空间处于重叠式位置,存在扭转张力,这也是造成环丙烷不稳定的因素之一。

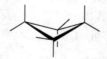

图 10-9 环丙烷原子轨道重叠图

环丁烷分子中的杂化轨道也不是沿轴线方向重叠,但键的弯曲程度不如环丙烷强烈,即原子轨道重叠程度有所增大。此外,环丁烷并非平面结构,通过环内 C—C 键扭转,整个分子发生了折叠,如图 10-10 所示,折叠后因相邻碳原子上的碳氢键重叠所引起的扭转张力有所减小,所以环丁烷比环丙烷稳定。

环戊烷的整个分子也发生了折叠,形成信封式构象,如图 10-11 所示,这种构象使分子中因相邻碳氢键重叠所引起的扭转张力,比环丁烷大为降低,所以环戊烷比环丁烷结构稳定。

图 10-10 环丁烷的蝶式构象

图 10-11 环戊烷的信封式构象

环己烷通过分子折叠可形成椅式构象,如图 10-12 所示。在椅式构象中每个碳原子的键角都保持 $105.5°$,这说明原子轨道达到了最大重叠,可形成稳定的共价键。另外相邻碳原子上的碳氢键均为交叉式,碳原子上的氢原子相距较远,扭转张力很低。所以,环己烷比环戊烷结构稳定。环己烷的椅式构象是一种广泛存在于自然界、稳定性极高的优势构象。

大环化合物一般都较稳定,因为随着成环碳原子数的增加,碳环增大,分子变得松动,形成正常键角的可能性增大,即原子轨道达到最大重叠的可能性增大。经 X 射线

分析,成环的碳原子不在同一平面上,碳环呈皱折状。例如,二十二烷的结构如下:

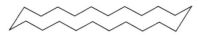

通过以上结构分析说明,环烷烃的稳定性顺序为:六元环>五元环>四元环>三元环。

在自然界中,天然环状化合物多以六元环或五元环的形式存在,例如,含六个碳的糖类化合物通常以六元环的椅式构象存在。三元环极不稳定,一般只能用人工合成的方法得到。

四、小环烃开环反应在医学中的意义

小环烃不稳定,所以药物分子中的小环结构往往是药物的活性中心。例如临床上常用的抗生素青霉素类药物和头孢菌素类药物。它们的结构如下:

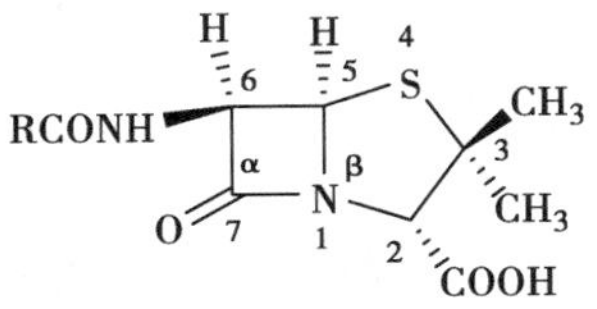

青霉素类 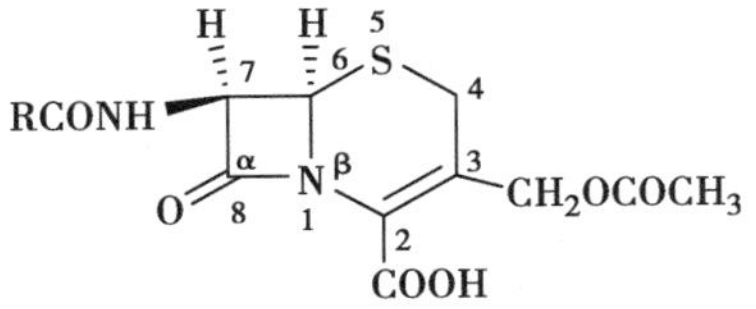　　　　　　　　　头孢菌素类

在它们的分子中都含有一个由四个原子组成的 β-内酰胺环,故这类抗生素统称为 β-内酰胺类抗生素。其中的四元 β-内酰胺环较小,分子张力大,体系不稳定,容易开环,它是该类抗生素发挥药效的活性基团。

在体内, β-内酰胺类抗生素可与合成细菌细胞壁的黏肽转肽酶发生作用,致使 β-内酰胺开环并与黏肽转肽酶发生酰化反应,导致酶失活,从而抑制细菌细胞壁的合成,使细胞不能定型,不能承受细胞内的高渗透压,从而引起溶菌,造成细菌死亡,达到抗菌目的。人体细胞没有细胞壁,所以 β-内酰胺类抗生素对人体细胞无影响。这类抗生素在体内反应选择性高,对人体毒性小,故在临床上广泛应用。

在酸性、碱性条件下,青霉素的四元 β-内酰胺环极易水解,一旦 β-内酰胺环被破坏,青霉素会立即失去抗菌活性。人体的胃酸也会导致 β-内酰胺环水解开环,使青霉素失去抗菌作用,所以临床上青霉素不宜口服给药,只能以粉针剂注射给药。

另外,青霉素使用一段时间后,细菌自身可产生一种酶(也称 β-内酰胺酶),这种酶可以在青霉素与黏肽转肽酶作用之前将其 β-内酰胺环酶解开环,生成青霉酸,使其失去抗菌活性,这就是细菌产生了耐药性。

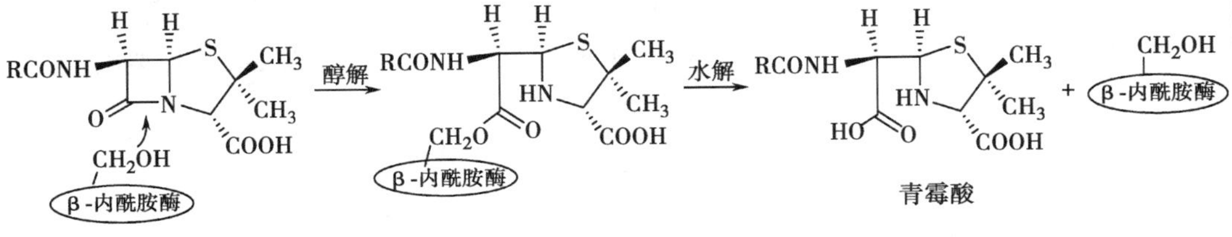

青霉酸

青霉素容易发生过敏反应,其过敏原因有两种,一种是青霉素在合成时残留的蛋白多肽类杂质造成过敏。另一种可能是在生产、储存和使用中的不当,造成 β-内酰胺环开环发生自身聚合,诸如生产过程中的成盐、干燥、温度、pH 等因素均可诱发聚合反应,其

笔记

聚合程度越大,过敏反应越强烈。因此,青霉素在临床使用中必须坚持先皮试后使用。

综上所述,青霉素的抗菌作用、过敏反应以及耐药性,均与其结构中的四元 β-内酰胺环有关。因此,小环的开环反应在医药学中具有重要意义。

五、环己烷的优势构象

(一)环己烷的椅式构象

环己烷的构象有两种,一种是船式,一种为椅式。环己烷的优势构象为椅式构象,如图 10-12 所示。

图 10-12　环己烷的船式和椅式构象

1. **直立键和平伏键**　在环己烷的椅式构象中,六个碳原子在空间分布在两个平面上,如图 10-13 所示,C_1、C_3、C_5 在同一平面上,C_2、C_4、C_6 在另一平面上,这两个平面相互平行,其间距约为 50pm。假设分子中有一轴垂直于两个平面,如图 10-13 所示,则环己烷中 12 个 C—H 键可分为两种类型:其中 6 个 C—H 键垂直于平面,即与轴平行,称为直立键,也称 a 键(axial bonds),其中 3 个竖直向上,3 个竖直向下,交替排列;另外 6 个 C—H 键大致与轴垂直,即与平面大致平行,伸出环外,与平面形成 19.5°(109.5°—90°)的角度,称为平伏键,也称 e 键(equatorial bonds),其中 3 个向上,3 个向下,也是交替排列。

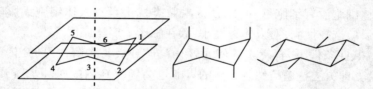

图 10-13　环己烷椅式构象中碳原子的空间分布及 a 键和 e 键

2. **转环作用**　环己烷通过环内 C—C 键的扭曲,可以从一种椅式构象转变成另一种椅式构象,称为转环作用,如图 10-14 所示。转环后原来处于高位的三个碳原子变成低位,处于低位的三个碳原子变成高位,原来的 a 键变为 e 键,e 键变为 a 键,但其在空间的相对位置不变,即向上和向下的取向不变。由于常温下环己烷的转环速度非常快,所以环己烷是两种椅式构象的动态平衡体系。

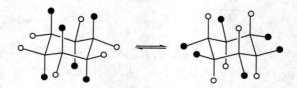

图 10-14　环己烷的两种椅式构象

笔记

（二）取代环己烷的优势构象

一取代环己烷有两种可能的构象,取代基在 a 键或在 e 键。若取代基在 a 键,取代基与 C_3、C_5 上的 a 键氢原子之间的距离较近,空间拥挤存在 1,3-干扰。若取代基在 e 键,e 键向环外伸展,与 C_3、C_5 上的氢原子距离远,不存在干扰,故取代基在 e 键分子内能低,为优势构象。例如甲基环己烷的构象如下:

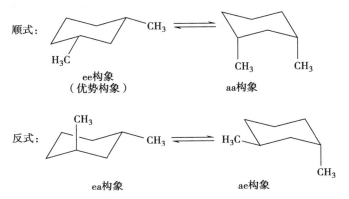

二取代环己烷有顺反异构体。如 1,2-二甲基环己烷,在其顺式的两种椅式构象中,均是一个甲基在 a 键,另一个在 e 键,这两种椅式构象（ae 键或 ea 键）能量相等。在反式的两种椅式构象中,一种是两个甲基都在 e 键,另一种是都在 a 键,由于取代基在 e 键内能较低,故前者（ee 键）为优势构象。所以 1,2-二取代环己烷的反式异构体比顺式稳定。

1,3-二取代环己烷的顺式异构体有 ee 构象,而反式异构体只有 ea 或者 ae 构象,故顺式异构体比反式稳定。

1,4-二取代环己烷反式异构体有 ee 构象,而顺式异构体只有 ea 或者 ae 构象,故反式异构体比顺式稳定。

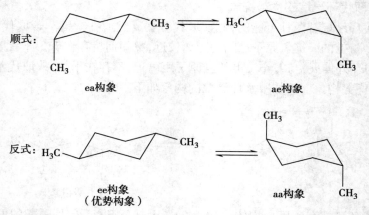

顺式：
CH3
H3C
CH3
CH3

ea构象　　　　ae构象

反式：
H3C
CH3
CH3
CH3

ee构象
（优势构象）　　　　aa构象

通过以上分析可知：当环己烷上有一个取代基时，取代基在 e 键为优势构象；有多个取代基时，多数取代基在 e 键为优势构象；有不同取代基时，体积最大的取代基在 e 键为优势构象。例如，顺-1-甲基-2-叔丁基环己烷中，叔丁基位于 e 键为优势构象。

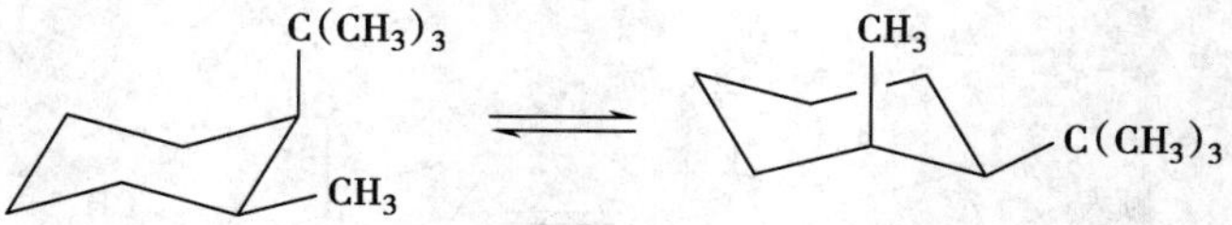

C(CH3)3
CH3
CH3
C(CH3)3

优势构象

（三）十氢萘的优势构象

十氢萘由两个环己烷稠合而成，有顺和反两种异构体。两环公用的两个碳原子上的氢原子处于环平面同侧的称为顺-十氢萘，处于异侧的称为反-十氢萘。

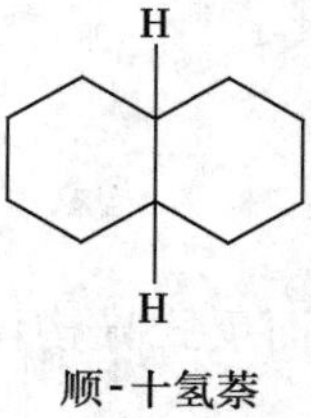

H
H

顺-十氢萘

H
H

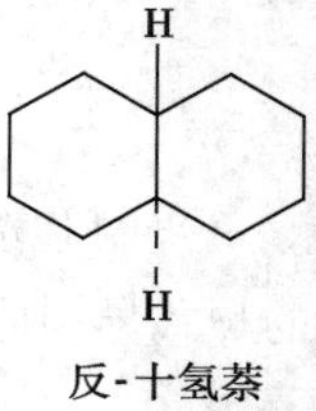

反-十氢萘

十氢萘的优势构象由两个椅式环己烷稠合而成。若将一个环当作另一个环的取代基，则顺-十氢萘中的两个环以 ea 键稠合，反-十氢萘中的两个环以 ee 键稠合，故反式异构体更稳定。

H
e
a
H
e
a

顺-十氢萘

H
e
e
e
e
H

反-十氢萘

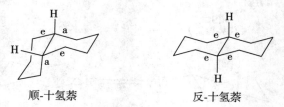

学习小结

1. 学习内容

烷烃
- 1. 化学性质稳定
- 2. 优势构象：对位交叉式
- 3. 饱和碳原子和氢原子的类型
  - 伯碳（1°）、仲碳（2°）、叔碳（3°）、季碳（4°）
  - 伯氢（1°）、仲氢（2°）、叔氢（3°）
- 4. 重要化学性质 → 自由基取代
  - 自由基的稳定性顺序：3°>2°>1°
  - 氢原子反应活性顺序：叔氢>仲氢>伯氢>甲基氢

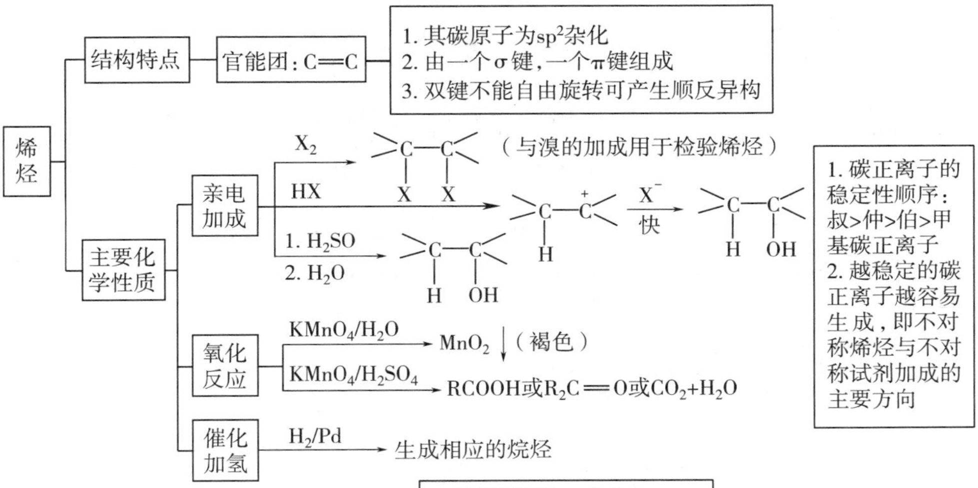

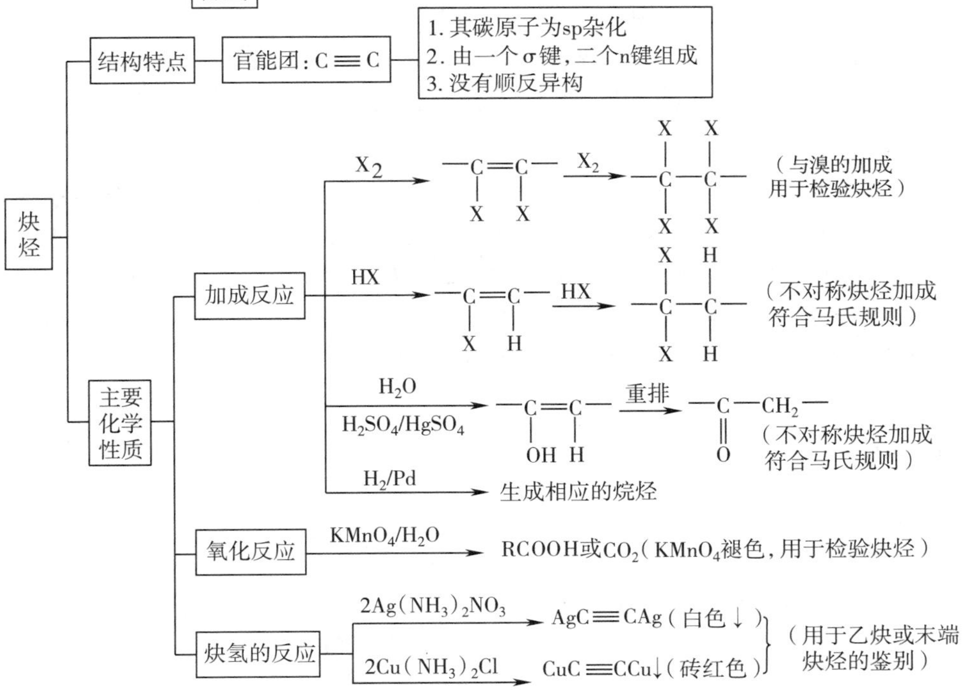

烯烃
- 结构特点 → 官能团：C＝C
  - 1. 其碳原子为sp^2杂化
  - 2. 由一个σ键，一个π键组成
  - 3. 双键不能自由旋转可产生顺反异构
- 主要化学性质
  - 亲电加成
    - X_2（与溴的加成用于检验烯烃）
    - HX
    - 1. H_2SO_4 2. H_2O
    - 1. 碳正离子的稳定性顺序：叔>仲>伯>甲基碳正离子
    - 2. 越稳定的碳正离子越容易生成，即不对称烯烃与不对称试剂加成的主要方向
  - 氧化反应
    - $KMnO_4/H_2O$ → $MnO_2\downarrow$（褐色）
    - $KMnO_4/H_2SO_4$ → RCOOH或$R_2C＝O$或CO_2+H_2O
  - 催化加氢
    - H_2/Pd → 生成相应的烷烃

炔烃
- 结构特点 → 官能团：C≡C
  - 1. 其碳原子为sp杂化
  - 2. 由一个σ键，二个π键组成
  - 3. 没有顺反异构
- 主要化学性质
  - 加成反应
    - X_2（与溴的加成用于检验炔烃）
    - HX（不对称炔烃加成符合马氏规则）
    - H_2O，$H_2SO_4/HgSO_4$，重排（不对称炔烃加成符合马氏规则）
    - H_2/Pd → 生成相应的烷烃
  - 氧化反应
    - $KMnO_4/H_2O$ → RCOOH或CO_2（$KMnO_4$褪色，用于检验炔烃）
  - 炔氢的反应
    - $2Ag(NH_3)_2NO_3$ → $AgC≡CAg$（白色↓）
    - $2Cu(NH_3)_2Cl$ → $CuC≡CCu\downarrow$（砖红色）
    - （用于乙炔或末端炔烃的鉴别）

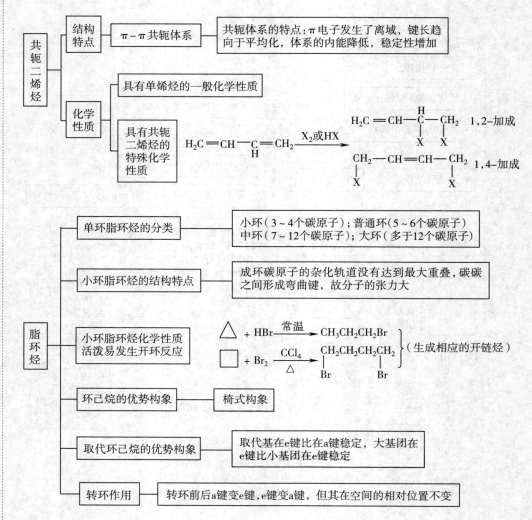

2. 学习方法

学习本章内容首先应掌握每一类烃的结构特点、结构与化学性质之间的关联,学会由结构推导化学性质。掌握烷烃、烯烃、炔烃和脂环烃化学反应的机理及应用。理解脂环烃的分类和环的稳定结构,掌握如何鉴别不同类型的烃。在此基础上熟悉 p-π 共轭效应、π-π 共轭效应、有关化合物的构象、碳原子和氢原子的分类、自由基的稳定性,为今后有机化合物的学习打下良好的基础。

(张晓薇)

复习思考题

1. 用系统命名法命名下列化合物

(1) $CH_3-C\equiv C-CH_2-\overset{\overset{\displaystyle CH_3}{|}}{CH}-CH=CH_2$

(2)

$$\underset{H_3CH_2CH_2C}{\overset{H}{\diagdown}}C=C\underset{CH_2CH_2CH_3}{\overset{Br}{\diagup}}$$

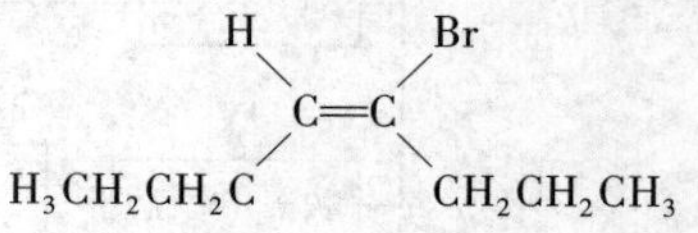

（3）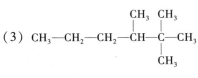 （4）$CH_3CH = CHCH_3$

（5）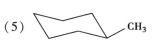 （6）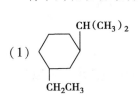

2. 完成下列反应式

（1）$CH_2 = CHCH_2- C \equiv CH \xrightarrow{Cl_2}$

（2）$CH_3CH_2C \equiv CH \xrightarrow[\text{稀 } H_2SO_4]{HgSO_4}$

（3）$HC \equiv CCH_2CH_2CH_3 \xrightarrow[NH_3]{AgNO_3}$

（4）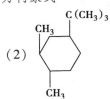 $+ HBr \longrightarrow$

3. 问答题

（1）为什么 2-甲基丙烷进行一氯代反应，生成的产物主要为 2-甲基-2-氯丙烷？

（2）下列反应为什么为反马氏加成？

$$CF_3CH = CH_2 + HCl \longrightarrow CF_3CH_2CH_2Cl$$

（3）从小环的稳定性解释临床上青霉素以粉针剂注射给药，而非口服给药。

4. 用化学方法鉴别下列化合物。

（1）环己基乙炔、环己基乙烯、2-环己基丙烷、甲苯。

（2）丁烷、1-丁炔、1-丁烯、1,3-丁二烯。

5. 将下列化合物结构改写为构象式

（1）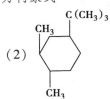 （2）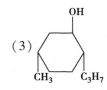 （3）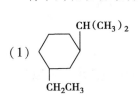

6. 有一炔烃，分子式为 C_6H_{10}，当它加氢后可生成 2-甲基戊烷，它与硝酸银氨溶液作用生成白色沉淀。推测这一炔烃的结构式。

第十一章

芳 香 烃

学习目的

学习芳香烃的结构特点和化学性质,稠环芳烃的结构及致癌烃。

学习要点

苯的分子结构;芳烃的化学性质(亲电取代反应、芳烃侧链的氧化反应);定位基的分类及苯亲电取代的定位规律;萘、蒽、菲的结构和编号。

含有苯环的碳氢化合物称作芳香烃,苯是最简单的芳香烃。"芳香"二字源于最初从植物中获得的香精油等具有芳香气味,而且含有苯环结构。为了与脂肪族化合物相区别,将此类既有芳香气味又具苯环结构的化合物称为芳香族化合物。后来发现,许多含有苯环结构的化合物并不是都有香味,有的甚至还具有难闻的气味。至此"芳香"一词已失去了原有的含义,只是仍然沿用这一名词而已。

第一节　芳香烃的分类和苯的结构

一、芳香烃的分类

苯是最简单的芳香烃,根据芳香烃分子中是否含有苯环和所含苯环的数目、连接方式的不同,芳香烃可分为三类:

1. **单环芳烃**　分子中只含有一个苯环。例如:

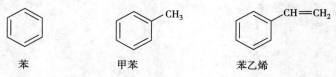

2. **多环芳烃**　分子中含有两个或多个苯环。例如:

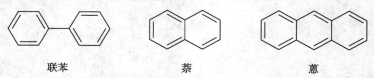

3. **非苯芳烃**　分子中不含苯环,但具有芳香族化合物的共同特征。例如:

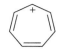
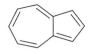

环戊二烯负离子　　　　　　环庚三烯正离子　　　　　　　　　　薁

二、苯的结构

研究证明,苯分子中的 6 个碳和 6 个氢处在同一平面上,碳碳键长完全相等,都是 139pm,为平面正六边形结构,所有的键角均为 120°(图 11-1)。

杂化轨道理论认为,苯分子中的碳原子都是 sp^2 杂化,每个碳原子各以 3 个 sp^2 杂化轨道分别与相邻的 2 个碳和 1 个氢原子形成 3 个 σ 键,这便形成了正六边形结构。每个碳原子上未参与杂化的 p 轨道都垂直于这个环平面,它们彼此平行,侧面重叠,形成了一个离域的大 π 键,一个闭合的共轭体系,大 π 键的电子云对称地分布在环平面的上方和下方。由于共轭体系中 π 电子高度离域,电子云密度完全平均化,所以碳碳键长完全相等,苯环没有单双键区别,体系内能降低,所以苯分子非常稳定。

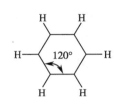
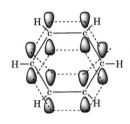

图 11-1　苯分子示意图

第二节　苯及同系物的性质

一、物理性质

苯及其同系物一般为具有特殊气味的液体,不溶于水,溶于有机溶剂,他们本身也是良好的有机溶剂,其蒸气都有毒,对中枢神经和造血系统有损伤,长期接触会导致白细胞减少和头晕乏力等。苯及其同系物密度都小于 1,但比链烃、脂环烃高。沸点随分子中碳原子数的增加而升高,同碳原子的各种异构体沸点相差不大。熔点的变化与结构的对称性有关,对称性好的分子熔点高。

二、化学性质

由苯的结构可知,苯环具有特殊的稳定性。虽然苯环像烯烃一样,有裸露的 π 电子,可被亲电试剂进攻,但它却不容易被氧化,也不容易加成,相反,苯可与亲电试剂发生取代反应。亲电取代是苯环的典型反应。

(一)苯环上的亲电取代反应

苯环 π 电子高度离域,形成一个富电子体系,对亲电试剂能起到提供电子的作用。因此苯环上的取代反应属于亲电取代反应(electrophilic substitution)。芳烃的亲电取代包括卤代、硝化、磺化和烷基化等,本节只介绍前三种反应。

1. 卤代反应　在 FeX_3 或铁粉等催化剂的作用下,苯与氯或溴作用,苯环上的一个氢原子被氯或溴取代,生成氯苯或溴苯。这类反应称为卤代反应(halogenation)。例如:
2. 硝化反应　苯与浓硝酸和浓硫酸的混合物(混酸)共热,苯环上一个氢原子被

笔记

$$\text{C}_6\text{H}_6 + Br_2 \xrightarrow[\text{或Fe粉}]{FeBr_3} \text{C}_6\text{H}_5Br + HBr$$

硝基(—NO_2)取代,生成硝基苯。这类反应称为硝化反应(nitration)。

$$\text{C}_6\text{H}_6 + HNO_3 \xrightarrow[50℃\sim60℃]{浓H_2SO_4} \text{C}_6\text{H}_5NO_2 + H_2O$$

3. 磺化反应　苯与浓硫酸或者发烟硫酸(三氧化硫的硫酸溶液)反应,苯环上的一个氢原子被磺酸基(—SO_3H)取代生成苯磺酸。这类反应称为磺化反应(sulfonation)。磺化反应是可逆反应。

$$\text{C}_6\text{H}_6 \underset{\text{或10\%发烟硫酸25℃}}{\overset{浓H_2SO_470℃\sim80℃}{\rightleftharpoons}} \text{C}_6\text{H}_5SO_3H + H_2O$$

上述 3 种取代反应都需要在催化剂存在下才能进行。催化剂的作用是使进攻试剂发生异裂产生正离子(E^+)或带正电荷的基团。例如:

卤代反应中:$Br_2 + FeBr_3 \longrightarrow Br^+ + FeBr_4^-$

硝化反应中:$2H_2SO_4 + HONO_2 \rightleftharpoons NO_2^+ + H_3O^+ + 2HSO_4^-$

磺化反应中:$2H_2SO_4 \rightleftharpoons SO_3 + H_3O^+ + HSO_4^-$

在催化剂的作用下,卤代反应产生了溴正离子(Br^+),硝化反应产生了硝酰正离子(NO_2^+),磺化反应产生了 SO_3,三氧化硫中的硫原子显正电性

$$\left(即缺电子\ ^{\delta+}\overset{\overset{O^{\delta-}}{\|}}{\underset{\underset{O^{\delta-}}{\|}}{S}}{=}O^{\delta-}\right)$$

,这些正离子或带正电荷的基团都是亲电试剂(E^+)。E^+ 进攻苯环,与离域的 π 电子作用形成不稳定的 π-络合物,π-络合物仍保持着苯环结构。随后 E^+ 从苯环上夺取 2 个电子,与苯环的一个碳原子形成 1 个 $C—E\sigma$ 键,称为 σ-络合物。在 σ-络合物中,与 E 相连的碳原子由 sp^2 杂化转变为 sp^3 杂化,中断了苯环闭合的共轭体系,剩余的 4 个 π 电子离域在其他 5 个 sp^2 碳上,形成了 1 个带正电核的环状碳正离子。由于 σ-络合物的能量比苯高,不稳定,可迅速从 sp^3 杂化碳原子上失去一个质子,转变成封闭的共轭体系,即恢复为稳定的苯环结构。

芳烃的卤代、硝化和磺化反应均为亲电取代反应,其反应历程可表示为:

$$\text{C}_6\text{H}_6 + E^+ \overset{快}{\rightleftharpoons} [\text{π-络合物}] \overset{慢}{\rightleftharpoons} [\text{σ-络合物}] \underset{-H^+}{\overset{快}{\rightleftharpoons}} \text{C}_6\text{H}_5E$$

π-络合物　　　　σ-络合物

(二)苯侧链的氧化反应

苯环不易被氧化,但是烃基苯的 α-C 上有氢原子时,该烃基可被酸性高锰酸钾或酸性重铬酸钾等强氧化剂氧化,并且不论侧链长短,最终产物均为苯甲酸。这是因为 α-H 受苯环的影响,活性较大。如果与苯环直接相连的 α-C 上没有 H 原子,侧链不能被氧化。例如:

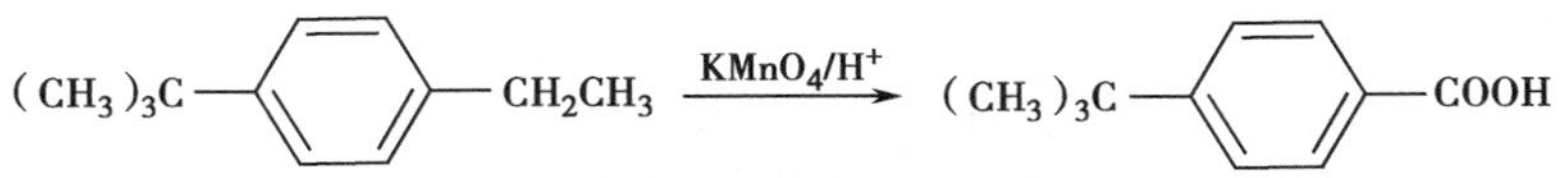

$$(CH_3)_3C-\underset{}{\bigcirc}-CH_2CH_3 \xrightarrow{KMnO_4/H^+} (CH_3)_3C-\underset{}{\bigcirc}-COOH$$

药物在体内代谢中,普遍存在 α-H 被氧化的现象。

三、苯环亲电取代的定位规律

(一)定位效应

根据苯环的结构,当苯发生亲电取代反应时,一元取代物只有一种,但一元取代苯再继续进行取代时,第二个取代物位置可发生在一取代的邻位、间位和对位。第二个取代基进入苯环的位置由第一个取代基支配,这种作用称为定位效应。苯环上原有的取代基称为定位基。

苯环上的定位基分为两类:第一类定位基一般使引入的取代基主要进入其邻位和对位,称为邻、对位定位基;第二类定位基一般使新引入的取代基进入间位,称为间位定位基。

1. 邻对位定位基 这类定位基的结构特征是,定位基中与苯环直接相连的原子多数具有未共用电子对。常见的邻、对位定位基及其反应活性(相对苯而言)如下:

强致活基团:— NR$_2$,— NHR,— NH$_2$,— OH

中致活基团:— OCH$_3$(— OR),— NHCOCH$_3$(—NHCOR),—OCOCH$_3$

弱致活基团:— Ph(— Ar),— CH$_3$(—R)

弱致钝基团:— F,— Cl,— Br,— I

2. 间位定位基 这类定位基的结构特征是定位基中与苯环直接相连的原子一般都含有不饱和键(—CX$_3$例外)或带正电荷。常见的间位定位基及其定位效应从强到弱顺序如下:

— NH$_3^+$,— N(CH$_3$)$_3^+$,— NO$_2$,— CX$_3$,— CN,— SO$_3$H,— CHO,— COR,— COOH,— COOR,— CONH$_2$等。

例如甲苯的硝化时主要是邻、对位取代产物。

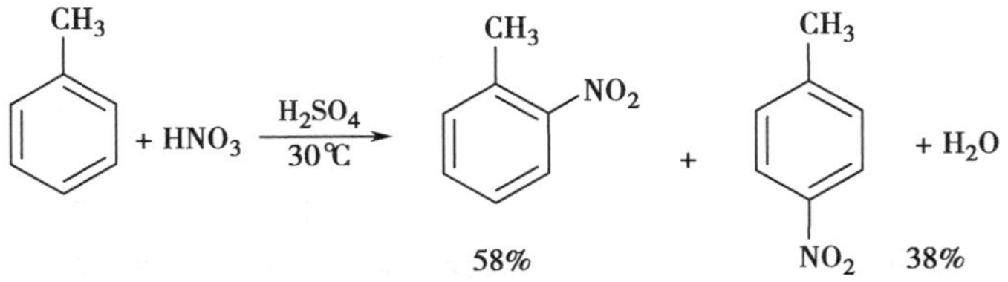

$$\underset{}{\bigcirc}\!\!-CH_3 + HNO_3 \xrightarrow[30℃]{H_2SO_4} \underset{58\%}{\bigcirc}\!\!-NO_2 + \underset{38\%}{\bigcirc} + H_2O$$

硝基苯硝化时,需提高温度,主要生成间位取代产物。

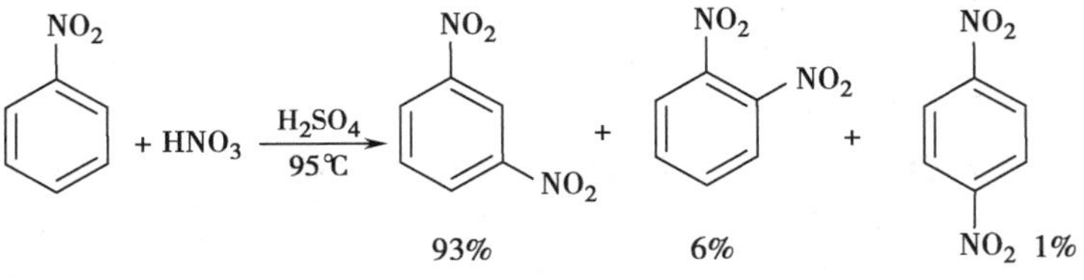

$$\underset{}{\bigcirc}\!\!-NO_2 + HNO_3 \xrightarrow[95℃]{H_2SO_4} \underset{93\%}{\bigcirc} + \underset{6\%}{\bigcirc} + \underset{1\%}{\bigcirc}$$

由此说明,甲苯比苯容易发生硝化反应,而硝基苯比苯难发生硝化反应。苯环上原有的取代基,对亲电取代反应新引进基团的位置及反应难易起决定性作用。

（二）定位规律的解释

取代基的定位效应是反应择向性和反应速率问题。在亲电取代反应中,哪些位置的电子云密度高,反应首先在那些位置上发生,不同取代基引起苯环上电子云密度的变化起决定性作用。下面从电效应角度,讨论不同取代基对苯环上的电子云密度是如何影响的。

首先必须明确,在不对称烯烃中,取代基影响最大的是双键末端——供电子基使双键末端带负电荷,吸电子基使双键末端带正电荷。对苯环来说,取代基的末端即邻位和对位。因此,任何一种取代基,不管是供电子基 A 还是吸电子基 B,对苯环的影响都表现在邻位和对位:供电子基使苯环邻对位电子云密度增加的较多,吸电子基使苯环邻对位电子云密度减少的较多。取代苯的电荷分布规律对亲电取代反应位置的判定有重要意义,见图 11-2。

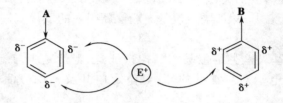

（a）供电子基的影响　　　　　　（b）吸电子基的影响

图 11-2　取代基对苯环上电子云密度的影响及
亲电试剂进攻的部位

第一类定位基中直接与苯环相连的原子多数具有未共用电子对,都是供电子基,能够发生 p-π 共轭,或具有超共轭效应或 +I 效应。当与苯环相连时,使苯环上的电子云密度升高,亲电取代反应比苯容易。如—CH₃ 具有超共轭效应和 +I,甲基苯的 π 电子云密度比苯高,且邻位和对位增加更显著,见图 11-3。因此,甲苯的亲电取代反应比苯快,且主要生成邻、对位取代产物。

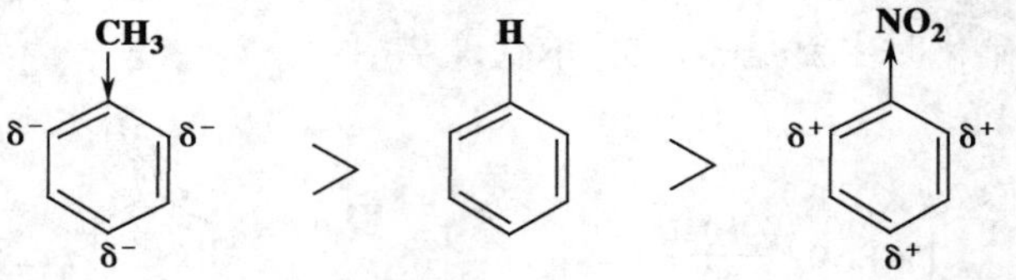

甲基对苯环的致活作用　　　　　　　　硝基对苯环的致钝作用

图 11-3　不同性质取代基对苯环上电子云密度影响示意图

第二类定位基中,与苯环直接相连的原子一般都含有不饱和键或带有正电荷,都是吸电子基,具有 -C 和 -I 效应。因此,第二类定位基当连在苯环上时,使苯环上电子云密度降低,亲电取代反应比苯难。如—NO₂,其 -C 和 -I 有一致性,表现出强的吸电子效应,当与苯环相连时,使苯环上电子云密度显著下降,且邻位和对位下降的更多,如图 11-3 所示。因此,硝基苯的亲电取代反应比苯慢,且主要发生在—NO₂ 的间位。

—NH₂ 和—OH,其 +C ≫ -I,与苯环或其他不饱和键相连时,表现出强的供电子效应,使苯环上的电子云密度显著增加,亲电取代反应非常迅速,很容易发生邻对位取代,称强致活基;—OR 和—NHCOCH$_3$,其+C>-I,供电子能力小于—NH$_2$ 和 —OH,烷氧基苯的亲电取代反应速度比苯快,但比苯胺或苯酚慢,称中等致活;烃基的供电子效应更弱,其亲电取代反应速度比苯快,却较烷氧基苯慢,称之为弱致活基。

(三)定位效应的应用

应用定位效应可以预测亲电取代反应的主产物以及选择合理的合成路线。例如,由甲苯合成间硝基苯甲酸,应先氧化后硝化,而不能先硝化后氧化。

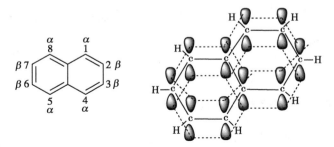

第三节　稠 环 芳 烃

一、萘

萘的分子式是 C$_{10}$H$_8$,由两个苯环稠合而成,为一平面闭合共轭体系(图 11-4),但分子中碳碳键长并不完全相等,即电子云没有完全平均化,电子离域程度比苯低,因此萘的结构稳定性比苯差,化学反应活性比苯高。

图 11-4　萘环的编号及 π 分子轨道示意图

萘的编号如上标示,其中 1,4,5,8 四个位置是等同的,称为 α 位;2,3,6,7 四个位置是等同的,称为 β 位,所以萘的一元取代物只有 α 和 β 两种异构体。如:

α-萘酚　　　　　　　　　β-萘磺酸

萘是有光亮的白色片状晶体,不溶于水,易溶于乙醇、乙醚和苯等有机溶剂。燃烧时光亮弱、烟多。萘挥发性大,易升华,有特殊气味,具有驱虫防蛀作用,过去曾用于制作"卫生球"。近年来研究发现,萘可能有致癌作用,现使用樟脑取代萘制造卫生球。萘在工业上主要用于合成染料、农药等。萘的来源主要是煤焦油和石油。

二、蒽和菲

蒽和菲存在于煤焦油中,其分子式是 $C_{14}H_{10}$,它们是同分异构体。蒽是三个苯环以直线式稠合,菲是三个苯环以角式稠合,其结构均为闭合共轭体系。它们比萘容易发生化学反应。通常反应发生在 9、10 位上。

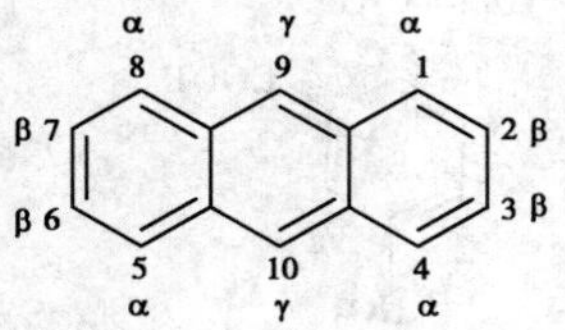

蒽   菲

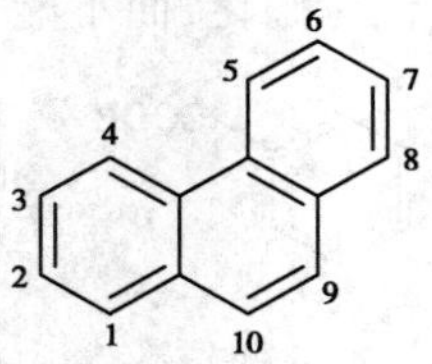

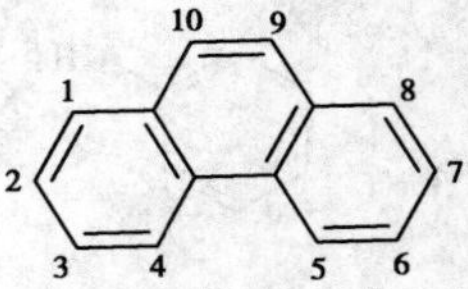

蒽分子中 1,4,5,8 位是等同的,称为 α 位;2,3,6,7 位是等同的,称为 β 位;9,10 位等同,称为 γ 位。因此蒽的一元取代物有 α、β、γ 三种异构体。菲分子中,1,8;2,7;3,6;4,5;9,10 位等同。菲的一元取代物有五种异构体。

三、致癌烃

致癌烃为芘、蒽、菲的衍生物,多存在于煤焦油中。已知的致癌烃如下:

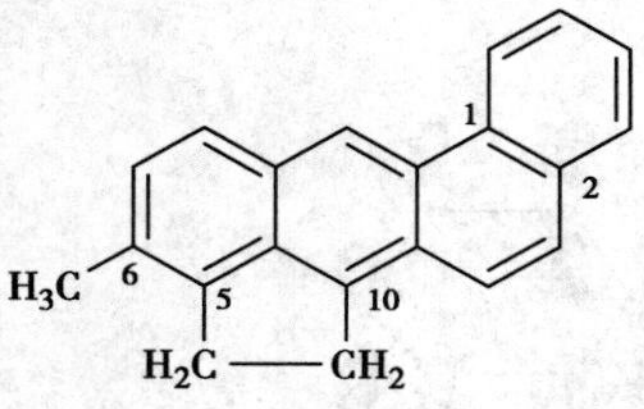

6-甲基-5,10-亚乙基-1,2-苯并蒽 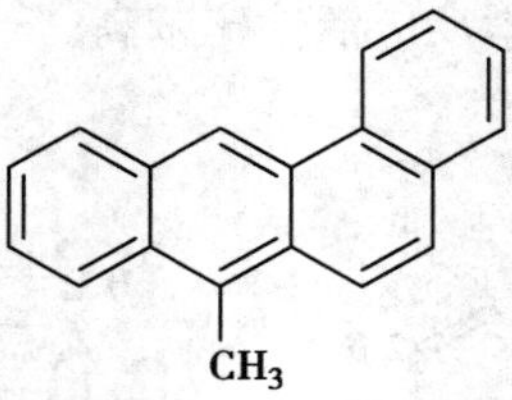   10-甲基-1,2-苯并蒽 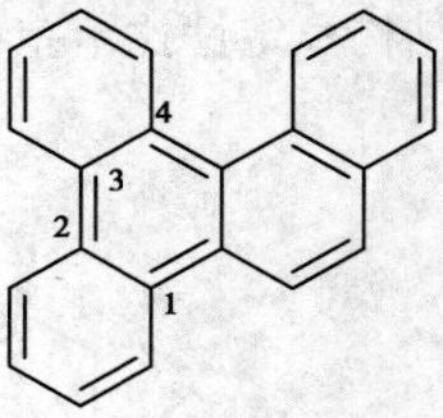   1,2,3,4-二苯并菲

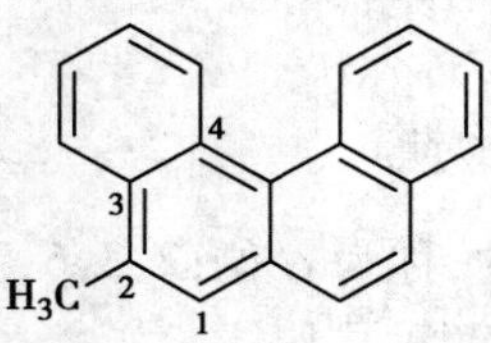

2-甲基-3,4-苯并菲 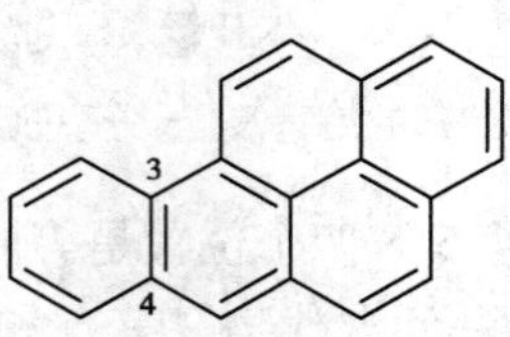   3,4-苯并芘 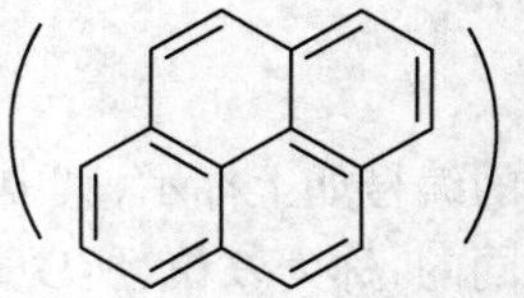   芘

研究发现蒽的 9 位或 10 位上有烃基时致癌活性增强。3,4-苯并芘具有极强的致癌作用,它存在于沥青、香烟的烟雾、烟囱和发动机排放的气体中等。因此,必须树立治理废气、减少污染的意识,以保护环境,提高人们的健康水平。

学习小结

1. 学习内容

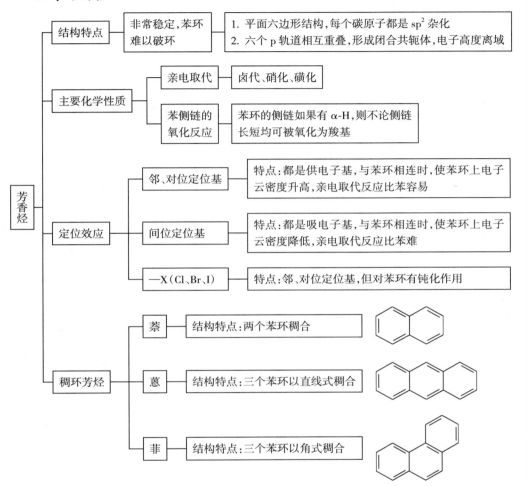

2. 学习方法

学习本章内容首先应掌握芳香烃的结构特点、结构与化学性质之间的关联,学会由结构推导化学性质。在此基础上熟悉 p-π 共轭效应、π-π 共轭效应。通过电子效应理解苯环的定位效应规则。了解稠环芳烃的结构特点及对人体的危害。

(张晓薇)

复习思考题

1. 用系统命名法命名下列化合物

(1)

(2)

（3）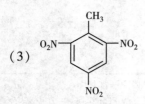

（4）

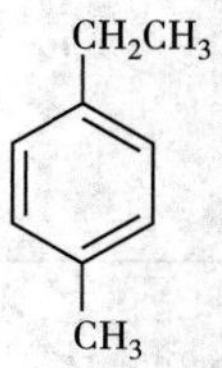

2. 完成下列反应式

（1） 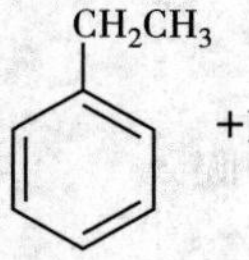 $\underset{\triangle}{\overset{FeBr_3}{\longrightarrow}}$ +Br$_2$

（2） 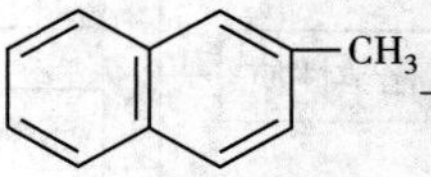 $\underset{\triangle}{\overset{H_2SO_4}{\longrightarrow}}$

3. 某芳烃分子式为 C_9H_{12}，强氧化后可得一种二元酸。将原来的芳烃进行硝化，所得一元硝基化合物有两种，写出该芳烃的结构和各步反应式。

笔记

第十二章

对映异构

学习目的

学习对映异构的相关知识，为学习糖类、脂类、氨基酸等各种活性分子的结构和功能打下必要的立体化学基础。

学习要点

手性分子和非手性分子、对映异构体和非对映异构体、内消旋体和外消旋体等概念；它们之间在结构和性质上的异同，以及对称因素与分子的手性之间的关系；Fischer 投影的规则；含有一个和两个手性碳原子的手性分子的 D/L、R/S 标记法。

有机化合物的结构特点之一是普遍存在着同分异构现象。有机化合物的同分异构现象可分类如下：

- 同分异构
  - 构造异构
    - 碳链异构
    - 位置异构
    - 官能团异构
    - 互变异构
  - 立体异构
    - 构象异构
    - 构型异构
      - 旋光异构
        - 对映异构
        - 非对映异构
      - 顺反异构

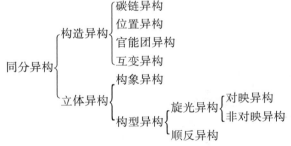

其中立体异构（stereoisomerism）是指有机化合物分子的构造式相同，但分子中的原子在三维空间的排布不同而产生的异构。一个有机化合物的理化性质、生理活性与其立体结构有着密切的关系。第七章里已经学习了构象异构和顺反异构，本章着重介绍第三种立体异构——对映异构。

对映异构（enantiomerism）也称旋光异构或光学异构，它与化合物的一种特殊性质——旋光性有关。

第一节　物质的旋光性

一、偏振光和旋光性

1. 偏振光　光是一种电磁波，电磁波的振动方向与传播方向垂直。光波的振动方向是随机的,可以在垂直于其前进方向的所有平面内振动。当普通光通过一个特殊的尼科尔棱镜(Nicol 棱镜,优质的方解石晶片组成)时,部分光会被阻挡不能通过,只有振动方向和棱镜晶轴平行的光才能通过,与棱镜晶轴不平行的其余振动方向的光被阻挡不能通过。因此通过棱镜的光只在一个平面内振动,这种只在一个平面上振动的光称为平面偏振光(plane-polarized light),简称偏振光,偏振光的振动平面称为偏振面。偏振光的产生如图 12-1 所示。

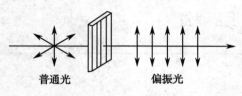

图 12-1 偏振光的产生

如果在偏振光的光路上放上某物质的溶液,将会出现两种不同的情况:如果是水、乙醇或丙酸溶液,透出来的偏振光的偏振面保持不变;如果是乳酸或葡萄糖溶液,透出来的偏振光的偏振面会发生一定角度的旋转。由此说明,当偏振光在物质溶液里穿过时,有些物质能够使偏振光的偏振面发生旋转,而另一些物质不具有这种性质。物质能使偏振光的振动平面发生旋转的性质称为旋光性(optical activity)。将能使偏振光发生旋转的物质称之为旋光性物质或光学活性物质,不能使之旋转的称非旋光性物质。乳酸和葡萄糖属于光学活性物质,水、乙醇和丙酸属于非光学活性物质。

在旋光性物质中,有些能使偏振光向左旋转一定的角度,称其为左旋性物质,用(−)表示;有些能使偏振光向右旋转一定的角度,称为右旋性物质,用(+)表示(过去用 l 表示左旋,d 表示右旋,现少用)。旋光性物质使偏振面向左或向右旋转的角度,叫作旋光度,用"α"表示。物质的左旋性和右旋性如图 12-2 所示。物质的旋光度 α 通常用旋光仪来测定。

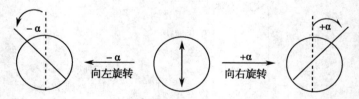

图 12-2 左旋性和右旋性

2. 旋光仪和比旋光度 旋光仪由晶轴平行的两个尼科尔棱镜和普通光源三部分组成。第一个棱镜是固定的,叫起偏镜,它的功能是把光源投射出的光变为平面偏振光。第二个棱镜可以旋转,叫检偏镜,它的作用是测定被测物质旋转偏振光偏离平面的角度。

当被测物质是非旋光性时,平面偏振光的偏振面不发生旋转,从第一个棱镜透出的光可完全透过第二个棱镜;当被测物质具有旋光性时,偏振光的偏振面会发生一定角度的旋转,从第一个棱镜透出的光不能透过第二个棱镜,只有把检偏镜向左或向右旋转同样的角度,旋转了的平面偏振光才能够完全通过。此时,检偏镜被旋转的角度刚好等于旋光度 α,旋光仪工作原理如图 12-3 所示。

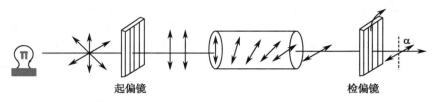

图 12-3　旋光仪工作原理

物质的旋光度大小不仅与物质的结构有关,还与测定条件有关。如溶液的浓度、测液管的长度、单色光的波长等。实际工作中常用比旋光度(specific rotation)$[\alpha]$来表示。比旋光度和旋光度之间的关系如下式:

$$[\alpha]_{\lambda}^{t} = \frac{\alpha}{C \times L}$$

式中:$[\alpha]$为比旋光度;α为旋光度;L为测液管的长度(以 dm 为单位);C为溶液的浓度(g/ml);t为测量时的温度;λ为光源波长,用钠光灯 $\lambda = 589$nm 作为光源时,用 D 表示。

例如:5%的果糖水溶液,放在 1dm 长的管子中,所测得的旋光度是$-4.64°$。测定时的温度 20℃,光源是钠光,根据上式,果糖的比旋光度是:

$$[\alpha]_{D}^{20} = \frac{-4.64}{1 \times 0.05} = -92.8°$$

测定旋光度,可用来鉴定旋光性物质或测定旋光性物质的纯度和含量。例如:测得一个葡萄糖溶液的旋光度为$+3.4°$,而葡萄糖的比旋光度为$+52.5°$,若测液管长度为 1 分米,则可计算出葡萄糖的浓度为:

$$C = \frac{\alpha}{[\alpha] \times L} = \frac{(+)3.4}{(+)52.5 \times 1} = 0.0646\text{g/ml}$$

每一种旋光性物质,在特定条件下都有一定的比旋光度。因此,比旋光度是旋光性化合物的一个特征物理常数。

二、旋光性与分子结构的关系

1. 手性分子和对映体　自然界中有些物质具有旋光性,而另一些物质不具有旋光性。究竟哪些物质具有旋光性? 它们又有什么样的结构特征呢? 先来看一些例子。

熟知的乙醇和丙酸都不具有旋光性,但是当把它们分子中某个对称的原子或基团转化成与之不同的另外一个原子或基团时,取代后的分子具有旋光性。

分析乙醇和丙酸的结构,它们的分子中都有一个对称面,在空间只有一种排列方式。但是当把它们其中互为对称的氢原子转化成羧基、羟基或氨基等其他不相同的原子或基团时,分子中的对称面消失,分子不再对称。这种不对称的分子,在空间有两种不同的排列方式。如乳酸分子有如下两种空间排列:

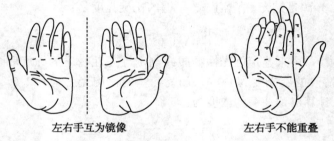

（a） （b）

这两种排列互为镜像关系,但不能完全重叠,就像我们的左手与右手的关系。把左手放在镜前,得到的镜像恰似自己的右手,反之亦然,但左手与右手却不能完全重叠,如图 12-4 所示。将左手套戴在右手上时会觉得很不舒服,说明左右手实际上是不一样的。这种互为镜像又不能完全重叠的性质称为手性(chirality)。手性的根源来自物质结构的不对称性,手性现象普遍存在,如熟悉的剪刀、螺丝、螺母为手性物,而乳酸和葡萄糖则为手性分子。

左右手互为镜像   左右手不能重叠

图 12-4　手性关系图

不能与其镜像重叠的分子称为手性分子(chiral molecule)。手性分子都有旋光性,因为手性分子都有一对不能重叠的镜像异构体,分别代表两个不同的化合物,一个是左旋性的,另一个是右旋性的,而且它们左旋和右旋的能力刚好相等。手性分子的一对不能重叠的镜像异构体称作对映异构体,简称对映体。乳酸的(a)和(b)就是一对对映体,肌肉中产生的乳酸为右旋性,糖发酵时得到的乳酸为左旋性,它们的比旋光度均为 3.82°。

2. 分子手性的判断方法　由以上分析可知,不对称的物质结构造就了手性和旋光性。因此,要判断一个化合物是否具有手性或旋光性,应首先考察它的分子结构是否对称。

一个分子可能有多种对称因素,但与分子手性或旋光性相关的主要是对称面和对称中心,现介绍如下。

(1) 对称面:假如一个分子能被一个假想的平面切分为具有实物与镜像关系的两半,此平面即为对称面。如图 12-5 所示,2-氯丙烷和 2-丁烯分子中各有 1 个对称面。

(2) 对称中心:当分子中的任一个原子到某一假想点(i)的连线,再延长到等距离处,遇到另一个相同的原子时,这个假想的点就称为对称中心。如图 12-6 所示,1,3-二氯-2,4-二氟环丁烷和 2,3-二溴丁烷的下述构象中各有 1 个对称中心。

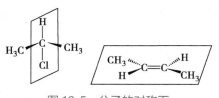
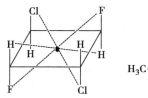

图 12-5 分子的对称面　　　　　　图 12-6 分子的对称中心

具有对称面或对称中心的分子，在空间只有一种排列方式，其镜像和自身能够完全重叠，这样的分子是非手性分子，没有旋光性，如水、乙醇和丙酸分子等。与之相反，一个分子若没有对称面和对称中心，在空间一定有两种不同的排列方式，该分子为手性分子，具有旋光性，如乳酸和葡萄糖分子等。

3. 手性碳原子及平面表示法　乳酸分子为什么会有如图 12-7 所示（a）和（b）两种结构？仔细观察 $CH_3CHOHCOOH$ 分子，其中心碳上所连的 4 个基团（COOH、OH、CH_3、H）均不相同。凡是连有 4 个不同原子或基团的碳原子称为手性碳原子。手性碳原子上所连的 4 个不同原子或基团在空间有 2 种不同的排列方式，称为两种构型，它们是彼此成镜像关系、又不能重叠的一对对映体。

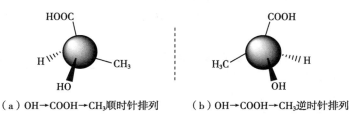

（a）OH→COOH→CH_3顺时针排列　　（b）OH→COOH→CH_3逆时针排列

图 12-7 乳酸分子（a）和（b）的关系图

书写化合物分子的立体结构费力费时。1891 年，德国化学家费歇尔（Fischer）提出了用于显示手性碳原子空间排列的一种简便方法——平面投影法，简称费歇尔投影式。含义如图 12-8 所示。

图 12-8 Fischer 投影式示意图

例如，将乳酸的透视式转换成 Fischer 投影式：

乳酸的透视式　　　　乳酸的 Fischer 投影式

用 Fischer 投影式显现手性碳原子的空间排列,书写方便,但必须记住下列要点:

(1) 连于手性碳上的横键,代表朝向纸平面前方的键;连于手性碳上的竖键,代表朝向纸平面后方的键。

例如,在上面的乳酸费歇尔投影式中:—OH 和—H 代表朝前的键,—COOH 和—CH₃ 代表朝后的键。

(2) 费歇尔投影式只能在纸平面上旋转180°(或其整数倍),构型保持不变;不允许离开纸平面旋转,否则就会导致原分子的构型改变。

(3) 根据费歇尔投影式的投影原则,一个化合物可以写出多个投影式。但若用于表示手性碳的相对构型时,通常要把分子竖立放置,把命名时编号最小的碳原子放在上端,其他两个原子或基团放在横线上。

第二节 含手性碳原子化合物的对映异构

一、含一个手性碳原子化合物的对映异构

含一个手性碳原子的化合物,分子中既没有对称面也没有对称中心,是手性分子,存在一对对映体,如乳酸有左旋和右旋乳酸两种异构体,见图 12-7。乳酸的两个异构体物理性质见表 12-1。

乳酸的两个旋光异构体除旋光方向相反外,其他物理性质都相同。

乳酸的两个对映体中,哪一个是左旋体或右旋体,从结构上是看不出来的,只有通过旋光仪测定而知。通常从肌肉中产生的乳酸,能够使偏振光向右旋转,叫作右旋乳酸;由左旋乳酸杆菌使糖

表 12-1 乳酸对映异构体的物理性质

	m. p. (℃)	[α]_D
(−)-乳酸	28	−3.8°
(+)-乳酸	28	+3.8°
(±)-乳酸	18	0°

发酵得到的乳酸为左旋乳酸;由普通化学合成法得到的乳酸,没有旋光性。后来发现这种乳酸是右旋乳酸和左旋乳酸的等量混合物。把一对对映体的等量混合物称为外消旋体(racemic mixture or racemate),外消旋体的旋光度为零。外消旋体通常用(±)表示,以前用(dl)表示,如(±)-乳酸或(dl)-乳酸。

二、对映异构体构型的标记方法

为了区分对映体的构型,通常采用 D,L-构型标记和 R,S-构型标记两种方法。

1. D/L 标记法 在 X-光衍射法尚未问世以前,费歇尔选择甘油醛作为标准,将其主链竖向放置,氧化态高的醛基放在上方,氧化态低的碳原子在下方,写出如下投影式。并人为规定 C₂-上的羟基在碳链右侧者为 D-构型,在左侧者为 L-构型。

$$
\begin{array}{cc}
\text{CHO} & \text{CHO} \\
\text{H}-\!\!\!\!-\text{OH} & \text{HO}-\!\!\!\!-\text{H} \\
\text{CH}_2\text{OH} & \text{CH}_2\text{OH}
\end{array}
$$

D-(+)-甘油醛　　　　L-(−)-甘油醛

其他对映体(如 α-羟基酸、α-氨基酸)的构型可用与甘油醛相关联的方法来确定。

按照上述投影式的写法,凡—OH、—NH$_2$在右侧者为D-型;—OH、—NH$_2$在左侧者为L-型。如乳酸:

$$
\begin{array}{cc}
\text{COOH} & \text{COOH} \\
\text{H}\!-\!\!-\!\!-\!\text{OH} & \text{HO}\!-\!\!-\!\!-\!\text{H} \\
\text{CH}_3 & \text{CH}_3 \\
\text{D-}(-)\text{-乳酸} & \text{L-}(+)\text{-乳酸}
\end{array}
$$

这种人为规定得出的构型称为相对构型。后来经X-衍射技术测定,原来人为规定的D-(+)-甘油醛的构型刚巧就是它的真实构型。

应该指出,D、L表示的只是化合物的构型,并不表示其旋光方向,旋光方向需通过旋光仪测得。旋光性物质的构型与旋光方向之间没有固定关系,一个D构型的化合物,可以是右旋的,也可以是左旋的。例D-甘油醛是右旋化合物,而D-乳酸是左旋化合物。

2. *R*,*S*-构型标记法　D,L-构型标记法有局限性,只适用于甘油醛结构类似的化合物。1970年IUPAC建议采用*R*,*S*-构型标记法。*R*是拉丁文Rectus(右)的意思,*S*是拉丁文Sinister(左)的意思。*R*,*S*-构型标记法是根据化合物的实际构型来命名立体构型的,不需要选用化合物做参考标准。基本程序为:

(1)首先把手性碳上的四个原子或基团(a、b、c、d)按顺序规则进行排序,设a>b>c>d。

(2)再把立体结构中顺序最小的原子或基团放在距离观察者较远的位置,其他三者则距观察者较近,如图12-9所示。

(3)从a开始,按a→b→c的顺序进行连线,如果是顺时针排列,称为*R*构型;如果是逆时针排列,称为*S*构型。

例如,按照次序规则乳酸分子中:—OH>—COOH>—CH$_3$>—H。

如图12-10所示,左侧分子模型所代表的乳酸为*R*-乳酸,右侧分子模型所代表的乳酸为*S*-乳酸。

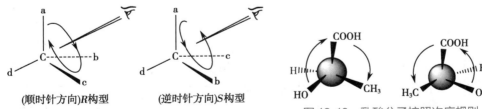

图12-9　*R/S*标记方法示意图　　　图12-10　乳酸分子按照次序规则由大到小的连线方向

R、*S*标记法可直接用于费歇尔投影式,方法如下:

(1) 当最小基团d位于竖键时,a→b→c顺时针方向排列的为*R*构型,逆时针方向排列的为*S*构型。也就是说,平面观察到的顺序和真实构型的顺序相同;

(2) 当最小基团d位于横键时,a→b→c顺时针方向排列的为*S*构型,逆时针方向排列的为*R*构型。也就是说,平面观察到的顺序和真实构型的顺序相反。

以乳酸为例,举例如下:

$$
\begin{array}{cccc}
CH_3 \underset{\overset{|}{COOH}}{\overset{\overset{H}{|}}{\ominus}} OH & HO \underset{\overset{|}{COOH}}{\overset{\overset{H}{|}}{\ominus}} CH_3 & HO \underset{\overset{|}{CH_3}}{\overset{\overset{COOH}{|}}{\ominus}} H & H \underset{\overset{|}{CH_3}}{\overset{\overset{COOH}{|}}{\ominus}} OH \\
R\text{-2-羟基丙酸} & S\text{-2-羟基丙酸} & S\text{-2-羟基丙酸} & R\text{-2-羟基丙酸}
\end{array}
$$

三、含两个手性碳原子化合物的对映异构

1. 含两个不相同手性碳原子化合物的对映异构 丁醛糖是一个四碳糖,分子中含有 2 个手性碳原子,而且这 2 个手性碳原子所连的原子或基团不完全相同。

$$
CH_2 \overset{*}{\underset{\overset{|}{OH}}{-}} CH \overset{*}{\underset{\overset{|}{OH}}{-}} CH \underset{\overset{|}{OH}}{-} CHO
$$

它在空间有 4 种排列方式,用费歇尔投影式表示如下:

$$
\begin{array}{cccc}
\begin{array}{c} CHO \\ H{-}{-}OH \\ H{-}{-}OH \\ CH_2OH \end{array} &
\begin{array}{c} CHO \\ HO{-}{-}H \\ HO{-}{-}H \\ CH_2OH \end{array} &
\begin{array}{c} CHO \\ H{-}{-}OH \\ HO{-}{-}H \\ CH_2OH \end{array} &
\begin{array}{c} CHO \\ HO{-}{-}H \\ H{-}{-}OH \\ CH_2OH \end{array} \\
I & II & III & IV \\
(-)\text{-赤鲜糖} & (+)\text{-赤鲜糖} & (+)\text{-苏阿糖} & (-)\text{-苏阿糖} \\
(2R,3R) & (2S,3S) & (2R,3S) & (2S,3R)
\end{array}
$$

乳酸或甘油醛分子中都含有一个手性碳,各有一对对映体;丁醛糖含有 2 个手性碳,有两对对映体;分子中若含 3 个手性碳时,在空间有 8 种排列方式,有四对对映体即 8 个旋光异构体。依此类推,含有 n 个不相同手性碳原子的分子,它的旋光异构体数目应为 2^n 个,组成 2^{n-1} 对对映体。

在丁醛糖的四个旋光异构体中,I 与 II、III 与 IV 互为对映体,并分别组成一对外消旋体。I 与 III、IV,II 与 III、IV 之间不存在实物和镜像关系,它们之间称为非对映异构体(dias tereoisomer)。非对映异构体之间不仅旋光性不同,物理性质、化学性质及生理活性都存在较大的差异。例如,从中药麻黄中提取的生物碱有麻黄碱和伪麻黄碱两种,它们互为非对映异构体,其物理性质见表 12-2。

$$
\begin{array}{cccc}
\begin{array}{c} \bigcirc \\ HO{-}{-}H \\ CH_3NH{-}{-}H \\ CH_3 \end{array} &
\begin{array}{c} \bigcirc \\ H{-}{-}OH \\ H{-}{-}NHCH_3 \\ CH_3 \end{array} &
\begin{array}{c} \bigcirc \\ HO{-}{-}H \\ H{-}{-}NHCH_3 \\ CH_3 \end{array} &
\begin{array}{c} \bigcirc \\ H{-}{-}OH \\ CH_3NH{-}{-}H \\ CH_3 \end{array} \\
(-)\text{-麻黄碱} & (+)\text{-麻黄碱} & (-)\text{-伪麻黄碱} & (+)\text{-伪麻黄碱}
\end{array}
$$

表 12-2 麻黄碱及伪麻黄碱的物理性质

	$[\alpha]_D^{20}(H_2O)$		熔点℃	溶 解 性
(+)-麻黄碱	盐酸盐	+34.9°	40	溶于水、乙醇和乙醚
(-)-麻黄碱	盐酸盐	-34.9°	38	溶于水、乙醇和乙醚
(+)-伪麻黄碱		+51.24°	118	难溶于水、溶于乙醇和乙醚
(-)-伪麻黄碱		-51.24°	118	难溶于水、溶于乙醇和乙醚

观察丁醛糖的 Ⅰ 与 Ⅲ、Ⅳ 或 Ⅱ 与 Ⅲ、Ⅳ,都有一个相同的手性碳,而另一个手性碳的构型不相同。含有多个手性碳原子的非对映异构体,彼此间仅有一个手性碳原子的构型相反,其余手性碳原子的构型都相同时,互称为差向异构体(epimer)。如丁醛糖的 Ⅰ 与 Ⅲ 互为 C_3 差向异构体,Ⅰ 与 Ⅳ 互为 C_2 差向异构体。有关差向异构体概念在后面的糖一章里还会继续用到。

2. 含两个相同手性碳原子化合物的对映异构　酒石酸

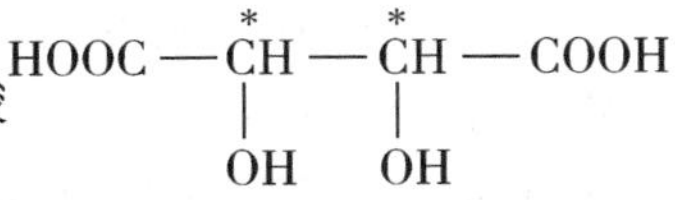

$$HOOC \overset{*}{-}CH \overset{*}{-} CH - COOH$$
$$\hspace{2.2cm} | \hspace{1.2cm} |$$
$$\hspace{2.2cm} OH \hspace{0.9cm} OH$$

分子中含有两个相同的手性碳原子,每个手性碳原子上连的都是—OH、—COOH、—H 和—CH(OH)COOH。它在空间只有 3 种不同的排列方式:

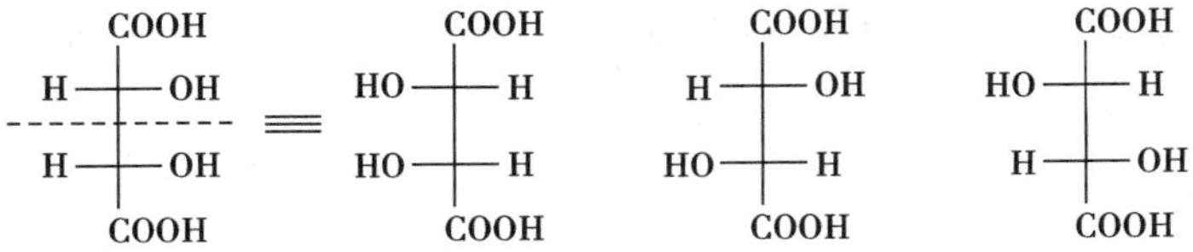

m-酒石酸　　　(+)-酒石酸　　　(−)-酒石酸
(2S,3R)　　　　(2R,3R)　　　　(2S,3S)

上述费歇尔投影式中,左侧第一个结构式中含有 1 个对称面,它的镜像是第二个结构式,但镜像与它本身能够完全叠合,是同一化合物,此化合物没有旋光性。像这种分子内含有手性碳原子,但没有旋光性的化合物称为内消旋体(meso compounds)。用"m"来表示。

所以酒石酸实际上只有 3 个旋光异构体:右旋体、左旋体和内消旋体。

内消旋酒石酸与右旋或左旋酒石酸互为非对映体,它们的性质有很大的差异,如表 12-3 所示。

表 12-3　酒石酸异构体的物理性质

酒石酸	m. p. (℃)	溶解度	比旋度(°)	pK_{a1}
右旋体	170	139	+12	2.96
左旋体	170	139	−12	2.96
内消旋体	140	125	0	3.11
外消旋体	204	20.6	0	2.96

内消旋体和外消旋体都没有旋光性,但它们却有本质的差别。前者是一个化合物,不能拆分成两个组分,而后者是由等量左旋体和右旋体组成的一种混合物,可用特殊的方法拆分成两个化合物。

从内消旋酒石酸的结构和旋光性质中可以看出,含两个或更多手性碳原子的化合物不一定都有手性,物质产生旋光性的根本原因在于分子结构是否对称,而不在于有无手性碳原子。

第三节　手性药物及其生物活性

对映异构体具有不同的物理性质和化学性质,作为手性药物,它们的生理活性有可能存在极大的差异,这点在药物研究中非常重要。

很多药物都具有手性结构,它们分别具有相同或不同甚至相反的药理活性。如我们熟知的治疗伤寒首选药氯霉素,其分子中含有两个手性碳,有四个对映异构体,只有 1R,2R-氯霉素有抑菌作用,而其对映体 1S,2S-氯霉素无治疗作用,并且还抑制造血系统,引起再生障碍性贫血。又如,目前常用的抗生素氧氟沙星,它的左旋体的杀菌活性是右旋体的 80~200 倍,由于旋光异构体的拆分通常有一定的难度,临床上一直使用的是(R,S)-氧氟沙星,最近在国外(S)-氧氟沙星已有上市。

目前,许多国家的药物审批部门仍然允许以外消旋体形式申请新药审批,但要求分离其对映体,分别进行毒理、药理实验。2006 年中国国家食品药品监督管理总局出台了《手性药物质量控制研究技术指导原则》,为我国"手性药物的药学研究提供一般性的指导"。可以预见,以单一旋光异构体形式上市将是药物的发展方向。

学习小结

1. 学习内容

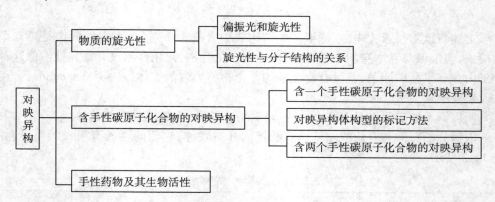

2. 学习方法

对映异构现象产生的一个主要原因是有机化合物中碳原子通过 sp^3 杂化与四个不同的原子或基团通过 σ 键连接,连接的结果导致原子或基团空间连接次序存在差异,这种次序差异只会出现两种情况即 R 或 S 型,构型的不同会导致旋光现象的差异。在理解这个问题之后,详细学习手性分子和对映体,旋光物质构型的表示方法。含两个手性碳原子化合物较只含一个手性碳原子化合物的情况稍微复杂,分两种情况即含两个相同或不相同手性碳原子化合物的对映异构进行学习。

(李奇峰)

复习思考题

1. 用结构式举例说明下列名词术语。

(1) 手性分子　　(2) 手性碳原子　　(3) 对称面　　(4) 对映异构体
(5) 非对映异构体　(6) 差向异构体　　(7) 外消旋体　(8) 内消旋体
(9) D-构型　　　(10) L-构型　　　(11) R-构型　(12) S-构型

2. 写出下列化合物的费歇尔投影式。

（1） CH$_3$CH$_2$CHCH$_2$CH$_2$CH$_3$
      |
      Br
   （S 构型，R 构型）

（2） C$_6$H$_5$—CHCH$_3$
            |
            OH
   （S 构型，R 构型）

（3） CH$_3$CHCHCH$_2$C$_2$H$_5$
          | |
          Cl Br
   （2S,3R)型

（4） HOOC—CH—CHCOOH
               | |
               OH   OH
   （2S,3R)型

3. 确定下列化合物中手性碳的构型并指出哪些是同一化合物,哪些是对映体。

（1）
```
        H
        |
Cl —————— CH3
        |
       C2H5
```

（2）
```
       C2H5
        |
CH3 —————— H
        |
        Cl
```

（3）
```
       CH3
        |
Cl —————— C2H5
        |
        H
```

（4）
```
       C2H5
        |
CH3 —————— H
        |
        Cl
```

（5）
```
        Cl
        |
H3C —————— H
        |
       C2H5
```

（6）
```
        Cl
        |
CH3 —————— C2H5
        |
        H
```

4. 葡萄糖的比旋光度是+52.5°,若测得一个葡萄糖溶液的旋光度是+3.4°,盛液管长度为 10cm,请计算出葡萄糖溶液的浓度。

5. 判断下列叙述是否正确。

（1） 一对对映异构体除旋光方向相反外,其他所有性质都相同。

（2） 非手性的化合物可以有手性中心。

（3） 非光学活性的物质一定是非手性的化合物。

（4） 内消旋体和外消旋体都是没有旋光性的纯化合物。

（5） 非对映异构体不是同分异构体。

（6） 对映异构体通过单键旋转可以变为非对映异构体。

（7） 具有 R 构型的手性化合物都是右旋体。

（8） 一对对映异构体总有实物与镜像关系。

（9） 有手性碳原子的化合物都是手性分子。

（10） 含有两个相同手性碳原子的化合物有一个内消旋体和一对对映体。

第十三章

卤 代 烃

学习目的

　　天然存在的卤代烃种类不多,主要通过合成得到。许多药物结构中的卤原子可以和人体中具有生理活性的生物大分子作用从而产生药效。通过本章的学习掌握卤代烃的结构、主要化学性质等内容,为后续有关课程以及深入研究医药学打下基础。

学习要点

　　卤代烃的分类和结构;诱导效应对卤代烃化学性质的影响;卤代烃的亲核取代反应及其鉴别反应;卤代烃的消除反应及其规律(查依采夫规则);格氏试剂的制备及其注意事项。

　　烃分子中的氢原子被卤素取代后生成的化合物称为卤代烃(halohydrocarbons),简称卤烃,通式为 RX,R 表示烃基,X 表示卤素(F、Cl、Br、I),卤原子是卤代烃的官能团。

第一节　卤代烃的分类和结构

一、分类

1. 根据卤原子所连接烃基结构的不同,卤代烃分为饱和、不饱和、芳香卤代烃。

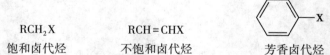

RCH$_2$X	RCH＝CHX	
饱和卤代烃	不饱和卤代烃	芳香卤代烃

2. 根据卤原子所连接碳原子类型的不同,卤代烃分为伯、仲、叔卤代烃,或称为一级(1°)、二级(2°)、三级(3°)卤代烃。

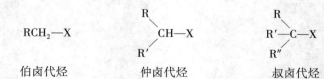

伯卤代烃　　　　仲卤代烃　　　　叔卤代烃

3. 根据分子中所含卤原子数目的不同,卤代烃分为一元、二元、多元卤代烃。

RCH$_2$X	RCHX$_2$	RCX$_3$
一元卤代烃	二元卤代烃	三元卤代烃

笔记

二、结构

在卤代烷分子中,C—X 键中的碳原子采取 sp^3 杂化,碳原子与卤原子以 σ 键相连,键角接近 $109.5°$。

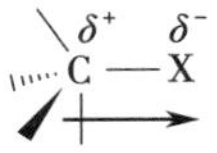

$$\overset{\delta^+}{C} \overset{\delta^-}{---X} \quad (X=F、Cl、Br、I)$$

由于卤原子的电负性比较大,成键的电子对偏向卤原子,故卤原子带部分负电荷(δ^-),碳原子带部分正电荷(δ^+),C—X 键是极性共价键。

第二节 卤代烃的性质

一、物理性质

在常温常压下,除氯甲烷、溴甲烷、氯乙烷、氯乙烯等低级卤代烃为气体外,其他卤代烃为液体,高级的为固体。

对于烃基相同的卤代烃,其沸点随卤原子的原子序数增加而升高;在同系列中,卤代烃沸点随碳链增长而升高;在同分异构体中,直链卤代烃沸点较高,支链越多沸点越低。

所有卤代烃都不溶于水,但能溶于大多数有机溶剂。除氟代烷和一氯代烷外,其他卤代烃都比水重;分子中的卤原子越多,密度越大。卤代烃多有香味,其蒸气有毒,应注意防护。

二、化学性质

卤代烃性质较活泼,在有机合成中起重要作用,其许多化学性质是由于卤原子的存在所引起的。由于卤原子的电负性比碳原子大,使 α-C 带部分正电荷,容易受亲核试剂的进攻而发生亲核取代反应;C—X 键的极性通过诱导效应使 β-C—H 键的极性增强,在强碱性试剂作用下与卤原子一起消去一分子 HX,生成烯烃,发生 β-消除反应;此外,卤代烃还可以与一些活泼的金属反应,生成的有机金属化合物在有机合成中被广泛应用。

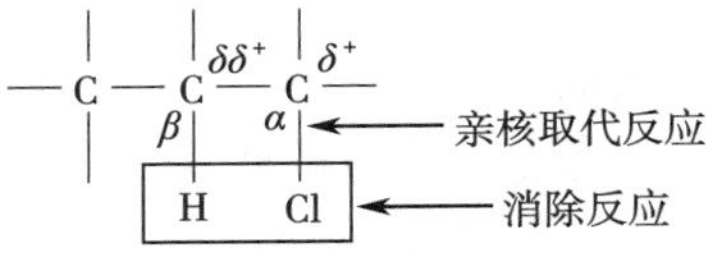

(一)亲核取代反应

受卤原子吸电子诱导效应(—I)的影响,卤代烃中带部分正电荷的 α-C 容易受富电子基团的进攻。常见的富电子基团有负离子(如 OH^-、RO^-、CN^- 等)或者带有未共用电子对的中性分子(如 H_2O、ROH、NH_3 等),通常称为亲核试剂(nucleophilic,简写为 Nu)。由亲核试剂进攻带部分正电荷的碳原子所引起的反应称为亲核取代反应(nucleophilic substitution),用"S_N"表示,其通式为:

$$R - X + Nu^- \longrightarrow R - Nu + X^-$$
底物　亲核试剂　　　产物　离去基团

由于离去基团在离去时要带走一对电子,所以离去基团的碱性越弱,离去能力就越强。卤素负离子的离去能力为:$I^- > Br^- > Cl^- > F^-$,不同卤代烃的亲核取代反应活性顺序为:$RI > RBr > RCl > RF$。

卤代烃的亲核取代反应主要有下面几类:

1. 水解反应　卤代烃与水作用,卤原子被羟基所取代生成醇,称为卤代烃的水解反应(hydrolysis)。

$$R-X + H_2O \rightleftharpoons R-OH + HX$$

该反应可逆,没有实用价值,为使反应进行完全,通常用碱(NaOH 或 KOH)的水溶液代替水进行反应,可获得较好的效果。

$$R-X + NaOH \xrightarrow{H_2O} R-OH + NaX$$

大多数卤代烃是由相应的醇来制备,所以该反应在制备上很少应用。但有时在复杂的分子中引入羟基比引入卤素困难,故结构复杂的醇可考虑先引入卤素,再通过水解引入羟基来制备。

2. 醇解反应　卤代烃与醇钠作用,卤原子被烷氧基所取代生成醚。这是合成混合醚的常用方法,称为威廉森(Williamson)醚合成法。

$$R-X + NaOR' \longrightarrow R-O-R' + NaX$$

该反应一般用伯卤代烃为原料进行制备,尽量避免使用叔卤代烃,因为后者在反应中容易发生消除反应生成烯烃。

3. 氨(胺)解反应　卤代烃与氨(胺)反应先生成相应的铵盐,后经强碱(NaOH、KOH 等)处理可以制得胺。

$$R-X + NH_3 \longrightarrow R-NH_3^+ X^- \xrightarrow{OH^-} RNH_2$$

这是制备胺类化合物的方法之一,但生成的 RNH_2 可继续与卤代烃反应生成各级胺的混合物,其分离、纯化比较困难,若将 NH_3 大大过量,则主要生成 RNH_2。

4. 与氰化物的反应　卤代烃与氰化钠(或氰化钾)在醇溶液中反应,卤原子被氰基取代,生成腈。

$$R-X + NaCN \xrightarrow{醇} R-CN + NaX$$

该反应可用于在有机物分子中引入氰基,亦是用于增长有机物碳链的重要反应。氰基性质活泼,可通过进一步反应转变成羧基、氨基等其他官能团。

5. 与碘化物反应　氯代烃或溴代烃与碘化钠的丙酮溶液作用,氯或溴可被碘取代生成碘代烃。

$$RCl(Br) + NaI \xrightarrow{丙酮} RI + NaCl(Br) \downarrow$$

这是一个可逆反应,因为反应中生成的氯化钠或溴化钠在丙酮中的溶解度比碘化钠小得多,它们以沉淀的形式出现,从而打破平衡使反应向右进行。这是从廉价的氯代烷制备碘代烷的方便方法,产率很好。卤代烃的反应活性顺序为:$1°RX > 2°RX > 3°RX$。

6. 与硝酸银反应　卤代烃与硝酸银的醇溶液作用,生成硝酸酯和卤化银沉淀,此反应可用于鉴别卤代烃。

$$R-X+AgNO_3 \xrightarrow{\text{醇}} R-ONO_2+AgX\downarrow$$

不同卤代烃的反应活性不同。烃基相同而卤原子不同的卤代烃,反应活性顺序为:RI>RBr>RCl;卤原子相同而烃基结构不同的卤代烃,反应活性顺序为:3°RX>2°RX>1°RX。在不饱和卤代烃中,双键位置对卤原子的反应活性有较大影响,反应活性顺序为:烯丙型卤代烃>孤立型卤代烃>乙烯型卤代烃。

$$CH_2=CHCH_2X \text{ 或}$$

烯丙型卤代烃

$$CH_2=CH(CH_2)nX \quad (n\geq 2)$$

孤立型卤代烃

$$CH_2=CHX \text{ 或}$$

乙烯型卤代烃

碘代烷、烯丙型卤代烃、叔卤代烃与硝酸银的醇溶液在室温下就能生成沉淀;孤立型卤代烃、伯卤代烃、仲卤代烃等须在加热条件下才能反应;而乙烯型卤代烃即使在加热条件下也不反应。因此,可根据反应中生成沉淀速度的快慢及沉淀颜色的不同,定性鉴别卤代烃。

（二）消除反应

卤代烃与氢氧化钠或氢氧化钾的乙醇溶液共热时,会在 α-C 与 β-C 之间脱去一分子卤化氢生成烯烃,称为消除反应（elimination）,也称为 β-消除反应,用"E"表示。通过消除反应可在分子内引入不饱和键。

$$R-\overset{\beta}{C}H-\overset{\alpha}{C}H_2 \xrightarrow[\triangle]{NaOH,C_2H_5OH} RCH=CH_2+H_2O+NaX$$

不同结构的卤代烃发生消除反应的活性为:叔卤代烃>仲卤代烃>伯卤代烃。卤代烃在发生消除反应时,如果分子中只有一种 β-H,则生成单一产物;如果分子中存在两种或两种以上的 β-H,则生成混合物。例如:

$$CH_3\overset{}{C}H-CH_2 \xrightarrow[\triangle]{KOH,C_2H_5OH} CH_3CH=CH_2$$

丙烯

$$CH_3-\overset{CH_3}{\underset{Br}{\overset{|}{C}}}-\overset{\beta}{C}H_2CH_3 \xrightarrow[\triangle]{KOH,C_2H_5OH} (CH_3)_2C=CHCH_3+CH_2=\overset{CH_3}{\underset{}{\overset{|}{C}}}CH_2CH_3$$

2-甲基-2-丁烯　　2-甲基-1-丁烯
（70%）　　　　（30%）

实验证明,当卤代烃存在两种或两种以上的 β-H 时,消除反应主要生成双键碳上连有较多取代基的烯烃。这种现象在 1875 年被俄国化学家查依采夫（Saytzeff）首先发现,因此称为查依采夫规则。

（三）与金属反应

卤代烃能与 Li、Na、Mg 等金属反应,生成金属有机化合物。例如:

$$R-X+Mg \xrightarrow{\text{无水乙醚}} RMgX$$

卤代烃与金属镁在无水乙醚中反应生成的烃基卤化镁称为格林雅（Grignard）试剂,简称格氏试剂。乙醚在反应中不仅是溶剂,它还可通过与格氏试剂络合而对其起稳定作用。

$$
\begin{array}{ccccc}
C_2H_5 & & R & & C_2H_5 \\
 & & | & & \\
O : & \rightarrow & Mg & \leftarrow & : O \\
 & & | & & \\
C_2H_5 & & X & & C_2H_5
\end{array}
$$

格氏试剂性质活泼,遇到含活泼氢的化合物(如水、醇、羧酸、胺等)即分解生成烷烃,格氏试剂也易与空气中的氧及二氧化碳作用。因此,在制备格氏试剂时除应严格无水操作外,还应隔绝空气,并避免使用含活泼氢的化合物作反应物或溶剂。

$$
RMgX
\begin{cases}
\xrightarrow{\quad O_2 \quad} ROMgX \\
\xrightarrow{\quad CO_2 \quad} R{-}\overset{O}{\overset{\|}{C}}{-}OMgX \\
\xrightarrow{\quad H_2O \quad} RH+Mg(OH)X \\
\xrightarrow{\quad NH_3 \quad} RH+Mg(NH_2)X \\
\xrightarrow{\quad R'OH \quad} RH+Mg(OR')X \\
\xrightarrow{\quad R'COOH \quad} RH+R'{-}\overset{O}{\overset{\|}{C}}{-}OMgX
\end{cases}
$$

第三节　重要的卤代烃

一、氯乙烷

氯乙烷(CH_3CH_2Cl)是一种局部麻醉药,在常温下为气体,沸点 12.3℃,在低温或加压下可以液化成无色透明、易流动、易挥发的液体,通常装在压缩瓶中供应用。

氯乙烷因沸点低,喷于皮肤迅速气化而引起骤冷,使皮肤局部暂时失去感觉,故可作小手术时的局部麻醉剂。工业上常用作冷却剂和乙基化试剂。

二、氯仿

氯仿($CHCl_3$)是无色透明、挥发性的液体,味微甜,沸点 61.7℃,比水重,不能燃烧,也不溶于水,因能溶解脂肪和多种有机物质,被广泛用作溶剂。医疗上曾作为吸入性麻醉药使用,但因毒性太大,目前临床已很少使用。

在光照下,氯仿可被空气中的氧气氧化为剧毒的光气,因此氯仿需保存在棕色的瓶中。

$$
CHCl_3+1/2O_2 \longrightarrow Cl\overset{O}{\overset{\|}{C}}Cl+HCl
$$
$$
\text{光气}
$$

三、四氯化碳

四氯化碳(CCl_4)是无色的液体,沸点 76.8℃,比水重,不溶于水,易挥发,不能燃烧,是一种常用的有机溶剂。由于四氯化碳的蒸气比空气重,能使燃烧物与空气隔离,故用作灭火剂。但它的蒸气有毒,使用时应防止吸入。曾作为驱虫剂,因其毒性大,现只用作兽药。

四、氟烷

氟烷($CF_3CHClBr$)的系统名称为 1,1,1-三氟-2-氯-2-溴乙烷,它是无色、透明液体,沸点 50.2℃,不能燃烧。氟烷是一种全身麻醉剂,麻醉效果比乙醚高 4.5 倍,停药后短时间即可苏醒。氟烷对皮肤和黏膜无刺激作用,对肝、肾功能无持续性损害,但对心血管系统有抑制作用,可降低血压。

五、二氟二氯甲烷

二氟二氯甲烷(CF_2Cl_2)是无色的气体,沸点−29.8℃,是常用的制冷剂。由于它无毒、无臭、不燃烧、无腐蚀性、化学性质非常稳定,曾在电冰箱、冷冻器中大量使用。氟利昂(Freon)是它的商品名称,实际上氟利昂是一类烷烃的含氟和氯的衍生物的总称。研究表明,氟利昂的大量使用破坏了臭氧层,严重影响地球生态,特别会使人类皮肤癌患者增多;氟利昂的另一个危害是温室效应。鉴于此,世界各国现已限制或禁用氟利昂。

学习小结

1. 学习内容

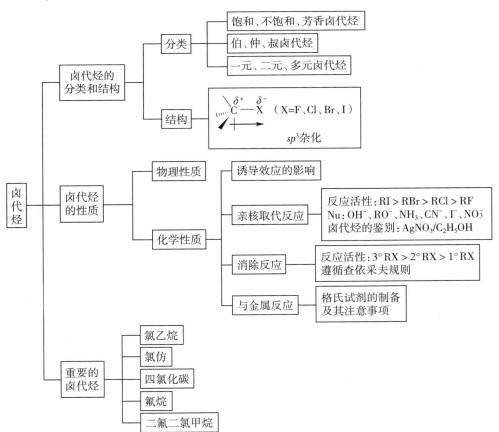

2. 学习方法

学习本章内容首先应清楚卤代烃的结构以及卤原子的吸电子诱导效应对卤代烃化学性质的影响,进而掌握其化学性质。了解卤代烃在医药学中的应用。

（房　方）

复习思考题

1. 写出下列化合物的结构式

（1）溴代环己烷　　　　　（2）碘仿　　　　　（3）2-苯基-3-溴丁烷

（4）烯丙基溴　　　　　　（5）(R)-2-氯戊烷

2. 命名下列化合物

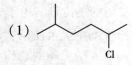　　　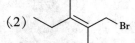　　　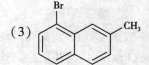

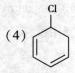

3. 完成下列反应式

（1）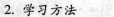 +NaCN $\longrightarrow$

（2）$\underset{\triangle}{\overset{KOH,C_2H_5OH}{\longrightarrow}}$

（3）$CH_3CH_2Br \xrightarrow[\text{无水乙醚}]{Mg} \xrightarrow{H_2O}$

（4）$CH_3CH_2I+(CH_3)_3CONa \longrightarrow$

（5）$CH_3\overset{Cl}{\underset{|}{CH}}CH_3+AgNO_3 \underset{\triangle}{\overset{C_2H_5OH}{\longrightarrow}}$

（6）$Cl\text{—}\underset{}{\boxed{}}\text{—}CH_2Cl+NaOH \xrightarrow{H_2O}$

4. 用简单的化学方法区别下列各组化合物

（1）叔丁基溴、仲丁基溴、正丁基溴。

（2）氯苄、氯苯、1-苯基-2-氯丙烷。

5. 某卤代烃 A 的分子式为 $C_6H_{13}Cl$,A 与 KOH 的醇溶液作用得产物 B,B 经氧化得两分子丙酮,试写出 A 和 B 的结构式。

6. 化合物 A 的分子式为 C_5H_{10},与溴水不发生反应,在紫外光照射下与溴作用只得到一种产物 $B(C_5H_9Br)$;B 与 KOH 的醇溶液加热得到 $C(C_5H_8)$,C 经酸性 $KMnO_4$ 溶液氧化得到戊二酸,试写出 A、B 和 C 的结构式及各步反应方程式。

第十四章

醇 酚 醚

学习目的

　　含醇羟基和含酚羟基的化合物在生物体内广泛参与代谢、氧化还原等反应,对生物体的发育和生长起重要作用。某些环醚也是生物体内的活性成分。本章通过学习醇、酚、醚的结构、性质等内容,为后续糖类化学等有关章节以及后续生物化学等课程打下基础。

学习要点

　　醇和酚在结构上的异同点,以及由此而产生的不同的化学性质;醇的物理性质;醇的分类;酚的命名;邻二醇以及邻二巯基化合物的特性;醚的命名、结构和有关化学性质。

　　醇、酚和醚都是烃的含氧衍生物。烃分子中的氢原子被羟基(—OH)取代,生成的化合物叫醇(alcohols);芳环上的氢原子被羟基取代,生成的化合物叫酚(phenols)。通常醇类的羟基称为醇羟基,酚类的羟基称为酚羟基。醇和酚的分子中虽然都含有相同的官能团——羟基,但结构上的差别使醇和酚在性质上存在着显著的不同。

　　醇或酚分子中羟基上的氢被烃基(—R 或—Ar)取代,生成的化合物叫醚(ethers)。醚的官能团为醚键(C—O—C)。

　　此外醇、酚、醚在结构上也可看做是水的衍生物。醇、酚、醚的通式可分别表示为:

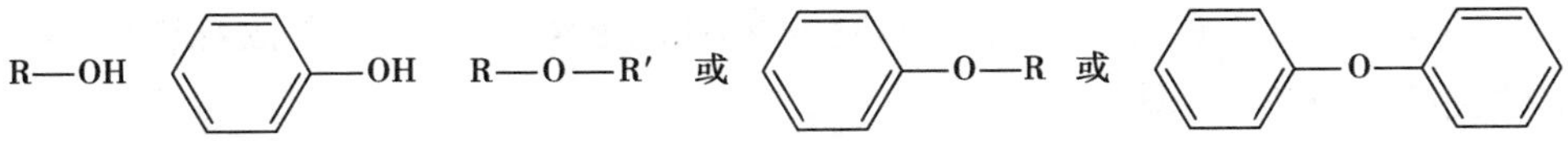

R—OH　　　　—OH　　R—O—R′ 或　　—O—R 或　　—O—

　醇　　　　酚　　　　　　　　醚

　　醇、酚和醚在医药、化妆品等方面具有广泛的用途,可作为消毒剂、防腐剂、保湿剂、抗氧化剂、麻醉剂、溶剂等使用。

第一节　醇

一、醇的分类和结构

(一)分类

1. 根据羟基所连的碳原子类型分类　羟基与伯碳相连称为一级醇(伯醇)、与仲

碳相连称为二级醇(仲醇)、与叔碳相连称为三级醇(叔醇)。例如:

$$R—CH_2OH \qquad \underset{R}{\overset{R}{\underset{|}{\overset{|}{C}}}}HOH \qquad \underset{R}{\overset{R}{\underset{|}{\overset{|}{C}}}}OH$$

伯醇　　　　　　　　　仲醇　　　　　　　　　叔醇

2. 根据分子中烃基的类别分类　可分为饱和醇、不饱和醇和芳香醇。例如:

$$R—CH_2CH_2OH \qquad\qquad R—CH=CH—CH_2OH \qquad\qquad Ar—CH_2OH$$

饱和醇　　　　　　　　　　　不饱和醇　　　　　　　　　　芳香醇

3. 根据分子中所含羟基的数目分类　可分为一元醇、二元醇和多元醇。例如:

$$CH_3CH_2OH \qquad \underset{OH\quad OH}{CH_2—CH_2} \qquad \underset{OH\quad OH\quad OH}{CH_2—CH—CH_2}$$

一元醇　　　　　　　　　二元醇　　　　　　　　　多元醇

(二)醇的结构

醇分子中的氧原子为 sp^3 不等性杂化,其中两个 sp^3 杂化轨道各有 1 个电子,分别与相邻的 C、H 成键,剩余的 2 个 sp^3 杂化轨道中各有一对电子。∠C—O—H 为 108.9°。

由于氧的电负性比碳和氢大,所以 C—O 键和 O—H 键都具有较大的极性,醇的化学反应主要发生在这两个键上,一种反应方式是 C—O 键断裂,羟基被其他原子或基团取代,或者羟基和 β-H 脱去一分子水发生消除反应;另一种反应方式是 O—H 键断裂,氢原子被活泼金属所置换,表现出醇的酸性。此外,由于羟基的吸电子诱导效应影响,其 α-C 上的氢原子具有一定的活性,容易被氧化。

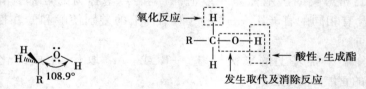

二、醇的物理性质

$C_1 \sim C_4$ 的醇为无色易挥发液体,具有酒味和灼烧感,$C_5 \sim C_{11}$ 的醇为黏稠液体,C_{12} 以上的直链醇为蜡状固体。

液态低级醇之间能形成氢键使分子缔合,因而低级醇的沸点比分子质量相近的烷烃高。如乙烷的沸点为 -88.6℃,而乙醇的沸点为 78.3℃。

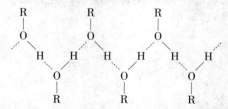

具有同分异构体的醇,其含支链的醇比直链醇的沸点低,如正丁醇(117.3℃)、异丁醇(108.4℃)、叔丁醇(88.2℃)。

低级醇与水可通过氢键相互缔合而溶解。故低级醇与水互溶,随着烃基的增大,醇在水中的溶解度明显下降。

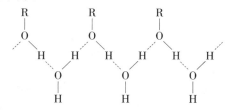

三、醇的化学性质

（一）与活泼金属的反应

醇能与活泼金属（钠、钾、铝等）反应，反应时 O—H 键断裂，氢被金属原子取代。例如，醇和金属钠反应生成醇钠并放出氢气和热量。水也能发生这个反应，生成氢氧化钠并放出氢气和热量。但水与金属钠的反应比醇快得多，所以醇的酸性比水弱。

$$ROH+Na \longrightarrow RONa+1/2H_2\uparrow+热量$$
$$醇钠$$
$$HOH+Na \longrightarrow NaOH+1/2H_2\uparrow+热量$$

在醇中随着烷基支链的增多，烃基的供电子效应增强，O—H 键的极性减弱，H^+ 不易解离，所以，水及各类醇与金属反应的活性顺序为：水>甲醇>伯醇>仲醇>叔醇，这个顺序与它们的酸性强弱顺序是一致的。

醇钠是一种白色固体，碱性比氢氧化钠还强，能溶于醇。不同结构的醇钠，碱性强弱次序是：$(R)_3CONa>(R)_2CHONa>RCH_2ONa$。醇钠遇水或潮湿空气便分解成氢氧化钠和醇。所以醇钠需要特别保管。

$$RONa+H_2O \rightleftharpoons ROH+NaOH$$

（二）与氢卤酸反应

醇与氢卤酸反应，醇分子中的 C—O 键断裂，羟基被卤原子取代生成卤代烃和水，反应是可逆的。

$$ROH+HX \rightleftharpoons RX+H_2O$$

反应速率与氢卤酸的种类和醇的结构有关。氢卤酸的反应活性顺序是：HI>HBr>HCl；醇的反应活性顺序是：烯丙醇>叔醇>仲醇>伯醇。

无水氯化锌的存在能促进醇与氢氯酸反应的进行，浓盐酸与无水氯化锌配成的试剂称为 Lucas（卢卡斯）试剂。不同结构的醇与该试剂反应的速率不同，可作为醇的定性鉴别反应。

$$(R)_3COH \xrightarrow[浓\ HCl]{ZnCl_2} (R)_3CCl+H_2O \quad 立即浑浊$$

$$(R)_2CHOH \xrightarrow[浓\ HCl]{ZnCl_2} (R)_2CHCl+H_2O \quad 3\sim5 分钟浑浊$$

$$RCH_2OH \xrightarrow[浓\ HCl]{ZnCl_2} RCH_2Cl+H_2O \quad 数小时后浑浊$$

反应生成的氯代烃难溶于水而呈浑浊，根据出现浑浊时间的快慢，可区别含 6 个碳原子以下的伯、仲、叔醇。

（三）与含氧酸反应

醇与含氧酸（硝酸、硫酸等）反应生成相应的酯。例如，甘油与硝酸反应生成甘油三硝酸酯,临床上称为硝酸甘油。

$$\begin{array}{c} CH_2OH \\ | \\ CHOH \\ | \\ CH_2OH \end{array} + 3HNO_3 \longrightarrow \begin{array}{c} CH_2ONO_2 \\ | \\ CHONO_2 \\ | \\ CH_2ONO_2 \end{array}$$

甘油　　　　　　三硝酸甘油酯(硝酸甘油)

硝酸甘油具有扩张血管的功能,能缓解心绞痛,是临床上治疗心绞痛的药物。另外三硝酸甘油酯也是一种烈性炸药。

高级醇的硫酸酯是常用的合成洗涤剂,如 $C_{12}H_{25}OSO_2ONa$(十二烷基磺酸钠)。人体软骨中的硫酸软骨素也具有硫酸酯结构。

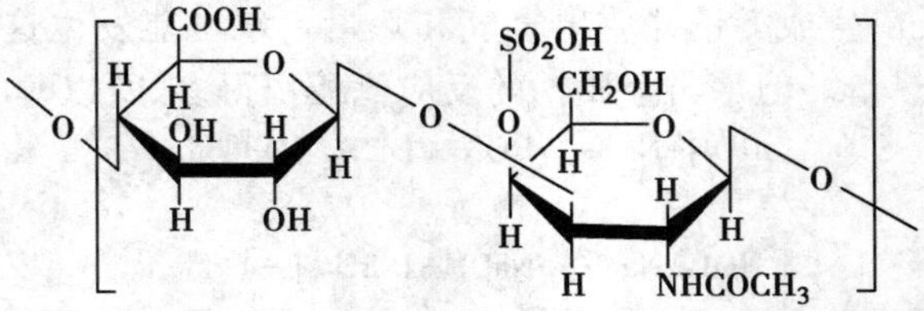

葡糖醛酸残基　　　　N-乙酰氨基半乳糖-4-硫酸酯残基
硫酸软骨素A

(四)氧化反应

伯醇、仲醇分子中的 α-H 原子由于受羟基的吸电子诱导影响比较活泼,容易被氧化,通常伯醇首先被氧化成醛,醛比醇更容易被氧化,所以伯醇氧化最终生成羧酸。仲醇氧化成酮,叔醇 α-碳上没有氢原子,所以叔醇一般不易被氧化。

常用的氧化剂有 KCr_2O_7/H^+、$KMnO_4/H^+$、HNO_3 等。如:

$$CH_3CH_2OH \xrightarrow{K_2Cr_2O_7 + H_2SO_4} CH_3CHO \xrightarrow{[O]} CH_3COOH$$

$$\begin{array}{c} OH \\ | \\ CH_3CHCH_3 \end{array} \xrightarrow{KMnO_4/H^+} \begin{array}{c} O \\ \| \\ CH_3CCH_3 \end{array}$$

丙酮

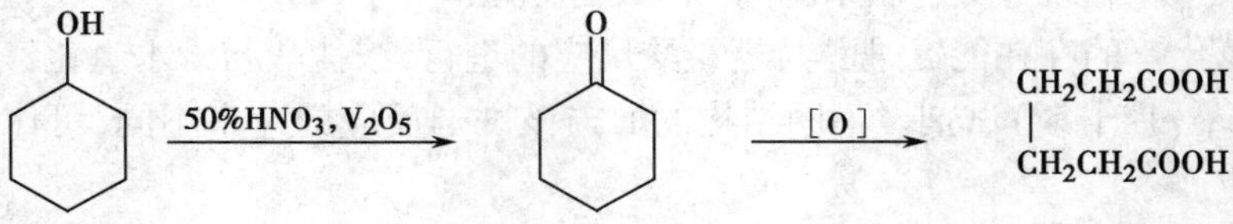

环己醇 $\xrightarrow{50\%HNO_3, V_2O_5}$ 环己酮 $\xrightarrow{[O]}$ 己二酸

$$CH_3CH_2OH + Cr_2O_7^{2-} \longrightarrow CH_3CHO + Cr^{3+}$$

橙红　　　　　　　　　　　　　　绿色

$$\xrightarrow{K_2Cr_2O_7} CH_3COOH$$

若采用 $K_2Cr_2O_7/H_2SO_4$ 为氧化剂,氧化前后溶液的颜色将由 Cr(Ⅵ)($Cr_2O_7^{2-}$)的橙红色还原为 Cr(Ⅲ)(Cr^{3+})的绿色。检查酒后驾车的分析仪其中就有根据此原理设计的。在 100ml 血液中如含有超过 80mg 乙醇(最大允许量)时,呼出的气体所含的乙醇即可使仪器得出正反应。

四、邻二醇的特性

多元醇具有一元醇的一般化学性质,除此之外,多元醇也具有某些特殊的化学性质。例如,在邻二醇分子中由于两羟基的互相影响,使其较一元醇具有较大的酸性,能和氢氧化铜生成深蓝色透明溶液,此法可用于鉴别具有两个相邻羟基的多元醇。

$$
\begin{array}{c}
H_2C-OH \\
| \\
HC-OH \\
| \\
H_2C-OH
\end{array}
+ Cu^{2+} + OH^- \longrightarrow
\begin{array}{c}
H_2C-O \\
| \quad\backslash \\
HC-O \quad Cu \\
| \\
H_2C-OH
\end{array}
+ H_2O
$$

甘油铜(深蓝色)

硫醇(RSH)具有弱酸性,可以和某些重金属(Hg、As、Pb、Ag 等)或其氧化物作用生成硫醇盐,所以硫醇可作为重金属中毒的解毒剂。临床上常用的重金属中毒解毒剂通常是含有邻二巯基的化合物。例如:

$$
\begin{array}{c}
\quad H \\
H_2C-C-CH_2 \\
|\quad|\quad| \\
SH\ SH\ OH
\end{array}
\qquad
\begin{array}{c}
\quad H \\
H_2C-C-CH_2 \\
|\quad|\quad| \\
SH\ SH\ SO_3Na
\end{array}
\qquad
\begin{array}{c}
\quad H \\
HS-C-COONa \\
| \\
HS-CH-COONa
\end{array}
$$

二巯基丙醇(BAL)　　　　　二巯基丙磺酸钠　　　　　二巯基丁二酸钠

重金属离子进入人体后可与体内的许多酶(琥珀酸脱氢酶、乳酸脱氢酶等)上的巯基(—SH)作用,使酶中毒失去活性,人体出现中毒现象。硫醇类解毒剂在体内可与重金属离子结合生成一个稳定的无毒配合物,随尿排出体外,以保护酶系统。还可以夺取已经与酶结合的重金属离子,使酶恢复活性,所以重金属中毒应及时抢救,时间长了酶的活性很难恢复。

$$
\underset{\text{活性酶}}{酶\Big\langle{}^{SH}_{SH}} \xrightarrow{\ Hg^{2+}\ } \underset{\text{中毒酶}}{酶\Big\langle{}^{S}_{S}\Big\rangle Hg} + 2H^+
$$

$$
\xrightarrow{\ \underset{HS}{\overset{HS}{}}\!\!\!\text{——}\!\!\Big\langle{}^{COONa}_{COONa}\ }
$$

$$
\underset{\text{活性酶}}{酶\Big\langle{}^{SH}_{SH}} + \underset{\text{无毒配合物}}{Hg\Big\langle{}^{S-}_{S-}\overset{COONa}{\underset{COONa}{}}}
$$

第二次世界大战中使用过一种毒气——路易士毒气(氯乙烯氯砷),这种毒气作用快,没有潜伏期,能使呼吸道、皮肤糜烂而死亡。当时采用的解毒剂就是二巯基丙醇,简称 BAL。

$$
\begin{array}{c}
H_2C-OH \\
| \\
HC-SH \\
| \\
H_2C-SH
\end{array}
+ (ClCH=CHAsCl_2) \longrightarrow
\begin{array}{c}
H_2C-OH \\
| \\
HC-S \\
| \quad\quad\backslash \\
H_2C-S \quad AsCH=CHCl
\end{array}
$$

路易士毒气

BAL 和路易士毒气结合生成一个稳定的无毒的化合物。

第二节　酚

一、酚的分类和结构

（一）分类

根据分子中所含酚羟基的数目可分为一元酚、二元酚、多元酚；根据酚羟基所连的芳香烃基的类型可分为苯酚、萘酚、蒽酚。

（二）酚的结构

羟基是醇和酚的共同官能团，但由于羟基所连的烃基不同，醇和酚的性质有明显的差异。醇羟基与饱和碳相连，而酚羟基直接与苯环相连。酚羟基中的氧原子是 sp^2 杂化，其 p 轨道上的孤电子对可以和苯环形成 p-π 共轭体系（图 14-1），使得氧原子上的 p 电子向苯环转移，使苯环上的电子云密度增加，因此苯酚比苯容易发生亲电取代反应。由于氧原子上的 p 电子向苯环转移，O—H 键极性增大，氢原子容易解离，所以苯酚具有一定的酸性。

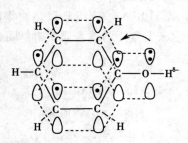

图 14-1　苯酚中的 p-π 共轭示意图

二、酚的物理性质

绝大多数酚是结晶性固体，少数烷基酚为高沸点的液体，具有特殊的气味，有一定毒性。酚分子间能形成氢键，也能与水形成氢键，所以在水中有一定的溶解度。

三、酚的化学性质

（一）酸性

苯酚的酸性（$pK_a = 10$）比水（$pK_a = 15.70$）、醇（$pK_a = 16 \sim 19$）强，但比碳酸（$pK_a = 6.37$）弱，所以苯酚具有弱酸性，能与氢氧化钠（钾）等强碱作用生成盐。

$$\text{C}_6\text{H}_5\text{OH} + NaOH \longrightarrow \text{C}_6\text{H}_5\text{ONa} + H_2O$$

苯酚钠

由于苯酚的酸性比碳酸还弱，所以苯酚不能溶于碳酸氢钠水溶液。将酚钠的水溶液通入二氧化碳，可使苯酚游离出来。利用这一性质可分离和纯化酚类化合物。

$$\text{C}_6\text{H}_5\text{ONa} + CO_2 + H_2O \longrightarrow \text{C}_6\text{H}_5\text{OH} + NaHCO_3$$

溶于水　　　　　　　　　　　不溶于水

芳环上有取代基时,对酚的酸性影响比较大。通常连有吸电子基使酚的酸性增加,连有供电子基使酚的酸性减弱。

（二）酚类的检验

1. 与 $FeCl_3$ 的显色反应 大多数酚都能与 $FeCl_3$ 溶液发生显色反应。不同的酚呈现不同的颜色,例如,苯酚、间苯二酚、1,3,5-苯三酚均显示蓝紫色;对苯二酚显示暗绿色;1,2,3-苯三酚显示红棕色。因此,利用此反应可鉴别酚类化合物。一般认为酚类化合物与 $FeCl_3$ 反应生成络合物。

$$6C_6H_5OH+FeCl_3 \rightleftharpoons H_3\left[Fe\left(OC_6H_5\right)_6\right]+3HCl$$
蓝紫色

需要指出的是,除酚类外,具有烯醇式结构的化合物也可与 $FeCl_3$ 发生显色反应。

2. 与溴水的反应 由于酚羟基与苯环的 p-π 共轭,使苯环上的电子云密度增加,故酚的亲电取代比苯容易。例如苯酚与溴水在常温下可立即反应生成 2,4,6-三溴苯酚白色沉淀。

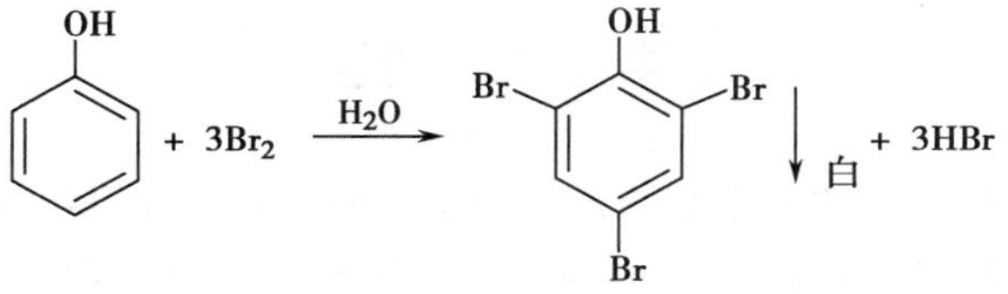

此反应很灵敏,很稀的苯酚溶液（10ppm）就能与溴水生成沉淀,故可用作苯酚的鉴别和定量测定。

（三）酚的自动氧化反应

酚类极易被氧化,甚至空气中的氧就能将其缓缓氧化,氧化后的产物很复杂。例如将苯酚(无色结晶)暴露于空气中,随着氧化程度的加深,其颜色逐渐变为粉红色、深红色、褐色。若用重铬酸钾和硫酸作氧化剂,苯酚主要被氧化成对苯醌。

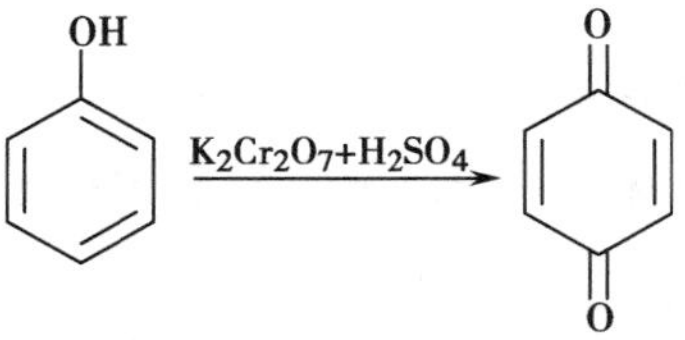

对苯醌（黄色）

多元酚更易被氧化。所以,含有酚类的药物应避光保存。例如:

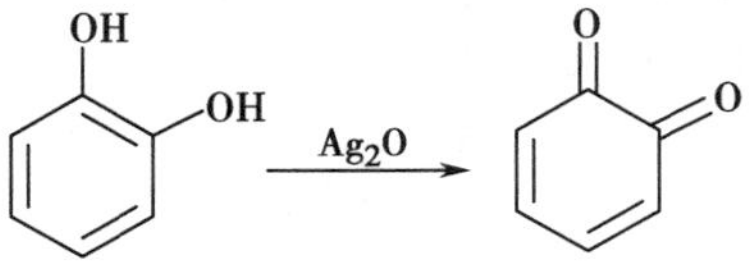

邻苯二酚　　邻苯醌（红色）

醌类分子中都具有 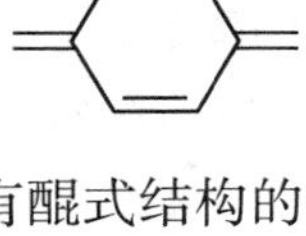 （对醌式）或 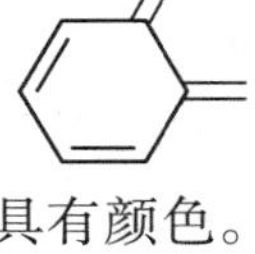 （邻醌式）结构单位,这种结构称为醌式结构,具有醌式结构的化合物大多具有颜色。醌类化合物包括苯醌、萘

醌、蒽醌和菲醌。

茶水在放置过程中出现棕红色,绿茶在放置过程中颜色逐渐变暗,其主要原因就是所含的多元酚被氧化的结果。

利用酚类易被氧化的特性,可将其作为食品、塑料、橡胶的抗氧剂,即酚类化合物先被氧化,从而使食品等因氧化而变质的反应得以延缓。例如连苯三酚就是一个常用的抗氧剂。

临床上用作止血剂的维生素 K 为 1,4-萘醌的衍生物,其中维生素 K_1 和 K_2 广泛存在于自然界的蔬菜、蛋黄和动物肝脏中,维生素 K_3 由人工合成。

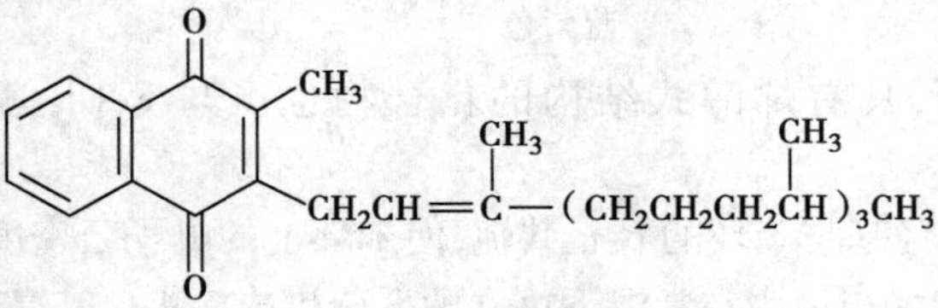

维生素K₁

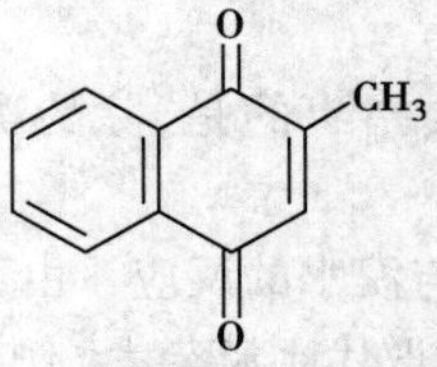

维生素K₃

第三节 醚

醚可看作是水分子中的两个氢原子被两个烃基取代的化合物,也可看做醇或酚分子中羟基上的氢被烃基取代的产物,其通式为 R—O—R。醚键中的氧为 sp^3 杂化,结构如下:

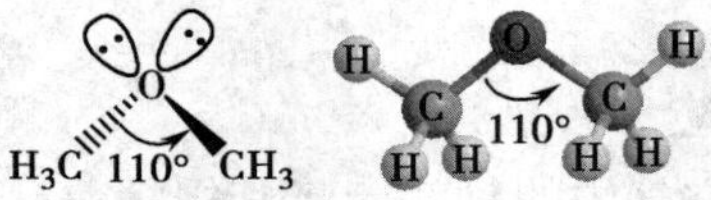

一、醚的分类和结构

(一)分类

根据醚键是否成环可将醚分为链醚和环醚两大类。在链醚中,氧原子所连接的两个烃基若相同称为单醚;若不同称为混醚;两个烃基中有一个或两个是芳香基的称为芳香醚。

(二)结构

醚是由氧原子通过两个单键分别与两个烃基结合的分子。醚的官能团为醚键(—O—),醚键中氧为 sp^3 杂化,两个未共用电子对分别处在两个 sp^3 杂化轨道中,分子为"V"字型,分子中无活泼氢原子,性质较稳定。

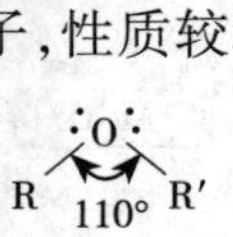

二、醚的物理性质

醚不能形成分子间氢键,其沸点比分子量相近的醇低得多,如正丁醇沸点为117℃,而乙醚沸点为34.6℃。醚可与水分子形成氢键,所以在水中有一定的溶解度。环醚在水中溶解度要大些。

三、醚的化学性质

醚类比较稳定,不能与碱、氧化剂、还原剂等发生反应。醚的稳定性仅次于烷烃,在常温下,与金属 Na 不起反应,因此可以用金属 Na 来干燥醚类化合物。

1. 钅羊盐的生成　醚可以溶解于强酸中,这是因为醚的氧原子上有未共用电子对,能接受强酸中的 H^+ 生成钅羊盐。

$$R-\overset{..}{\underset{..}{O}}-R+HCl \longrightarrow R-\overset{+}{\underset{\underset{H}{|}}{O}}-R +Cl^-$$

$$R-\overset{..}{\underset{..}{O}}-R+H_2SO_4 \longrightarrow R-\overset{+}{\underset{\underset{H}{|}}{O}}-R +HSO_4^-$$

钅羊盐是一种弱碱强酸盐,仅在浓酸中才稳定,遇水很快分解为原来的醚。利用此性质可以将醚从烷烃或卤代烃中分离出来。

醚还可以和路易斯酸(如 BF_3、$AlCl_3$、$RMgX$)等生成钅羊盐。

$$R-\overset{..}{\underset{..}{O}}-R+BF_3 \longrightarrow \overset{R}{\underset{R}{O}} \longrightarrow \overset{F}{\underset{F}{B}}-F$$

2. 过氧化物的生成　醚对氧化剂比较稳定,但长期与空气接触会慢慢生成不易挥发的过氧化物,所以醚类应避免接触空气,避光保存。醚的氧化通常发生在醚的 α-碳上。

$$R-CH_2-O-R' \xrightarrow{[O]} R-\underset{\underset{O-O-H}{|}}{CH}-O-R'$$

氢过氧化醚

过氧化醚不稳定,受热容易分解而发生爆炸,因此蒸馏醚时应避免蒸干。这是因为过氧化醚的沸点较高,蒸馏时低沸点的醚先被蒸出,余下高沸点的过氧化物,在继续加热的情况下会发生爆炸。

为保证安全,在使用放置过久的醚时,必须先检验是否含有过氧化物。检验方法:将硫酸亚铁和硫氰化钾混合液($FeSO_4/KCNS$)与醚振摇,若有过氧化物存在则显红色。或者用湿润的碘化钾-淀粉试纸检验,试纸变蓝说明有过氧化物存在。

$$过氧化物+Fe^{2+} \longrightarrow Fe^{3+} \xrightarrow{SCN^-} Fe(SCN)_6^{3+}$$
$$红色$$
$$ROOR+2KI+2H_2O \longrightarrow 2ROH+2KOH+I_2$$
$$I_2 \xrightarrow{淀粉} 络合物(蓝色)$$

在蒸馏之前用还原剂如硫酸亚铁、亚硫酸钠或碘化钠等水溶液洗涤,可除去其中的过氧化物。贮存时加入铁丝或其他抗氧剂以防止过氧化醚的生成。

学习小结

1. 学习内容

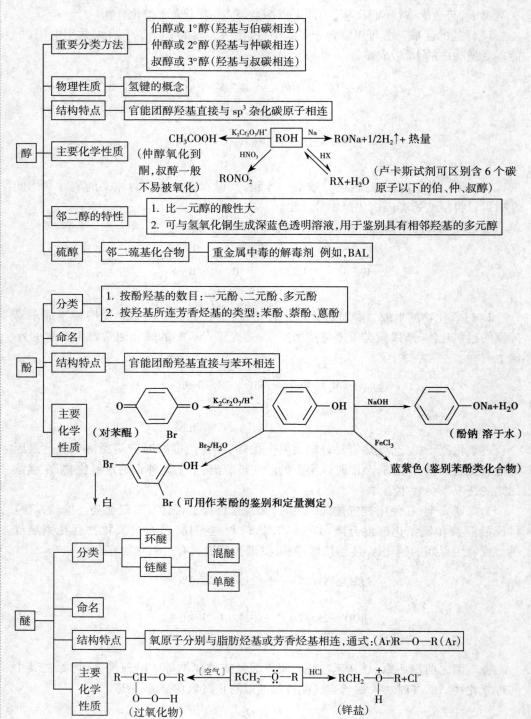

醇
- 重要分类方法 —— 伯醇或 1°醇(羟基与伯碳相连)/仲醇或 2°醇(羟基与仲碳相连)/叔醇或 3°醇(羟基与叔碳相连)
- 物理性质 —— 氢键的概念
- 结构特点 —— 官能团醇羟基直接与 sp^3 杂化碳原子相连
- 主要化学性质 (仲醇氧化到酮,叔醇一般不易被氧化)

$$CH_3COOH \xleftarrow{K_2Cr_2O_7/H^+} ROH \xrightarrow{Na} RONa+1/2H_2\uparrow + 热量$$

$ROH \xrightarrow{HNO_3} RONO_2$

$ROH \underset{}{\overset{HX}{\rightleftharpoons}} RX+H_2O$

(卢卡斯试剂可区别含 6 个碳原子以下的伯、仲、叔醇)

- 邻二醇的特性
  1. 比一元醇的酸性大
  2. 可与氢氧化铜生成深蓝色透明溶液,用于鉴别具有相邻羟基的多元醇
- 硫醇 —— 邻二巯基化合物 —— 重金属中毒的解毒剂 例如,BAL

酚
- 分类
  1. 按酚羟基的数目:一元酚、二元酚、多元酚
  2. 按羟基所连芳香烃基的类型:苯酚、萘酚、蒽酚
- 命名
- 结构特点 —— 官能团酚羟基直接与苯环相连
- 主要化学性质

（对苯醌）$O=\bigcirc=O \xleftarrow{K_2Cr_2O_7/H^+}$ 苯酚—OH $\xrightarrow{NaOH}$ —ONa+H_2O （酚钠 溶于水）

$\xrightarrow{Br_2/H_2O}$ 三溴苯酚 白 Br（可用作苯酚的鉴别和定量测定）

$\xrightarrow{FeCl_3}$ 蓝紫色（鉴别苯酚类化合物）

醚
- 分类
  - 环醚
  - 链醚 —— 混醚 / 单醚
- 命名
- 结构特点 —— 氧原子分别与脂肪烃基或芳香烃基相连,通式:(Ar)R—O—R(Ar)
- 主要化学性质

$$R-CH-O-R \xleftarrow{[空气]} RCH_2-\ddot{\underset{}{O}}-R \xrightarrow{HCl} RCH_2-\overset{+}{\underset{H}{O}}-R+Cl^-$$

$$\underset{O-O-H}{}$$

（过氧化物）　　　　　　　　　　（锌盐）

笔记

2. 学习方法

学习醇和酚首先应明白它们在结构上的区别,这种区别导致具有相同的官能团却有不同的化学性质,进而掌握醇和酚的化学性质、醇的分类、酚的命名。了解醇的物理性质、邻二巯基化合物作为重金属中毒解毒剂的作用、醌式结构的特点以及有关醌类化合物。

比较醚在结构上与醇、酚的区别,掌握醚的命名、结构和有关化学性质。了解检查醚中过氧化物的方法以及除去过氧化物的方法。

（高　颖）

复习思考题

1. 命名或写出下列化合物结构。

（1）邻甲苯酚　　（2）异丁醇　　（3） 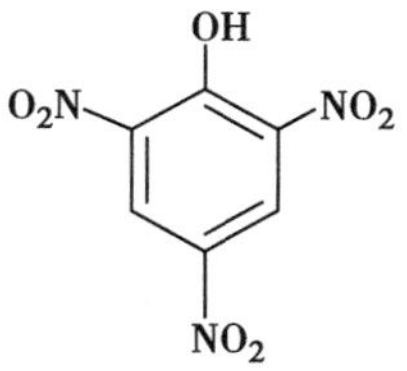　　　　　　　　　　（4）

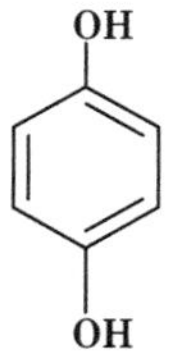

2. 完成下列反应(写出主要产物)。

（1）HOH_2C—⟨苯环⟩—OH $\xrightarrow{NaOH/H_2O}$

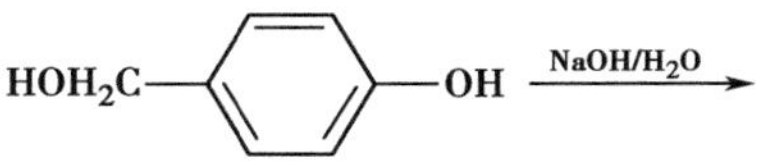

（2）Cl—⟨苯环⟩—OH $\xrightarrow{Br_2/FeBr_3}$

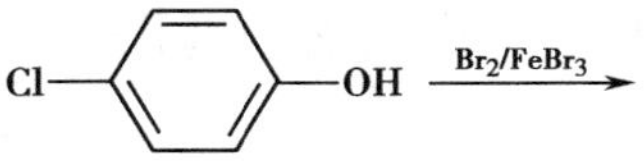

（3）$CH_3CH_2CH_2OH + K_2Cr_2O_7 \longrightarrow$

3. 用化学方法区别下列各组化合物。

（1）$CH_3CH = CHCH_2OH$, $CH_3CH_2CH_2CH_2OH$, $CH_3CHOHCHOHCH_3$

（2）

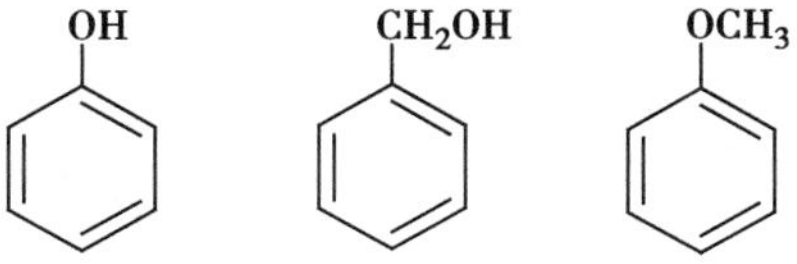

4. 某化合物 A（$C_5H_{10}O$）,用 $KMnO_4$ 氧化得到化合物 B（C_5H_8O）,A 与无水 $ZnCl_2$ 的浓盐酸溶液作用时,生成化合物 C（C_5H_9Cl）,C 在 KOH 的乙醇溶液中加热得到唯一的产物 D（C_5H_8）,D 再用 $KMnO_4$ 的硫酸溶液氧化,得到一个直链二元羧酸 E。试写出 A～E 的结构式。

笔记

第十五章

醛 和 酮

学习目的

醛和酮都含有羰基,其化学性质非常活泼,在手性合成中是一个活泼位点,另外醛和酮还参与体内代谢等过程。通过本章的学习掌握醛和酮的结构、主要化学性质,为后续生物化学等课程的学习奠定基础。

学习要点

醛、酮的分类;醛、酮的结构及其化学性质。

醛和酮的分子中都含有羰基($\diagdown C{=}O \diagup$),所以醛和酮统称为羰基化合物。其中羰基是它们的官能团。

若羰基分别与烃基和氢原子相连称为醛;若羰基分别与两个烃基相连则称为酮。醛和酮中的羰基也分别称为醛基($-CHO$)和酮基。醛和酮能够发生多种化学反应,在药物合成中有重要的作用。许多天然醛、酮是植物的有效成分,有显著的生理活性。

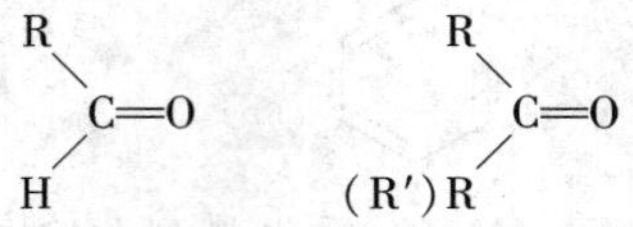

$$\begin{array}{cc} R & R \\ | & | \\ C{=}O & C{=}O \\ | & | \\ H & (R')R \\ 醛 & 酮 \end{array}$$

第一节 醛和酮的分类与结构

一、分类

根据烃基的种类不同,醛和酮可分为脂肪族醛、酮和芳香族醛、酮。根据烃基的饱和程度不同,又可分为饱和醛、酮及不饱和醛、酮。例如:

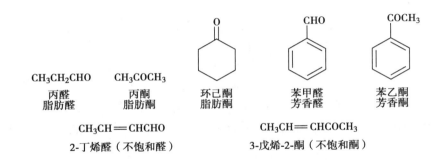

CH₃CH₂CHO $\quad$ CH₃COCH₃

丙醛 $\qquad$ 丙酮

脂肪醛 $\qquad$ 脂肪酮

环己酮 $\qquad$ 苯甲醛 $\qquad$ 苯乙酮

脂肪酮 $\qquad$ 芳香醛 $\qquad$ 芳香酮

CH₃CH＝CHCHO $\qquad\qquad$ CH₃CH＝CHCOCH₃

2-丁烯醛（不饱和醛） $\qquad$ 3-戊烯-2-酮（不饱和酮）

二、结构

羰基是由 C＝O 双键组成，C＝O 双键和 C＝C 双键相比，其相同之处在于其中的碳原子都是 sp^2 杂化，它们都是由一个 σ 键和一个 π 键组成，因此醛和酮也能像烯烃那样发生加成反应。不同之处在于 C＝O 中氧原子的电负性比碳原子大，电子云向氧原子偏移，羰基是极性基团，因此它们的加成又与烯烃有明显的不同。

$$\underset{\diagup}{\overset{\diagdown}{C}}\!=\!O \quad 或 \quad \underset{\diagup}{\overset{\diagdown}{C}}\!\overset{\delta^+}{=}\!\overset{\delta^-}{O}$$

在羰基中，氧的电负性大，容纳负电荷的能力强，可以形成比较稳定的氧负离子。而碳是第四主族元素，得电子和失电子都较难，即 C⁺ 和 C⁻ 都不易形成，一旦在反应中生成，非常活泼。所以羰基中带部分正电荷的碳原子比带部分负电荷的氧原子活性大得多，是反应的中心，因此羰基中的碳原子容易接受亲核试剂的进攻而发生加成反应，这种加成称为亲核加成。

在醛中，由于受羰基吸电子诱导效应影响，醛基中的氢原子比较活泼，可以被氧化。而酮的羰基上连接两个烃基，没有氢原子，所以酮不易被氧化。

同理，与羰基直接相连的 α-C 原子上的 H 原子也由于受羰基吸电子诱导效应的影响而具有较大的活性，在一定条件下 α-H 可以发生取代反应。

通过以上分析，羰基化合物的反应应该主要有三种类型：

$$R\!-\!\underset{\underset{H}{|}}{\overset{\overset{H(R'')}{|}}{C}}\!-\!\underset{\underset{O}{\|}}{C}\!-\!H(R')$$

羰基的亲核加成反应

α-氢的反应 $\longrightarrow$ H $\qquad$ 醛的氧化反应

第二节 醛和酮的性质

一、物理性质

常温下除了甲醛是气体外，十二个碳原子以下的脂肪醛、酮都是无色液体，高级脂肪醛、酮和芳香酮多为固体。低级醛具有刺激性气味，某些中级醛、酮和芳香酮具有特殊的气味，可用于化妆品和食品工业。例如：

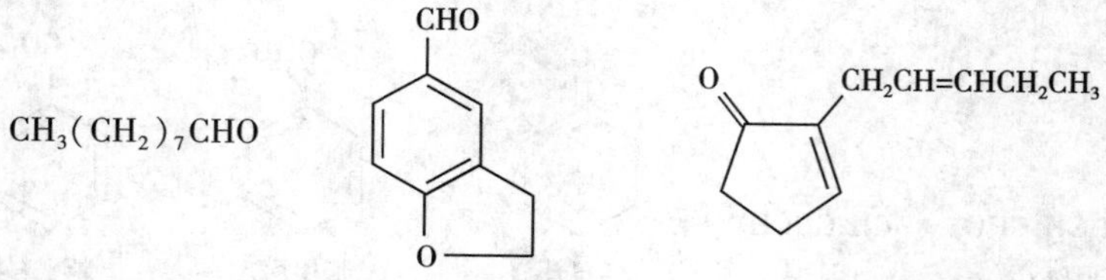

$CH_3(CH_2)_7CHO$

壬醛(玫瑰油)　　　　　　胡椒醛　　　　　　　　茉莉酮

醛、酮的沸点比分子质量相近的烃及醚高;分子间不能形成氢键,沸点较相应的醇低。

羰基氧原子可以和水分子中的氢原子形成氢键,因此低级的醛、酮如甲醛、乙醛、丙酮等能和水混溶。其他醛、酮在水中的溶解度随相对分子质量的增加而减小。芳醛、芳酮微溶或不溶于水。

脂肪族醛、酮相对密度小于1,芳香族醛、酮相对密度大于1。

二、化学性质

(一) 羰基的亲核加成反应

亲核加成是醛、酮的典型反应,反应过程可用下列通式表示:

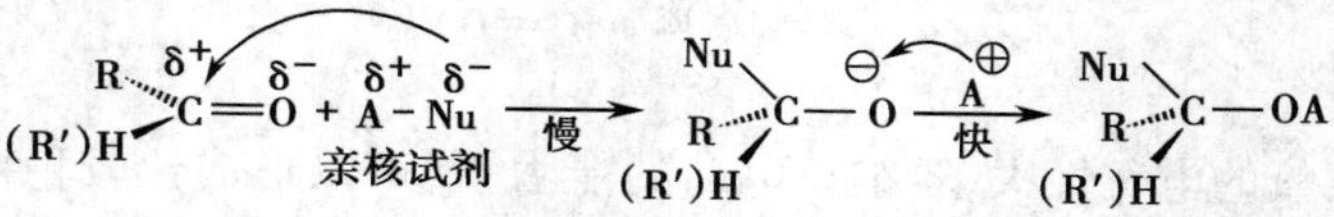

醛、酮亲核加成的反应活性与诸多因素有关,例如,与亲核试剂的亲核性强弱有关,亲核试剂的亲核性越强,反应速率越快;与羰基所连基团的电子效应有关,若羰基上连有吸电子基,羰基碳的正电性增强,反应速率加快,若连有供电子基,羰基碳的正电性降低,反应则慢;与羰基所连基团的立体效应有关,羰基上所连基团体积越小,空间位阻小,反应速率快。因此,醛、酮反应活性次序:

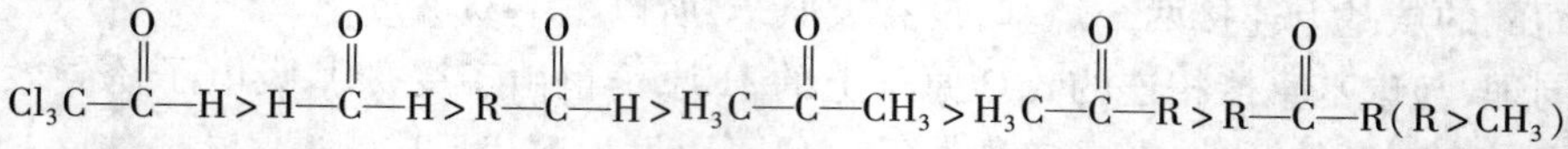

$$Cl_3C-\overset{O}{\overset{\|}{C}}-H > H-\overset{O}{\overset{\|}{C}}-H > R-\overset{O}{\overset{\|}{C}}-H > H_3C-\overset{O}{\overset{\|}{C}}-CH_3 > H_3C-\overset{O}{\overset{\|}{C}}-R > R-\overset{O}{\overset{\|}{C}}-R(R>CH_3)$$

1. 与氢氰酸加成　在少量碱催化下,醛和脂肪族甲基酮以及八个碳以下的环酮能与氢氰酸发生加成反应,生成α-羟基腈(即氰醇)。

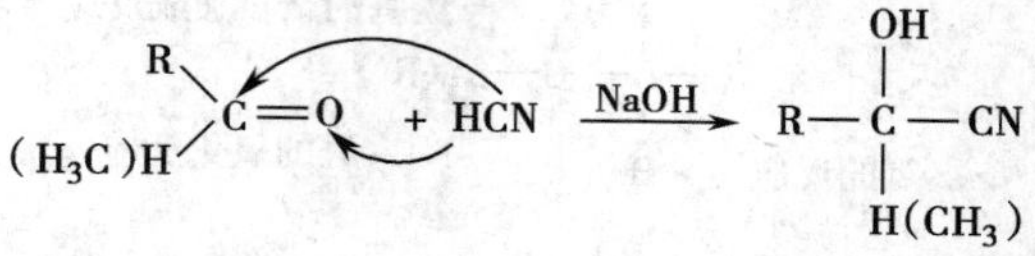

该反应在有机合成上是增长碳链的一种重要方法。生成的α-羟基腈可通过反应转变为其他化合物。例如:α-羟基腈水解可生成α-羟基酸。

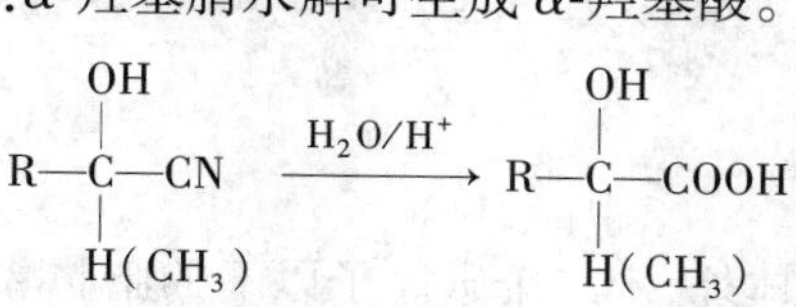

氢氰酸极易挥发且毒性很大,通常将醛、酮先与氰化钾或氰化钠的水溶液混合,然后加入硫酸使 HCN 一生成立即与醛、酮反应生成氰醇,操作须特别小心并在通风橱内进行。

2. 与亚硫酸氢钠加成 醛、脂肪族甲基酮和八个碳以下的环酮能与亚硫酸氢钠饱和溶液(40%)发生加成反应,生成 α-羟基磺酸钠,该反应为可逆反应。

$$\underset{(H_3C)H}{\overset{R}{C}}=O + NaHSO_3 \rightleftharpoons \underset{H(CH_3)}{\overset{ONa}{R-C-SO_3H}} \rightleftharpoons \underset{H(CH_3)}{\overset{OH}{R-C-SO_3Na}}\downarrow$$

α-羟基磺酸钠为白色结晶,易溶于水,但不溶于饱和的亚硫酸氢钠溶液,以结晶析出,故利用该反应可鉴别醛、脂肪族甲基酮和八个碳以下的环酮。生成的 α-羟基磺酸钠遇稀酸或稀碱可以分解为原来的醛或酮,利用这个反应可以分离和提纯醛和酮。

$$\underset{H(CH_3)}{\overset{OH}{R-C-SO_3Na}} \rightleftharpoons \underset{(H_3C)H}{\overset{R}{C}}=O + NaHSO_3 \begin{cases} \xrightarrow{HCl} NaCl+SO_2+H_2O \\ \xrightarrow{NaOH} Na_2SO_3+CO_2+H_2O \end{cases}$$

从鱼腥草中提取分离的有效成分癸酰乙醛(鱼腥草素),具有良好的抗菌和抗炎作用,但其溶解度较差,将其与亚硫酸氢钠加成制得鱼腥草素钠,既保留了其生物学活性同时大大提高了其溶解度,利于临床应用。

$$CH_3(CH_2)_8-\overset{O}{\overset{\|}{C}}-CH_2-\underset{SO_3Na}{\overset{OH}{C}}-H$$

3. 与水加成 醛、酮与水加成可形成水合物,称为偕二醇,这是一个可逆反应。由于水是弱的亲核试剂,所以,一般的醛、酮生成的偕二醇极不稳定,马上失水,使平衡大大偏向反应物一方:

$$C=O + H_2O \rightleftharpoons \underset{OH}{\overset{OH}{C}}$$

偕二醇

只有个别的醛,例如甲醛,在水溶液中几乎全部以水合物的形式存在,但不能把它们分离出来,因为在分离的过程中很容易失水。

$$\underset{H}{\overset{H}{C}}=O + H_2O \rightleftharpoons \underset{H}{\overset{H}{C}}\underset{OH}{\overset{OH}{}}$$

若羰基上连有强吸电子基(—COOH、—CHO、—COR、—CCl$_3$ 等),羰基碳的正电性增加,接受亲核试剂进攻的能力增强,则可形成稳定的水合物,如水合三氯乙醛、水合茚三酮。

$$\underset{Cl}{\overset{Cl}{Cl-C}}-\underset{H}{\overset{OH}{C}}-OH \qquad$$

水合三氯乙醛　　　　　水合茚三酮

水合三氯乙醛是一种白色结晶,熔点 57℃,临床曾用做镇静催眠药,但对胃有一定的刺激性。水合茚三酮是氨基酸和蛋白质分析中常用的显色剂。

4. 与醇加成 在干燥氯化氢催化下,一分子醛与一分子醇发生加成反应生成半缩醛,半缩醛分子中的羟基称为半缩醛羟基。半缩醛一般不稳定,在酸性条件下,可与另一分子醇继续反应,失去一分子水得到稳定的缩醛。

$$
\begin{array}{c}
R \\
C=O + R'OH \\
H
\end{array}
\underset{}{\overset{\text{干燥 HCl}}{\rightleftharpoons}}
\begin{array}{c}
OH \\
R-\overset{|}{\underset{|}{C}}-OR' \\
H
\end{array}
\underset{}{\overset{R'OH,\text{干燥 HCl}}{\rightleftharpoons}}
\begin{array}{c}
OR' \\
R-\overset{|}{\underset{|}{C}}-OR' \\
H
\end{array}
$$

半缩醛   缩醛

酮与醇的反应比醛难,平衡反应偏向于反应物一边,若设法除去反应产生的水,可促使缩酮生成。采用二元醇与羰基形成环状的缩酮,反应较易进行,例如:

$$
\begin{array}{c}
C_6H_5H_2C \\
C=O + \\
H_3C
\end{array}
\begin{array}{c}
HO-CH_2 \\
| \\
HO-CH_2
\end{array}
\xrightarrow[\text{苯}]{H_3C-\bigcirc-SO_3H}
\begin{array}{c}
C_6H_5H_2C \quad O \\
C \\
H_3C \quad O
\end{array}
$$

缩醛(酮)可看作是同碳二元醇的双醚,对碱及氧化剂都比较稳定,但在稀酸中易水解变成原来的醛(酮)。因此在有机合成上为了保护醛基在反应中不受氧化剂或碱性试剂的破坏,常先将醛转变成缩醛,然后通过酸性水解恢复醛基。例如:

$$
H_2C=CHCH_2CHO \xrightarrow[\text{干燥 HCl}]{2CH_3CH_2OH} H_2C=CHCH_2CH(OCH_2CH_3)_2
$$

$$
\xrightarrow{Br_2/CCl_4}
\begin{array}{c}
Br \\
| \\
H_2C-CHCH_2CH(OCH_2CH_3)_2 \\
| \\
Br
\end{array}
\xrightarrow{H_3O^+}
\begin{array}{c}
Br \\
| \\
H_2C-CHCH_2CHO \\
| \\
Br
\end{array}
$$

5. 与氨的衍生物加成——缩合反应 醛、酮都能与氨的衍生物反应,在氨的衍生物分子中,氮原子上带有未共用电子对,因此它们是含氮的亲核试剂,与醛、酮反应时首先进行亲核加成,然后分子内失去一分子水生成具有>C=N—结构的产物。

$$
\begin{array}{c}
R \\
C=O + H-N-Y \\
(R')H \qquad\quad H
\end{array}
\longrightarrow
\left[
\begin{array}{c}
OH \quad H \\
R \quad | \quad | \\
C-N-Y \\
(R')H
\end{array}
\right]
\xrightarrow{-H_2O}
\begin{array}{c}
R \\
C=N-Y \\
(R')H
\end{array}
$$

式中 $H_2N\text{-}Y$ 代表氨的衍生物

含氮亲核试剂有羟胺、肼、苯肼、2,4-二硝基苯肼、氨基脲。它们都能与醛、酮反应,因此它们统称为羰基试剂。

$$
C=O + H_2N-OH \xrightarrow{-H_2O} C=N-OH
$$

羟胺   肟

$$
C=O + H_2N-NH_2 \xrightarrow{-H_2O} C=N-NH_2
$$

肼   腙

$$
\diagdown C{=}O + H_2N{-}NHPh \xrightarrow{-H_2O} \diagup C{=}N{-}NHPh
$$

苯肼　　　　　　　　　　苯腙

$$
\diagdown C{=}O + H_2N{-}NHCONH_2 \xrightarrow{-H_2O} \diagup C{=}N{-}NHCONH_2
$$

氨基脲　　　　　　　　　缩氨脲

$$
\diagdown C{=}O + H_2N{-}NH{-}\underset{NO_2}{\overset{NO_2}{\bigcirc}} \xrightarrow{-H_2O} \diagup C{=}N{-}NH{-}\underset{NO_2}{\overset{NO_2}{\bigcirc}}
$$

2,4-二硝基苯肼　　　　　　**2,4-二硝基苯腙**

　　反应生成的肟、腙、苯腙、2,4-二硝基苯腙及缩氨脲大多数是固体,具有固定的结晶形状和熔点,其中与 2,4-二硝基苯肼反应生成的 2,4-二硝基苯腙是黄色结晶,颜色便于观察,因此药典规定其作为鉴定羰基的专用试剂。肟、腙、苯腙、2,4-二硝基苯腙及缩氨脲在稀酸作用下,可水解得到原来的醛、酮,因此这些反应又可用于分离提纯醛、酮。

（二）α-H 原子的反应

　　醛、酮羰基的 α-C 原子上的 H 原子因受羰基吸电子效应的影响而具有较大的活性,即酸性较强。例如丙酮($pK_a = 20$)的酸性大于乙炔($pK_a = 25$)。醛、酮失去 α-氢后形成碳负离子,其碳负离子因羰基的吸电子效应而较稳定。

$$
-\underset{H(R)}{\overset{H}{C}}-C{=}O \xrightarrow{-H^+} -\underset{H(R)}{C}-\overset{-}{C}{=}O \equiv -\underset{H(R)}{\overset{\delta^-}{C}}\cdots\overset{\delta^-}{C}\cdots O
$$

　　如果碳负离子与亲电试剂卤素作用,其 α-H 可被卤素取代,发生卤代反应。碳负离子本身又是一个亲核试剂,可以与另一分子羰基化合物发生亲核加成,生成羟醛或羟酮,称为羟醛(羟酮)缩合反应。

　　1. **卤代反应和卤仿反应**　醛、酮羰基的 α-H 在酸或碱催化下容易被卤素取代。若在酸性条件下,发生单取代得到一卤代产物。例如:

$$
CH_3CH_2CHO + Cl_2 \xrightarrow{H^+} CH_3\underset{Cl}{CH}CHO
$$

　　若在碱性条件下,则容易发生多取代反应。例如,丙酮与卤素的碱溶液（NaOH+X_2）反应（亦即与次卤酸钠 NaOX 反应）,可直接得到 α-三卤代物。例如:

$$
H_3C{-}\overset{O}{\underset{\|}{C}}{-}CH_3 + 3NaOI \longrightarrow I_3C{-}\overset{O}{\underset{\|}{C}}{-}CH_3 + 3NaOH
$$

　　在 α-三卤代物结构中,由于卤素和羰基的吸电子效应,使羰基碳原子和 α-碳原子之间的键极性增大而发生断裂,生成三卤甲烷（俗称卤仿）和羧酸盐。通常这个反应称为卤仿反应。

$$
I_3C{-}\overset{O}{\underset{\|}{C}}{-}CH_3 \xrightarrow{OH^-} CHI_3 + CH_3\overset{O}{\underset{\|}{C}}{-}ONa
$$

三碘甲烷（碘仿）

197

凡具有 $H_3C\overset{\overset{O}{\parallel}}{—}C—$ 结构的醛、酮(乙醛和甲基酮)与卤素的碱溶液作用时,都可以发生卤仿反应。

次卤酸钠是氧化剂,它可以使具有 $CH_3\overset{\overset{OH}{|}}{C}HR(H)$ 结构的醇被氧化成乙醛或甲基酮。因此具有 $CH_3\overset{\overset{OH}{|}}{C}HR(H)$ 结构的醇也都能发生卤仿反应。

$CHBr_3$、$CHCl_3$、CHI_3,分别称为溴仿、氯仿和碘仿,其中碘仿是一种不溶于水的黄色固体,具有特殊的气味,且反应灵敏,易于识别,所以常利用碘仿反应鉴别乙醛和甲基酮以及具有 $CH_3\overset{\overset{OH}{|}}{C}HR(H)$ 结构的醇。

2. 羟醛缩合反应 在稀碱的作用下,一分子醛的 α-氢原子加到另一分子醛的羰基氧原子上,其他部分加到羰基碳原子上,生成 β-羟基醛,这个反应叫羟醛缩合或醇醛缩合反应。

反应首先由碱夺取一分子醛中的 α-H,产生碳负离子,然后碳负离子作为亲核试剂进攻另一分子醛的羰基,发生亲核加成,生成一个烷氧负离子,烷氧负离子是比 OH^- 更强的碱,它能从水分子中夺取一个质子,生成 β-羟基醛。例如:

$$OH^- + H—CH_2CHO \rightleftharpoons \bar{C}H_2CHO + H_2O$$

$$CH_3\overset{\overset{O}{\parallel}}{C}H + \bar{C}H_2CHO \longrightarrow CH_3\overset{\overset{O^-}{|}}{C}HCH_2CHO \xrightarrow{H_2O} CH_3\overset{\overset{OH}{|}}{C}HCH_2CHO + OH^-$$

β-羟基丁醛

生成物分子中如果 α-碳上有氢原子,受热后很容易脱水得到 α,β-不饱和醛。例如:

$$CH_3\overset{\overset{OH}{|}}{C}HCH_2CHO \xrightarrow[\triangle]{-H_2O} H_3CHC\!=\!CHCHO$$

巴豆醛

由于电子效应和空间效应的影响,具有 α-H 的酮在稀碱作用下的缩合反应比较困难。

羟醛缩合反应在有机合成上有重要用途,它可以用来增长碳链,制备多种类型的化合物。

在不同的醛、酮分子间发生的缩合反应叫交叉羟醛缩合反应。两个都含有 α-H 的不同醛、酮进行缩合反应时,至少得到四种产物的混合物,没有合成意义。一些没有 α-H 的醛、酮如 $HCHO$、R_3CCHO、$ArCHO$、R_3CCOCR_3、$ArCOAr$ 等,可以和含有 α-H 的醛、酮反应生成 β-羟基醛(酮),在合成上具有较大的意义。例如:

$$C_6H_5CHO + CH_3CHO \xrightarrow[\triangle]{OH^-, H_2O} C_6H_5CH\!=\!CHCHO$$

肉桂醛

笔记

198

（三）氧化还原反应

1. 还原反应 在还原剂作用下,醛、酮可以被还原成不同的产物。

（1）催化加氢:醛、酮在金属催化剂（Ni、Cu、Pt、Pd 等）的作用下与氢气反应,醛可被还原为伯醇,酮可被还原为仲醇。例如:

$$\underset{H(R')}{\overset{R}{\diagdown}}C{=}O + H_2 \xrightarrow{Ni} \underset{H(R')\ \ OH}{\overset{R\ \ \ \ H}{\diagup\diagdown}}C$$

醛、酮的催化加氢产率较高,但缺点是催化剂较贵,并且当分子中同时存在其他不饱和键时,这些不饱和键也能同时被还原。例如:

$$CH_3CH{=}CHCH_2CHO + H_2 \xrightarrow{Pt} CH_3CH_2CH_2CH_2CH_2OH$$

（2）用金属氢化物还原:常用的金属氢化物还原剂有硼氢化钠（$NaBH_4$）、氢化铝锂（$LiAlH_4$）等。它们只还原羰基而不还原 $>C{=}C<$、$—C{\equiv}C—$。例如:

$$CH_3CH{=}CHCH_2CHO \xrightarrow[2.\ H_3O^+]{1.\ NaBH_4} CH_3CH{=}CHCH_2CH_2OH$$

硼氢化钠是一种较缓和的还原剂,可在水或醇溶液中反应。氢化铝锂的还原性非常强,它还能还原羧酸和酯等,而硼氢化钠则不能。氢化铝锂与水反应剧烈,需要用干燥乙醚作溶剂,反应完毕后,再小心地加入水以分解产物,即得到醇。

2. 氧化反应 醛、酮在性质上的区别主要是对氧化剂的敏感性不同。醛的羰基碳原子上连有氢原子,极易被氧化,即使是弱氧化剂也能将其氧化,而酮则不能被弱氧化剂氧化。所以,利用与弱氧化剂的反应,可将醛、酮很容易区别开来。

常用的弱氧化剂是多伦试剂（Tollens）试剂和班氏试剂（Benedict）。

Tollens 试剂是氢氧化银与氨溶液反应制得的银氨络合离子$[Ag(NH_3)_2^+]$,醛被氧化成相应的羧酸,Ag^+ 被还原为金属银,并以银镜的形式沉淀出来,这个反应称为银镜反应。

$$RCHO + Ag(NH_3)_2^+ + OH^- \longrightarrow Ag\downarrow + RCOONH_4 + H_2O + NH_3$$

Benedict 试剂是由硫酸铜、碳酸钠和柠檬酸钠配制而成的蓝色溶液。班氏试剂能将脂肪醛氧化成脂肪酸,同时二价铜离子被还原成砖红色的氧化亚铜沉淀。

$$RCHO + Cu^{2+} + OH^- \longrightarrow RCOO^- + H_2O + Cu_2O\downarrow$$

Tollens 试剂与 Benedict 试剂的区别:Tollens 试剂能氧化所有的醛,Benedict 试剂只氧化脂肪醛,不氧化芳香醛。因此可用班氏试剂来区别脂肪醛和芳香醛。甲醛的还原性较强,与班氏试剂反应可生成铜镜,可借此性质鉴别甲醛和其他醛类。临床上用班氏试剂检验尿糖,所以又称为检糖试剂。

学习小结

1. 学习内容

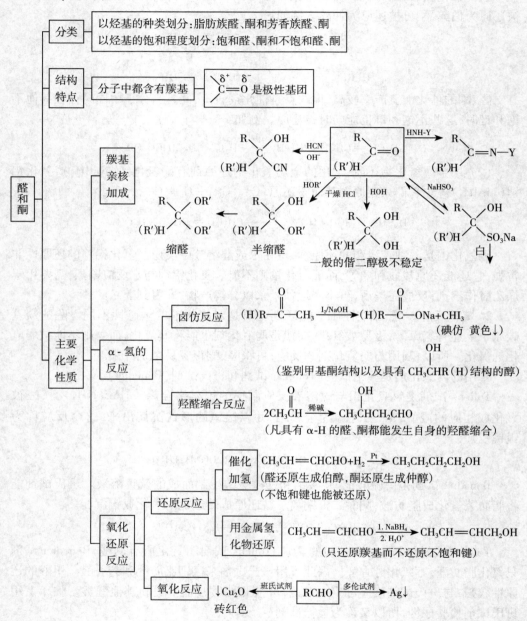

分类
  以烃基的种类划分:脂肪族醛、酮和芳香族醛、酮
  以烃基的饱和程度划分:饱和醛、酮和不饱和醛、酮

结构特点 —— 分子中都含有羰基 —— $\overset{\delta^+}{C}=\overset{\delta^-}{O}$ 是极性基团

醛和酮
  主要化学性质
    羰基亲核加成

缩醛   半缩醛   一般的偕二醇极不稳定   白↓

α-氢的反应
  卤仿反应
  $(H)R-\overset{O}{\underset{\|}{C}}-CH_3 \xrightarrow{I_2/NaOH} (H)R-\overset{O}{\underset{\|}{C}}-ONa+CHI_3$
  （碘仿 黄色↓）
  （鉴别甲基酮结构以及具有 $CH_3\overset{OH}{\underset{|}{C}HR(H)}$ 结构的醇）

  羟醛缩合反应
  $2CH_3CH \xrightarrow{稀碱} CH_3\overset{OH}{\underset{|}{C}HCH_2CHO}$
  （凡具有 α-H 的醛、酮都能发生自身的羟醛缩合）

氧化还原反应
  还原反应
    催化加氢
    $CH_3CH=CHCHO+H_2 \xrightarrow{Pt} CH_3CH_2CH_2CH_2OH$
    （醛还原生成伯醇,酮还原生成仲醇）
    （不饱和键也能被还原）

    用金属氢化物还原
    $CH_3CH=CHCHO \xrightarrow[2.\ H_3O^+]{1.\ NaBH_4} CH_3CH=CHCH_2OH$
    （只还原羰基而不还原不饱和键）

  氧化反应
    $↓Cu_2O$ 砖红色 $\xleftarrow{班氏试剂}$ RCHO $\xrightarrow{多伦试剂} Ag↓$

2. 学习方法

学习本章内容首先应比较醛、酮在结构上的异同点,从结构上理解它们在化学性质上的相同反应和不同反应,从而更好地掌握其化学性质。

（高 颖）

复习思考题

1. 完成下列反应(写出主要产物)

(1) + HCN $\longrightarrow$

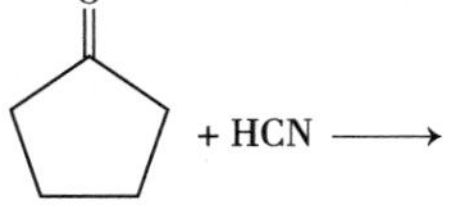

(2) + $\longrightarrow$

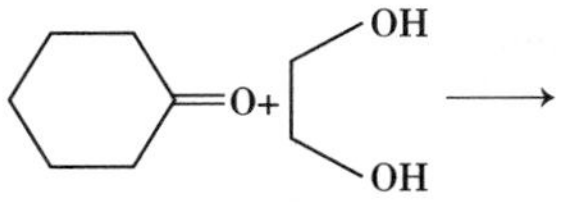

(3) $H_3C-\overset{O}{\underset{\parallel}{C}}-CH_3$ + $\longrightarrow$

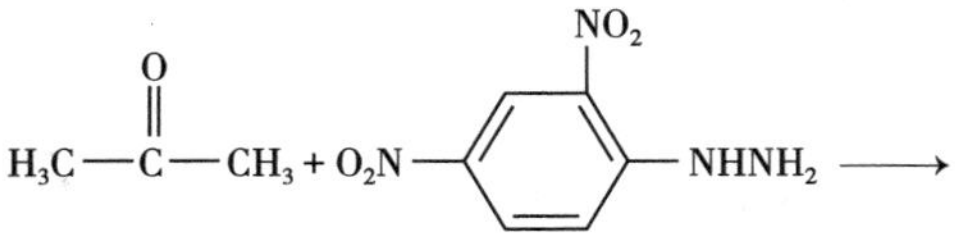

(4) $H_3C-$$-CHO$ + CH_3CHO $\longrightarrow$

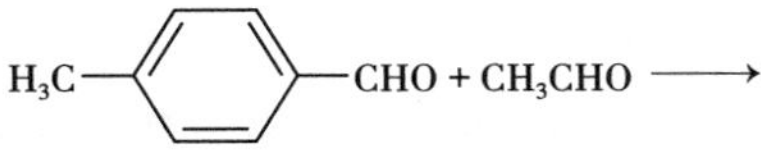

2. 用化学方法鉴别下列化合物

(1) 2-戊酮、3-戊酮、2-己醇　　　(2) 苯甲醇、对甲苯酚、苯乙酮、苯甲醛

3. 某化合物 A(C_5H_8O),A 可使溴水褪色,又可与 2,4-二硝基苯肼作用产生黄色晶体。若用酸性高锰酸钾溶液氧化则可得到一分子丙酮及另一种具有酸性的化合物 B。B 加热后有 CO_2 产生,并生成化合物 C。C 可发生银镜反应,试写出 A、B、C 的结构式。

第十六章

羧酸及其衍生物

学习目的

　　羧酸、酯和酰胺广泛存在于自然界的动植物体内。许多药物也具有羧酸或者酯或者酰胺的结构,如扑热息痛、青霉素、普鲁卡因等,因此,掌握羧酸及其衍生物的结构和主要化学性质对于学习有机化学、药物设计、了解药物的性质以及临床用药等都具有重要意义。

　　学习要点

　　羧酸的结构与酸性;取代羧酸的种类;羧酸及羧酸衍生物的分类、结构与化学反应。

第一节　羧　　酸

　　分子中具有羧基(—COOH,carboxy group)的化合物称为羧酸(carboxylic acids),可用通式 RCOOH(甲酸中的 R 为 H)或 ArCOOH 表示。

　　羧酸与药物关系十分密切,临床上使用的药物中许多就是羧酸。例如:

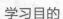

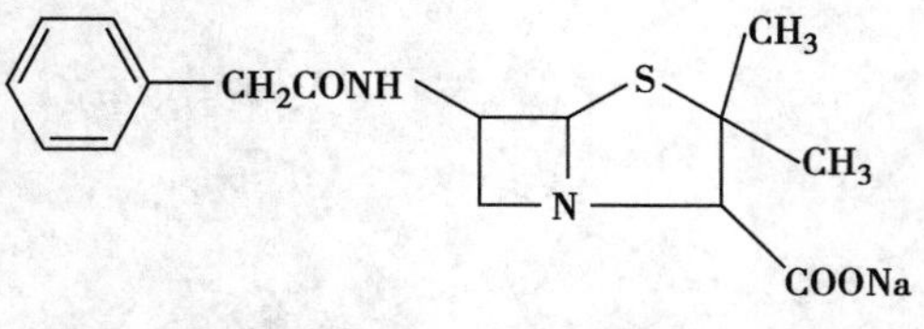

青霉素G钠（**β-内酰胺类抗生素**） 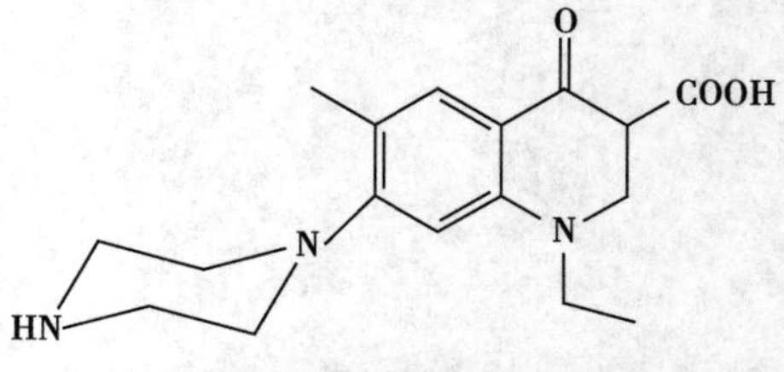　　　　　　　　诺氟沙星（喹诺酮类抗菌药）

一、分类

　　根据与羧基相连烃基结构的不同,羧酸可分为脂肪酸和芳香酸,前者还可分为饱和脂肪羧酸和不饱和脂肪羧酸;根据羧基数目的不同,可分为一元酸、二元酸和多元羧酸。例如,下列羧酸分属于:

笔记

202

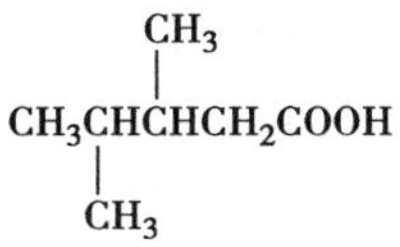

CH₃
|
CH₃CHCHCH₂COOH
|
CH₃

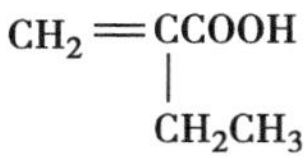

CH₂=CCOOH
|
CH₂CH₃

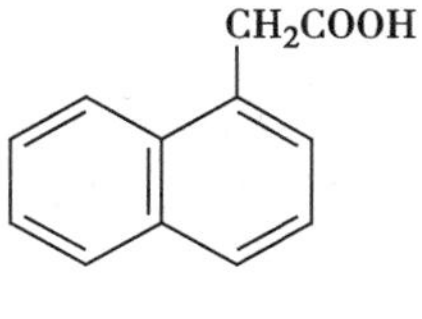

[1-萘乙酸 structure with CH₂COOH]

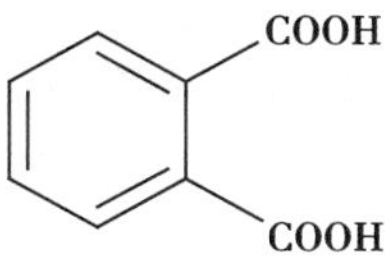

[邻苯二甲酸 structure with two COOH]

3,4-二甲基戊酸　　　2-乙基丙烯酸　　　　1-萘乙酸　　　　邻苯二甲酸
饱和一元酸　　　　　不饱和一元酸　　　芳香一元酸　　　芳香二元酸

二、羧酸的结构

羧基是羧酸的特征官能团,由羰基和羟基组成。羰基碳原子为 sp² 杂化,三个 sp² 杂化轨道分别与羰基的氧原子、羟基的氧原子和另一个碳原子(或氢原子)形成三个 σ 键,这三个 σ 键在同一平面上,所以羧基是平面结构,键角约为 120°,羧基碳原子剩下的一个 p 轨道与羰基氧原子的 p 轨道形成一个 π 键。另外,羧基中的羟基氧原子有一对未共用电子,它和羰基的 π 键形成 p-π 共轭体系。

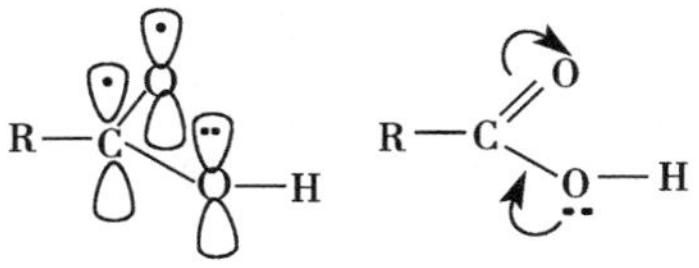

[轨道结构图和羧基共轭结构图]

羧酸的化学反应主要发生在羧基上。因为 p-π 共轭,羟基对羰基产生的+C 效应降低了羰基的亲电性能,所以羧酸不像醛、酮那样易与亲核试剂发生反应;另一方面,由于 p-π 共轭,羟基中氧原子上的电子云向具有—C 效应的羰基转移,使氧原子上电子云密度降低,O—H 间的电子云更靠近氧原子,从而增强了 O—H 键的极性,有利于羟基中氢原子的离解,使羧酸比醇的酸性强。

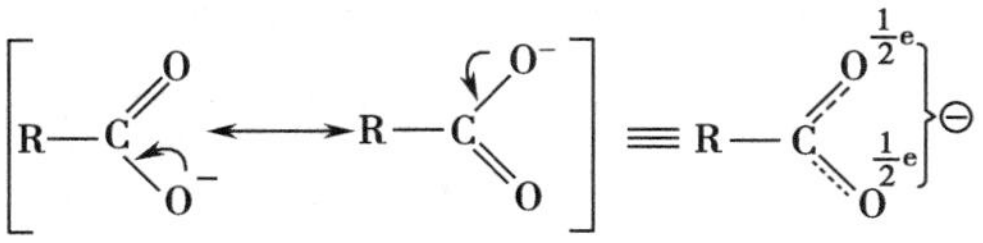

[羧酸根离子共振结构式]

三、羧酸的物理性质

低级的饱和一元脂肪酸在常温下是液体,$C_4 \sim C_{10}$ 的羧酸都具有强烈的刺鼻气味或恶臭,直链的正丁酸至正壬酸是具有腐败气味的油状液体。十个碳以上的脂肪酸是无气味的蜡状固体。脂肪族二元酸和芳香酸在常温下都是结晶固体。

羧酸的沸点比分子量相近的烷烃、卤代烃的沸点高,甚至比分子量相近的醇要高。如丙酸的沸点(141℃)比分子量相近的丁醇的沸点(118℃)高出 20℃ 以上。这是由于羧酸可以通过两个分子间氢键缔合成二聚体,分子间作用力大于醇之故。

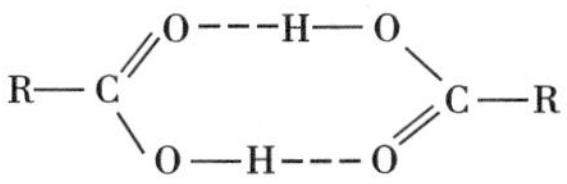

[羧酸二聚体氢键结构图]

羧酸与水也能形成很强的氢键,所以丁酸比同碳数的丁醇在水中的溶解度要大一些。在饱和一元羧酸中,甲酸至丁酸都能与水混溶。其他羧酸随碳链的增长,憎水的烃基越来越大,水溶性迅速降低。癸酸以上的高级一元羧酸不溶于水,而溶于有机溶

剂中。多元酸的水溶性大于同碳数的一元羧酸;芳香酸的水溶解度则极微。

饱和一元酸的比重(相对密度)除甲酸、乙酸的比重大于 1 之外,其他羧酸的比重都小于 1。二元羧酸和芳香族羧酸的比重都大于 1。

四、羧酸的化学反应

(一)酸性

羧酸在水中能解离出质子呈明显的酸性:

$$CH_3COOH+H_2O \rightleftharpoons CH_3COO^- + H_3O^+$$

羧酸可与碳酸氢钠作用放出二氧化碳,这说明它的酸性比碳酸($pK_a = 6.38$)强。从测得的 pK_a 值可以看出羧酸的酸性比酚、醇及其他各类含活泼氢化合物的酸性强(表 16-1)。但从 pK_a 值看,羧酸仍属于弱酸性物质。

表 16-1 各类含氢化合物的酸性

类别	RCOOH	OH (苯酚)	HOH	ROH	HC≡CH	H_2NH	RH
pK_a	4~5	10	~15.7	16~19	~25	~35	~50

羧酸具有酸性,能与氢氧化钠、碳酸钠和碳酸氢钠等作用生成羧酸盐。分子量不太大的羧酸的钠盐和钾盐能溶于水。例如:

$$RCOOH+NaHCO_3 \longrightarrow RCOONa+CO_2\uparrow+H_2O$$
$$RCOOH+NaOH \longrightarrow RCOONa+H_2O$$

羧酸成盐后可增加其药物的水溶性。医药工业上常将水溶性差的含羧基的药物转变成钠盐和钾盐,以增加其水溶性。如含羧基的青霉素和氨苄青霉素水溶性极差,将其转变成钾盐或钠盐后水溶性增大,可制成针剂便于临床使用。羧酸盐遇强的无机酸时,羧酸可被游离而析出。利用这个性质可分离、精制羧酸,或从动植物中提取含羧基的有效成分。例如:

$$RCOONa+HCl \longrightarrow RCOOH+NaCl$$

脂肪族一元酸中甲酸的酸性最强,这是因为烷基有微弱的斥电子效应(+I)和超共轭效应,不利于羧酸根负离子的分散,导致酸性下降。例如:

	HCOOH	CH_3COOH	CH_3CH_2COOH	$(CH_3)_2CHCOOH$	$(CH_3)_3CCOOH$
pK_a	3.77	4.76	4.88	4.86	5.05

当烷基上的氢原子被卤素、羟基、硝基等电负性大的基团取代后,取代基对羧基产生吸电子效应(−I),加剧了 O—H 键的极化,使氢原子易于离解,导致酸性增强。取代基的吸电子能力越强,取代基的数目越多,酸性越大。例如:

$$FCH_2COOH > ClCH_2COOH > BrCH_2COOH > ICH_2COOH$$

pK_a	2.66	2.86	2.90	3.18

$$Cl_3CCOOH > Cl_2CHCOOH > ClCH_2COOH > CH_3COOH$$

pK_a	0.65	1.29	2.86	4.75

笔记

（二）羧基中羟基的反应

羧酸中的羟基不如醇羟基易被取代,但在一定条件下,羧基中的羟基可以被卤素、酰氧基、烷氧基或氨基取代,形成酰卤、酸酐、酯或酰胺等羧酸衍生物。这些取代反应大都是通过羰基的"亲核加成与消除"来实现的。

$$R—\overset{\overset{O}{\|}}{C}—OH + NuE \xrightarrow{加成} R—\overset{\overset{O}{|}\ \overset{E}{|}}{\underset{\underset{Nu}{|}}{C}}—OH \xrightarrow{消除} R—\overset{\overset{O}{\|}}{C}—Nu + HOE$$

1. 生成酰卤   羧基中的羟基被卤素取代的产物称为酰卤,其中最重要的是酰氯。酰氯是由羧酸与三氯化磷、五氯化磷或氯化亚砜（又称亚硫酰氯,$SOCl_2$）等氯化剂反应制得。

$$R—\overset{\overset{O}{\|}}{C}—OH + SOCl_2 \longrightarrow R—\overset{\overset{O}{\|}}{C}—Cl + SO_2\uparrow + HCl\uparrow$$

产物酰氯及氯化剂遇水均易水解,故反应需在无水条件下进行。

2. 生成酸酐   羧酸在脱水剂（如乙酰氯、乙酸酐、五氧化二磷等）存在下加热,发生分子间脱水生成酸酐。如：

$$2CH_3COOH \xrightarrow[\triangle]{P_2O_5} CH_3\overset{\overset{O}{\|}}{C}—O—\overset{\overset{O}{\|}}{C}CH_3 + H_2O$$

3. 生成酯   羧酸和醇在酸催化下作用生成羧酸酯和水,这个反应称为酯化反应。

$$R—\overset{\overset{O}{\|}}{C}—OH + R'OH \underset{水解}{\overset{酯化}{\rightleftharpoons}} RCOOR' + H_2O$$

酯化反应是可逆反应。要提高酯的产率,常采用加入过量廉价原料,以使价格较贵的另一种原料得以充分地利用;另外还可采取不断从反应体系中除去一种生成物（如除去水）的方法使平衡向生成物方向移动,从而提高酯的产率。例如合成 γ-苯基丁酸乙酯,可用 1 摩尔 γ-苯基丁酸、8 摩尔价格便宜的乙醇进行反应,则产物的收率会大大提高。

$$\underset{1mol}{\bigcirc—CH_2CH_2CH_2COOH} + \underset{8mol}{C_2H_5OH} \xrightarrow[\triangle]{H_2SO_4} \underset{85\%\sim88\%}{\bigcirc—CH_2CH_2CH_2COOC_2H_5} + H_2O$$

酯化反应是一重要的反应,在药物合成中常利用酯化反应将药物转变成前药,以改变药物的生物利用度、稳定性及克服多种不利因素。如抗生素氯霉素味极苦,服药不方便,其棕榈酸酯（无味氯霉素）的水溶性低,无苦味,也无抗菌作用,经肠黏膜吸收到血液中后,经酯酶水解生成有活性的氯霉素而起杀菌作用。

4. 生成酰胺   羧酸与氨或胺作用,先生成羧酸的铵盐,铵盐加热脱水生成酰胺或 N-取代酰胺。

$$RCOOH \xrightarrow{NH_3} RCOO^-NH_4^+ \underset{\triangle}{\overset{\triangle}{\rightleftharpoons}} R\overset{\overset{O}{\|}}{C}—NH_2 + H_2O$$

脱水一步是可逆反应,但在铵盐分解的温度下,将水蒸馏除去,反应可趋于完全。

酰胺是很重要的一类化合物,许多药物分子中都含有酰胺键。如青霉素类药物中含有酰胺键。

（三）脱羧反应

羧酸分子中脱去羧基放出二氧化碳的反应称为脱羧（decarboxylation）反应。饱和一元羧酸对热稳定，不易发生脱羧反应。但其小分子的羧酸钠盐与碱石灰共熔，可发生脱羧反应生成烷烃，这是实验室制取少量烷烃的方法。

$$CH_3\underline{COONa+NaO}H \xrightarrow[\triangle]{CaO} CH_4\uparrow+Na_2CO_3$$

许多实验事实证明，α 或 β 位连有吸电子基的羧酸比较容易发生脱羧反应，如三氯乙酸受热脱羧，生成三氯甲烷。

$$Cl_3CCOOH \xrightarrow{\triangle} CHCl_3+CO_2\uparrow$$

脱羧反应还能在酶的作用下进行，在生物化学中会遇到这类现象。

第二节　取代羧酸

羧酸分子中烃基上的氢原子被其他原子或基团取代所生成的化合物称为取代羧酸。根据取代基的种类，可分为卤代酸、羟基酸、羰基酸和氨基酸等。

取代羧酸是多官能团化合物。它们不仅具有羧基和其他官能团的一些典型性质，而且还有官能团之间相互影响而产生的一些特殊性质。本节主要介绍羟基酸、羰基酸和氨基酸。

一、羟基酸

羟基酸具有醇和酸的通性，如成盐、酯化和酰化等反应。由于羟基和羧基的相互影响，羟基酸又表现出一些特殊的性质，这些特殊性质又因羟基与羧基的位置不同而有明显的差异。

1. 酸性　由于羟基具有吸电子的诱导效应，使得醇酸的酸性一般比相应的羧酸强。羟基距离羧基越近，对酸性的影响越大，酸性就越强。例如：

$$\begin{array}{cccc} & CH_3CHOHCOOH & CH_2OHCH_2COOH & CH_3CH_2COOH \\ pK_a & 3.87 & 4.51 & 4.88 \end{array}$$

诱导效应的影响是短程的，其影响随着羟基与羧基距离的增加而迅速减弱。

2. 脱水反应　醇酸的热稳定性较差，受热时易发生脱水反应，其脱水方式因羧基和羟基的相对位置不同而不同。

α-醇酸受热时，发生两个分子间的交叉脱水反应生成交酯。

交酯具有酯的通性，与酸或碱共热时，易发生水解又生成原来的醇酸。

β-醇酸中，由于 α-氢原子同时受羧基和羟基的影响，比较活泼，受热时容易与相邻碳原子上的羟基发生脱水，生成 α,β-不饱和酸。

$$R—CH—CH—COOH \xrightarrow{\triangle} R—CH=CH—COOH+H_2O$$
$$\quad\quad | \quad\quad |$$
$$\quad\quad OH \quad H$$

γ-醇酸极易失水，在室温条件下就能自动发生分子内脱水生成五元环的内酯。

$$H_2C—CH_2 \quad \longrightarrow \quad H_2C—CH_2 \quad + H_2O$$

γ-丁内酯

γ-醇酸只有变成盐后才是稳定的。γ-内酯是稳定的中性化合物，在碱性条件下能水解生成原来的醇酸盐。如 γ-丁内酯遇到热的碱溶液时，水解生成 γ-羟基酸盐。

$$\text{（内酯环）} + \text{NaOH} \longrightarrow \text{（链状）COONa} \quad \text{OH}$$

δ-醇酸脱水生成六元环的 δ-内酯，但它脱水不如 γ-醇酸那样容易，需要在加热条件下进行。

$$\text{（六元环二醇）} \longrightarrow \text{（}\delta\text{-内酯）} + H_2O$$

δ-戊内酯

由于五元环和六元环较稳定，因此 γ-内酯和 δ-内酯比较容易形成。一些中药的有效成分中常含有内酯的结构。例如中药白头翁及其类似植物中含有的有效成分白头翁脑和原白头翁脑就是属于不饱和内酯。

原白头翁脑　　　　　　白头翁脑

二、羰基酸

脂肪酸分子中烃基碳的两个氢原子被双键氧取代后生成的化合物为羰基酸，可分为醛酸和酮酸。由于醛酸的实际应用比较少，本节只讨论酮酸。

根据羰基与羧基的相对位置不同，酮酸可以分为 α、β、γ 酮酸等。酮酸具有羰基和羧基的性质，可与羰基试剂发生加成反应，可以被还原成羟基；羧基可以成盐、成酯等。由于羰基酸中，羰基距羧基远近不一，所以不同的羰基酸表现出不同的化学反应。

1. 脱羧反应　受羰基的影响，丙酮酸可以脱羧或脱去一氧化碳分别生成乙醛或乙酸。例如与稀硫酸共热发生脱羧作用，得到乙醛：

$$CH_3\text{—}\overset{O}{\overset{\|}{C}}\text{—COOH} \xrightarrow[\triangle]{\text{稀 } H_2SO_4} CH_3CHO + CO_2\uparrow$$

与浓硫酸共热则发生脱羰作用，得到乙酸：

$$CH_3\text{—}\overset{O}{\overset{\|}{C}}\text{—COOH} \xrightarrow[\triangle]{\text{浓 } H_2SO_4} CH_3COOH + CO_2\uparrow$$

β-酮酸受热时比 α-酮酸更容易脱酸，这是 β-酮酸的共性。β-酮酸只有在室温下比较稳定,稍微受热即发生脱羧反应。

$$R-\overset{O}{\overset{\|}{C}}-CH_2\overset{O}{\overset{\|}{C}}-OH \xrightarrow{\triangle} R-\overset{O}{\overset{\|}{C}}-CH_3 + CO_2\uparrow$$

2. 加氢还原反应　酮酸通过加氢可以生成羟基酸。例如:

$$CH_3-\overset{O}{\overset{\|}{C}}-CH_2COOH \xrightarrow{[H]} CH_3-\overset{OH}{\overset{|}{CH}}-CH_2COOH$$

丙酮、β-丁酮酸和β-羟基丁酸在医学上总称为酮体,是糖类、油脂、蛋白质体内代谢的中间产物。正常人的血液中酮体的含量一般低于 $10mg \cdot L^{-1}$,糖尿病患者因为糖代谢不正常,其小便和血液中的酮体含量在 $4g \cdot L^{-1}$ 以上,会引起酸中毒而导致患者的昏迷和死亡。所以临床上对于进入昏迷状态的糖尿病患者,除检查小便中含葡萄糖外,还需要检查是否有酮体的存在。

3. 乙酰乙酸乙酯的互变异构现象　乙酰乙酸乙酯又叫β-丁酮酸乙酯,结构如下。

$$CH_3-\overset{O}{\overset{\|}{C}}-CH_2-\overset{O}{\overset{\|}{C}}-OC_2H_5$$

乙酰乙酸乙酯能与氢氰酸、亚硫酸氢钠加成,与羟胺、苯肼生成肟或腙,显示具有酮的结构。乙酰乙酸乙酯可使溴的四卤化碳溶液褪色,与三氯化铁水溶液作用显色,与金属钠反应放出氢气,表明乙酰乙酸乙酯具有烯醇式结构。据此认为,乙酰乙酸乙酯是以酮式和烯醇式两种形式存在,它们之间可以互变,并保持下列动态平衡:

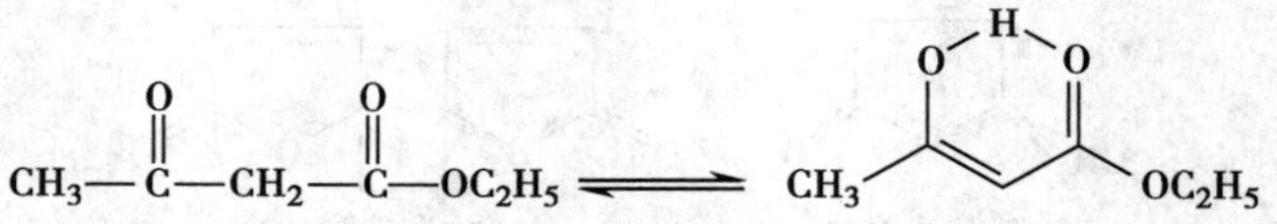

酮式(93%)　　　　　　　烯醇式(7%)

乙酰乙酸乙酯之所以能形成稳定的烯醇式结构,是由于受两个羰基的影响,亚甲基上的氢活性增强,能够在 α-碳原子与羰基氧原子之间进行可逆的重排,烯醇的羟基氢原子可通过分子内氢键形成一个较稳定的六元环,使体系内能降低。

从理论上讲,凡是具有 $-\overset{H}{\overset{|}{\underset{|}{C}}}-\overset{O}{\overset{\|}{C}}-$ 结构的化合物,都存在两种形式的互变异构体。

若受到两个羰基的影响,烯醇式异构体的数量会更多。如胞嘧啶及其结构类似物普遍存在互变异构现象。

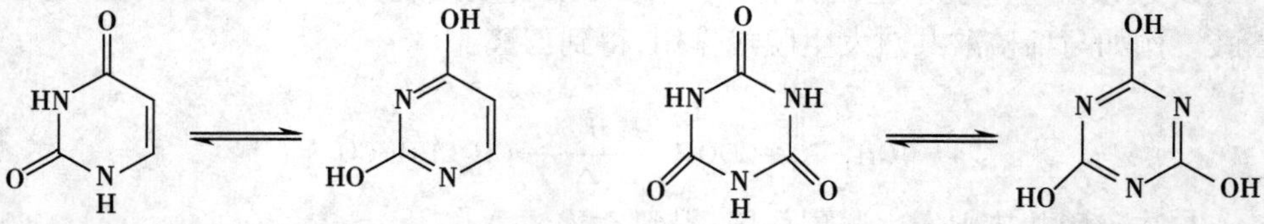

酮式结构　　　　　烯醇式结构　　　　　酮式结构　　　　　烯醇式结构
胞嘧啶　　　　　　　　　　　　　　　　丙二酰脲

邻位双官能团化合物具很强的络合性能,此性质在临床用药及药物检验上有一定应用。如四环素类药物能与许多金属离子形成有色络合物,其中以锌(Zn^{2+})、铜

（Cu^{2+}）、铝（Al^{3+}）、镁（Mg^{2+}）等离子形成的络合物较为稳定,在 pH 3~7.5 时,其络合物具有强烈的荧光,可用于药物的鉴别或分光光度法测定。在体内,四环素类药物与钙离子形成稳定的黄色络合物,可沉积在骨骼和牙齿上,儿童服用会引起牙齿变黄,孕妇服用,可抑制胎儿骨骼生长。喹诺酮类药物与钙、镁、铁、锌等形成的络合物会导致抗菌效果下降或体内金属离子的流失。

三、氨基酸

氨基酸（amino acids）是含有羧基和氨基的化合物,也是一类具有特殊意义的化合物,它们中很多是与生命起源和生命活动密切相关的蛋白质的基本组成单位,是人所必不可少的物质,而且不少氨基酸可直接用作药物。

（一）分类和命名

根据氨基和羧基相对位置,氨基酸可以分为 α-氨基酸、β-氨基酸、γ-氨基酸等,其中以 α-氨基酸最重要,因为它们是构成蛋白质的基本单位。天然蛋白质水解后生成的氨基酸都是 α-氨基酸（个别例外）。

根据氨基酸分子中碱性、酸性基团的数目,可将其分为中性、酸性和碱性氨基酸三类。氨基和羧基数目相等的氨基酸近于中性,叫作中性氨基酸;羧基多于氨基的是酸性氨基酸;氨基多于羧基的是碱性氨基酸。

根据所连接烃基的类型,又可将其分成脂肪族、芳香族和杂环氨基酸三大类。

有些氨基酸在人体内不能合成或合成数量不足,必须由食物蛋白质补充才能维持机体正常生长发育,这类氨基酸称为营养必需氨基酸,主要有 8 种,见表 16-2 中标有 * 者。

自然界中发现的氨基酸已超过 100 种,但在生物体内组成蛋白质的只有 20 余种 α-氨基酸。蛋白质水解得到的氨基酸见表 16-2。

表 16-2　常见的 α-氨基酸

名称	构　造　式	中文代号及三字符号	等电点（pI）
中性氨基酸			
甘氨酸 Glycine	CH_2COOH | NH_2	甘 Gly	5.97
丙氨酸 Alanine	$CH_3CHCOOH$ | NH_2	丙 Ala	6.02
*缬氨酸 Valine	CH_3 \ $CH—CHCOOH$ / | CH_3 NH_2	缬 Val	5.96

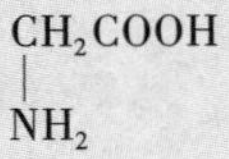

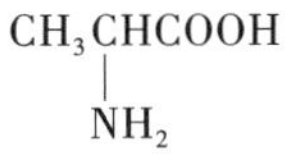

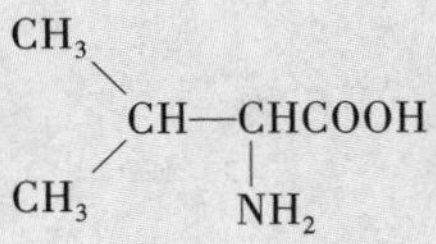

续表

名称	构 造 式	中文代号及三字符号	等电点(pI)
*亮氨酸 Leucine	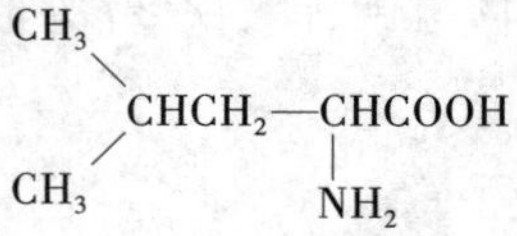 $\underset{\underset{CH_3}{\mid}}{CH_3}CHCH_2-\underset{\underset{NH_2}{\mid}}{CH}COOH$	亮 Leu	5.98
*异亮氨酸 Isoleucine	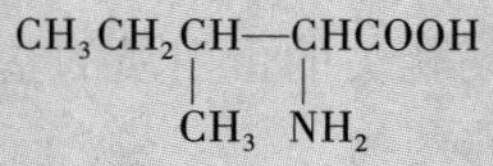 $CH_3CH_2\underset{\underset{CH_3}{\mid}}{CH}-\underset{\underset{NH_2}{\mid}}{CH}COOH$	异 Ile	6.02
丝氨酸 Serine	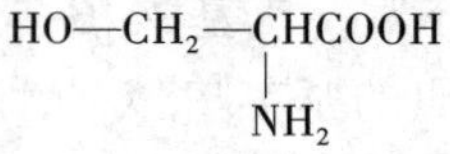 $HO-CH_2-\underset{\underset{NH_2}{\mid}}{CH}COOH$	丝 Ser	5.68
*苏氨酸 Threonine	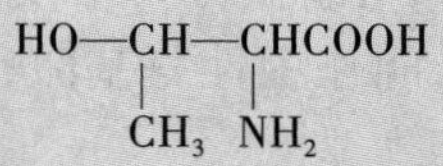 $HO-\underset{\underset{CH_3}{\mid}}{CH}-\underset{\underset{NH_2}{\mid}}{CH}COOH$	苏 Thr	5.60
半胱氨酸 Cysteine	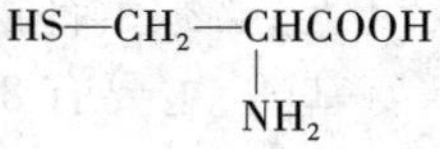 $HS-CH_2-\underset{\underset{NH_2}{\mid}}{CH}COOH$	半 Cys	5.05
*蛋氨酸 Methionine	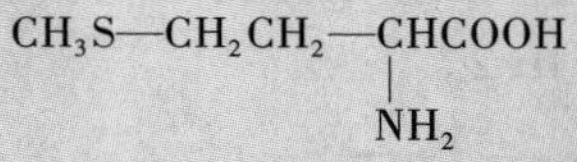 $CH_3S-CH_2CH_2-\underset{\underset{NH_2}{\mid}}{CH}COOH$	蛋 Met	5.74

碱性氨基酸

*赖氨酸 Lysine	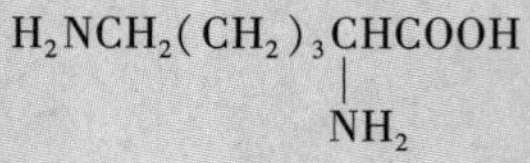 $H_2NCH_2(CH_2)_3\underset{\underset{NH_2}{\mid}}{CH}COOH$	赖 Lys	9.74
精氨酸 Arginine	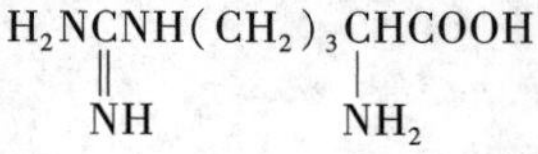 $H_2N\underset{\underset{NH}{\parallel}}{C}NH(CH_2)_3\underset{\underset{NH_2}{\mid}}{CH}COOH$	精 Arg	10.76

酸性氨基酸

天冬氨酸 Aspartic acid	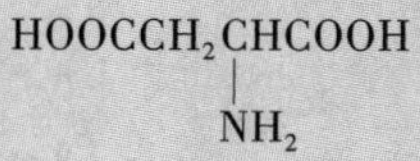 $HOOCCH_2\underset{\underset{NH_2}{\mid}}{CH}COOH$	天 Asp	2.98

名称	构造式	中文代号及三字符号	等电点(pI)
谷氨酸 Glutamic acid	HOOCCH₂CH₂CHCOOH NH₂	谷 Glu	3.22
芳香族氨基酸			
*苯丙氨酸 Phenylalanine	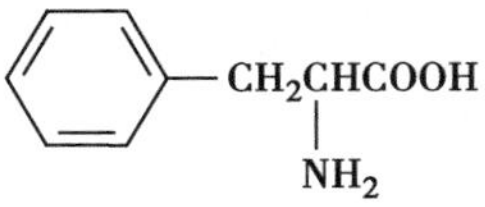 ⬡—CH₂CHCOOH NH₂	苯 Phe	5.48
酪氨酸 Tyrosine	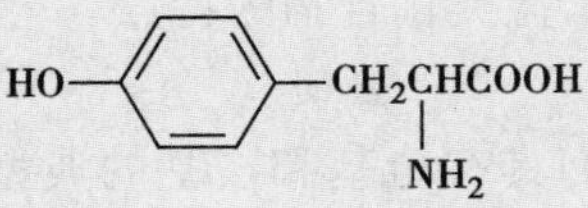 HO—⬡—CH₂CHCOOH NH₂	酪 Tyr	5.68
杂环族氨基酸			
*色氨酸 Tryptophan	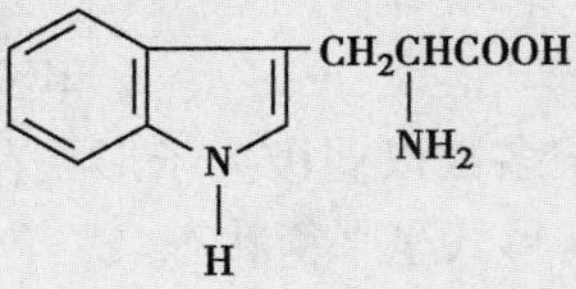 CH₂CHCOOH / NH₂（吲哚环结构）	色 Trp	5.89
组氨酸 Histidine	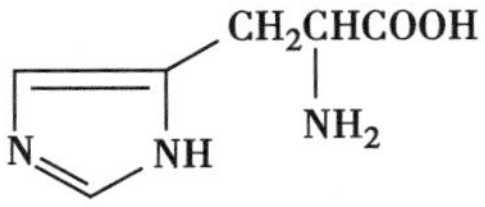 CH₂CHCOOH / NH₂（咪唑环结构）	组 His	7.59
脯氨酸 Proline	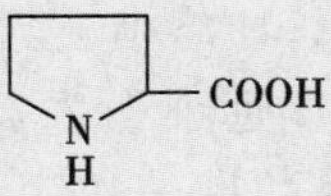 COOH（吡咯烷结构）	脯 Pro	6.48

注：* 为"必需氨基酸"。

  氨基酸可采用系统命名方法命名。但组成蛋白质的天然 α-氨基酸常根据来源或特性而命名，如甘氨酸因其具有甜味而得名，天冬氨酸来源于天门冬植物。为了方便起见，常用英文名称的缩写符号（通常为前三个字母）或用中文代号表示。

  （二）结构特点与物理性质

  由蛋白质水解产生的氨基酸，除脯氨酸外，均为 α-氨基酸，其结构通式如下：

$$R-CH-COOH$$
$$\overset{|}{NH_2}$$

除甘氨酸外,组成蛋白质的其他氨基酸中的 α-碳原子均为手性碳,具有旋光性,有 D-与 L-两种构型,天然氨基酸均为 L-氨基酸。

$$\overset{COOH}{H_2N-\overset{|}{\underset{|}{R}}-H}\qquad\overset{\overset{+}{COO^-}}{H_3N-\overset{|}{\underset{|}{R}}-H}$$

L-氨基酸　　　　　内盐或两性离子

由于氨基酸分子中同时存在酸性基团(—COOH)和碱性基团(—NH$_2$),它们可相互作用生成内盐,又称为偶极离子或两性离子。因此氨基酸的物理性质与一般有机物不同。

α-氨基酸都是挥发性低的无色结晶,具有较高的熔点,一般都在 $200\sim300℃$,许多氨基酸加热至熔点温度时分解。一般的氨基酸能溶于水,不溶于乙醇、乙醚、苯等有机溶剂。氨基酸的高熔点及溶解行为,显示了盐类化合物的特点。

(三)化学性质

氨基酸分子含氨基又含羧基,因此它们具有氨基和羧基的典型性质。同时,由于两种官能团的相互影响,又具有一些特殊的性质。

1. 两性和等电点　　氨基酸分子中既有碱性的氨基,又有酸性的羧基,与强酸或强碱都能作用生成盐,所以氨基酸是两性化合物。

$$R-CH-COO^{\ominus}Na^{\oplus}\xleftarrow{NaOH}R-CH-COOH\xrightarrow{HCl}R-CH-COOH$$
$$\overset{|}{NH_2}\qquad\qquad\overset{|}{NH_2}\qquad\qquad\overset{|}{\overset{\oplus}{NH_3}\overset{\ominus}{Cl}}$$

在固体状态时或在生理状态下,氨基酸多数以偶极离子形式存在,但在水溶液中总是以阳离子、阴离子和偶极离子三种结构形式呈平衡状态。

$$\overset{COOH}{\overset{+}{H_3N}-\overset{|}{\underset{|}{R}}-H}\underset{}{\overset{H_2O}{\rightleftharpoons}}\overset{COO^-}{\overset{+}{H_3N}-\overset{|}{\underset{|}{R}}-H}\underset{}{\overset{H_2O}{\rightleftharpoons}}\overset{COO^-}{H_2N-\overset{|}{\underset{|}{R}}-H}$$

阳离子　　　　　偶极离子　　　　　阴离子

由于氨基酸分子中酸性基团—COOH 和碱性基团的—NH$_2$ 的数目及电离能力不同,不同的氨基酸在水溶液中呈现不同的酸碱性。就中性氨基酸而言,由于—COOH 的电离能力大于—NH$_2$,因此其水溶液呈弱酸性,pH 略小于 7,此时氨基酸主要带负电荷;对于酸性氨基酸而言,它的水溶液显酸性,pH 远小于 7,氨基酸带负电荷;对碱性氨基酸而言,它的水溶液显碱性,pH 大于 7,氨基酸带正电荷。

不同的氨基酸在溶液中主要带何种电荷,取决于溶液的 pH。如果调节氨基酸水溶液的 pH,使氨基酸分子中—COOH 和—NH$_2$ 的电离程度相同,此时氨基酸全部以偶极离子形式存在,呈电中性,此时溶液的 pH 值称为该氨基酸的等电点,以 pI 表示。当氨基酸溶液的 pH 大于 pI 时(如加入碱),有利于—$\overset{+}{NH_3}$ 的解离,使溶液中带负电荷的氨基酸占优势。反之,当溶液的 pH 小于 pI 时(如加入酸),有利于"—COO$^-$"与"H$^+$"结合,使溶液中带正电荷的氨基酸占优势。

$$\overset{+}{N}H_3-\underset{R}{\overset{COOH}{\mid}}{-H} \underset{H^+}{\overset{OH^-}{\rightleftharpoons}} \overset{+}{N}H_3-\underset{R}{\overset{COO^-}{\mid}}{-H} \underset{H^+}{\overset{OH^-}{\rightleftharpoons}} NH_2-\underset{R}{\overset{COO^-}{\mid}}{-H}$$

正离子	偶极离子	负离子
pH<pI	pI	pH>pI

各种氨基酸由于其组成和结构不同,因此具有不同的等电点。中性氨基酸的等电点小于 7,一般在 5.0~6.5;酸性氨基酸等电点约在 3;碱性氨基酸的等电点在 7.6~10.8。常见的 20 种氨基酸的等电点列于表 16-2。

带电颗粒在电场中总是向其电荷相反的电极移动,这种现象称为电泳。由于各种氨基酸的相对分子质量和 pI 不同,在相同的 pH 的缓冲溶液中,不同的氨基酸不仅带电荷状况有差异,而且在电场中的泳动方向和速率也往往不同。因此,基于这种差异,可用电泳技术分离氨基酸的混合物。

例如,将丙氨酸、天冬氨酸和精氨酸的混合物置于电泳支持介质(滤纸或凝胶)中央,调节溶液的 pH 至 6.02(为缓冲溶液)时,此时精氨酸(pI = 10.76)带正电荷,在电场中向负极泳动;而天冬氨酸(pI = 2.98),带负电荷,向正极泳动;丙氨酸(pI = 6.02)在电场中不泳动,借此可将三者进行分离(图 16-1)。

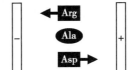

图 16-1　丙氨酸、天冬氨酸和精氨酸在电场中泳动方向示意图

电泳池中的缓冲溶液 pH 6.02 时,上述氨基酸存在的主要结构形式分别如下:

$$H_2N-\overset{\overset{+}{N}H_2}{\overset{\|}{C}}-NH-(CH_2)_3-CH-COOH \qquad CH_3-\overset{\overset{+}{N}H_3}{\overset{\mid}{CH}}-CO_2^- \qquad {}^-O-\overset{O}{\overset{\|}{C}}-CH_2-\overset{NH_2}{\overset{\mid}{CH}}-CO_2^-$$

Arg　　　　　　　　　　　　　　　Ala　　　　　　　　　Asp

2. 颜色反应　α-氨基酸与水合茚三酮一起加热时,能生成蓝紫色的混合物。此颜色反应常用于 α-氨基酸的比色测定及薄层分析时的显色剂。这是鉴别 α-氨基酸的快速、灵敏和有效的方法。多肽和蛋白质也有此反应。

3. 脱羧反应　α-氨基酸与氢氧化钡一起加热或在高沸点溶剂中回流,可发生脱羧反应,失去二氧化碳而得到胺:

$$R-\underset{\triangle}{\overset{\overset{+}{N}H_3}{\overset{\mid}{CH}}}-COO^- \overset{OH^-}{\underset{\triangle}{\longrightarrow}} R-CH_2-NH_2+CO_2\uparrow$$

生物体内的脱羧反应是在某些酶的作用下发生,如蛋白质腐败时,精氨酸或鸟氨酸可发生脱羧反应生成腐胺[$NH_2-(CH_2)_4-NH_2$];赖氨酸脱羧可得尸胺[$NH_2-(CH_2)_5-NH_2$]。肌球蛋白中的组氨酸在脱羧酶的存在下,可转变成组胺,机体中组胺过量易引起过敏反应。人食入了不新鲜的鱼,有时会发生过敏,这可能就是由于机体内产生了过量的组胺。

$$\underset{N \quad NH}{\boxed{}}-\underset{\overset{+}{N}H_3}{\overset{CH_2-CH-CO_2^-}{}} \overset{脱羧酶}{\longrightarrow} \underset{N \quad NH}{\boxed{}}-CH_2-CH_2-NH_2 \quad +CO_2$$

4. 成肽反应　两个或两个以上氨基酸通过酰胺键结合成的化合物称作肽。如:

笔记

213

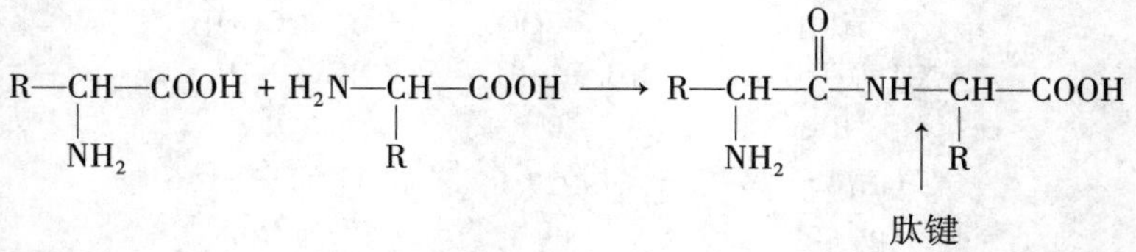

$$R-CH-COOH + H_2N-CH-COOH \longrightarrow R-CH-C-NH-CH-COOH$$

一个氨基酸的羧基与另一个的氨基酸的氨基缩合,除去一分子水形成的酰胺键即肽键。蛋白质不完全水解的产物也是肽。

第三节 羧酸衍生物

羧酸分子中,羧基上的羟基被—X、—OR、—OCOR、—NH₂ 取代后的产物称作羧酸衍生物。结构通式分别如下:

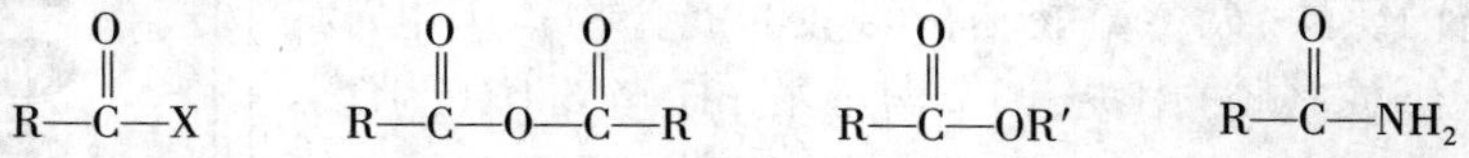

$$R-\overset{O}{\overset{\|}{C}}-X \qquad R-\overset{O}{\overset{\|}{C}}-O-\overset{O}{\overset{\|}{C}}-R \qquad R-\overset{O}{\overset{\|}{C}}-OR' \qquad R-\overset{O}{\overset{\|}{C}}-NH_2$$

　　　酰卤　　　　　　酸酐　　　　　　　　酯　　　　　　　酰胺

一、羧酸衍生物的结构

酰卤、酸酐、酯和酰胺的结构与羧酸相似,羰基碳以其 sp^2 杂化轨道分别与其他三个原子形成 σ 键,再以 p 轨道与氧原子 p 轨道形成 π 键,分子成平面构型。另外,以单键与羰基相连的卤素、氧或氮原子的未共用 p 电子对,与羰基形成 p-π 共轭,可用通式表示如下:

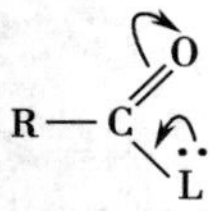

$$R-\overset{O}{\underset{L}{\overset{\|}{C}}}$$

　　　　　　　　L=Cl、Br、I、OR、OCOR、NH₂、NHRNR₂

羧酸衍生物中的羰基,与羧基一样能接受亲核试剂的进攻。羧酸衍生物最典型的反应为水解、醇解和氨解。

二、羧酸衍生物的物理性质

羧酸衍生物分子中都含有羰基,因此都是有一定极性的化合物。低级的酰卤和酸酐都是有刺激性臭味的无色液体,高级的酰氯和酸酐为白色固体。低级酯为具有水果香味的无色液体,例如乙酸戊酯具有梨的香味,丁酸甲酯有菠萝的香味。十四碳酸以下的甲酯、乙酯均为液体。由于分子间氢键的缔合作用,酰胺中除甲酰胺外,其他氮原子上无烃基取代的酰胺均是固体。

酰卤、酸酐和酯各自分子间不能通过氢键缔合,故酰卤和酯的沸点较相应的羧酸低;酸酐的沸点较分子量相近的羧酸低(例如,乙酸酐分子量为 102,沸点为 139.6℃,戊酸的分子量为 103,沸点为 186℃,但比相应的羧酸稍高(如乙酸的沸点为 118℃,乙酐沸点为 139.6℃)。酰胺分子间可通过氢键相缔合,因而熔点和沸点都较相应的羧酸高。当酰胺氮上的氢都被烷基取代后,分子间不能形成氢键,熔点和沸点都因之下降。如脂肪族 N-取代的酰胺一般为液体。

酰卤、酸酐不溶水。但可被水解,在空气中易吸潮变质。低级酯在水中有一定的溶解度,例如室温下 100 克水中能溶解甲酸甲酯 30 克,乙酸乙酯 8.5 克。分子量更大的酯则难溶于水或不溶于水。但酯类易溶于有机溶剂,也能溶解许多有机物。由于酯具有容易溶解有机物及其能与水分层的性能,常被用作从水溶液中提取有机物的溶剂。低级的酰胺可溶于水,N,N-二甲基甲酰胺能与水和大多数有机溶剂及许多无机液体混合,是很好的非质子极性溶剂。

三、羧酸衍生物的化学反应

1. 羧酸衍生物的水解反应　　酰卤、酸酐、酯和酰胺均可水解,生成相应的羧酸。

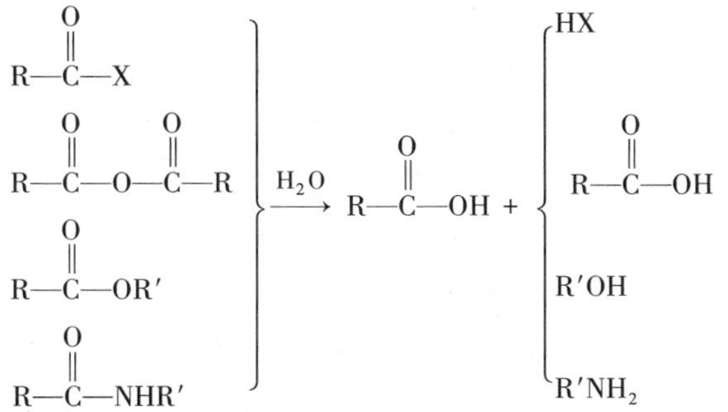

酰卤容易发生水解反应,低分子酰卤的水解尤为猛烈。如乙酰氯吸收潮湿空气就易被水解并放出氯化氢气体。酸酐在室温下的水解反应比较温和缓慢,若加温或用酸、碱催化,可加速反应。酯和酰胺的水解都比较慢,但在酸或碱的催化和加热的条件下,可加速反应进行,碱催化时水解反应进行得更快。羧酸衍生物进行水解反应的活性次序如下:

$$RCOCl>RCOOCOR>RCOOR'>RCONH_2$$

酯或酰胺的水解反应非常重要,因为许多药物是酯或酰胺,该类药物水解的速率与药物代谢、药效发挥以及制剂加工密切相关。例如苄基青霉素为 β-内酰胺结构,极易被水破坏,注射用的粉针剂其含水量规定在 1% 以内,且配成的水溶液须一次用完,不可久置。再如盐酸普鲁卡因含有酯键,药典规定其注射液的 pH 在 3.3~5.5,避免在消毒过程中发生水解而失效。

酰卤和酸酐是药物修饰中常用的化学试剂或反应中间体,水解是不希望发生的反应。因此在酰卤和酸酐的贮存或反应中,应尽可能保持干燥,避免与水接触。

酯的水解反应最为重要,以下介绍酯在碱性条件下的水解反应机制:

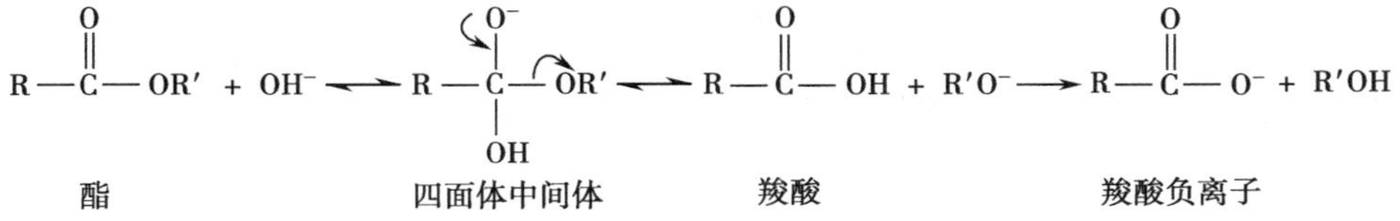

OH⁻进攻羰基生成四面体中间体是反应最慢的一步,是决定反应速率的一步,反应速率与带负电荷的四面体中间体稳定性有关。酯键附近连有吸电子基时,中间体稳定,水解速率加快。立体阻碍对四面体中间体的稳定性也有较大影响。酯键邻

近取代基越大,数目越多,越不利于四面体中间体的形成,水解越慢。烷氧基部分的立体阻碍也有同样的影响。酯的碱催化水解中电性效应及立体效应对反应速率的影响见表 16-3。

表 16-3 酯的碱催化水解中电性效应及立体效应对反应速率的影响

$RCOOC_2H_5$ $H_2O, 25℃$		$RCOOC_2H_5$ 87.8%ROH, 30℃		$RCOOC_2H_5$ 70%丙酮, 25℃	
R	相对速率	R	相对速率	R	相对速率
—CH_3	1	—CH_3	1	—CH_3	1
—CH_2Cl	290	—CH_2CH_3	0.470	—CH_2CH_3	0.431
—$CHCl_2$	6130	—$CH(CH_3)_2$	0.100	—$CH(CH_3)_2$	0.065
—$COCH_3$	7200	—$C(CH_3)_3$	0.010	—$C(CH_3)_3$	0.002

表 16-3 数据表明,体积较大的酯水解速率比较慢。酯水解反应的活性规律,对药物设计及临床用药等具有重要的指导意义。如临床常用的局部麻醉药普鲁卡因,作用时间比较短,当用正丁基取代氨基上的氢原子转变成丁卡因后,由于分子的体积增大,酯基的水解速率减慢,局部麻醉作用增强。再如利多卡因为酰胺类药物,水解速率比较慢,其作用时间及强度优于普鲁卡因。

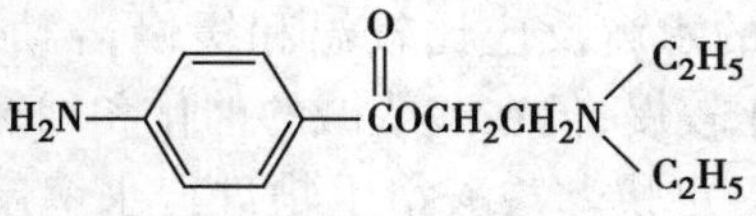

普鲁卡因 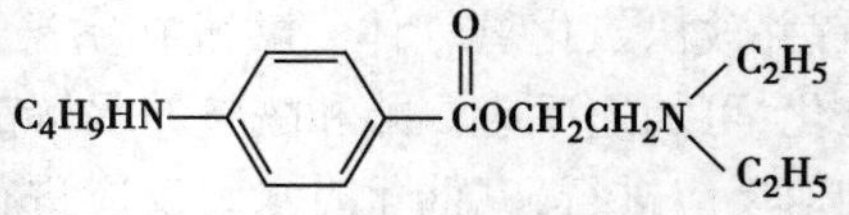   丁卡因

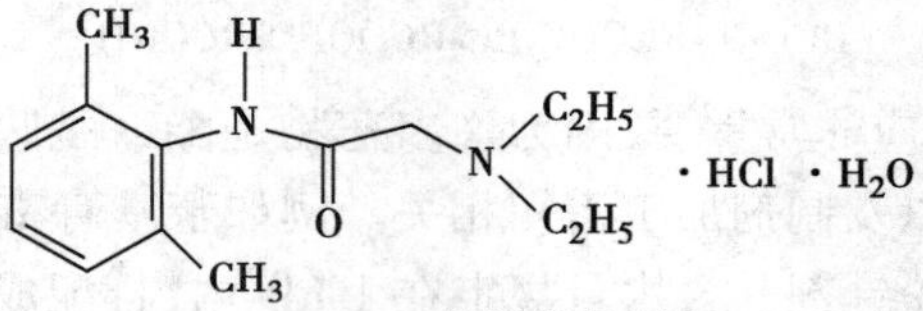

盐酸利多卡因

2. 羧酸衍生物的醇解和氨解反应 羧酸衍生物与醇(酚)、氨(胺)作用生成相应酯类、酰胺类化合物,此反应称作羧酸衍生物的醇解或氨解反应。通过该反应,在醇(酚)羟基或氨基上引入了酰基,所以又叫醇或氨的酰化反应。提供酰基的化合物称酰化剂。酰卤或酸酐是最常用的酰化剂。在医药上可利用酰化反应降低药物的毒性等。

例如,水杨酸具有较强的解热止痛作用,但刺激性较强。通过酰化反应引入乙酰基后,副作用降低,即常用药物阿司匹林。

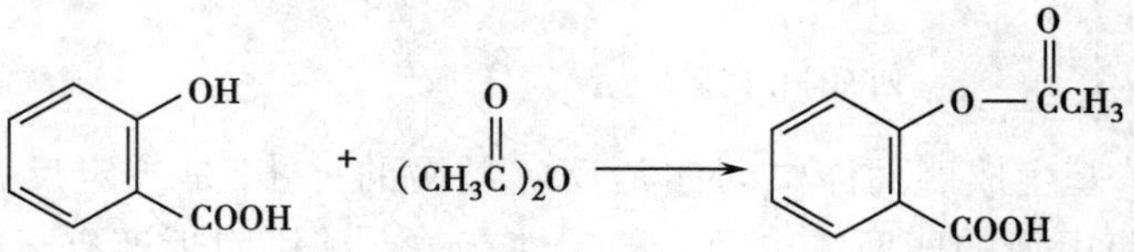

阿司匹林

学习小结

1. 学习内容

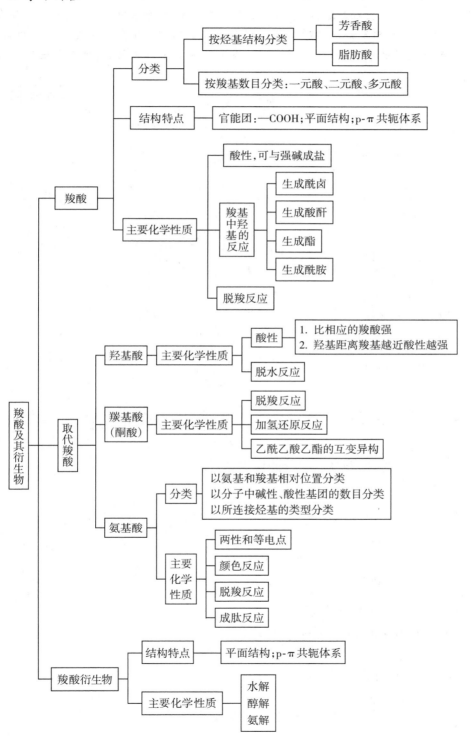

笔记

2. 学习方法

　　学习本章内容应从羧酸的结构上理解羧酸为什么具有酸性、羧基上的羟基为什么容易被取代、羧基为什么容易发生脱羧反应。羟基酸、羰基酸和氨基酸都具有复合功能基的化合物。比较羟基酸、羰基酸和氨基酸在结构上的相同之处,找出他们共有的化学性质。此外,将羧酸和羧酸衍生物进行结构比较,从而掌握羧酸衍生物的结构。对比羧酸衍生物的水解、醇解、氨解反应,找出三种反应的共同点,可以更好地掌握三种反应。

（邢爱萍）

复习思考题

1. 命名下列化合物或写出结构式。

(1)

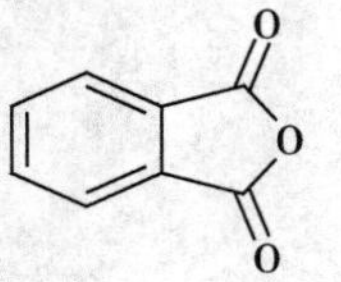

(2)

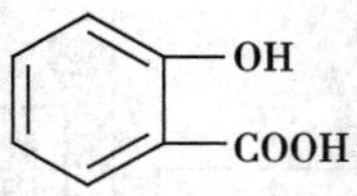

(3)

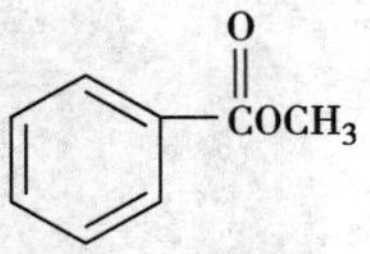

(4) $CH_3CH_2CH_2CN(CH_3)_2$

(5) 乙酸异戊酯(有香蕉味)

(6) 丙三醇三乙酸酯

(7) $CH_3CHCOOH$
　　　　$\underset{|}{\ \ }$
　　　　OH

(8)

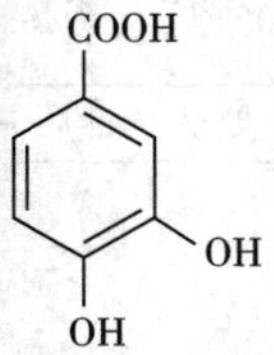

2. 完成下列反应式。

(1)

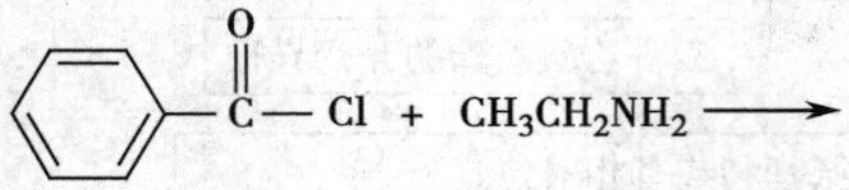

(2) $CH_3CH_2\overset{O}{\overset{||}{C}}-OCH_2CH_3 \xrightarrow[H^+]{H_2O}$

(3)

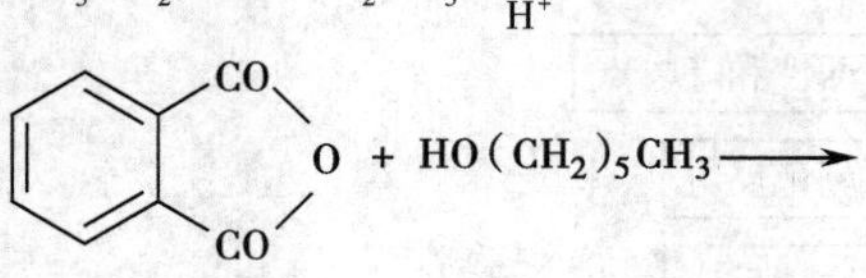

(4) $CH_3CH_2CH_2COOH + NH_3 \xrightarrow{\triangle}$

(5) $CH_3\underset{OH}{\underset{|}{CH}}CH_2COOH \xrightarrow{\triangle}$

(6) $CH_3CH_2CH_2CH_2COONa + HCl \longrightarrow$

(7)

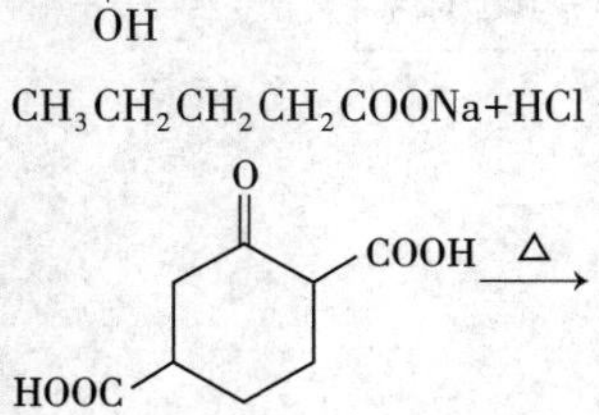

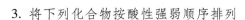

3. 将下列化合物按酸性强弱顺序排列

A. $CH_3CH_2CHBrCO_2H$　　　　　　B. $CH_3CHBrCH_2CO_2H$

C. $CH_3CH_2CH_2CO_2H$　　　　　　D. $CH_3CH_2CH_2CH_2OH$

4. 试比较局麻药普鲁卡因、氯普鲁卡因和丁卡因的麻醉效果,并从结构上给予解释。

5. 将甘氨酸($pI=5.97$)、谷氨酸($pI=3.22$)、赖氨酸($pI=9.74$)分别溶于水中。

(1) 水溶液呈酸性还是碱性?

(2) 在水溶液中氨基酸带何种电荷?

(3) 欲调节溶液 pH 至等电点,需加酸还是碱?

(4) 写出 $pH=pI$ 时各氨基酸的结构式。

第十七章

糖类化合物

学习目的

糖类化合物广泛存在于自然界的动植物体内。在生物体中糖不仅仅是一种能量物质，而且还具有许多重要的生理活性，如肝脏中的肝素有抗凝血的作用，血型物质中的糖与免疫作用有关等等，所以，糖和医学的关系非常密切。通过本章的学习掌握单糖、双糖、多糖的结构和化学性质，为后续学习医学类课程打基础。

学习要点

单糖（葡萄糖）的开链结构和环状结构；D/L 构型及 α/β 异构体；单糖的化学性质；还原性双糖和非还原性双糖的结构特征和性质；多糖的结构特征和性质；苷键的类型。

糖（saccharide，sugar）是自然界中蕴藏量最多、与人类生命活动和衣食住行密切相关、极具研究价值的一类化合物。从元素组成来讲，糖类化合物主要含有 C、H 和 O 三种元素；就结构特征而言，糖类是多羟基醛（酮）及其缩聚物和它们的衍生物。

糖类也称碳水化合物（carbohydrate）。因在早期的研究中发现，组成该类化合物的 C、H、O 三种元素中 H 和 O 的数量比为 2∶1，可用通式 $C_x(H_2O)_y$ 来表示，由此取名为碳水化合物。尽管以后的研究已经证实糖类的元素组成并不总符合该比例，如脱氧核糖（$C_5H_{10}O_4$）、氨基葡萄糖（$C_6H_{13}O_5N$）等，但碳水化合物这一名词却一直沿用至今。

根据糖类的水解情况，可将其分成四类：单糖、双糖、寡糖和多糖。单糖（monosaccharide）是不能被水解出更小分子的糖，如葡萄糖、果糖、核糖；水解后能生成两分子单糖的称为双糖，如蔗糖、麦芽糖、乳糖；水解后能产生 3~10 单糖的称为寡糖（oligosaccharide）或低聚糖；水解后能产生 10 个以上单糖的称为多糖（polysaccharide）或高聚糖，如淀粉、纤维素和壳聚糖等。

第一节 单 糖

自然界中的单糖，通常含有 3~6 个碳，所以单糖又分为丙糖、丁糖、戊糖和己糖。在所有的单糖中己碳糖最重要，葡萄糖是己醛糖中最重要的代表物，果糖是己酮糖中重要的代表物，下面就以葡萄糖和果糖为例来讨论单糖的化学结构和化学性质。

一、单糖的结构

（一）单糖的开链结构和相对构型

葡萄糖（glucose）是从自然界中最早发现的一个糖,研究得最全面。有关葡萄糖的结构研究奠定了整个糖化学的研究基础。经元素分析和分子量测定,发现葡萄糖的分子式为 $C_6H_{12}O_6$;通过多步化学反应,确定了葡萄糖具有五羟基醛的结构:

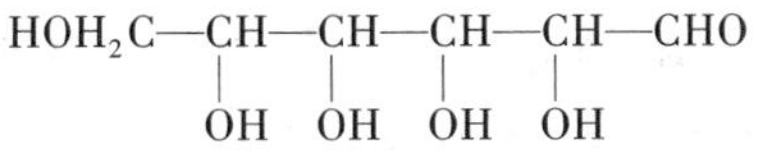

$$HOH_2C-CH-CH-CH-CH-CHO$$
$$\quad\quad\quad OH\;\;OH\;\;OH\;\;OH$$

在葡萄糖的构造式中含有 4 个手性碳,理论上存在 16 种旋光异构体,自然界广泛存在且能够被人体利用的右旋葡萄糖仅是其中的一个,其结构如下:

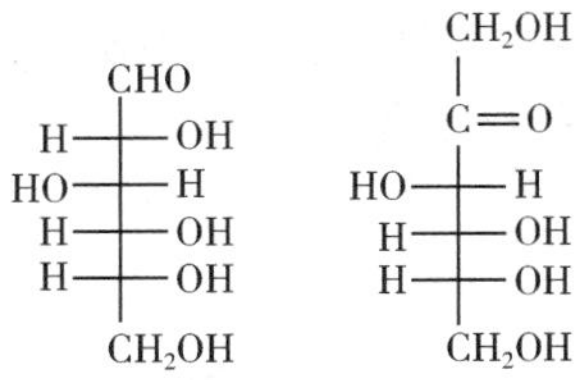

D-葡萄糖　　D-果糖

果糖是己酮糖,分子结构中含有 3 个手性碳,理论上有 8 种旋光异构体,而天然存在的只有左旋果糖,其结构如上所示。

每种单糖均有一对对映体,且具有相同的名称（一般采用俗名或根据来源取名）。如葡萄糖和果糖的对映异构体分别如下:

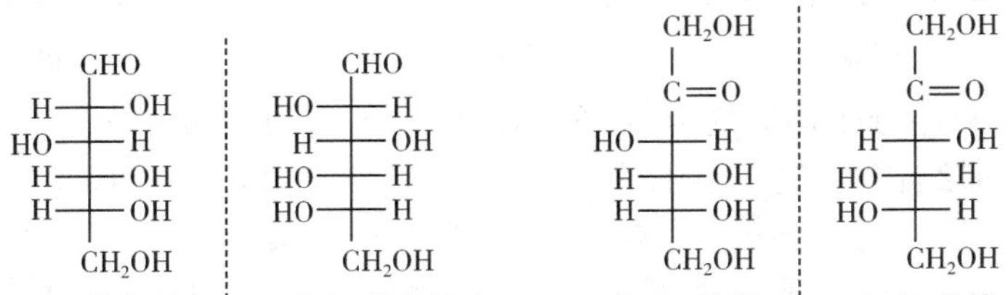

（＋）-葡萄糖　　（－）-葡萄糖　　（－）-果糖　　（＋）-果糖

为了区分单糖的两个对映异构体,需要在单糖名称前面加上某种符号,以确定其构型异构。因为单糖分子中含有较多的手性碳,不便用绝对构型标记法表示,所以通常采用相对构型标记法即 D/L 构型标记法来表示其构型。具体如下:以甘油醛做标准,把单糖费歇尔投影式中编号最大的手性碳的构型与甘油醛中手性碳的构型进行比较,若与 D-甘油醛构型相同者,规定为 D-型;与 L-构型相同者,规定为 L-型。例:

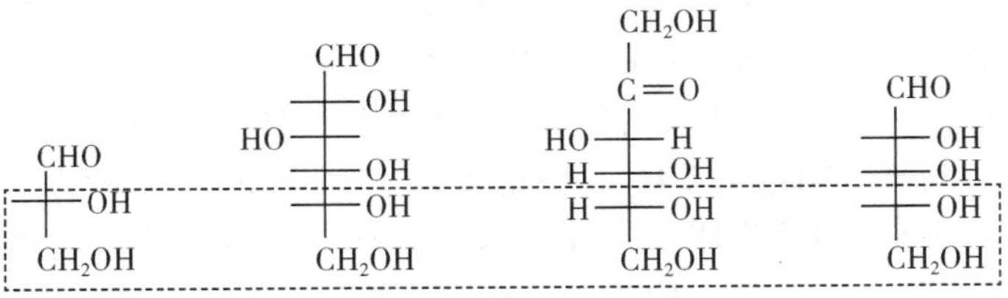

D-（＋）-甘油醛　　D-（＋）-葡萄糖　　D-（－）-果糖　　D-（－）-核糖

上述结构式中（＋）-葡糖糖和（－）-果糖的 C_5、（－）-核糖的 C_4 分别与 D-（＋）-甘油醛的手性碳 C * 相似,均为 D-系单糖,而它们的对映异构体则均为 L-系列。

其他的单糖构型,也都按此法确定。己醛糖的八个 D-系单糖结构如下:

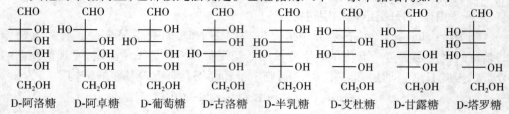

| D-阿洛糖 | D-阿卓糖 | D-葡萄糖 | D-古洛糖 | D-半乳糖 | D-艾杜糖 | D-甘露糖 | D-塔罗糖 |

己醛糖的 L-系列与此互为对映异构体。

（二）单糖的氧环式结构和 α，β 异构体

前面提到葡萄糖分子具有五羟基醛的开链式结构,但在水溶液中 D-葡萄糖存在互变异构现象,实际上主要是下述两种不同环状结构的互变异构体。当达到平衡时,开链式结构只是平衡混合物中的极少量部分:

β-D-（+）-葡萄糖　　　　　D-（+）-葡萄糖　　　　　α-D-（+）-葡萄糖

（环状半缩醛）　　　　　　（链式）　　　　　　（环状半缩醛）

因为 D-葡萄糖分子内同时存在羟基和醛基,所以可以发生分子内的加成反应,生成环状半缩醛结构。研究表明,葡萄糖是以 C_5 羟基与 C_1 醛基发生加成反应,生成六元的氧环式结构。当开链式的 D-葡萄糖分子中 C_5 羟基与醛基加成后,C_1 变成了手性碳原子,有两种构型,一种是 C_1 的羟基（即半缩醛羟基,也称苷羟基）与决定构型的 C_5 羟基在同侧,称之为 α-构体;另一种 C_1 的羟基与 C_5 羟基分占碳链两侧,称之为 β-构体。

葡萄糖的 α-构体和 β-构体,其差别仅在于 C_1 的构型相反,它们互为 C_1 差向异构体,是一对非对映体,文献上也称作端基差向异构体（end-group-isomerism）或异头物（anomer）。

用不同溶剂处理可得到构型不同的葡萄糖,如用冷乙醇重结晶得到 α-构体,其熔点 146℃,比旋度+112°;用热吡啶重结晶得到 β-构体,其熔点 150℃,比旋度+18.7°。

作为固体,葡萄糖可以是 α-构体或 β-构体。但溶于水时,无论是 α-构体或 β-构体,都会有一部分通过开环转变成开链的醛式结构,并且醛式结构与半缩醛之间可以发生相互转化。当醛式结构生成环形半缩醛时,由于 C_1 由平面结构转化成了手性碳,所以既能生成 α-构体,也能生成 β-构体。当葡萄糖的 α-构体、β-构体及醛式结构达成平衡时,在该平衡互变体系中 α-构体占 36%,β-构体占 64%,开链结构仅占 0.024%。

与葡萄糖相似,果糖也具有氧环式结构。所不同的是,果糖的环状结构为半缩酮,游离的果糖是通过分子中 C_6 羟基和 C_2 酮糖基加成的。果糖在水溶液中,氧环式与开链式结构也处于动态平衡之中：

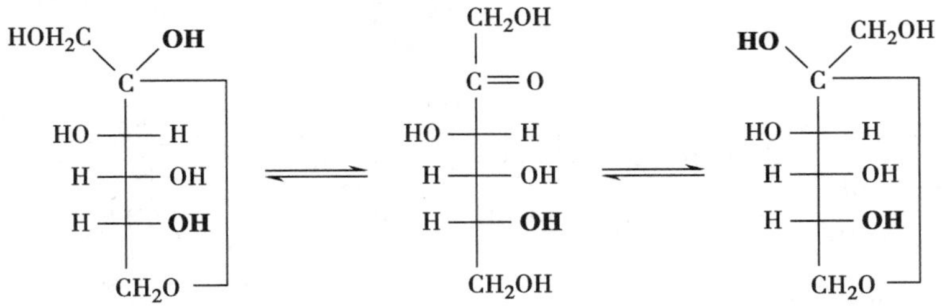

α-D-(−)-果糖	D-(−)-果糖	β-D-(−)-果糖
（环状半缩酮）	（链式）	（环状半缩酮）

（三）单糖的平台式结构及吡喃、呋喃型单糖

用费歇尔投影式直接描述葡萄糖或果糖的氧环式结构时，画出的环氧键过长，不符合葡萄糖或果糖分子的真实情况。

为了比较准确地表达单糖的环状结构，英国化学家哈沃斯（Haworth）建议采用平台式，也称 Haworth 结构。单糖以六元环存在时，应该与环己烷或四氢吡喃环结构相似；以五元环存在时，应该与环戊烷或四氢呋喃环结构相似。由此，葡萄糖的六元环状平台式结构及其名称如下所示：

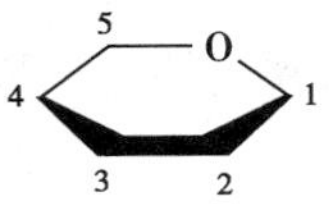

| 四氢吡喃 | β-D-(+)-吡喃葡萄糖 | 和 | α-D-(+)-吡喃葡萄糖 |

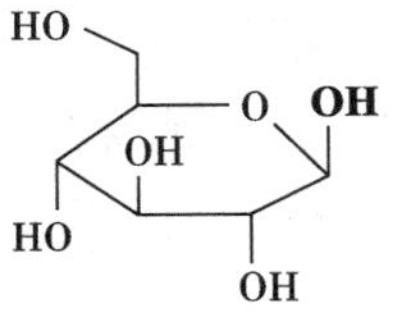

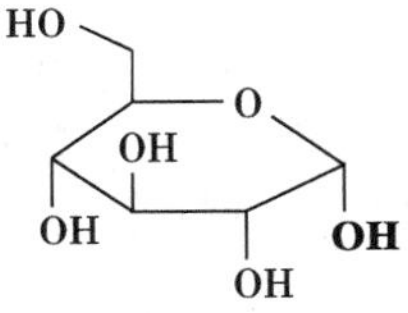

果糖在游离状态下通常以六元环形式存在，结合成多糖时，多以五元环形式存在，例如在蔗糖中，果糖就以呋喃环形式存在。果糖的吡喃和呋喃环结构及其名称如下：

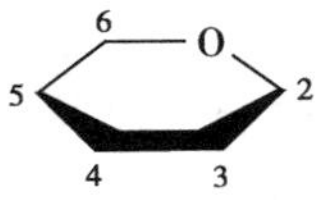

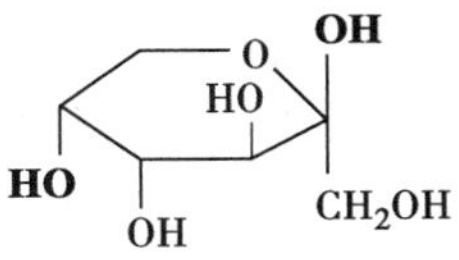

| 四氢吡喃 | β-D-(−)吡喃果糖 | 和 | α-D-(−)吡喃果糖 |

| 四氢呋喃 | β-D-(−)-呋喃果糖 | 和 | α-D-(−)-呋喃果糖 |

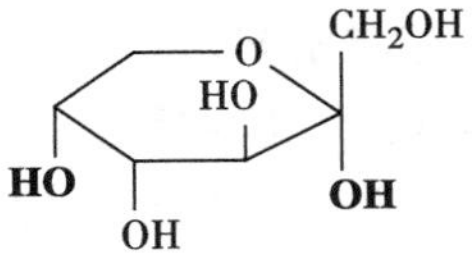

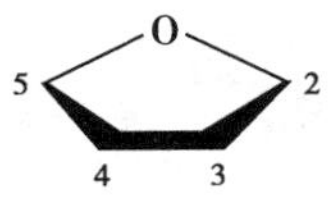

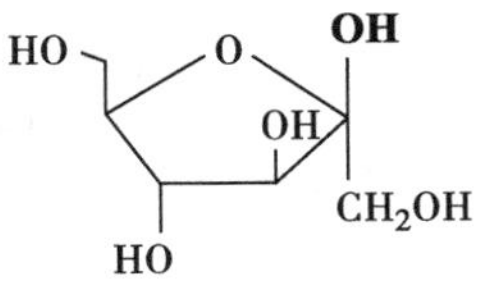

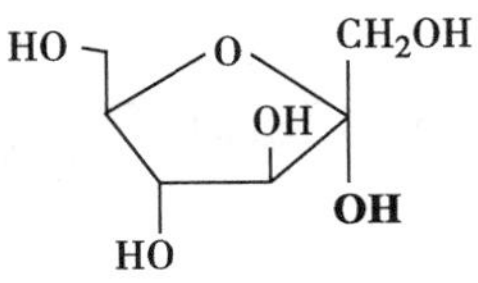

在吡喃果糖中，决定构型的羟基没有参与成环，它的 α-构体或 β-构体很好判定。但在吡喃葡萄糖和呋喃果糖中，决定构型的羟基分别参与了成环，无法直接与苷羟基的趋向进行比较，因此我们只能以未成环前编号最大手性碳的羟基趋向同成环后苷羟基的趋向相比较来决定。

单糖的开链结构与平台式结构之间的转换是：将单糖竖直的开链结构式向右水平放置，醛基在右；把 C_4 和 C_1 向后弯曲成环，C_2—C_3 边在前面；旋转 C_4—C_5 键使羟基靠近羰基：

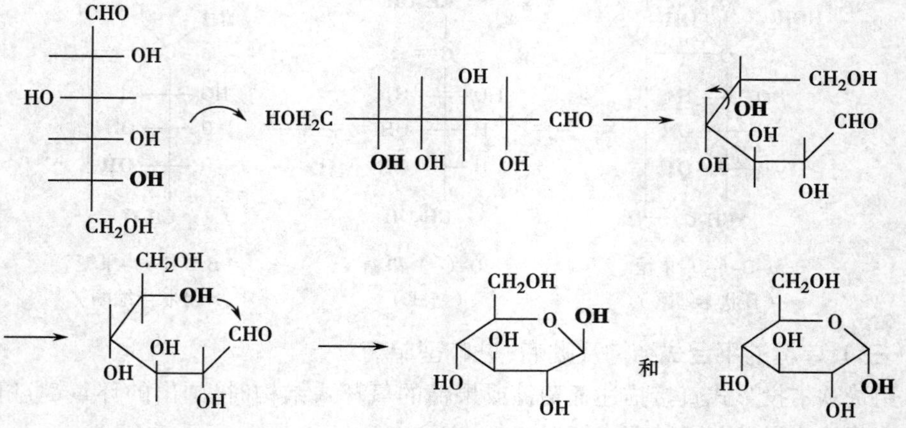

β-D-吡喃葡萄糖　　　　α-D-吡喃葡萄糖

从单糖的改写过程可以看出，凡在费歇尔投影式中处于左侧的基团，将位于平台式的环上方；凡处于右侧的基团将位于环下方。因 D-系单糖中决定构型的羟基都在右侧，所以参与成环后其羟甲基总是向上的。β-构体的苷羟基也向上，与羟甲基同向；α-构体的苷羟基向下，与羟甲基反向。

在书写单糖结构时，羟基通常可用短线表示，氢原子可省略。当不需要强调 C_1 构型或仅表示两种异构体混合物时，可将 C_1 上的氢原子和羟基并列写出，或用虚线将 C_1 与羟基相连，如 D-葡萄糖的平台式可分别表示为：

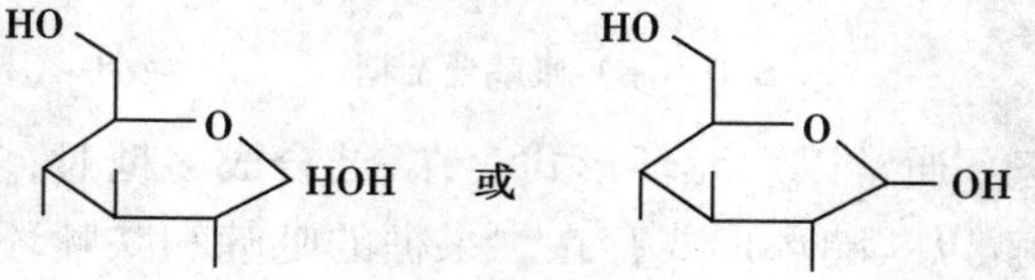

（四）单糖的构象

Haworth 式将糖的环状结构描绘成一个平面，实际上吡喃糖的构象颇似椅式环己烷。如 D-葡萄糖构象如下：

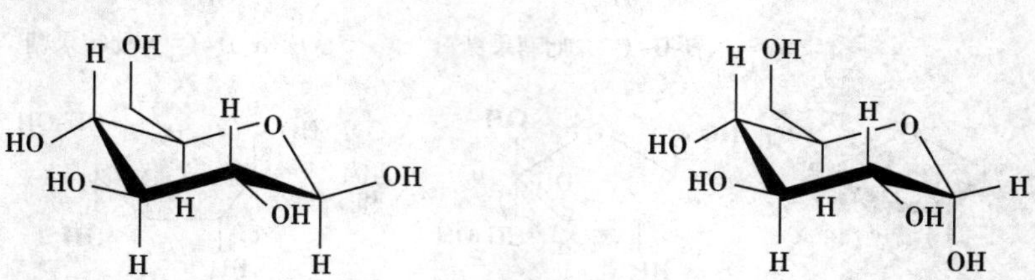

β-D-吡喃葡萄糖　　　　α-D-吡喃葡萄糖

在 D-葡萄糖的构象中，β-异构体的所有较大基团都处在平伏键位置，空间障碍比较小，是一种非常稳定的优势构象；α-构体除苷羟基外，其他大的基团也都处在平伏键上。在 D-系己醛糖中，只有 D-葡萄糖能保持这种最优势构象，其他任何一种单糖都不具备这种结构特征。所以，D-葡萄糖在自然界的数量最多，且在水溶液中它的 β-异构体所占的比份也比较大。

以上讨论了单糖结构的三种表示方法，虽然平台式和构象式更接近分子的真实形

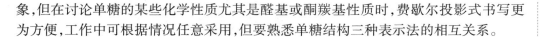

象，但在讨论单糖的某些化学性质尤其是醛基或酮羰基性质时，费歇尔投影式书写更为方便，工作中可根据情况任意采用，但要熟悉单糖结构三种表示法的相互关系。

二、单糖的性质

（一）物理性质

纯的单糖都是无色结晶，有甜味，易溶于水，不溶于弱极性或非极性溶剂。单糖容易形成过饱和溶液（糖浆），水醇混合溶剂可用于糖的重结晶。糖具有变旋光现象，常见糖的比旋光度及平衡值见表 17-1。

表 17-1 常见糖的比旋光度

名称	α-体	β-体	平衡值
D-葡萄糖	+112°	+18. 7°	+52. 7°
D-果糖	−21°	−113°	−92°
D-半乳糖	+150. 7°	+52. 8°	+80. 2°
D-甘露糖	+29. 9°	−16. 3°	+14. 6°
D-乳糖	+85°	+35°	+55°
D-麦芽糖	+168°	+112°	+136°

单糖溶于水后存在开链式与环状结构之间的互变，新配制的单糖溶液在放置过程中，其旋光度会逐渐发生变化，经过一段时间，当几种异构体的浓度达到平衡时，溶液的旋光度就不再改变，这种现象叫作糖的变旋光现象（mutarotation）。例如，新配制的 α-D-葡萄糖或 β-D-葡萄糖溶液，其旋光度分别为+112°和+18. 7°，在放置过程中，前者的旋光度会逐渐降低，后者的旋光度会逐渐升高，最后两种水溶液的旋光度都恒定在+52. 7°不再改变。D-葡萄糖的互变异构如下所示：

β-D-(+)-葡萄糖　　D-(+)-葡萄糖　　α-D-(+)-葡萄糖

[α]　+18.7°　　　　+112°

64%　　< 0.1%　　36%

平衡混合物 $[\alpha]_D = +52.7°$

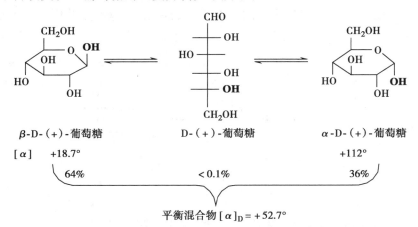

这种现象并不是溶质分解所引起的，因为把葡萄糖的上述水溶液浓缩蒸发后再次用冷乙醇或热吡啶处理，仍然可得到相应的物理性质不同的两种结晶。

（二）化学性质

单糖是多羟基醛或多羟基酮，它们应该具有羟基和羰基的固有性质；另一方面，多个官能团同处于一个分子内，由于相互影响，又会表现出某些特殊性质。

1. 差向异构化　醛、酮分子中的 α-H 受羰基的影响表现出一定的活性，单糖与之

类似。当以稀碱处理醛糖时,α-H 被碱夺去形成碳负离子,并通过烯醇式中间体发生重排,部分转化成酮糖,另一部分成为 C_2 差向异构体,这一过程叫作差向异构化。例如在稀碱存在下,葡萄糖可分别转化成甘露糖和果糖的平衡混合物:

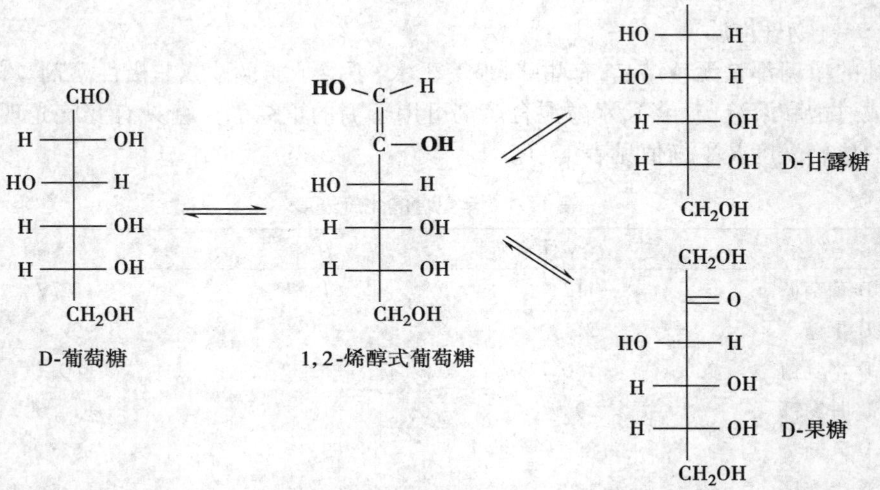

D-葡萄糖　　　　1,2-烯醇式葡萄糖　　　　　　　D-甘露糖　　　D-果糖

　　用稀碱处理果糖或甘露糖,也得到同样的平衡混合物。因此,在弱碱性条件下酮糖时常与醛糖表现出相同的性质。

　　在生物体内,在异构酶的催化下,葡萄糖和果糖也会相互转化。现代食品工业中通过生物生化过程由淀粉生产果葡糖浆,就是基于上述反应。

　　2. 成脎反应　单糖可与多种羰基试剂发生加成反应。如与等摩尔的苯肼在温和的条件下可生成糖苯腙;但在苯肼过量(1∶3)时,α-位羟基可被苯肼氧化(苯肼对其他有机物不表现出氧化性)成羰基,然后再与一摩尔苯肼反应生成黄色糖脎的结晶。该反应是 α-羟基醛或酮的特有反应,由于反应简单,常作为单糖的定性检验。如葡萄糖与苯肼的反应:

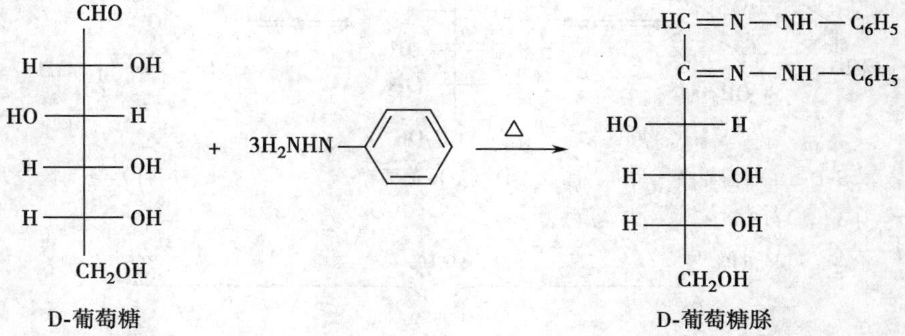

D-葡萄糖　　　　　　　　　　　　　　　　　　　　　　D-葡萄糖脎

　　无论醛糖或酮糖,反应都仅发生在 C_1 和 C_2 上,其余部分不参与反应。因此,对于可生成同一种糖脎的几种糖来讲,只要知道其中的一种的构型,另几种糖 C_3 以下部分的构型就可以推出。该反应在单糖构型测定中颇有意义。例如,D-葡萄糖、D-甘露糖和 D-果糖都形成同一种脎,可知这三种糖 C_3 以下的构型是相同的。

　　不同的糖脎,晶型、熔点不一样;不同的糖成脎速度也不同。例如,D-果糖成脎比D-葡萄糖快。所以常根据结晶析出的快慢、晶型的显微镜观察以及熔点的测试来区分或鉴别各种单糖。

3. 氧化反应　单糖能被多种氧化剂氧化生成各种不同的产物。此处仅介绍几种特殊的氧化反应。

（1）碱性溶液中的氧化：醛糖或酮糖可与多伦（Tollen）试剂作用产生银镜；也能与斐林（Fehling）试剂或班氏（Benedict）试剂作用，生成砖红色的氧化亚铜沉淀。酮糖能与多伦试剂或班氏试剂发生阳性反应的原因是碱性条件下的差向异构化。如上述试剂与己碳糖的反应：

$$Ag(NH_3)_2^+ + C_6H_{12}O_6 \longrightarrow C_5H_{11}O_5{-}COO^- + Ag\downarrow$$

$$Cu^{2+} + 2OH^- + C_6H_{12}O_6 \longrightarrow C_5H_{11}O_5{-}COO^- + Cu_2O\downarrow（砖红色）$$

在糖化学中，将能发生上述反应的糖称为还原糖，不能发生此反应的糖称为非还原糖。此反应简单且灵敏，常用于单糖的定性检验。

（2）酸性或中性溶液中的氧化：在酸性或中性条件下，醛糖中的醛基可选择性地被溴或其他卤素氧化成羧基，生成糖酸，然后糖酸又很快生成内酯。如与葡萄糖的反应：

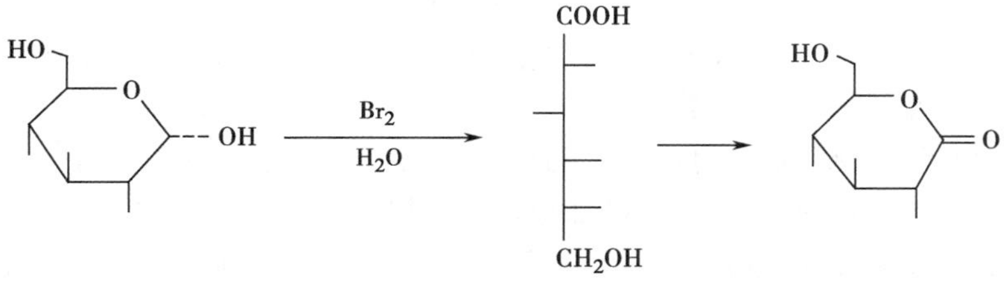

葡萄糖酸　　　　　　葡萄糖酸内酯

反应的实际过程比较复杂，与半缩醛羟基有关。酸性或中性条件下酮糖不发生差向异构化，因此酮糖不能被弱氧化剂溴水氧化。该反应可用于醛糖和酮糖的区别。

在温热的稀硝酸作用下，醛糖的醛基和伯醇羟基可同时被氧化生成糖二酸。如D-半乳糖被硝酸氧化生成半乳糖二酸，通常称黏液酸。黏液酸的溶解度小，在水中析出结晶。因此常用此反应来检验半乳糖的存在。

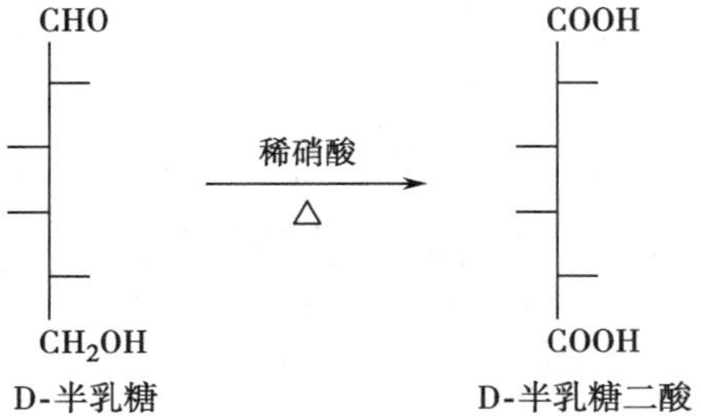

D-半乳糖　　　　　　　　　　D-半乳糖二酸

D-葡萄糖经稀硝酸氧化生成葡萄糖二酸，再经适当方法还原可得到葡萄糖醛酸。

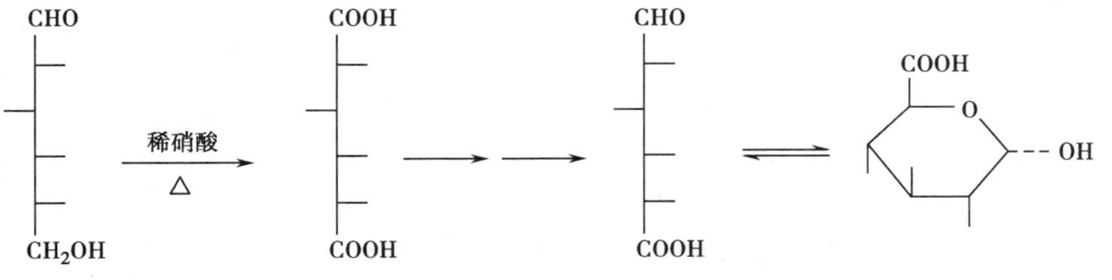

D-葡萄糖　　　　　　D-葡萄糖二酸　　　　　　D-葡萄糖醛酸

在生物体内,葡萄糖在酶的作用下也可以生成葡萄糖醛酸。葡萄糖醛酸极易与醇或酚等有毒物质结合成苷,成苷后的分子极性较大,易于排出体外。如在人体的肝脏中,葡萄糖醛酸可与外来物质或药物的代谢产物结合排除体外,起到解毒排毒作用。因此,葡萄糖醛酸是临床上常用的保肝药,其商品名为"肝泰乐"。

酮糖在上述条件下发生 C_2—C_3 链的断裂,生成小分子二元酸。

4. 苷的生成　葡萄糖的半缩醛羟基可与其他含有羟基的化合物发生脱水,生成缩醛。例如,D-葡萄糖在干燥的 HCl 作用下与一分子甲醇反应生成缩醛。无论是 α-葡萄糖或 β-葡萄糖,均生成两种异构体的混合物。

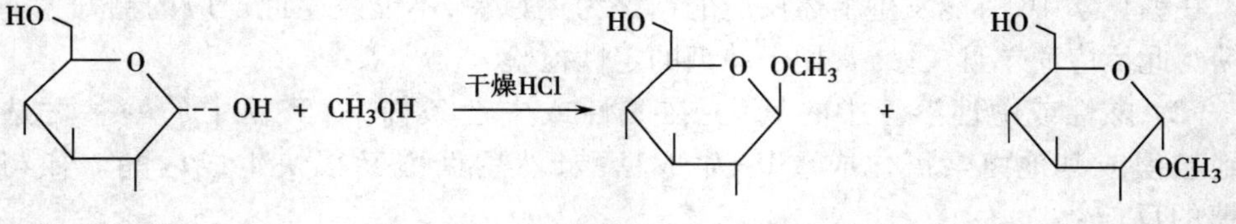

β-D-甲基吡喃葡萄糖苷　　　α-D-甲基吡喃葡萄糖苷

糖化学中,把糖与醇生成的缩醛或缩酮叫作糖苷(glycoside)。如上述反应的产物叫作 D-甲基葡萄糖苷或 D-葡萄糖甲苷。

糖苷由糖和非糖两部分组成,糖部分称为糖苷基,非糖部分称为苷元。如甲基葡萄糖苷中的甲基就是苷元,糖和非糖部分之间连接的键称为糖苷键。

糖苷是一种缩醛(酮)结构,无半缩醛(酮)羟基,性质比较稳定,不能开环转变成链式结构,无变旋光现象,不能成脎,也无还原性。它们在碱中比较稳定,但在酸或适宜酶作用下,可以断裂苷键,生成原来的糖和非糖部分而再次表现出单糖的性质。糖苷的酶促反应有极强的选择性,如 α-型葡萄糖苷只能用麦芽糖酶水解,β-型葡萄糖苷只能用苦杏仁苷酶进行水解。酸催化下的糖苷水解无选择性。

5. 成酯反应　单糖分子中的—OH,特别是与异头碳原子相连的半缩醛羟基,能与磷酸作用脱去一分子水而生成酯。例如,葡萄糖与磷酸作用可生成 1-磷酸葡萄糖,或在酶的催化下,生成 6-磷酸葡萄糖,它们是体内糖代谢的重要中间产物。

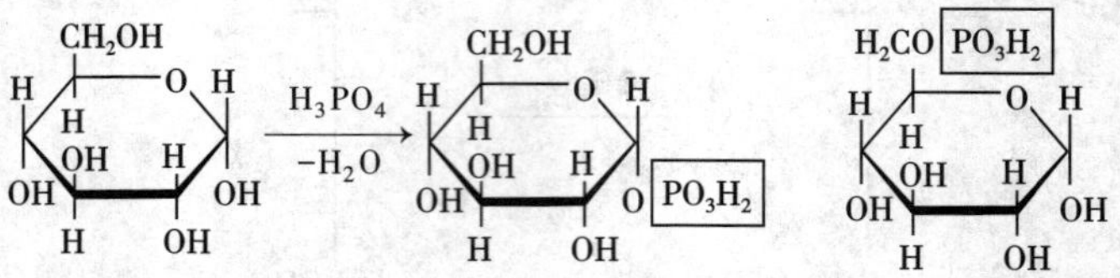

α-D-葡萄糖　　　　　1-磷酸葡萄糖　　　　　6-磷酸葡萄糖

其他单糖的磷酸酯如:3-磷酸甘油醛、磷酸二羟丙酮、6-磷酸果糖、1,6-二磷酸果糖等都是人体糖代谢的中间产物。

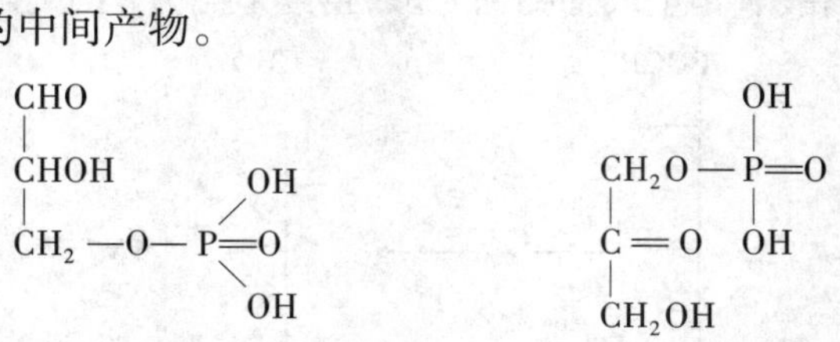

3-磷酸甘油醛　　　　　　　磷酸二羟丙酮

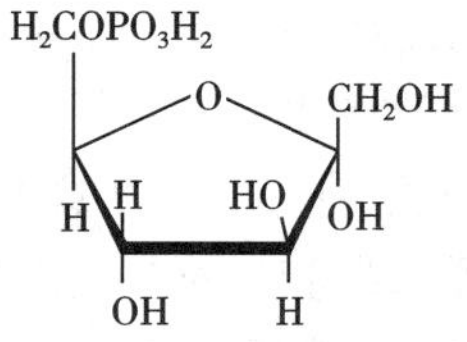

6-磷酸果糖 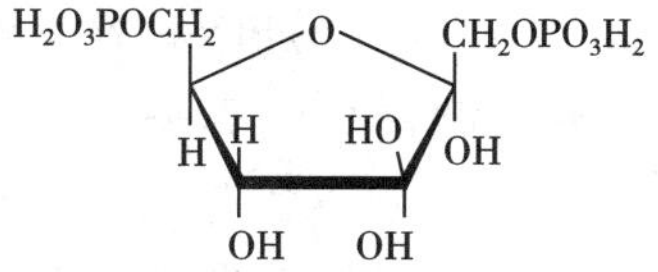　　　　　　　　　　　1,6-二磷酸果糖

6. 单糖的脱水和显色反应　在强酸(硫酸或盐酸)作用下,戊糖或己糖经过多步脱水,分别生成糠醛或糠醛衍生物;多糖经过酸水解,也可发生此反应:

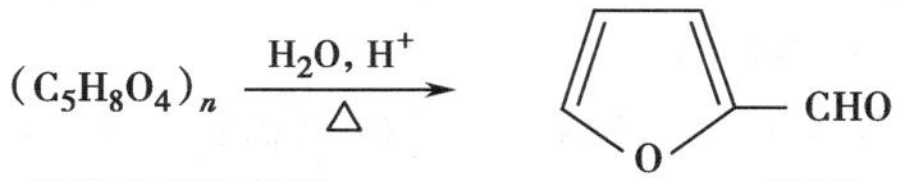

戊糖或多缩戊糖　　　　　　　　　　　　糠醛

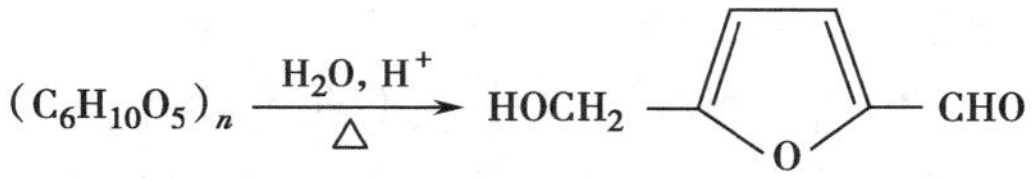

己糖或多缩己糖　　　　　　　　　5-羟甲基糠醛

反应生成的糠醛及其衍生物可与酚类或芳胺类缩合,生成有色化合物,故常利用该性质进行糖的鉴别。经常使用的有莫立许反应和西里瓦诺夫反应。

莫立许反应是用浓硫酸作脱水剂,使单糖或多糖脱水后,再与 α-萘酚反应,生成紫色缩合物。该反应简单灵敏,常用于糖类的检验。

西里瓦诺夫反应是以盐酸作脱水剂,生成的糠醛衍生物再与间苯二酚反应,生成鲜红色缩合物。由于酮糖的反应速率明显快于醛糖,故该反应常用于酮糖和醛糖的鉴别。

三、重要的单糖及其衍生物

前面提到葡萄糖、甘露糖、半乳糖和果糖等都是自然界中重要的己糖。下面介绍两个重要的戊糖和氨基葡萄糖。

1. D-核糖和 D-脱氧核糖　D-核糖和 D-脱氧核糖都是戊醛糖,它们也有 α- 和 β- 两种异构体,也存在还原性和变旋光现象等,其化学结构分别如下:

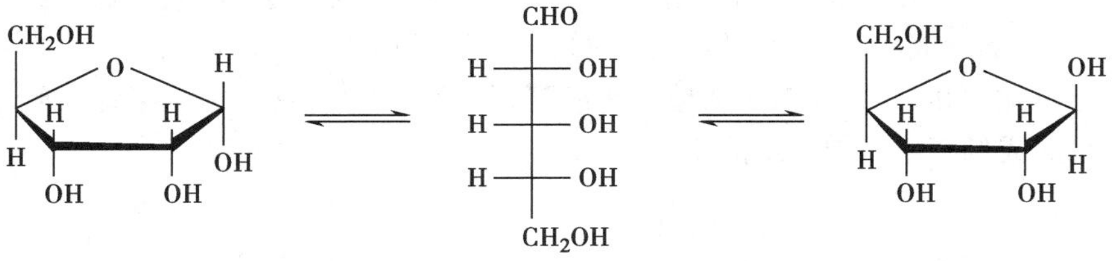

α-D-呋喃核糖　　　　　D-(-)-核糖　　　　　β-D-呋喃核糖

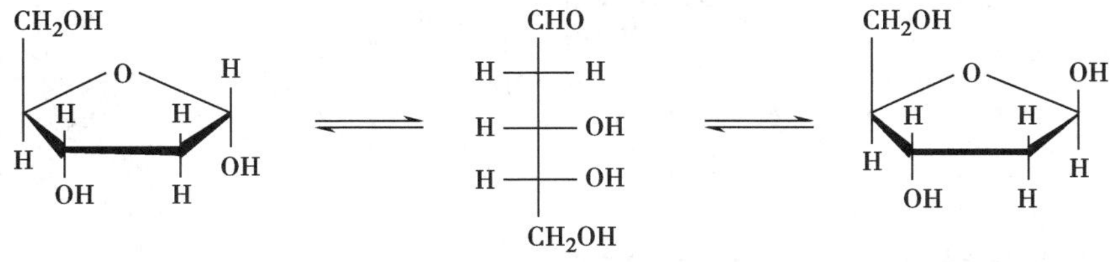

α-D-2-脱氧呋喃核糖　　　D-(-)-2-脱氧核糖　　　β-D-2-脱氧呋喃核糖

它们在自然界不以游离状态存在,多数结合成苷类,如巴豆中含有巴豆苷,水解后

释放出核糖。核糖是核糖核酸(RNA)的组成部分,脱氧核糖是脱氧核糖核酸(DNA)的一个必要组分,它们在生命活动中起着非常重要的作用。

2. 葡萄糖 D-葡萄糖是自然界分布最广的己醛糖,甜度为蔗糖的70%,易溶于水,稍溶于乙醇。葡萄糖以游离状态存在于葡萄等水果和蜂蜜中,是麦芽糖、蔗糖等低聚糖及淀粉、纤维素等多糖的组成部分,它还以苷的形式存在于多种植物体内。葡萄糖也存在于人的血液中,故又称为血糖,血糖对人的生命活动相当重要。由于葡萄糖容易被吸收和传送到需要它提供能量的组织中去,所以常用5%的葡萄糖溶液作静脉注射。血液中血糖浓度低于正常值时,可导致低血糖症,血液中血糖浓度过高或尿中出现糖时,指示可能患有糖尿病。

葡萄糖在医药上用作营养剂,并有强心、利尿和解毒作用;在食品工业中用于制糖浆、糖果等。

3. 果糖 天然果糖是D-(-)-果糖,由于高度的左旋性(-92°),故常称为左旋糖,是自然界存量最丰富的己酮糖。果糖存在于水果和植物的种子、球茎和树叶中,可以游离状态存在,也可以和其他糖结合存在。菊科植物根部储存的碳水化合物——菊粉是果糖的高聚体,工业上用酸或酶水解菊粉来制取果糖。

游离的果糖为吡喃型,构成双糖或多糖时,为呋喃型。

第二节 双 糖

双糖由两个单糖分子通过糖苷键结合而成,在结构上可以看成是苷,不过苷元部分不是普通的醇而是另一分子的单糖。在双糖分子中,一个单糖提供半缩醛(酮)羟基,另一个单糖或用醇羟基或用半缩醛羟基与其缩水。最常见的是麦芽糖、蔗糖、乳糖和纤维二糖。

一、双糖的分类、结构与性质

根据双糖分子中是否含有苷羟基,通常将其分成非还原糖和还原糖两类。

1. 非还原性双糖 双糖分子中,若两个单糖都是通过半缩醛羟基或半缩酮羟基缩水而成,则这个双糖就不再有苷羟基,在水溶液中不能通过开环转化成开链式结构,故无还原性,不能成脎,无变旋现象,这种结构的双糖称之为非还原糖。如蔗糖:

(+)-蔗糖是由 α-D-吡喃葡萄糖的半缩醛羟基与 β-D-呋喃果糖的半缩酮羟基缩去一分子水形成的双糖,结构如下:

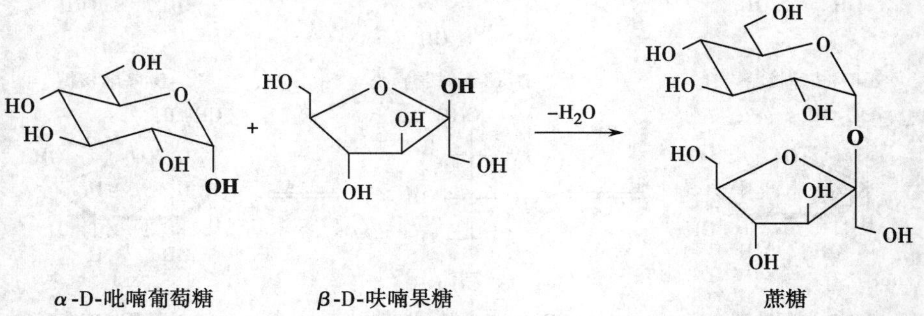

α-D-吡喃葡萄糖   β-D-呋喃果糖   蔗糖

蔗糖分子中不存在游离的苷羟基,蔗糖无变旋现象,不能成脎,不能还原多伦试剂和班氏试剂,故蔗糖是非还原糖。

2. 还原性双糖 双糖若是由一分子糖的苷羟基与另一分子糖的普通羟基缩水而成,则这种糖的分子中仍保留有苷羟基,在水溶液中依然存在氧环式与开链式的互变平衡,因而具有变旋现象,能够成脎,仍具有还原性,这种结构的双糖称之为还原糖。如麦芽糖和纤维二糖:

(1)麦芽糖是两分子 D-葡萄糖通过 α-1,4 糖苷键连接成的还原性双糖,结构如下:

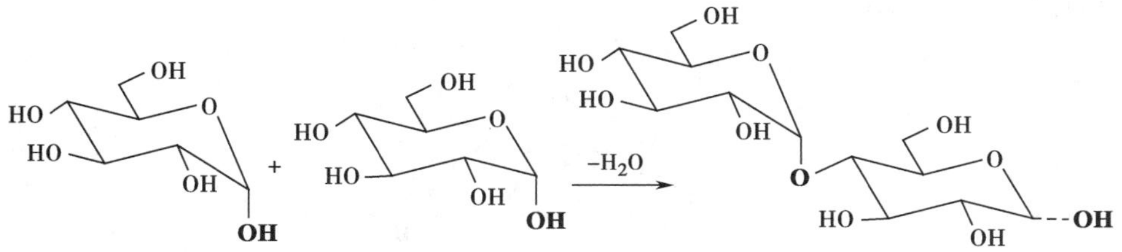

α-D-吡喃葡萄糖　　　　α-D-吡喃葡萄糖　　　　麦芽糖

麦芽糖分子中的一个葡萄糖以 C_4 羟基参与了苷键的形成,这个葡萄糖仍保留有游离的苷羟基,因此麦芽糖能够成脎,有变旋现象和还原性,当被溴水氧化时,麦芽糖只生成一元羧酸。

(2)纤维二糖是麦芽糖的同分异构体,其差别是纤维二糖为 β-1,4 苷键,麦芽糖为 α-1,4 苷键。纤维二糖的全名为 4-O-(β-D-吡喃葡萄糖基)D-吡喃葡萄糖,化学结构如下:

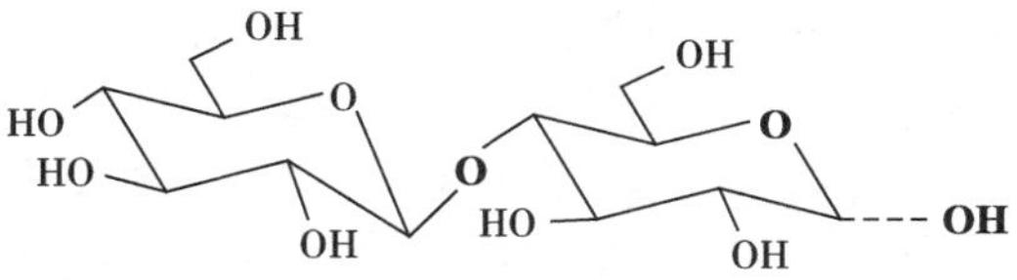

(+)-纤维二糖与(+)-麦芽糖虽然只是苷键的构型不同,但生理活性上却有很大差别。(+)-麦芽糖具有甜味,可在人体内分解消化,而(+)-纤维二糖无甜味,也不能被人体消化吸收。食草动物体内含有水解 β-苷键的酶(苦杏仁苷酶),因而以纤维性植物为饲料。

二、重要的双糖

1. 蔗糖 (+)-蔗糖为自然界分布最广的双糖,尤其在甘蔗和甜菜中含量最多,故有蔗糖和甜菜糖之称。

蔗糖是右旋糖,比旋光度为+66.5°,当被稀酸或酶水解后,生成等量的(+)-D-葡萄糖和(-)-D-果糖的混合物,其比旋度为-19.7°,水解前后旋光方向发生了改变。因此常将蔗糖的水解产物(1:1 的(+)-D-葡萄糖和(-)-D-果糖混合产物)称为转化糖(invert sugar)。由于果糖的甜度高于其他糖,所以转化糖具有较大的甜味。蜂蜜中大部分是转化糖。蜜蜂体内含有能催化水解蔗糖的酶,这些酶称为转化酶。

2. 麦芽糖 淀粉在稀酸中部分水解时,可得到(+)-麦芽糖,在发酵生产乙醇的过程中,也可得到(+)-麦芽糖。麦芽糖除了可被酸水解外,还可由麦芽糖酶水解。麦芽糖酶是专一性水解 α-糖苷键的酶,对 β-糖苷键不起作用。

麦芽糖存在于发芽的大麦中,由于麦芽中含有淀粉酶,所以能使淀粉水解成麦芽糖。"麦芽浸膏"的重要成分就是麦芽糖和淀粉酶。成药"麦精鱼肝油"就是含有麦芽浸膏的鱼肝油制剂。

3. 乳糖　（+）-乳糖存在于哺乳动物的奶汁中。工业上,可从制取乳酪的副产物乳清中获得。

乳糖也是还原糖,有变旋现象。当用苦杏仁苷酶水解乳糖时,可得到等量的 D-吡喃葡萄糖和 D-半乳糖,说明乳糖是由一分子葡萄糖和一分子半乳糖结合而成的,且分子中的糖苷键为 β-型。

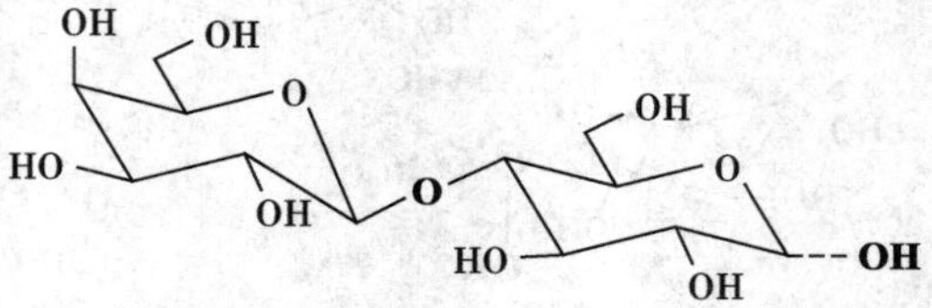

乳糖分子中,半乳糖是以 β-苷羟基与葡萄糖的 C_4-羟基缩水而成的,D-葡萄糖和 D-半乳糖都是以吡喃环形式存在,(+)-乳糖分子中的苷键为 β-1,4 连接。

在双糖中,乳糖的水溶性较小,且没有吸湿性,比较稳定,故常用于片剂、胶囊剂或冲剂等的赋形剂。

第三节　多　　糖

多糖是由许多单糖分子以糖苷键相连形成的高分子化合物。如淀粉、纤维素、糖原等。自然界中的多糖一般含有 $80\sim100$ 个单元的单糖。连接单糖的苷键主要有 α-1,4、β-1,4 和 α-1,6 三种,前两种在直链多糖中比较常见,后者主要在支链多糖链与链的连接部位。多糖的链端虽有苷羟基,但因分子量很大,所以不显示还原性和变旋现象。多糖可以水解,但要经历多步过程,先生成分子量较小的多糖,再生成寡糖,最后才是单糖。

多糖大多数为无定形粉末,没有甜味。大多数不溶于水。个别多糖能与水形成胶体溶液。淀粉和纤维素与人类生活最密切,是最重要的多糖。

1. 淀粉　淀粉是自然界蕴藏量最丰富的多糖之一,也是人类获取糖的主要来源。淀粉是白色、无臭、无味的粉状物质,其颗粒的形状和大小因来源不同而异。天然淀粉可分为直链淀粉和支链淀粉两类。前者存在于淀粉的内层,后者存在于淀粉的外层,组成淀粉的皮质。直链淀粉难溶于冷水,在热水中有一定的溶解度。支链淀粉在热水中吸水膨胀生成黏度很高的溶液。

直链淀粉一般由 $250\sim300$ 个 D-葡萄糖以 α-1,4 糖苷键连接而成,结构如下:

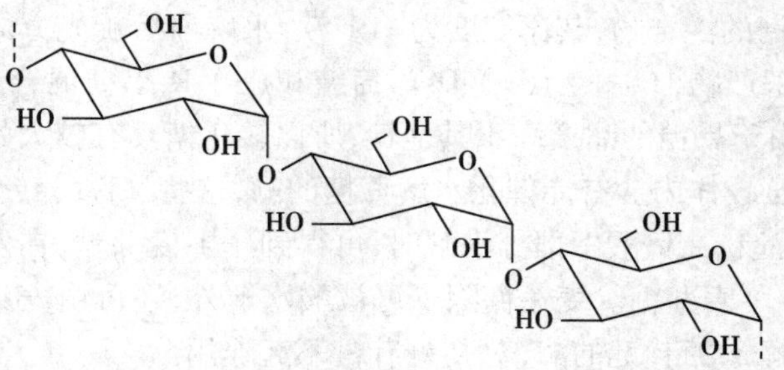

由于 α-1,4 苷键的氧原子有一定的键角,且单键可相对转动,分子内适宜位置的羟基间能形成氢键,所以直链淀粉具有规则的螺旋状空间结构。每个螺旋距间有六个

D-葡萄糖单位(图 17-1)。淀粉遇碘呈蓝色,是因碘分子与直链淀粉的孔腔匹配,钻入该旋螺圈中,借助疏水作用力而形成了一种分子复合物的缘故。

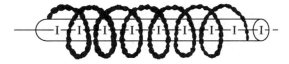

图 17-1　直链淀粉的旋螺示意图

支链淀粉的链上有许多分支,分子量比直链淀粉大,通常有 6000 个以上 α-D-葡萄糖单位。支链淀粉分子中,主链由 α-1,4 苷键连接,分支处为 α-1,6 苷键,结构如图 17-2所示。

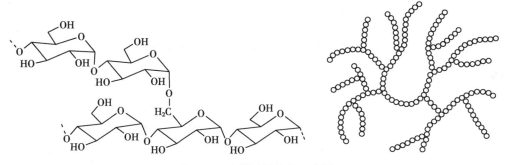

图 17-2　支链淀粉结构示意图

淀粉在酸或酶催化下水解,可逐步生成分子量较小的多糖,最后水解成葡萄糖:

$$淀粉 \longrightarrow 各种糊精 \longrightarrow 麦芽糖 \longrightarrow 葡萄糖$$

碘遇淀粉显蓝色,遇不同分子量的糊精显红色或黄色,糖分子量太小时,遇碘不显色。

2. 糖原　糖原是人和动物体内的葡萄糖经过一系列酶促反应组合而成的一种多糖,是生物体内葡萄糖的一种贮存形式。糖原主要贮存在肝脏和骨骼肌中,当人体的血糖浓度低于正常水平时(低血糖),肝糖原便分解出葡萄糖供机体利用(糖原分解)。

从结构上看,糖原和支链淀粉很相似,但分支更密,每隔 8~10 个葡萄糖残基就出现一个 α-1,6 苷键相连的分支。分支有很重要的作用:可增加溶解度;较多的分支会带来较多的还原性末端,它们是糖原合成或分解时与酶的作用部位,对提高糖原的合成与降解速率至关重要。

3. 纤维素　纤维素是自然界分布最广、存在数量最多的有机物,是植物细胞的主要结构成分。棉花中纤维素含量最高,约含 98%(干基),纯的纤维素最容易从棉纤维获得;木材中纤维素含量约 40%~50%,虽然少,但它的来源丰富,价格低廉,是工业用纤维素的最主要来源。在实验室里,滤纸是最纯的纤维素来源。

纤维素是 D-葡萄糖以 β-1,4 苷键连接而成的直链多糖,结构如下:

233

纤维素彻底酸水解只得到 D-葡萄糖一种糖,纤维素彻底甲基化后水解得到很少量的 2,3,4,6-四-O-甲基-D-葡萄糖和大量的 2,3,6-三-O-甲基-D-葡萄糖,说明前者是吡喃糖链的尾端,后者是重复的葡萄糖单位。

植物中的天然纤维素分子含有 1000~1500 个葡萄糖单位,分子量约 160 万~240 万。但在分离纤维素的过程中往往会发生降解。纤维素长长的分子链之间通过氢键聚集在一起,木材的强度主要取决于相邻长链间形成氢键的多少。

人体胃部不含有分解纤维素的酶,因此不能消化利用纤维素;而反刍动物的消化道存在能产生消化纤维素的微生物,故动物能从纤维素中吸取和利用葡萄糖。

纤维素及其衍生物的用途很广,如醋酸纤维素、硝化纤维素、羧甲基纤维素等可制成人造丝、油漆、塑料和造纸等。

近年来,糖化学研究结果不断向世人展示,糖与人类的关系不只是衣食住行,糖的药用价值更令人类青睐。糖与人类的生命活动息息相关,且与人体组织有着良好的生物相容性,相信经过人们不懈的努力,糖类会给人类社会做出更大的奉献。

学习小结

1. 学习内容

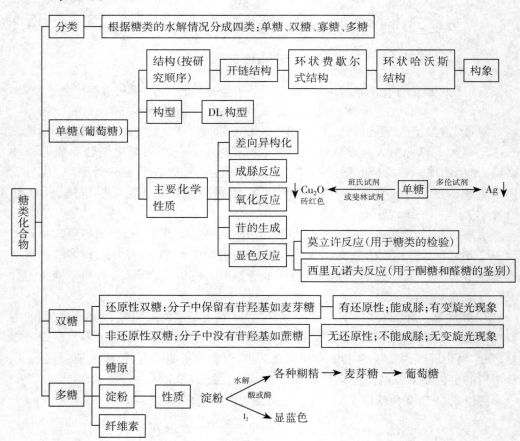

2. 学习方法

学习本章内容首先应牢固掌握 D-葡萄糖开链结构的费歇尔式,在此基础上掌握 D-葡萄糖环状结构的费歇尔式和哈沃斯式,注意这两种环状结构的 D/L 构型的表达方式以及 α/β 异构体的表达方式是不同的,应注意区分。掌握单糖的化学性质。明确还原性双糖和非还原性双糖的结构区别,在此基础上掌握它们化学性质上的区别。明确多糖的结构特点,以及由此而产生的化学性质。

（徐安莉）

复习思考题

1. 解释下列名词。

（1）变旋现象　　（2）差向异构体　　（3）异头物　　（4）还原糖、非还原糖

（5）糖脎

2. 写出 D-甘露糖与下列试剂的反应产物。

（1）HNO_3　　（2）稀碱　　（3）过量苯肼　　（4）$CH_3OH+HCl$(无水)

3. 如何用化学方法区别下列各组化合物。

（1）葡萄糖与果糖;（2）麦芽糖与蔗糖;（3）淀粉与纤维素;（4）葡萄糖和甲基葡萄糖苷

4. 指出下列药物结构中的糖苷、苷元和苷键。

（1）天麻素

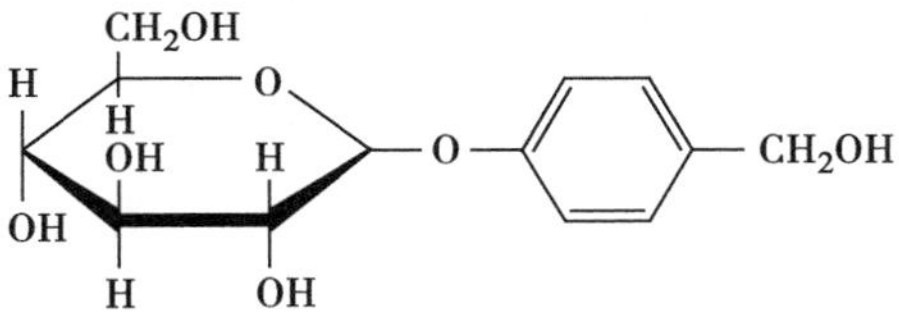

（2）甘草苷

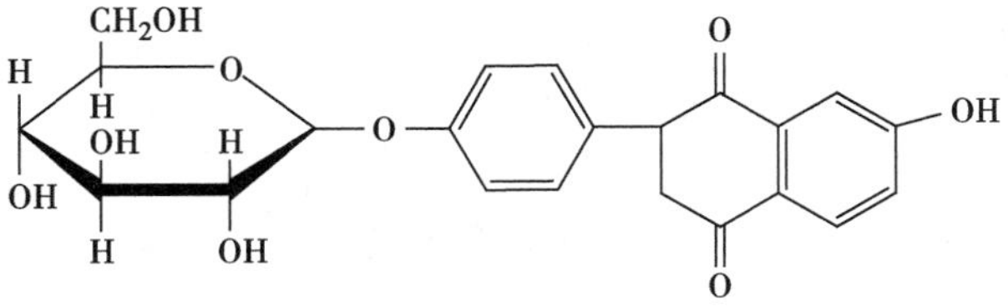

（3）苦杏仁苷

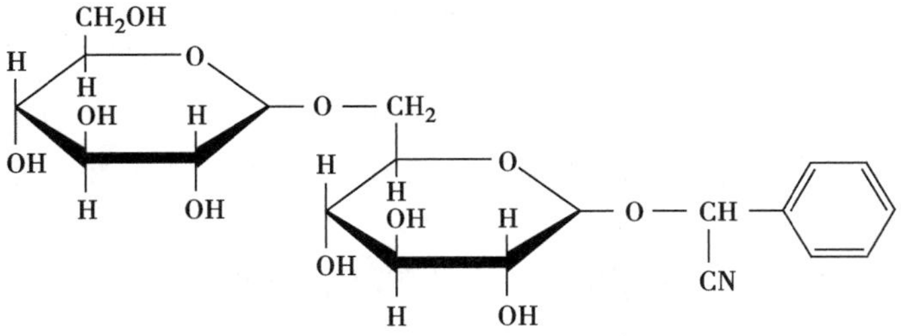

5. 试写出能与 D-(−)-核糖生成同一种糖脎的其他几种糖。

┌─────────────────┐
第十八章
└─────────────────┘

胺类化合物和生物碱

学习目的

许多中药的有效成分和合成药物多是氨的衍生物,此外,胺类在体内是构筑生命体、调节物质代谢、维持正常生命活动的重要活性物质。所以胺类化合物对药学和医学都具有重要意义。通过本章的学习掌握胺类化合物的结构和性质,为后续生物化学等课程奠定基础。

学习要点

胺类化合物的结构;分类和命名;主要化学性质;了解生物碱的概念。

胺是生命活动中重要的含氮有机化合物,许多胺类化合物具有多种生理活性,如中草药中具有极强生理活性的生物碱类、调节脂肪代谢的胆碱、重要的胺类神经递质多巴胺、去甲肾上腺素和肾上腺素等都是含氮化合物。

一、胺的分类和结构

胺可看作是氨(NH_3)分子中的氢原子被烃基取代的化合物。

1. **分类**　根据氮原子所连烃基的种类,分为脂肪胺和芳香胺。例如:

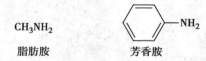

CH_3NH_2　　　　　　　　　　　　　　　—NH_2

脂肪胺　　　　　　　　　　　芳香胺

根据氮原子上烃基数目,可分为伯、仲、叔胺、季铵盐及季铵碱。通式为:

RNH_2　　　　R_2NH　　　　R_3N　　　　$R_4N^{\oplus}X^{\ominus}$　　　　$R_4N^{\oplus}OH^{\ominus}$

伯胺　　　　　仲胺　　　　　叔胺　　　　　季铵盐　　　　　　季铵碱

还可以根据分子中氨基的数目分为一元胺、多元胺等。

2. **胺的结构**

胺的结构与氨相似。氮原子以不等性 sp^3 杂化轨道成键,三个含单电子的 sp^3 杂化轨道与三个氢的 s 轨道重叠,形成三个 σ 键,成棱锥体,氮上一对未共用电子占据另一个 sp^3 轨道,处于棱锥体的顶端,类似于第四个基团,空间排布近似碳的四面体结构,氮在四面体的中心。胺类化合物的氮原子都有未共用电子对,能接受 H^+ 或其他缺电子试剂。氨和胺的分子结构如图 18-1 所示。

笔记

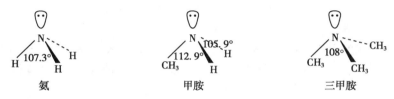

图 18-1 氨和胺的分子结构

二、物理性质

低级脂肪胺在常温下为无色气体,丙胺至十一胺是液体,十一胺以上均为固体。胺类化合物多数有难闻的气味,如三甲胺有鱼腥臭。1,4-丁二胺称腐肉胺,1,5-戊二胺称尸胺等,均具有恶臭且有毒,它们是动物蛋白中的鸟氨酸和赖氨酸在腐烂过程中分别脱羧而生成的。低级胺易溶于水,其他胺在水中的溶解度和气味都随分子量的增加而减小,高级胺为无臭固体,不溶于水。

伯胺、仲胺分子间都可经氢键缔合,沸点比分子量相近的烷烃高,但比相应的醇低,叔胺因不能形成分子间氢键,其沸点与分子量相近的烷烃差不多。

芳香胺有特殊气味,毒性较大,空气中苯胺浓度达到 $1\mu g/L$,人在此环境中逗留 12h 后会中毒;食入 0.25mg 苯胺就会中毒;β-萘胺及联苯胺均有强烈的致癌作用。芳香胺蒸气能被人吸收,液体也能透过皮肤而被吸收,使用时应注意劳动保护。

三、化学性质

(一)碱性

胺类化合物呈弱碱性,与无机酸作用生成铵盐,碱性较强的脂肪胺甚至可与醋酸作用生成铵盐。胺为弱碱,所以铵盐遇强碱即分解为原来的胺,例如:

$$\text{C}_6\text{H}_5\text{-NH}_2 + \text{HCl} \rightleftharpoons \text{C}_6\text{H}_5\text{-}\overset{\oplus}{\text{N}}\text{H}_3\overset{\ominus}{\text{Cl}} \xrightarrow{\text{OH}^-} \text{C}_6\text{H}_5\text{-NH}_2$$

铵盐为离子型化合物,在水中溶解度较大,可利用这一性质分离、提纯胺类化合物。铵盐为结晶固体,有明确的熔点,可用来鉴定胺类化合物。

铵盐的水溶性和稳定性都比较大,医药上常将难溶于水的药物制成盐,以增加其水溶性和稳定性。例如,局部麻醉药普鲁卡因被制成盐酸普鲁卡因。

$$\text{H}_2\text{N-}C_6H_4\text{-}\overset{\text{O}}{\text{C}}\text{-OCH}_2\text{CH}_2\text{N}(CH_2CH_3)_2 + \text{HCl} \longrightarrow \text{H}_2\text{N-}C_6H_4\text{-}\overset{\text{O}}{\text{C}}\text{-OCH}_2\text{CH}_2\overset{\oplus}{\text{N}}\text{H}(\text{C}_2\text{H}_5)_2\overset{\ominus}{\text{Cl}}$$

自然界中,生物碱大多以盐的形式存在于植物体内。如中药黄连中的有效成分黄连素就是小檗碱的盐。

胺的碱性强弱与其结构有关。能使氮上电子云密度升高的因素,都将增强胺的碱性,反之,碱性就将减弱。

脂肪胺分子中,烷基是供电子基团,能使氮原子上的电子密度增大,所以脂肪胺的碱性都大于氨。由于溶剂化效应的存在,在水溶液中,一般是仲胺的碱性最强,伯胺和叔胺次之。例如:

$$(CH_3)_2NH > CH_3NH_2 > (CH_3)_3N > NH_3$$

$$pK_a \qquad 10.73 \qquad 10.65 \qquad 9.78 \qquad 9.24$$

胺的碱性强度可用 pK_b 或 pK_a 值表示。由于 $pK_a = pK_w - pK_b = 14 - pK_b$（$K_w$ 为水的解离常数，25℃时，$pK_w = 14$），所以以胺的碱性越强，pK_b 值越小，其共轭酸的 pK_a 值越大。

芳香胺中，由于氮原子的孤电子对与苯环形成了 p-π 共轭体系，降低了氮原子上的电子云密度，降低了与质子的结合能力，在水溶液中的碱性比氨弱。

季铵碱是典型的离子化合物，呈强碱性。在水溶液中胺的碱性强弱是多种因素共同影响的结果。各类胺的碱性强弱大致表现如下顺序：

季铵碱>脂肪仲胺>脂肪伯胺（叔胺）>NH₃>芳香伯胺>芳香仲胺>芳香叔胺

（二）酰基化和磺酰化反应

伯胺、仲胺能与酰卤、酸酐作用生成酰胺，叔胺氮原子上没有氢，不能发生酰基化反应。例如：

$$\text{C}_6\text{H}_5\text{—NH}_2 + (CH_3CO)_2O \longrightarrow \text{C}_6\text{H}_5\text{—NHCOCH}_3 + CH_3COOH$$

乙酰苯胺（退热冰）

胺的酰化反应实际上就是羧酸衍生物的氨解反应。生成的酰胺有固定熔点，可用于鉴定胺类化合物。

伯胺和仲胺还可与磺酰氯发生磺酰化反应，叔胺无此反应。伯胺生成的磺酰胺，氮上的氢受磺酰基的影响，显弱酸性，可与 NaOH 生成盐而溶于水；仲胺形成的磺酰胺，氮上无氢，不溶于氢氧化钠水溶液。叔胺因氮上没有氢，不发生磺酰化反应，叔胺是油状物而与磺酰氯分层。常利用此反应鉴别三种不同的胺，称兴斯堡试验。

$$\text{C}_6\text{H}_5\text{—NH}_2 + \text{C}_6\text{H}_5\text{—SO}_2Cl \longrightarrow \text{C}_6\text{H}_5\text{—SO}_2NH\text{—C}_6\text{H}_5$$

$$\text{C}_6\text{H}_5\text{—SO}_2NH\text{—C}_6\text{H}_5 \underset{H^{\oplus}}{\overset{NaOH}{\rightleftharpoons}} Na^{\oplus} \left[\text{C}_6\text{H}_5\text{—SO}_2N^{\ominus}\text{—C}_6\text{H}_5 \right]$$

N-苯基苯磺酰胺（白色固体），可溶于水，溶液澄清

$$\text{C}_6\text{H}_5\text{—NHCH}_3 + \text{C}_6\text{H}_5\text{—SO}_2Cl \longrightarrow \text{C}_6\text{H}_5\text{—SO}_2\text{—N(CH}_3)\text{—C}_6\text{H}_5$$

N-甲基-N-苯基苯磺酰胺（白色固体）

（三）与亚硝酸反应

伯、仲、叔三种胺与亚硝酸反应各不相同。由于亚硝酸易分解，一般利用亚硝酸钠与盐酸或硫酸进行反应。

脂肪伯胺与亚硝酸反应产物极不稳定，低温下立即分解放出氮气。因生成的产物复杂，该反应无制备价值。但能定量放出氮气，常用于氨基酸和多肽的定性或定量分析。反应一般简化表示为：

$$RNH_2 + HNO_2 \longrightarrow ROH + H_2O + N_2\uparrow$$

芳伯胺与亚硝酸在低温反应生成较稳定的重氮盐，在合成中有重要价值，该反应称为重氮化反应。例如：

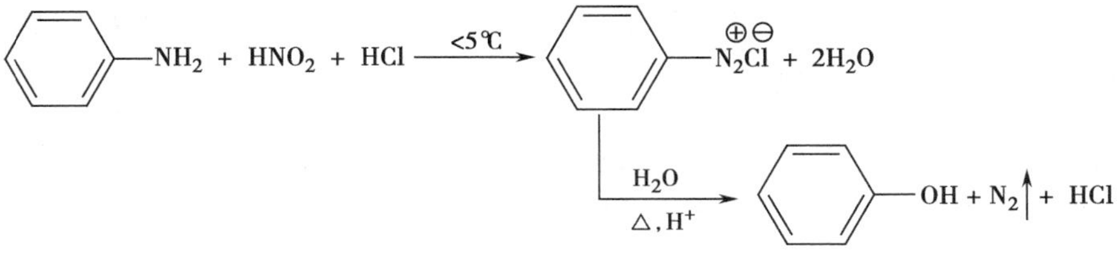

$$\text{C}_6\text{H}_5\text{-NH}_2 + \text{HNO}_2 + \text{HCl} \xrightarrow{<5℃} \text{C}_6\text{H}_5\text{-N}_2^{\oplus}\text{Cl}^{\ominus} + 2\text{H}_2\text{O}$$

$$\xrightarrow[\triangle, \text{H}^+]{\text{H}_2\text{O}} \text{C}_6\text{H}_5\text{-OH} + \text{N}_2\uparrow + \text{HCl}$$

仲胺与亚硝酸反应生成 N-亚硝基胺。例如：

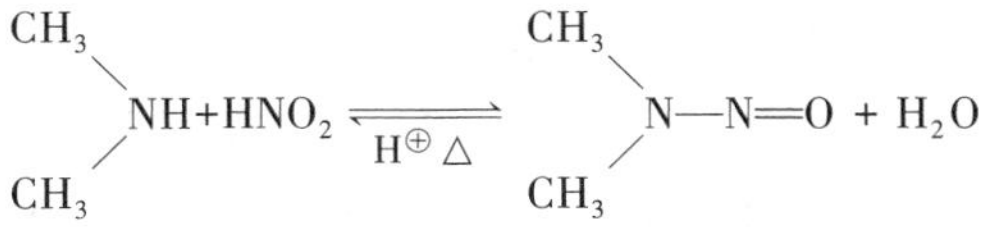

$$\underset{\text{CH}_3}{\overset{\text{CH}_3}{\diagdown}}\text{NH} + \text{HNO}_2 \underset{\text{H}^{\oplus}\triangle}{\rightleftharpoons} \underset{\text{CH}_3}{\overset{\text{CH}_3}{\diagdown}}\text{N-N=O} + \text{H}_2\text{O}$$

亚硝基胺有强烈的致癌作用,现已被列为化学致癌物质。食品着色剂和防腐剂中亚硝酸盐以及天然存在的硝酸盐还原为亚硝酸盐后,在胃肠道中会与仲胺作用生成亚硝胺,是潜在的危险因素。维生素 C 能将亚硝酸盐还原,阻断亚硝胺在人体内的合成。从这个意义上讲,多吃水果和新鲜蔬菜有防癌作用。

脂肪叔胺与亚硝酸反应,生成不稳定的亚硝酸盐而溶解。芳香叔胺与亚硝酸反应,生成桔黄色的初始产物,用碱中和后显出翠绿色。

综上所述,利用亚硝酸与脂肪族及芳香族伯、仲、叔胺的不同反应,也可鉴别胺类。

（四）芳胺的反应

1. 芳胺的鉴别反应　氨基的供电子效应使苯环上的电子云密度升高,芳胺与卤素极易发生亲电取代反应。如苯胺与溴水反应,立即生成不溶于水的白色沉淀。反应能定量完成,可用于苯胺的定性和定量分析。

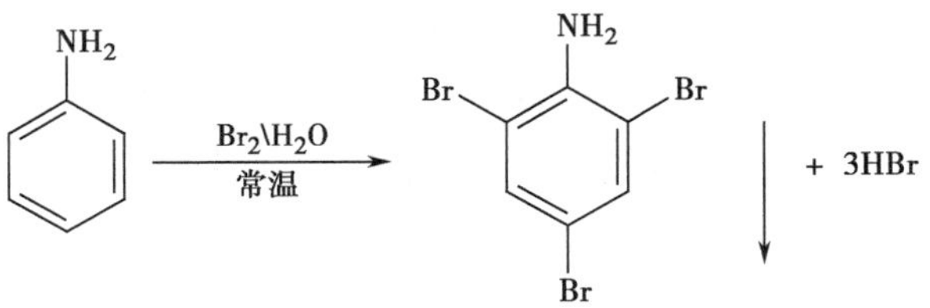

白色(100%)

2, 4, 6-三溴苯胺

2. 伯胺与醛类的反应　芳伯胺与醛类发生加成-消除反应,生成 N-取代亚胺类化合物,也叫西佛碱(Schiff base)。例如：

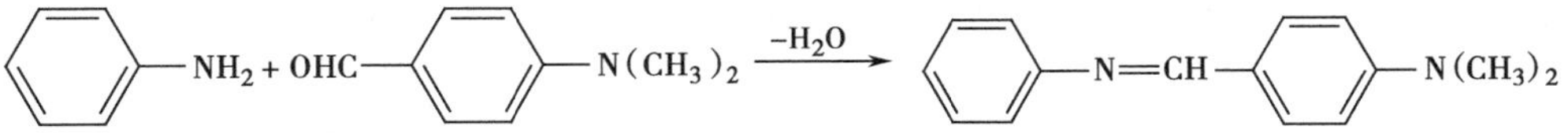

对-N,N-二甲氨基苯甲醛反应所得西佛碱呈现一定颜色,常用它作为含氨基药物（如磺胺类药物）薄层层析的显色剂。西佛碱水解得到原来的芳胺和芳醛,所以该反应还可用于保护氨基或醛基。

3. 芳胺的氧化反应　芳胺很易被氧化,空气中的氧就能使之自动氧化,生成有色的醌类化合物。

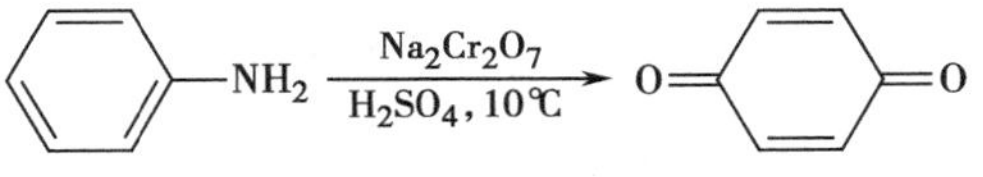

芳胺类化合物以及含有芳胺结构的药物应避光密闭保存，或将其制成盐后贮存。

四、季铵盐和季铵碱

季铵盐和季铵碱可看成无机铵盐和氢氧化铵中四个氢原子都被烃基替代的产物。命名季铵盐和季铵碱时，常将负离子和烃基名称放在"铵"字之前。例如：

$(CH_3)_4N^+I^-$　　　　　$(C_2H_5)_2N^+(CH_3)_2Br^-$　　　　　$HO(CH_2)_2N^+(CH_3)_3OH^-$

碘化四甲铵　　　　　溴化二甲基二乙基铵　　　　　三甲基(2-羟乙基)氢氧化铵

或四甲基碘化铵　　　或二甲基二乙基溴化铵　　　或氢氧化三甲基(2-羟乙基)铵(俗称胆碱)

叔胺与卤代烷作用形成的化合物称为季铵盐。例如：

$$(CH_3)_3N+CH_3Cl \longrightarrow (CH_3)_4\overset{\oplus}{N}\overset{\ominus}{Cl}$$

季铵盐是白色结晶，为离子型化合物，易溶于水，有吸湿性，不溶于非极性有机溶剂。具长碳链的季铵盐被用作阳离子表面活性剂，有杀菌作用。例如溴化二甲基十二烷基苄铵(俗名新洁尔灭)和杜灭芬就是一种去油污、无刺激性的消毒防腐剂，临床上可用于皮肤、黏膜、创面、器皿的消毒。

$$\left[PhCH_2-\overset{\overset{\displaystyle CH_3}{|}}{\underset{\underset{\displaystyle CH_3}{|}}{N}}-C_{12}H_{25}-n\right]^+Br^-$$

$$\left[PhOCH_2CH_2-\overset{\overset{\displaystyle CH_3}{|}}{\underset{\underset{\displaystyle CH_3}{|}}{N}}-(CH_2)_{11}CH_3\right]^+Br^-$$

　　　新洁尔灭　　　　　　　　　　　　　杜灭芬

二甲基十二烷基苄基溴化铵　　　　　二甲基十二烷基(2-苯氧乙基)溴化铵

季铵盐与碱反应则生成稳定的季铵碱：

$$(CH_3)_4\overset{\oplus}{N}\overset{\ominus}{Cl}+NaOH \rightleftharpoons (CH_3)_4\overset{\oplus}{N}\overset{\ominus}{OH}+KCl$$

氢氧化四甲铵

季铵碱是与 NaOH 或 KOH 相当的强碱，为无色结晶，能吸收空气中的二氧化碳，吸湿性强，溶于水，加热时易分解释放出叔胺和烯烃，常用于胺类化合物的结构鉴定。

五、生物碱简介

（一）生物碱概述

生物碱(alkaloids)是存在于生物体内，对人和动物有强烈生理作用的含氮碱性有机化合物。生物碱的结构一般比较复杂，具有开链或环状的结构，多数是仲胺、叔胺、季铵。生物碱的命名则大多根据其来源的植物命名，例如烟碱来自于烟草中，麻黄碱来自于麻黄中。一种植物中一般都含有几种甚至十几、几十种的生物碱，只是含量一般比较低。

目前应用于临床的生物碱有 100 种以上，如颠茄中的莨菪碱，黄连中的黄连素，麻黄中的麻黄碱，烟草中的烟碱，茶叶中的茶碱等。也有一些生物碱具有毒性，用量不当足以致人死亡，还有一些生物碱则容易使人产生长期的依赖性，严重影响人身健康，也就是平常所说的"毒品"。

游离的生物碱一般是无色结晶固体，有色的物质较少，液体的也较少。大多分子中含有手性碳原子，因此具有光学活性，自然界的生物碱一般以左旋体存在。生物碱难以溶于水，而溶于氯仿、乙醚、丙酮苯等有机溶剂中。生物碱能与酸成盐而易溶于水，这些性质可用于生物碱的提取、精制。

生物碱的中性或酸性水溶液能与某些试剂作用生成沉淀,并产生颜色反应,这些试剂叫作"生物碱试剂"。常用的试剂有:浓碘酸,浓硝酸,碘化汞钾(K_2HgI_4),碘化铋钾($KBiI_4$),碘-碘化钾(I_2-KI),10%苦味酸,磷钨酸($H_3PO_4 \cdot 12WO_3 \cdot 2H_2O$),硅钨酸($12WO_3 \cdot SiO_2 \cdot 4H_2O$),鞣酸-$AuCl_3$盐酸溶液等。利用这种沉淀反应可以检验药物中是否含有生物碱。

（二）重要的生物碱

1. 麻黄碱　麻黄碱是存在于中药麻黄中的主要生物碱,其结构与肾上腺素相似。麻黄碱分子中含有两个手性碳原子,有四个旋光异构体,但在麻黄中只存在(－)麻黄碱和(＋)伪麻黄碱两种非对映异构体。

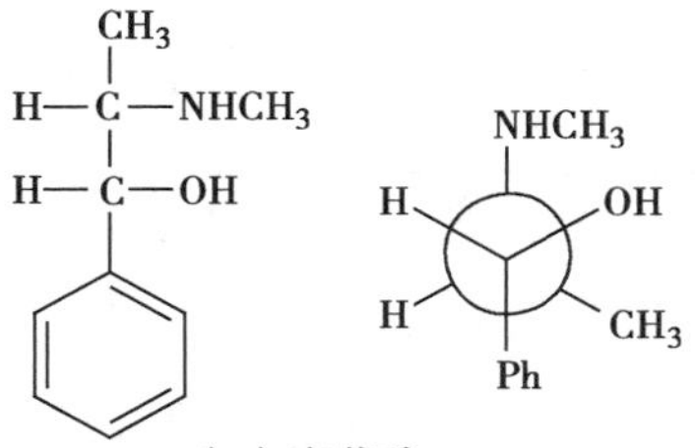

（－）麻黄碱 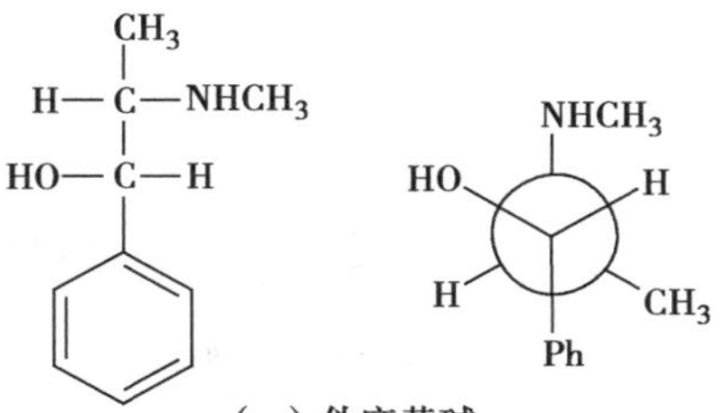　　　　　　　　　　　（＋）伪麻黄碱

麻黄碱具有兴奋中枢神经、收缩血管、扩张支气管的作用。临床上用盐酸麻黄碱治疗哮喘、过敏性反应及低血压等疾病。它的差向异构体伪麻黄碱,则没有药效,还有干扰麻黄碱的作用。

2. 烟碱　烟碱(又称为尼古丁)是存在于烟草中的一种重要生物碱,少量有兴奋中枢神经、增高血压的作用,大量则会抑制中枢神经,使心脏麻痹以至死亡。

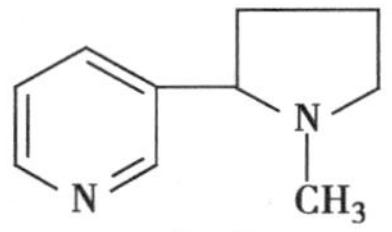

烟碱

3. 罂粟碱、吗啡、可待因和海洛因　罂粟碱含在鸦片中,鸦片是罂粟果流出的液汁经干燥后所得的物质。鸦片中含有 20 多种生物碱,其中最主要的一种是罂粟碱,另外有 10%吗啡,0.5%可待因。

罂粟碱有抑制痉挛作用;吗啡具有麻醉、安眠和强镇痛作用,在医学上常用作局麻剂和镇痛药物,但是容易成瘾和抑制呼吸;可待因具有与吗啡相同的生理作用,只是成瘾性较小,镇痛作用仅为吗啡的 10%,较为广泛用作止咳、止痛麻醉药。

海洛因是吗啡的乙酰化产物,它的镇痛作用与毒性都比吗啡高,极易成瘾,不存在于自然界,严禁作为药用,是对人类危害最大的毒品之一。

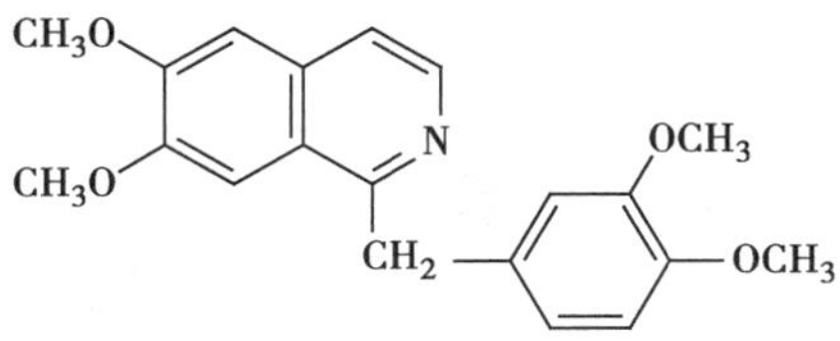

罂粟碱

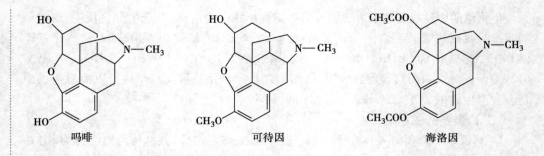

吗啡

可待因

海洛因

学习小结

1. 学习内容

- 胺类化合物和生物碱
  - 胺的分类和结构
    - 脂肪胺、芳香胺，伯胺、仲胺、叔胺
    - 四面体
  - 胺的物理性
  - 胺的化学性
    - 碱性
    - 酰基化和磺酰化反应
    - 与亚硝酸的反应
    - 芳胺的反应
  - 季胺盐和季胺碱
  - 生物碱简介

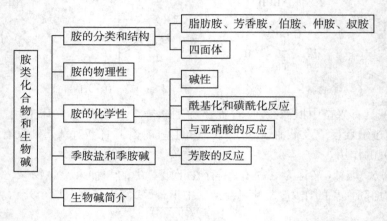

2. 学习方法

学习本章内容首先应清楚胺的结构，并从结构上理解胺为什么具有碱性，进而掌握胺的其他化学性质。注意分类中伯、仲、叔胺是如何划分的。对比伯、仲、叔胺和伯、仲、叔醇在结构上的区别。对比铵盐和季铵盐在结构上的区别。

（郭占京）

复习思考题

1. 命名下列化合物或写出结构。

（1）

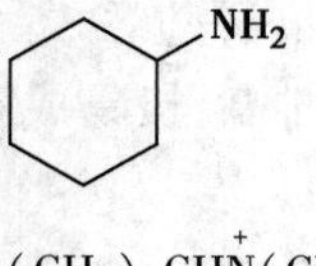

（2）

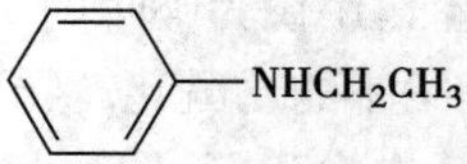

（3）$(CH_3)_2CH\overset{+}{N}(CH_3)_3I^-$　　（4）氢氧化二甲二乙铵

（5）N,N-二甲基苄胺

2. 用化学方法鉴别下列各组化合物。

苯胺　　苯酚　　环己胺　　环己醇

3. 完成下列反应。

（1）

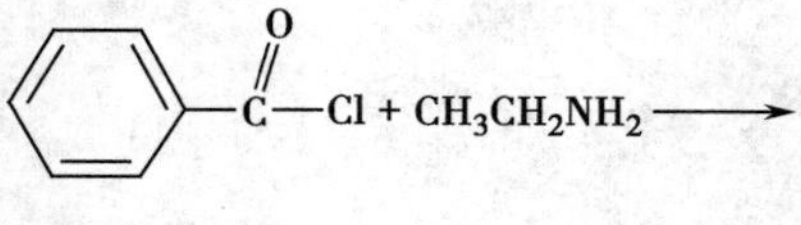

（2）

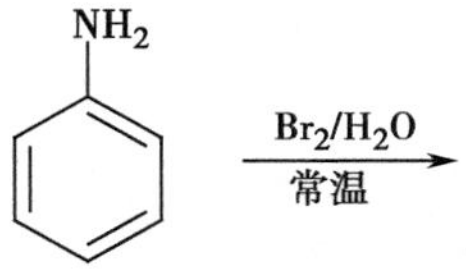

$$\xrightarrow[\text{常温}]{\text{Br}_2/\text{H}_2\text{O}}$$

（3）　$CH_3CH_2CHCH—COOH \xrightarrow{HNO_2}$
　　　　　　　　　$\underset{NH_2}{|}$

（4）

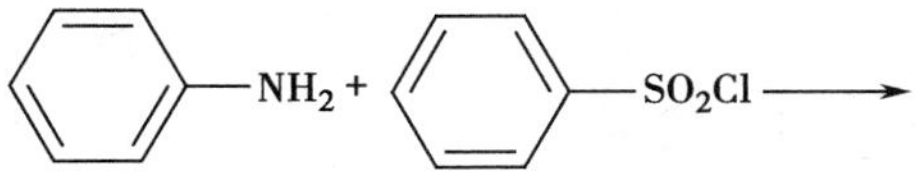

第十九章

杂环化合物

学习目的

　　杂环化合物是一类庞大的有机化合物,在化工、药学、医学、生命科学中都具有重要地位。许多天然活性物质是杂环化合物,其中许多在生物体的代谢和遗传中起重要作用。通过本章的学习掌握常见杂环化合物的结构和性质,了解一些在医学上常见的杂环衍生物,为后续医学类课程奠定基础。

学习要点

　　杂环化合物的分类和命名;主要五元、六元杂环化合物的结构和性质;嘌呤的结构和编号;和医学有关的杂环衍生物。

　　在环状有机化合物中,成环的原子除了碳原子之外,还含有杂原子的化合物总称为杂环化合物(hetero cyclic compoumds)。杂环中的原子除碳原子以外都叫作杂原子,常见的杂原子有氮、氧和硫。

　　前几章学过的内酯、内酸酐、内酰胺、环醚等虽含有杂原子,但它们的性质与其同类的开环化合物相似,通常不把它们列入杂环化合物系列。本章要讨论的是性质比较稳定,不容易开环,具备不同程度芳香性的五元、六元杂环化合物,也称为芳香杂环化合物。

　　杂环化合物种类繁多,数量庞大,是有机化合物中数目最大的一类。例如,中草药的活性成分生物碱、动物体内的血红素,植物中的叶绿素,核酸的碱基等都是含氮的杂环化合物,它们在动物、植物体内起着重要的生理作用。在现有药物中,杂环化合物占有相当大的比重。近年来,杂环化合物的理论和应用研究都有了很大的进展,杂环化合物在生命科学中有重要的地位。

第一节　六元杂环

　　杂环化合物可按环的大小分为五元杂环和六元杂环两大类;又可按环中的杂原子数目分为含一个、两个或多个杂原子的杂环。吡啶、嘧啶属于含有氮原子的六元杂环。

一、吡啶的结构

　　吡啶的结构和苯相似,可看作苯分子中的一个"CH"被氮原子取代所得到的化合物。吡啶分子中的 5 个碳原子和 1 个氮原子均以 sp^2 杂化轨道沿键轴方向相互重叠形成 σ 键,形成六元平面环状结构。各碳原子的另一个 sp^2 杂化轨道分别与氢原子形成 σ 键,所有 σ 键处于同一个平面。每个原子未参与杂化的一个 p 轨道相互平行重叠,垂直于 σ 键的共平面,形成闭合的 π 电子共轭体系。氮原子上的一对孤电子占据另外一个 sp^2 杂化轨道,不参与 π 电子共轭体系,如图 19-1、图 19-2 所示。

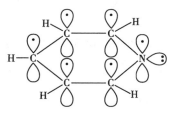

图 19-1 吡啶分子的轨道示意图

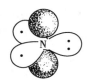

图 19-2 吡啶分子中氮原子的杂化轨道

吡啶的结构与苯相似,吡啶也具有芳香性。但由于氮的电负性较大,使环上的 π 电子云不像苯那样均匀分布。环上各原子的相对电子云密度如下:

二、吡啶的性质

1. 水溶性 吡啶是一个极性分子(偶极矩 $\mu = 2.26D$),氮原子上的一对孤对电子能与水形成氢键,因此吡啶能与水互溶,但吡啶环上引入羟基或氨基后,水溶性显著降低,而且引入的羟基或氨基数目越多,水溶性越低,这可能是由于分子间以氢键缔合,阻碍了与水分子的缔合,吡啶及其衍生物的水溶性如下:

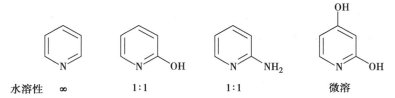

2. 碱性 吡啶分子中氮原子上有一对孤对电子,可以结合质子,显弱碱性($pK_b = 8.8$)。碱性较苯胺强($pK_b = 9.3$),比脂肪胺和氨弱,能与强酸反应生成盐。

3. 芳环上的取代反应 吡啶环上由于氮原子的电负性大,使得环上碳原子的电子云密度较苯低,尤其与质子或 Lewis 酸如 BCl_3 等结合后,使氮原子带正电荷时,环上碳原子的电子云密度更低。吡啶的亲电取代反应要比苯难得多,与硝基苯相似,亲电取代反应主要进入 β 位,而且一般产物的收率较低。例如:

反应式（省略结构图）

21%

39%

另一方面,吡啶环由于电子密度比苯环小,是一个"缺 π"电子体系,所以较易进行亲核取代反应,主要生成 α-位取代产物。例如:

反应式（省略结构图）

4. 侧链氧化反应　吡啶环较稳定,一般不容易被氧化,当环上连有烷基侧链时,侧链可被氧化成羧基。例如:

γ-吡啶甲酸（异烟酸）

β-吡啶甲酸（烟酸）

三、嘧啶及其衍生物

嘧啶是含有两个氮原子的六元杂环,在较低温度时为无色固体(熔点 22℃)。嘧啶易溶于水,具有弱碱性($pK_b = 11.30$)。

嘧啶

嘧啶的衍生物在自然界分布很广,维生素、生物碱、核酸及许多药物含有嘧啶结构。特别是氨基、羟基取代的嘧啶广泛存在于生物体中,在生物代谢中起着重要作用,如核酸中就有胞嘧啶、尿嘧啶和胸腺嘧啶。

尿嘧啶（U）　　胸腺嘧啶（T）　　胞嘧啶（C）

这些嘧啶衍生物可以酮式和烯醇式互变异构存在,例如尿嘧啶的互变异构如下:

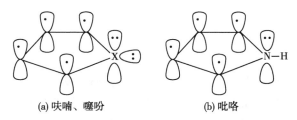

烯醇式　　　　　　　　酮式

目前临床上使用的药物许多含嘧啶结构,如某些磺胺药、抗肿瘤药。

第二节　五元杂环

一、吡咯、呋喃和噻吩的结构

近代物理分析方法证明,吡咯、呋喃和噻吩都是一个平面的五元环结构,即成环的四个碳原子和一个杂原子都是 sp^2 杂化。每个碳原子的 p 轨道有一个电子,杂原子 p 轨道上有两个电子,p 轨道都垂直于 sp^2 杂化轨道所在的平面,且互相侧面重叠,形成一个闭合的 π 电子共轭体系,π 电子数为六,类似于苯的电子结构,具有芳香性,如图 19-3 所示。

(a) 呋喃、噻吩　　　　　　(b) 吡咯

图 19-3　呋喃、噻吩、吡咯的共轭体系

吡咯、呋喃和噻吩是具有六个 π 电子的五元芳杂环,也就是说 N、O、S 原子各向五元的闭合 π 电子共轭体系提供了 2 个电子。因此使其环上的电子云密度比苯环上的大,因此它们都比苯活泼,容易进行亲电取代反应。

由于杂原子(N、O、S)的电负性比碳大,导致吡咯、呋喃和噻吩杂环上的 π 电子云密度不像苯那样均匀,这一点可从键长平均化程度的差异得到证实:苯的碳碳键均为139pm,而吡咯、呋喃和噻吩的键长平均程度远不如苯。

苯　　　　　　吡咯　　　　　呋喃　　　　　噻吩

因此,吡咯、呋喃和噻吩与苯在芳香性上既有共性,又有不同程度的差别。

二、吡咯、呋喃和噻吩的性质

1. 吡咯的酸碱性　吡咯氮上的孤对电子参与了环的共轭体系,使氮的电子云密度降低,故吡咯的碱性较弱($pK_b = 13.6$),不能与酸形成稳定的盐。相反由于这种共轭

笔记

作用,吡咯的 N—H 键极性增加,氢表现出很弱的酸性($pK_a = 17.5$)。吡咯与固体氢氧化钾共热生成其钾盐。

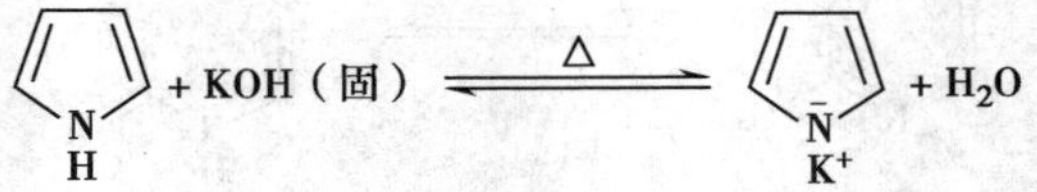

$$\text{吡咯} + KOH（固） \underset{\Delta}{\rightleftharpoons} \text{吡咯钾盐} + H_2O$$

2. 亲电取代反应　亲电取代反应是吡咯、呋喃和噻吩的典型反应。由于它们环上的电子云密度比苯大,因此亲电取代反应比苯容易发生。亲电取代反应容易发生在 α-位。

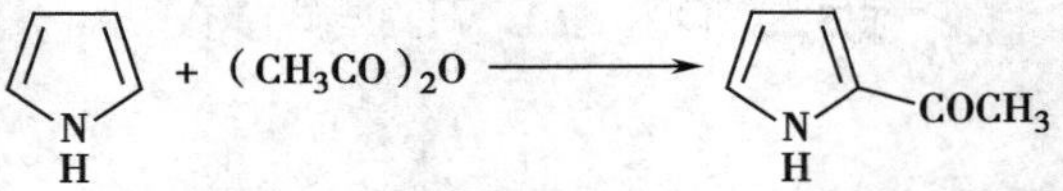

$$\text{吡咯} + （CH_3CO）_2O \longrightarrow \text{2-乙酰基吡咯}$$

吡咯和呋喃遇强酸时,杂原子质子化,导致芳香大 π 键被破坏,所以硝化和磺化反应不能在强酸条件下进行,需选用较温和的非质子性试剂。例如吡咯硝化需用硝酸乙酰基酯(由乙酸酐加硝酸临时制得)。

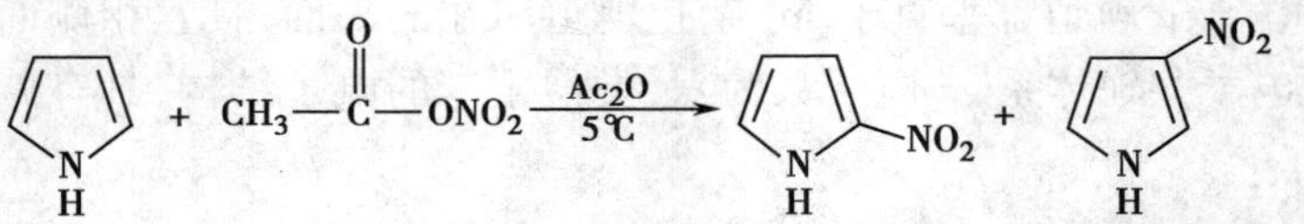

$$\text{吡咯} + CH_3-\overset{O}{\underset{}{C}}-ONO_2 \xrightarrow[5\text{℃}]{Ac_2O} \text{2-硝基吡咯} + \text{3-硝基吡咯}$$

α-硝基吡咯（83%）　β-硝基吡咯（17%）

三、吡咯衍生物

吡咯衍生物在自然界分布很广,植物的叶绿素和动物的血红素都是吡咯衍生物。此外胆红素、维生素 B_{12} 等天然物质中都含有吡咯环,它们都具有重要的生理活性。

血红素的骨架卟吩是由 4 个吡咯环通过 4 个次甲基在吡咯的 α-位相连而成的大环,成环的原子都在一个平面上,是一个交替相连而形成的共轭体系。血红素是卟吩以共价键及配位键与亚铁原子所形成的配合物,同时吡咯环的 β 位还有不同的取代基,血红素和蛋白结合形成血红蛋白,存在人和动物的血红细胞中,它的功能是运输氧气。1929 年 Hans Fisher 完成了血红素的全合成。卟吩及卟吩衍生物的结构如图 19-4 所示。

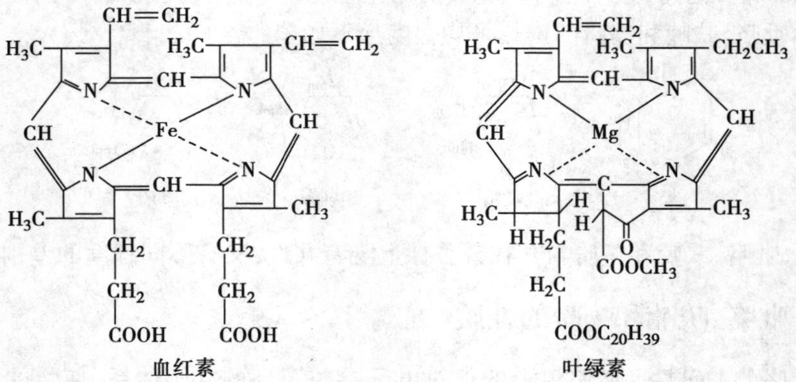

血红素　　　　　　叶绿素

图 19-4　卟吩及卟吩衍生物的结构

四、咪唑的结构与功能

咪唑可以看做是吡咯 3 位的 CH 被氮原子取代而生成的杂环化合物。咪唑 1 位和 3 位的氮都是 sp^2 杂化，但咪唑 1 位以一对 p 电子参与共轭（与吡咯相似）。而咪唑 3 位氮以一个 p 电子参与共轭（与吡啶相似），咪唑 π 电子数为六，与苯结构相似，咪唑有芳香性。

咪唑的碱性（$pK_b = 6.8$）比吡咯（$pK_b = 13.6$）强，这是由于 3 位氮原子的孤对电子没有参加共轭体系，因而较易与质子结合。其水溶性较吡咯大。

咪唑 1 位氮原子上的氢可以转移到另一个氮原子上，因而存在着互变异构，当环上有取代基时，则咪唑互变异构很容易辨别，例如甲基咪唑可发生下列互变异构。

咪唑

5-甲基咪唑　　4-甲基咪唑

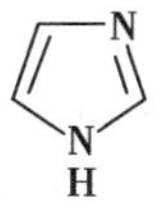

咪唑环既是质子供体，又是质子接受体，在生物体内起着重要作用。在组氨酸分子中含有一个咪唑基，它的 pK_a 值接近生理 pH（7.35）。它既是一个弱酸，又是一个弱碱，在给出质子的同时又能接受一个质子，起到质子传递的作用。由于咪唑环的这种特殊性质，在组氨酸中的咪唑环是构成酶活性中心的重要基团，从而使酶能催化生物体内的酯和酰胺的水解。

组氨酸

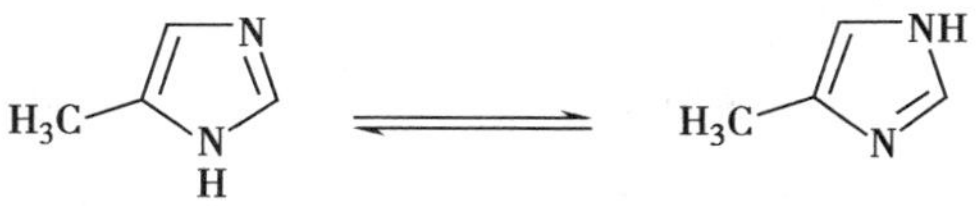

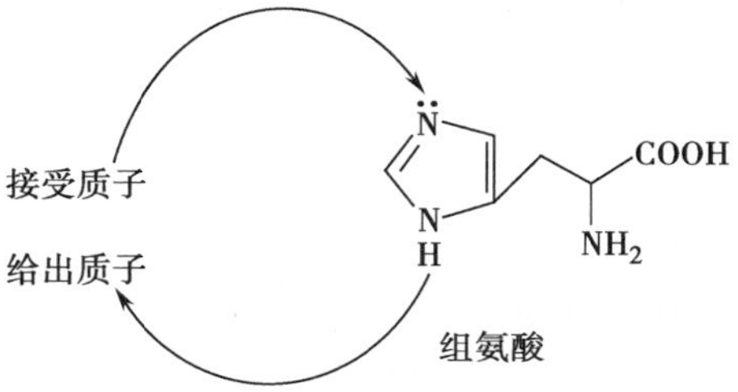

第三节　稠杂环化合物

杂环与杂环稠合或苯环与杂环稠合而成的化合物总称为稠杂环化合物。常见的稠杂环化合物有嘌呤、吲哚、喹啉等。本节讨论嘌呤及其衍生物的主要性质。

嘌呤由嘧啶环和咪唑环稠合而成，它的多种衍生物在生物的生命发展过程中起着重要的作用。嘌呤为白色固体，熔点 216～217℃，易溶于水，水溶液呈中性。嘌呤可分别与酸或碱生成盐。嘌呤存在两个互变异构体，在生物体内平衡偏向于 9H 形式。

9H-嘌呤　　7H-嘌呤

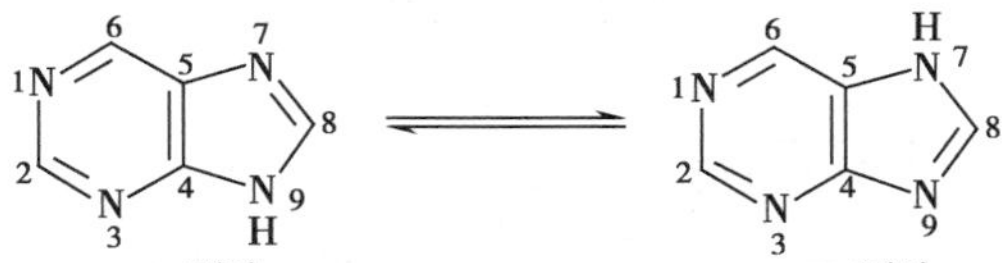

嘌呤衍生物广泛分布在动植物中，如腺嘌呤、鸟嘌呤均为核酸的碱基。

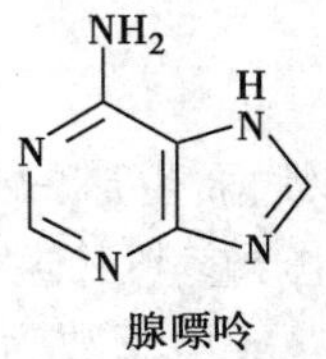

腺嘌呤 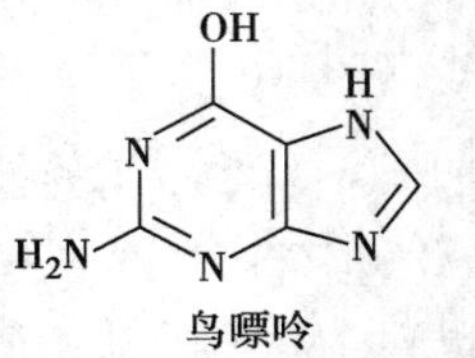 鸟嘌呤

尿酸是腺嘌呤、鸟嘌呤在体内的代谢产物,具有酮式和烯醇式两种互变异构体,在生理 pH 范围内以酮式结构为主。

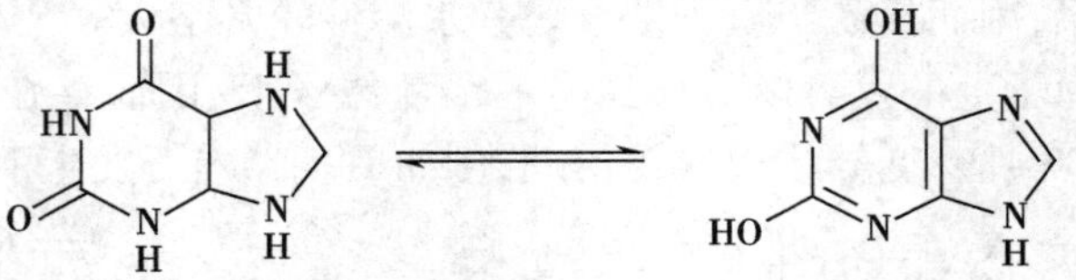

尿酸(酮式) 尿酸(烯醇式)

尿酸是白色结晶,难溶于水,酸性很弱,可与强碱成盐。尿酸在体内以盐的形式存在,溶解度较大。人体内尿酸的来源有两种途径:一是内源性占 80%,它是由体内核酸经分解代谢形成;二是外源性占 20%,它来自于富含嘌呤或核蛋白的食物在体内的消化代谢。由尿排出,健康人每天的排泄量为 $0.5 \sim 1g$,但在嘌呤代谢紊乱时,尿中的尿酸含量会增加,严重时形成尿结石。血中尿酸含量过多时,可沉积在关节处,严重者导致痛风病。机体中若尿酸含量超标,应限制饮食中嘌呤和蛋白质的摄入,例如,禁食动物内脏、沙丁鱼及各种肉、禽制的肉汁、浓汤等富含嘌呤饮食,以减少外源性尿酸的来源。

学习小结

1. **学习内容**

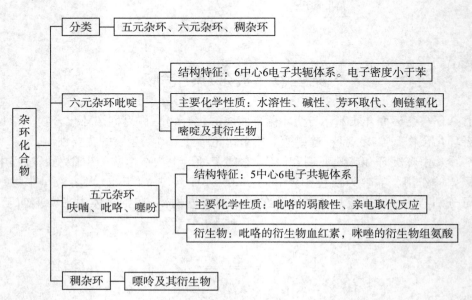

2. **学习方法**
通过分析五元杂环和六元杂环的结构,理解它们的亲电取代反应所发生的位置以

及反应的难易、理解吡啶和吡咯的酸碱性等问题。嘌呤、嘧啶、咪唑、吡咯的衍生物在医学上很重要,所以必须掌握这些基本杂环结构。

（郭占京）

复习思考题

1. 命名下列化合物。

（1）

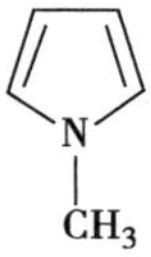

（2）

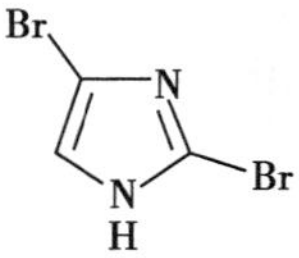

（3）

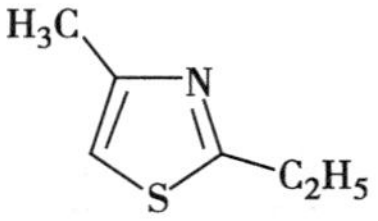

（4）

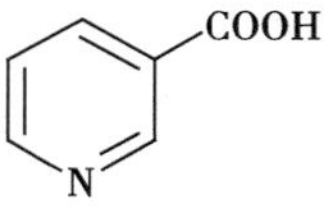

（5）

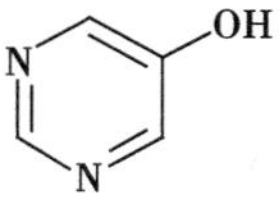

（6）

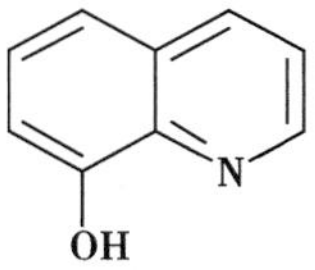

2. 写出下列反应的主要产物的结构。

（1） 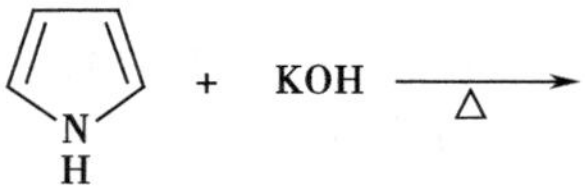 + KOH $\xrightarrow{\triangle}$

（2） + HCl $\longrightarrow$

（3） + $KMnO_4$ $\xrightarrow{\triangle}$

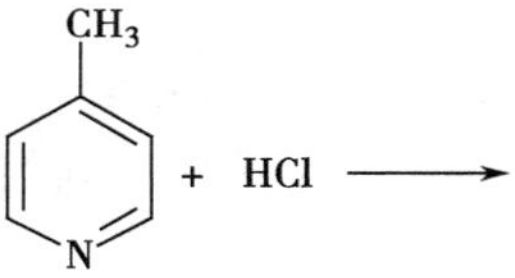

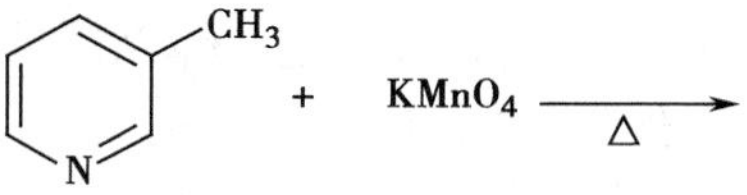

3. 问答题

（1）为什么呋喃、噻吩、吡咯进行亲电取代反应比苯更容易?

（2）为什么吡啶的碱性较苯胺强,但比氨和脂肪胺弱?

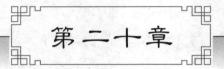

第二十章

脂　类

学习目的

学习油脂和甾族化合物的基础知识,为生物化学的学习奠定基础。

学习要点

油脂的组成与结构;化学性质——水解(皂化值);加成(碘值);酸败(酸值);甾族化合物的母核结构与编号;甾体母核的构象(正系、别系);甾醇,胆甾酸,甾体激素。

脂类广泛存在于生物体内,是一类在组成、结构和生理功能上有较大差异,但都具有脂溶性、可以用乙醚和氯仿等非极性有机溶剂从动植物组织中提取得到的有机化合物,如油脂、磷脂和甾族化合物等。

脂类在生物体内具有重要的生理功能,动物体内油脂氧化是机体新陈代谢的重要能量来源;皮下脂肪可以保持体温;甾族激素具有调节代谢、控制生长发育的功能;胆固醇是构成生物膜的重要物质,与细胞的正常代谢活动有密切的关系。

本章主要介绍油脂和类脂中的甾族化合物。

第一节　油　脂

一、油脂的组成和结构通式

油脂是油和脂肪的总称。习惯上把在常温下为液态的叫作油,在常温下为固态或半固态的叫作脂肪。从化学组成来看,油脂是由一分子甘油与三分子高级脂肪酸形成的酯,称为三酰甘油或甘油三酯。其结构通式如下:

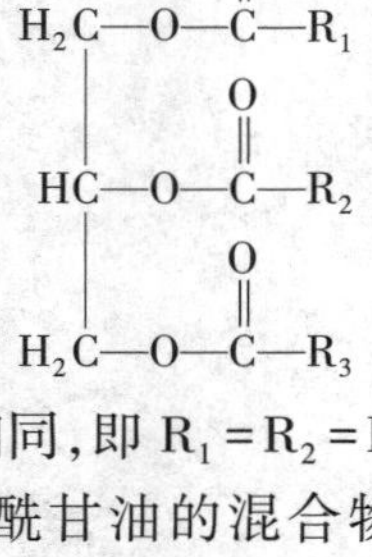

$$
\begin{array}{c}
\quad\quad\quad\quad O \\
\quad\quad\quad\quad \| \\
H_2C-O-C-R_1 \\
\quad\quad\quad\quad O \\
\quad\quad\quad\quad \| \\
HC-O-C-R_2 \\
\quad\quad\quad\quad O \\
\quad\quad\quad\quad \| \\
H_2C-O-C-R_3
\end{array}
$$

若甘油三酯中的三个脂肪酸相同,即 $R_1 = R_2 = R_3$,称单三酰甘油;不完全相同的称混三酰甘油。天然油脂是多种三酰甘油的混合物。三酰甘油分子具有手性,都是

L-构型,即在 Fischer 投影式中甘油 C_2 上的酯酰基在碳链的左侧。

天然油脂中已发现的脂肪酸有几十种,一般含 12 至 20 个偶数碳原子。油脂中的高级脂肪酸分饱和脂肪酸和不饱和脂肪酸两类。绝大多数天然存在的不饱和脂肪酸中的双键是顺式构型,通常植物油中不饱和脂肪酸含量高于饱和脂肪酸。油脂中常见的脂肪酸见表 20-1。

表 20-1　油脂中常见的脂肪酸

类别	名　称	构　造　式	熔点℃
饱和脂肪酸	月桂酸(十二碳酸)	$CH_3(CH_2)_{10}COOH$	43~44
	豆蔻酸(十四碳酸)	$CH_3(CH_2)_{12}COOH$	54
	软脂酸(十六碳酸)	$CH_3(CH_2)_{14}COOH$	62.5~62.9
	硬脂酸(十八碳酸)	$CH_3(CH_2)_{16}COOH$	69~70
不饱和脂肪酸	油酸(9-十八碳烯酸)	$CH_3(CH_2)_7CH{=}CH(CH_2)_7COOH$	16.3
	桐油酸(9,11,13-十八碳三烯酸)	$CH_3(CH_2)_3(CH{=}CH)_3(CH_2)_7COOH$	49
	亚油酸(9,12-十八碳二烯酸)*	$CH_3(CH_2)_3(CH_2CH{=}CH)_2(CH_2)_7COOH$	-5
	亚麻酸(9,12,15-十八碳三烯酸)*	$CH_3(CH_2CH{=}CH)_3(CH_2)_7COOH$	-11
	花生四烯酸(5,8,11,14-二十碳四烯酸)*	$CH_3(CH_2)_3(CH_2CH{=}CH)_4(CH_2)_3COOH$	-49.5

人体可以合成大多数脂肪酸,但少数不饱和脂肪酸不能在人体内合成,如亚油酸和亚麻酸,花生四烯酸虽能在体内合成,但数量不能完全满足人体生命活动的需求,这些人体不能合成或合成不足、必须从食物中摄取的不饱和脂肪酸,称为必需脂肪酸(essential fatty)。必需脂肪酸是人体不可缺少的营养素,主要有以下功能:(1)是磷脂的重要组成成分;(2)亚油酸是合成前列腺素的前体;(3)与胆固醇的代谢有关。缺乏必需脂肪酸,会引起生长迟缓,生殖障碍,皮肤损伤以及肾脏、肝脏、神经和视觉方面的多种疾病。

脂肪酸的命名常用俗名,如软脂酸、亚油酸等。脂肪酸的系统命名法与一元羧酸的系统命名法基本相同,如亚麻酸的系统名称为 9,12,15-十八碳三烯酸或 $\triangle^{9,12,15}$-十八碳三烯酸。本章不再做介绍。

二、油脂的性质

(一)物理性质

纯净的油脂是无色、无臭、无味的中性化合物。天然油脂由于含有少量色素而呈现颜色。油脂的密度比水小,不溶于水,易溶于有机溶剂如乙醚、氯仿、丙酮、苯及热乙醇中。

油脂熔点的高低取决于构成油脂的不饱和脂肪酸的百分比,含不饱和脂肪酸百分比较高的油脂流动性高,熔点低,常温下呈液体。因为不饱和脂肪酸中较多顺式构型的双键可导致油脂分子中的酯酰基碳链弯曲,分子间作用力减小。

(二)化学性质

油脂的分子含有酯键和不饱和键,油脂的化学性质主要为水解、加成和氧化。

1. 水解与皂化　在酸或酶的作用下,一分子三酰甘油可水解生成一分子甘油和三分子高级脂肪酸。油脂在碱性条件下水解,得到高级脂肪酸的钠盐或钾盐,即肥皂,故油脂在碱性溶液中的水解又称皂化（saponification）反应。

$$
\begin{array}{c}
H_2C-O-\overset{O}{\overset{\|}{C}}-R_1 \\
| \\
HC-O-\overset{O}{\overset{\|}{C}}-R_2 \quad + \quad 3KOH \quad \xrightarrow{\triangle} \\
| \\
H_2C-O-\overset{O}{\overset{\|}{C}}-R_3
\end{array}
\qquad
\begin{array}{c}
H_2C-OH \\
| \\
HC-OH \\
| \\
H_2C-OH
\end{array}
\qquad
\begin{array}{c}
R_1COOK \\
R_2COOK \\
R_3COOK
\end{array}
$$

1g 油脂完全皂化所需要的氢氧化钾的毫克数称为皂化值。根据皂化值的大小，可以判断油脂中所含脂肪酸的平均相对分子质量。皂化值越大，油脂的平均相对分子质量越小。皂化值是衡量油脂质量的指标之一。

2. 加成　含不饱和脂肪酸的油脂，可与氢、卤素等发生加成反应。

（1）加氢：含不饱和脂肪酸较多的油脂可催化加氢，转化成饱和脂肪酸含量较多的油脂，由液态的油转化为半固态或固态的脂肪。所以油脂的氢化又称"油脂的硬化"。氢化后的油脂不易变质，便于贮藏和运输，还可用作人造脂肪、人造奶油和人工黄油等的原料。

但油脂在氢化时，会产生少量的反式脂肪酸，这种脂肪成分可能会引起心血管疾病，危害健康，所以应尽量减少其摄入。

（2）加碘：油脂的不饱和程度可用碘值来定量衡量。100g 油脂能吸收碘的克数称为碘值。碘值与油脂的不饱和程度成正比，碘值越大，油脂中所含的双键数目越多，油脂的不饱和程度也越大。碘值是油脂分析的重要指标之一。

3. 酸败　油脂经长期贮存，会逐渐变质，产生难闻的气味，这种现象称为油脂的酸败。油脂的酸败一方面是由于油脂中不饱和脂肪酸的双键在空气中的氧和微生物的作用下发生氧化，生成过氧化物，这些过氧化物继续分解或氧化形成具有难闻气味的低级醛、酮、酸等。酸败的另一个原因是，在潮湿的空气中油脂发生水解生成甘油和游离的脂肪酸，脂肪酸再经微生物作用，进一步氧化和分解，最终转化成具有难闻气味的酮和酸。

油脂的酸败程度可用酸值来表示。中和 1g 油脂中的游离脂肪酸所需氢氧化钾的毫克数称为油脂的酸值。酸值是衡量油脂质量的重要指标之一，酸值大说明油脂中游离脂肪酸的含量较高，即酸败程度较严重。酸败的油脂有毒性和刺激性，通常酸值大于 6.0 的油脂不宜食用。为防止油脂的酸败，油脂应贮存于密闭容器中，放置在阴凉、干燥处，也可添加少量的抗氧剂如维生素 E 等。

药典对药用油脂的皂化值、碘值和酸值都有严格的规定。例如，对花生油碘值要求 84~100，皂化值要求 185~195。

第二节　甾族化合物

甾族化合物广泛存在于动植物体内，并在动植物生命活动中起着重要的生理作用，是一类重要的天然类脂化合物，胆甾醇、胆汁酸、维生素 D、肾上腺皮质激素及性激素等都属于甾族化合物。

一、甾族化合物的基本结构

1. 甾族化合物的结构特点　甾族化合物在结构上的共同特点是，分子中都含有环戊烷并多氢菲结构,被称作是甾族化合物的母核。母核中的四个环自左向右分别记为 A、B、C、D 环,环上的碳原子按如下特定顺序编号:

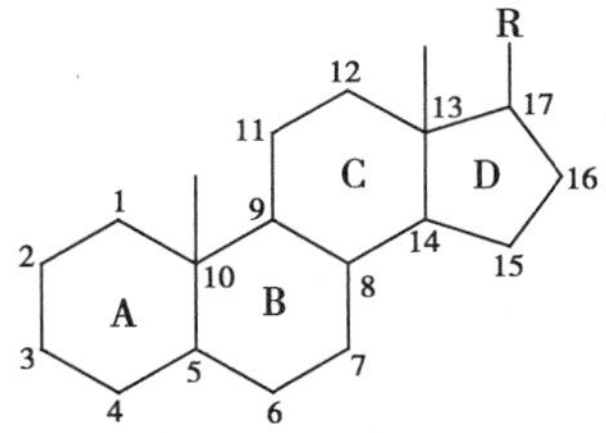

环戊烷并多氢菲（甾环）

大多数甾族化合物在其母核的 C_{10} 和 C_{13} 位各连有一个甲基,称为角甲基,在 C_{17} 位一般有碳链不等的取代基。"甾"字形象地表示出了甾族化合物的特点,其中的"田"表示 4 个相互稠合的环,"〈〈〈"象征环上的 3 个侧链。

2. 甾族化合物的立体结构　甾体化合物的四个环,理论上讲可以顺式或反式相稠合,但天然的甾体化合物中,B 环与 C 环之间都是反式稠合,C 环与 D 环之间几乎是反式稠合,只有 A 环和 B 环之间有顺式稠合,也有反式相稠合。

根据 C_5—H 构型的不同,甾族化合物分为 5α-系和 5β-系两大类。A 环和 B 环反式稠合,称 5α-系(别系);A 环和 B 环顺式稠合,称 5β 系(正系)。

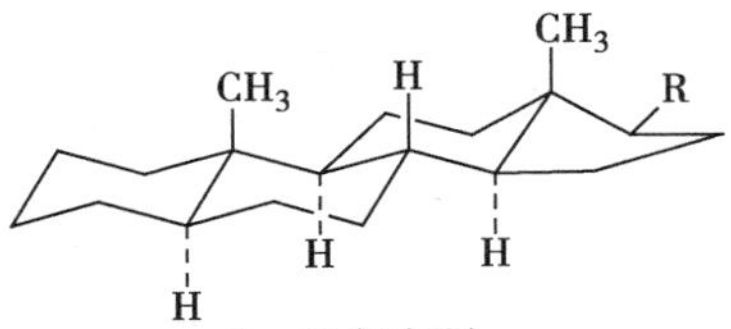

5α-系（别系）

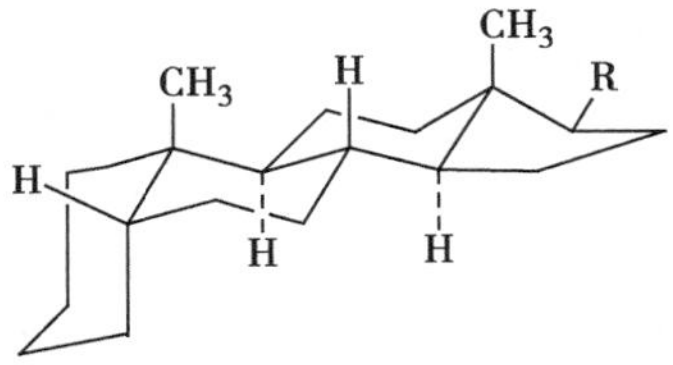

5β-系（正系）

甾环上所连的原子或基团在空间有不同的取向,一般以 A、B 环之间的角甲基作为标准。其构型规定如下:凡与角甲基在环平面同侧的取代基称 β-构型,用实线表示;与角甲基在环平面两侧的取代基称为 α-构型,用虚线表示。

二、重要的甾族化合物

(一)甾体激素

激素是人体各种分泌腺所分泌的微量物质,具有重要的生理功能。甾体激素是以胆甾醇为原料生成的激素。按其来源,甾体激素可分为性激素和肾上腺皮质激素两类。

1. 性激素　性激素分为雄性激素和雌性激素两类,它们的生理活性很强,有促进动物发育及维持第二性征(如声音、体形等)的作用,极少量使用就能产生极大的影响。

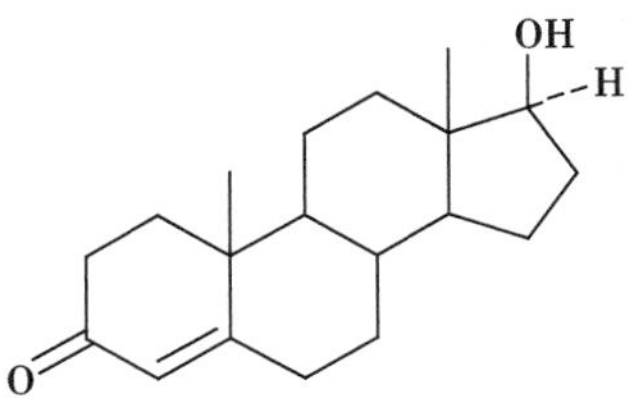

睾丸酮

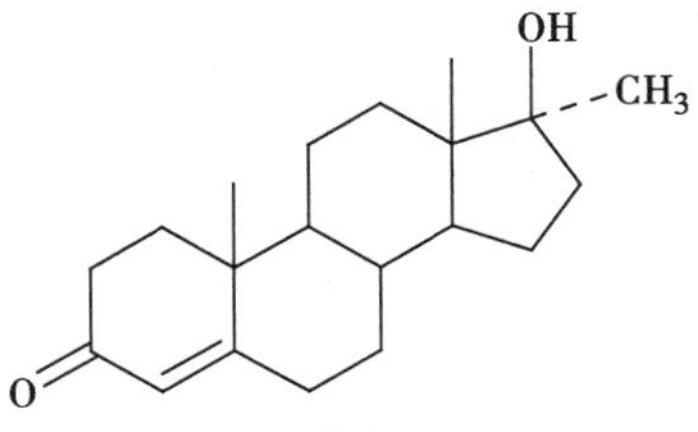

甲基睾丸酮

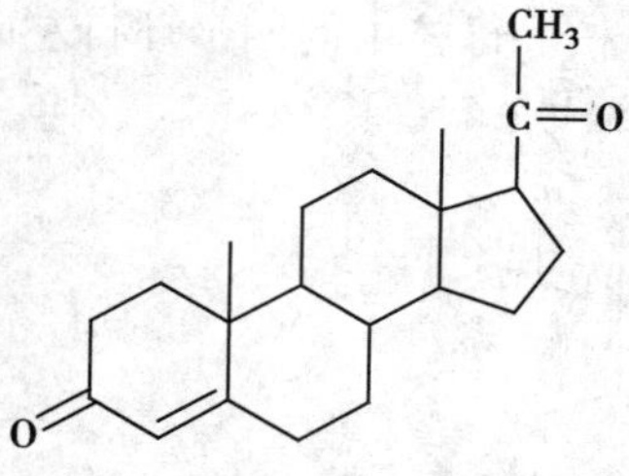

黄体酮

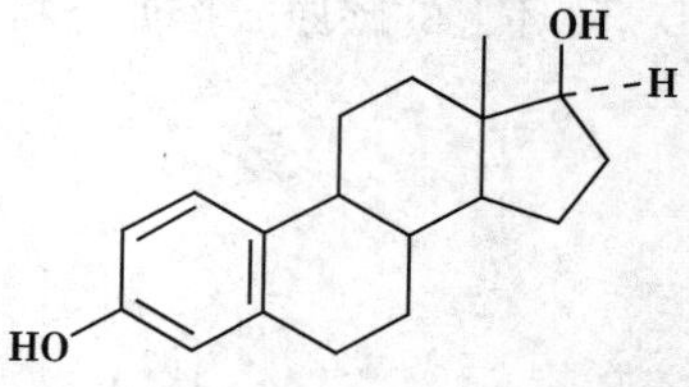

雌二醇

2. **肾上腺皮质激素** 肾上腺皮质激素是由肾上腺皮质所分泌的一类激素,如可的松和皮质酮等。

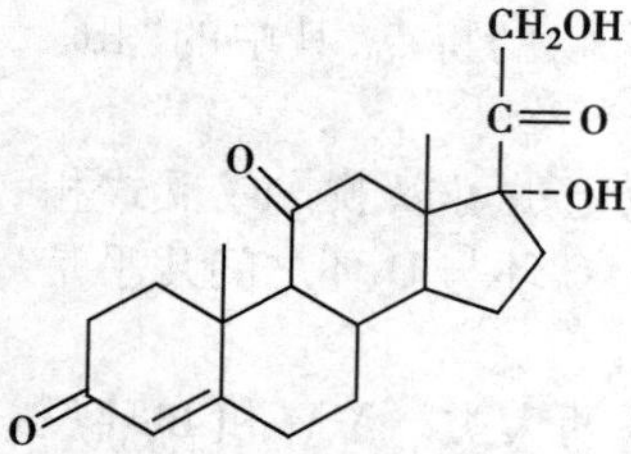

可的松

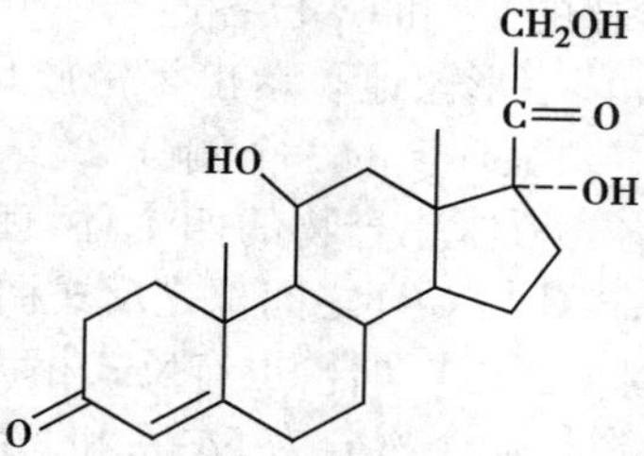

氢化可的松

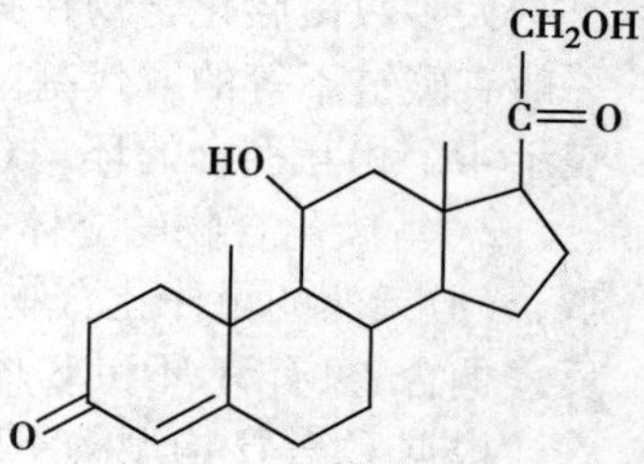

皮质酮

肾上腺皮质激素有调节糖、蛋白质和脂质代谢或调节无机盐代谢等功能。其中氢化可的松是治疗风湿性关节炎、气喘及皮肤病的药物。对可的松的结构进行改造,获得了多种新型药物,如地塞米松,对类风湿关节炎的疗效迅速且显著,其抗炎作用比氢化可的松约强 20 倍,对电解质无明显影响,临床主要供外用以治疗各种皮肤病,并可制成针剂用于关节痛、急性扭伤、腱鞘炎等。

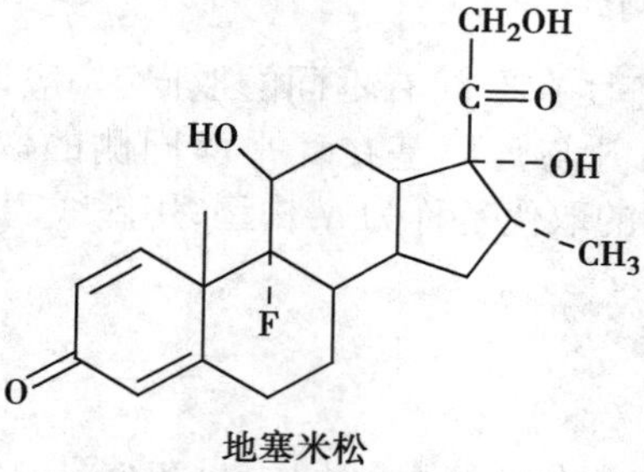

地塞米松

需要指出的是,肾上腺皮质激素在必要时运用有一定的作用,但长期或大量服用,有很明显的副作用:水钠潴留,满月脸,水牛背,高血压,动脉粥样硬化、血糖升高和骨质疏松,无菌性股骨头坏死等,临床运用需要十分慎重。

（二）甾醇类

胆固醇是最早发现的一个甾族化合物,学名为胆甾醇。

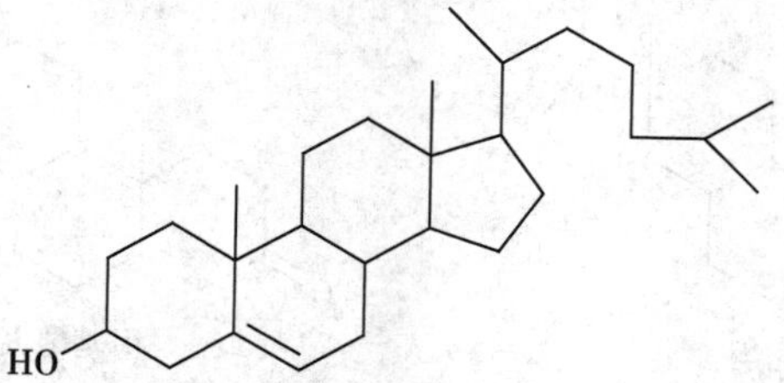

胆固醇

胆固醇是血液中脂类物质之一,是构成细胞生物膜的基本成分,还是体内多种固醇类物质如维生素 D、胆酸、甾体激素等的合成前体,在体内有重要作用。人体中的胆甾醇一部分从食物中摄取,一部分由体内组织细胞自己合成。当人体内胆甾醇摄入过多或代谢发生障碍时,血液中胆甾醇的含量就会增多,并从血清中析出,引起血管变窄,降低血液流速,造成高血压、动脉硬化;在胆汁液中,若有胆甾醇沉积,则形成胆石。

胆固醇在体内经氧化可转化为 7-脱氢胆固醇,它存在于人体皮肤中,经紫外线照射后,发生 B 环开裂,转化为维生素 D_3。

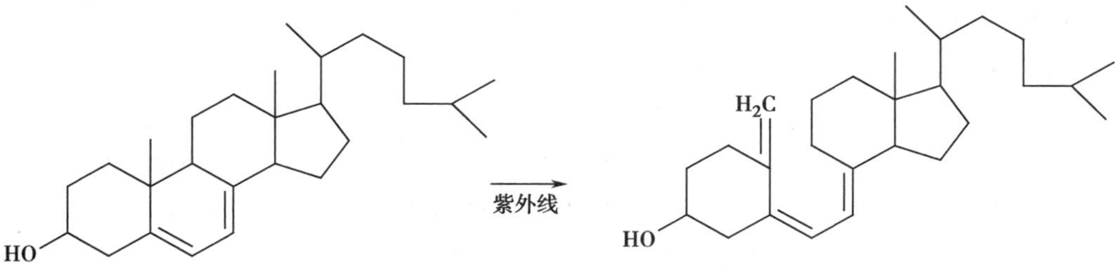

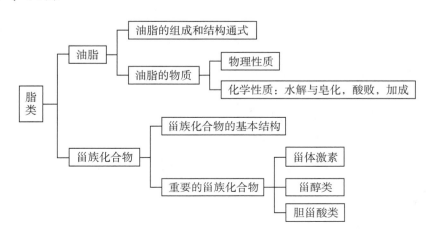

7-脱氢胆固醇　　　　紫外线　　　　维生素D_3

（三）胆甾酸类

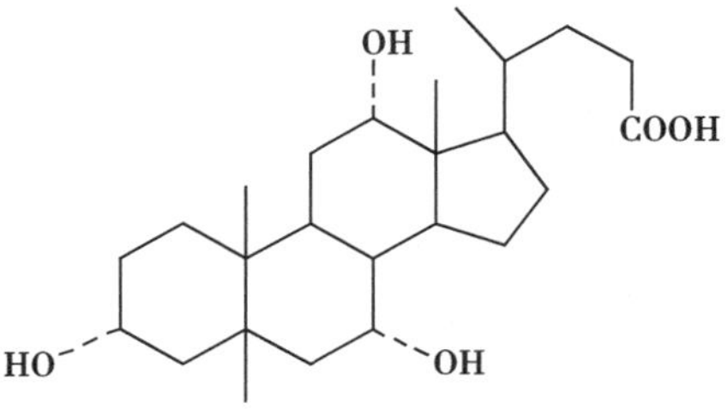

胆酸

在人体及动物小肠碱性条件下,胆汁酸以其盐的形式存在,称为胆汁酸盐。胆汁酸盐是一种乳化剂,它能降低水与脂肪的界面张力,使脂肪呈微粒状态,以增加油脂与消化液中脂肪酶的接触面积,使油脂易于消化吸收。

学习小结

1. 学习内容

脂类
- 油脂
  - 油脂的组成和结构通式
  - 油脂的物质
    - 物理性质
    - 化学性质：水解与皂化，酸败，加成
- 甾族化合物
  - 甾族化合物的基本结构
  - 重要的甾族化合物
    - 甾体激素
    - 甾醇类
    - 胆甾酸类

2. 学习方法

学习脂类应从分类出发,明确脂类分为油脂,磷脂和甾族化合物。油脂结构主要差别体现在脂肪酸的不同,掌握三酰甘油和脂肪酸的结构特点有助于理解油脂的物理性质和化学性质。以胆甾醇为代表的甾族化合物都有共同的骨架结构——环戊烷多氢菲结构,通过化学修饰进而转变成各种甾族化合物,从而在体内发挥各种不同的重要生理功能。

(李奇峰)

复习思考题

1. 简述必需脂肪酸的种类及对人体的重要性。

2. 什么是皂化值和碘值? 二者可以用于判断油脂的什么性质?

3. 猪油的皂化值是 $193 \sim 208$,碘值是 $46 \sim 70$;花生油的皂化价是 $185 \sim 195$,碘值是 $83 \sim 105$。这些数值说明猪油和花生油的分子结构有什么差异?

4. 写出甾体化合物的母核结构,指出其结构特点,解释什么是 α、β 构型?

医用化学实验

第一节　实验基本操作

实验一　溶液的配制和稀释

【实验目的】

1. 了解实验室规则及注意事项。

2. 熟悉溶液浓度的计算并掌握一定浓度溶液的配制方法。

3. 学习台秤、量筒的使用方法。

4. 学会取用固体试剂及倾倒液体试剂的方法。

【实验原理】

在制备溶液时,需考虑所用溶质的摩尔质量、所要制备的溶液的浓度及量,然后计算出所需溶质的质量和体积。

1. 配制一定质量浓度的溶液　公式为:

$$\rho_B = \frac{m_B}{V}$$

2. 配制一定物质的量溶度的溶液　公式为:

$$c_B = \frac{n_B}{V} = \frac{m_B}{M_B \cdot V}$$

3. 溶液的稀释　溶液稀释时需掌握一个原则:稀释前后溶液中溶质的物质的量不变,即

$$c_1 V_1 = c_2 V_2$$

利用公式可计算出浓溶液所需量,然后加水稀释成一定量。

【仪器与试剂】

台秤、量筒(10ml、1000ml)、烧杯(250ml)、试剂瓶(250ml)、玻璃棒、药勺、毛刷、浓盐酸(A.R)、固体 NaOH(试剂级粒状)、固体 NaCl(医用)、酒精(医用)。

【实验步骤】

1. 基本操作

(1) 玻璃仪器的洗涤:在一般实验中,洗涤玻璃仪器主要用水。先把水注入要洗的仪器中,用毛刷仔细刷洗仪器内外,再用水冲洗几次。若器壁完全透明,表面不附有

笔记

明显的油污或固形物则能满足一般实验要求。若水洗后达不到上述程度,可再用肥皂液或去污粉刷洗,然后用自来水冲净(分析用仪器最后还需用去离子水润洗 2~3 次)。洗刷时注意,勿使毛刷顶端的铁丝碰破仪器或把玻璃仪器划出伤痕。洗涤后,玻璃仪器里面的水要"控净",不要用布擦,更不许胡乱甩水。

(2) 倾倒液体试剂的方法:取用较大量液体试剂时,可以直接倾倒出来,试剂瓶塞拿在手中或翻放在桌面上,拿试剂瓶时应使瓶签朝向掌心,以防倾倒时沾于瓶口上的药液(特别是强酸、强碱)顺瓶外壁淌下而损污瓶签。

(3) 取用固体试剂的方法:取用固体试剂时,可用药勺从试剂瓶中取出所需量。取完后随即将药勺用滤纸片擦净(注意取强氧化剂如 Na_2O_2 或腐蚀性物质如 NaOH 不宜用牛角勺)。

2. 溶液的配制

(1) 9g/L 生理盐水的配制:计算出配制 9g/L 生理盐水 50ml 所需 NaCl 的质量,并在台秤上称出。将称得的 NaCl 放于烧杯内,用少量水将其溶解后,倒入 100ml 量筒中,然后加水稀释至 50ml,搅匀。经教师检查后,倒入实验室统一回收瓶中。

(2) 0.5mol/L NaOH 溶液的配制:计算出配制 0.5mol/L NaOH 溶液 50ml 所需固体 NaOH 的质量。取一干燥的小烧杯,用台秤称其质量,加入固体 NaOH,迅速称出 NaOH 的质量,然后用 20ml 水使杯内固体溶解(边加水边用玻璃棒搅拌),冷却后,倒入有橡皮塞的 250ml 试剂瓶中,然后用量筒加水稀释至 50ml,摇匀。经教师检查之后,倒入实验室统一回收瓶中。

(3) 0.5mol/L HCl 溶液的配制:选用市售浓盐酸(质量分数为 37%,密度为 1.19kg/L),计算出配制 0.5mol/L HCl 溶液 50ml 所需浓盐酸的体积。用小量筒量取后,倒入 250ml 试剂瓶中,然后用量筒加水稀释到 50ml,摇匀,经教师检查之后,倒入实验室统一回收瓶中。

(4) 75%酒精的配制:选用 95%的酒精,计算出配制 75%的酒精 50ml 所需 95%的酒精的体积。用 100ml 量筒量取所需浓酒精的量,然后边加水稀释边用玻璃棒搅拌,直到溶液体积达到 50ml 刻度为止。经教师检查之后,倒入实验室统一回收瓶中。

【思考题】

1. 为什么倾倒试剂时试剂瓶塞要翻放在桌面上或拿在手中?

2. 用固体 NaOH 配制溶液时,为什么不在量筒中配制?

(朱 鑫)

实验二 缓冲溶液的配制及 pH 测定

【实验目的】

1. 熟悉缓冲溶液的性质、原理,了解缓冲溶液的配制方法。

2. 学会 pH 计的使用方法。

【实验原理】

缓冲溶液是由一定浓度的共轭酸和共轭碱组成的,具有对抗少量强酸、强碱或抗稀释的能力。缓冲溶液 pH 可按下列公式计算:

$$pH = pKa + \lg\frac{[B^-]}{[HB]}$$

利用公式可配制具有一定 pH 的缓冲溶液,即可以用一定浓度的共轭酸和共轭碱溶液配制成缓冲溶液。

缓冲溶液 pH 主要取决于弱酸的酸常数 K_a 和缓冲比。当对缓冲溶液进行稀释, $[B^-]$ 与 $[HB]$ 的比值几乎保持不变,故溶液的 pH 几乎不变。但稀释也有一定限度的, 过度稀释也会导致溶液 pH 改变。

缓冲溶液的缓冲容量取决于溶液的总浓度和缓冲比。为保证溶液中具有足够的抗酸成分和抗碱成分,所配制的缓冲溶液要有一定的总浓度。缓冲比等于 1 时,缓冲容量最大。故配制缓冲溶液尽可能使缓冲溶液的缓冲比接近 1。

缓冲溶液的缓冲能力有一定的限度,如果加入强酸或强碱的量超过其缓冲能力时,则将引起溶液 pH 的急剧改变,失去缓冲能力。

【仪器与试剂】

大试管、试管架、吸量管(5ml;10ml)、玻璃棒、烧杯(50ml;500ml)、量筒、pH 计、 0.100mol/L HAc、0.100mol/L NaAc、1.000mol/L NaOH、1.000mol/L HCl、混合指示剂。

【实验步骤】

1. HAc-NaAc 缓冲溶液的配制 用量筒取 0.100mol/L HAc 和 0.100mol/L NaAc 各 100ml 倒入烧杯中,搅匀后备用。

2. 缓冲溶液 pH 的测定

(1) 在 50ml 干燥烧杯中加入所配制的缓冲溶液 40ml,用 pH 计测定溶液的 pH。

(2) 在上述缓冲溶液配制的烧杯中加入浓度为 1.000mol/L NaOH 溶液 1~2 滴, 轻轻摇匀,测定此时溶液的 pH。

(3) 取一个 50ml 干燥烧杯,加入所配制缓冲溶液 40ml 和 1.000mol/L HCl 溶液 1~2 滴,轻轻摇匀,测定此时溶液的 pH。

(4) 在一个 50ml 干燥烧杯中加入所配制的缓冲溶液 20ml,用蒸馏水 1∶1 稀释, 摇匀,测定此溶液的 pH。

通过(2)(3)(4)的结果,得出的结论是:_____

_____

3. 缓冲溶液的性质 取 7 支试管,按下表放入各种溶液,摇匀后,比较各管中溶液的颜色,解释现象。

试管编号	1	2	3	4	5	6	7
HAc-NaAc 溶液(ml)	3	3	3	3	3	3	3
混合指示剂(滴)	1	1	1	1	1	1	1
1.000mol/L HCl(滴)	15	6	2	—	—	—	—
1.000mol/L NaOH(滴)	—	—	—	—	2	6	15
溶液的颜色							

注:表中的"-"表示不加入左方溶液。混合指示剂是一种酸碱指示剂,变色范围 3.5~5.2,酸色是红色,碱色是蓝色。

结论:_____

4. 缓冲容量与缓冲溶液总浓度的关系 取 5 支试管,按下表加入各种溶液。

试管编号	1	2	3	4	5
HAc-NaAc 溶液(ml)	3	1.5	3	1.5	3
蒸馏水(ml)	—	1.5	1.5	1.5	1.5
混合指示剂(滴)	1	1	1	1	1
溶液颜色由黄棕变为橙时所加 1.000mol/L HCl 滴数				—	—
溶液颜色由黄棕变为淡蓝时所加 1.000mol/L NaOH 滴数	—	—	—		

5. 缓冲溶液 pH 和缓冲比的关系 按下表加入各种溶液,摇匀后,比较颜色说明各试管中溶液的 pH 是否相同。

试管编号	1	2	3	4	5
0.100mol/L HAc(ml)	1/2	3/2	5/2	7/2	9/2
0.100mol/L NaAc(ml)	9/2	7/2	5/2	3/2	1/2
缓冲比	9/1	7/3	1/1	3/7	1/9
混合指示剂(滴)	1	1	1	1	1
溶液颜色					

结论:_____

【思考题】

1. 缓冲溶液 pH 由哪些因素决定?

2. 影响缓冲溶液缓冲容量大小的因素有哪些?

3. 为什么缓冲溶液具有缓冲能力?

附:混合指示剂的配制

称取甲基黄 300mg、甲基红 200mg、酚酞 100mg、麝香草酚蓝 500mg、溴麝香草酚蓝 400mg 混合溶于 500ml 酒精中,逐滴加入 0.01mol/L NaOH 溶液,直至溶液呈橙黄色即可。

(李亚楠)

实验三 常压蒸馏及沸点测定

【实验目的】

1. 了解蒸馏和沸点测定的意义,掌握常压蒸馏的原理和方法。

2. 学习并掌握常压蒸馏装置的安装方法。

【实验原理】

液体有机化合物的纯化和分离、溶剂的回收、常量法沸点的测定经常采用蒸馏的方法来完成。测定液体有机化合物的沸点也是鉴定液体有机化合物纯度的一种常用方法。

液体的沸点是指液体的蒸汽压等于外压时的温度,通常所说的沸点是指在 101.3kPa(一个标准大气压)下液体沸腾时的温度。所谓蒸馏就是将液态物质加热至沸腾,使液体汽化,再将蒸汽冷凝为液体这两个过程的联合操作。利用蒸馏可将沸点相差较大(沸点差在 30℃ 以上)的液态混合物分开。混合液体受热时,低沸点组分先蒸出,高沸点组分后蒸出,不挥发组分留在蒸馏瓶内,即可达到分离和提纯液相组分的目的。但在蒸馏沸点比较接近的混合物时,各种物质的蒸汽将同时蒸出,只不过低沸点组分含量高一些,高沸点组分含量低一些,故很难达到分离和提纯的目的,此时需要借助分馏进行分离和纯化。每种纯液态有机化合物在一定压力下具有固定的沸点,蒸馏过程中沸点范围很小(一般为 0.5~1℃),可以用蒸馏方法测定纯液体的沸点,此法样品用量较大,一般需要 10ml 以上,这种测定沸点的方法称为常量法。但因为恒沸物的存在,有固定沸点的液体不一定是纯的化合物。

【仪器与试剂】

铁架台、铁夹、热源、沸石、250ml 烧杯、25ml 圆底烧瓶、蒸馏头、温度计(配套管)、直形冷凝管、真空接收器、25ml 锥形瓶(两个)、15ml 工业乙醇。

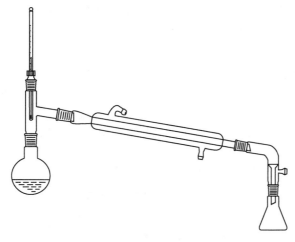

常压蒸馏装置

【实验步骤】

1. 按照自下而上、从左到右的顺序安装蒸馏装置(拆卸仪器的顺序反之),仪器安装要求横平竖直,安装时应注意:

(1) 根据所蒸馏的液体量、沸点来选择合适的蒸馏烧瓶、温度计、冷凝管及加热方式。

(2) 冷凝管的选择:如果蒸馏的液体沸点在 130℃ 以下时,可用直形冷凝管,对易挥发、易燃液体冷凝水的流速可以快一些;沸点在 100~130℃ 时应缓慢通水(以防仪器破裂);沸点在 130℃ 以上的必须用空气冷凝管。

(3) 温度计插入的位置应使汞球的上端与蒸馏烧瓶支管口的下侧相平,温度计必须位于正中,勿与瓶壁接触。

(4) 冷凝水应从冷凝管低端通入,高端流出,冷凝水应在开始加热前加入。

（5）蒸馏任何液体前应先加入 2~3 块沸石，以助汽化及防止爆沸。蒸馏中途严禁加入沸石，如需要中途补加沸石，必须降温后方可加入。对于中途停止蒸馏的液体，再次重新蒸馏前应补加新的沸石。

（6）各接口必须密封良好，但整个装置需与大气相通以免由于加热或有气体产生使瓶内压力增大而发生爆炸。

2. 取下温度计和温度计套管，将 15ml 待蒸馏乙醇通过长颈漏斗加入 25ml 蒸馏烧瓶中，加入少量沸石，塞好配有套管的温度计，调整温度计汞球上端与蒸馏瓶支管口的下侧相平。再次检查仪器的气密性是否严密。

3. 从冷凝管下口通入冷凝水，然后连接电源，开始水浴加热（水浴液面应稍高于瓶内液面）。开始可以大火加热，当蒸气达到温度计汞球位置时，温度计读数急剧上升，这时稍微调小热源，使加热温度略微下降，蒸气停留在原处，使瓶颈和温度计预热，让汞球上液滴和蒸气温度达到平衡，然后用稍大火进行蒸馏，控制加热力度，使馏出液滴出速度保持每秒 1~2 滴为宜。

4. 当温度计读数升至 77℃时，换另一个干燥的锥形瓶作接收瓶。记录在一定大气压下气液平衡时的温度，即馏出液沸点。收集 77~79℃的馏分。量取所收集馏分的体积，并计算回收率。

5. 当温度计读数维持 79℃时，无馏分流出，蒸馏完毕，先停火移走热源，待稍冷却后关好冷凝水，拆除并清洗仪器，合理放置。

[注意]

1. 蒸馏时火不能太大，否则会造成蒸馏烧瓶的颈部过热，使温度计的读数偏高；另一方面加热火太小，蒸气达不到蒸馏烧瓶支管口处，温度计的汞球不能被蒸气充分浸润而使温度计的读数偏低或不规则。

2. 蒸馏过程中不应当蒸干，在温度计读数显著上升或突然下降时停止蒸馏，以防爆炸。

3. 到达收集物沸点之前蒸出的液体称为"前馏分"或"馏头"。前馏分蒸完，温度趋于稳定后，蒸出的就是较纯物质，这时应更换接收器。

【思考题】

1. 什么是沸点？沸点与当地大气压有什么关系？

2. 蒸馏过程中沸石有什么作用？如果加热前忘记加沸石，能否随时补加？为什么？

3. 某液体具有固定的沸点，能否以此判断该液体为纯的化合物？为什么？

（郭占京）

实验四　电解质溶液

【实验目的】

1. 掌握弱电解质的解离平衡及其平衡移动。

2. 掌握盐类的水解反应。

3. 掌握酸碱指示剂和 pH 试纸的使用。

【实验原理】

1. 水的质子自递平衡　水是一种两性物质，在水分子间存在着质子的传递：

$$H_2O+H_2O \Longleftrightarrow H_3O^++OH^-$$

以上发生在同种分子之间的质子传递反应称为质子自递平衡。水的质子自递平衡常数为:

$$K=\frac{[H_3O^+]\cdot[OH^-]}{[H_2O]\cdot[H_2O]}$$

[H₂O]可看成常数,整理得: $K_w=[H_3O^+]\cdot[OH^-]$

K_W称为水的质子自递平衡常数,又称水的离子积。K_W只与温度有关,适用于纯水和所有稀水溶液。298K 时,$K_W=[H_3O^+]\cdot[OH^-]=1.0\times10^{-14}$。

2. 溶液的酸碱性 水溶液中 H⁺或OH⁻的含量不同,溶液的酸碱性也不同。室温下:

$$中性溶液:[H^+]=[OH^-]=1.0\times10^{-7}mol/L$$
$$酸性溶液:[H^+]>1.0\times10^{-7}mol/L>[OH^-]$$
$$碱性溶液:[H^+]<1.0\times10^{-7}mol/L<[OH^-]$$

如果 H⁺浓度很小,为了表示方便,通常用 pH 和 pOH 来表示溶液的酸碱性:

$$pH=-lg[H^+] \qquad pOH=-lg[OH^-] \qquad pH+pOH=14$$

则:中性溶液 pH=pOH=7;酸性溶液 pH<7<pOH;碱性溶液 pH>7>pOH。

pH 和 pOH 的适用范围是 1~14。

3. 弱电解质的解离平衡及其平衡移动 电解质在水中能解离出离子。根据解离程度的不同,电解质可分为强电解质与弱电解质。强电解质在水中全部解离,而弱电解质部分解离,例如,在弱酸 HAc 溶液和弱碱氨水溶液中分别存在如下平衡:

$$HAc+H_2O \Longleftrightarrow Ac^-+H_3O^+$$
$$NH_3+H_2O \Longleftrightarrow NH_4^++OH^-$$

或写作:

$$HAc \Longleftrightarrow Ac^-+H^+$$
$$NH_3\cdot H_2O \Longleftrightarrow NH_4^++OH^-$$

在一定的温度下,达到解离平衡时:

$$醋酸的解离平衡常数 \quad K_a=\frac{[H^+]\cdot[Ac^-]}{[HAc]}$$

$$氨的解离平衡常数 \quad K_b=\frac{[NH_4^+]\cdot[OH^-]}{[NH_3\cdot H_2O]}$$

酸碱平衡会受到外界因素(如浓度、温度)的影响而发生移动。在以上平衡体系中,如果加入含有相同离子的强电解质,如增加Ac⁻或NH₄⁺的浓度,则平衡将向生成HAc 分子或 NH₃分子的方向移动,使 HAc 或 NH₃·H₂O 的解离度降低,这种现象称同离子效应。

4. 盐类的水解 盐的离子与水解离出来的 H⁺或OH⁻生成弱电解质的过程称盐类的水解,它使盐的水溶液呈现酸碱性。

(1) 弱酸强碱盐,如 NaAc,溶液呈碱性。

$$Ac^-+H_2O \Longleftrightarrow HAc+OH^-$$

(2) 强酸弱碱盐,如 NH₄Cl,溶液呈酸性。

$$NH_4^++H_2O \Longleftrightarrow NH_3\cdot H_2O+H^+$$

(3) 弱酸弱碱盐,溶液的酸碱性则根据生成的弱酸或弱碱的相对强弱而定,如

NH_4Ac。

$$NH_4^+ + Ac^- + H_2O \Longrightarrow NH_3 \cdot H_2O + HAc$$

盐类的水解会受到温度、浓度及溶液的 pH 值等因素的影响,例如升高温度会促进水解反应。

5. 酸碱指示剂　酸碱指示剂是指能借助自身颜色变化来表示溶液酸碱性的物质,一般为有机弱酸(如酚酞、石蕊等)或有机弱碱(如甲基橙、甲基红等)。这些物质的共轭酸碱对因结构不同而呈现不同的颜色。以甲基橙为例,理论计算表明:当溶液 pH 值小于 2.7 时,主要以酸式结构为主,表现为酸式色;当 pH 值大于 4.7 时,主要以碱式结构为主,表现为碱式色;pH 值在 2.7~4.7 时,表现为酸式结构与碱式结构的混合色(过渡色)。pH 2.7~4.7 则称为甲基橙的理论变色范围。

实际上,由于人眼对不同颜色的敏感度不同,指示剂的实际变色范围都不足 2 个 pH 单位,如下表:

指示剂	实际变色范围	酸式色	过渡色	碱式色
酚酞	8.2~10.0	无色	粉红	红色
甲基橙	3.2~4.4	红色	橙色	黄色

【仪器与试剂】

烧杯、量筒、试管、试管架、酒精灯、点滴板、HCl(0.1mol/L;6mol/L)、0.1mol/L HAc、0.1mol/L NaOH、$NH_3 \cdot H_2O$(0.1mol/L;2mol/L)、0.1mol/L NaCl、0.1mol/L NH_4Ac、NaAc(0.1mol/L;固体)、0.1mol/L Na_2CO_3、0.1mol/L $MgCl_2$、NH_4Cl(0.1mol/L;固体)、0.1mol/L $Al_2(SO_4)_3$、0.1mol/L Na_2HPO_4、0.1mol/L NaH_2PO_4、$Bi(NO_3)_3$(固体)、0.1mol/L Na_2S、1%酚酞指示剂、甲基橙指示剂、广泛 pH 试纸、锌片。

【实验步骤】

(一)强电解质与弱电解质的比较

1. 用 pH 试纸测量以下溶液的 pH 值,并与理论值比较:0.1mol/L HCl 溶液、0.1mol/L HAc 溶液、去离子水、0.1mol/L NaOH 溶液、0.1mol/L 氨水溶液。

2. 取两支试管,分别加入 2ml 0.1mol/L HCl 溶液和 2ml 0.1mol/L HAc 溶液,再各放入一小片锌片。用酒精灯加热试管,比较反应快慢。

根据实验现象,总结强电解质和弱电解质的区别。

(二)弱电解质的解离平衡与同离子效应

1. 在两支各盛有 1ml 0.1mol/L HAc 溶液的试管中,都加入 1 滴甲基橙溶液,观察溶液颜色。然后在一支试管中加入少量 NaAc 固体,摇匀,对比溶液颜色,解释实验现象。

2. 在两支各盛有 1ml 0.1mol/L 氨水溶液的试管中,都加入 1 滴酚酞溶液,观察溶液颜色。然后在一支试管中加入少量 NH_4Cl 固体,摇匀,对比溶液颜色,解释实验现象。

3. 在两支各盛有 1ml 0.1mol/L $MgCl_2$ 溶液的试管中,都加入 1ml 2mol/L 氨水溶液,观察现象。然后在其中一支试管中逐滴加入 0.1mol/L NH_4Cl 溶液,振荡,对比解释实验现象。

（三）盐类的水解与影响因素

1. 用 pH 试纸测定浓度均为 0.1mol/L 的下列盐溶液的酸碱性,写出离子方程式。
Na_2CO_3、$NaCl$、NH_4Cl、NH_4Ac、Na_2S、$NaAc$、$Al_2(SO_4)_3$、Na_2HPO_4、NaH_2PO_4

2. 取两支试管,分别加入少量 NaAc 固体,各加 2ml 水溶解,再加 1 滴酚酞指示剂,观察溶液颜色。加热其中一支试管,对比溶液颜色。注意固体量要少。

3. 取米粒大小的 $Bi(NO_3)_3$ 固体放入试管中,加入 2ml 去离子水,充分振荡,有何现象?用 pH 试纸测定溶液的 pH 值。然后边振荡试管边逐滴加入 6mol/L HCl 溶液,至溶液刚好澄清为止。继续加入去离子水稀释,又有什么现象?请用平衡移动原理来解释。

4. 取两支试管,分别加入 3ml 0.1mol/L Na_2CO_3 溶液及 3ml 0.1mol/L $Al_2(SO_4)_3$ 溶液,然后混合摇匀,观察有何现象,写出反应离子方程式。

［注意］

1. 用 pH 试纸测溶液的酸碱性时,不能用手直接拿取 pH 试纸及将试纸伸进待测溶液中。应将一小片试纸放在干净的点滴板上,用干净玻璃棒蘸待测溶液后,接触试纸,观察其颜色的变化。

2. 取液体试剂时,不能将滴瓶内的滴管伸入试管中,以防污染。

3. 预习使用酒精灯的注意事项。

4. 用酒精灯加热试管中的液体时,液体量一般不超过试管体积的 1/3。将试管夹夹在距管口 1~2cm 处,倾斜试管,从液体上部开始加热,再移到试管下部,来回加热,使受热均匀。加热时,试管口不能对着操作者或其他人。

【思考题】

1. 为什么 NaH_2PO_4 溶液呈弱酸性,Na_2HPO_4 溶液呈弱碱性?

2. 实验室应如何配制 $Bi(NO_3)_3$ 溶液?

3. 如何简单地鉴别 Na_2CO_3、$NaCl$、NH_4Cl、$NaAc$ 溶液?

（陈　菲）

第二节　定　性　实　验

实验五　醇、酚官能团的检验

【实验目的】

巩固醇、酚的化学性质,掌握醇类化合物的氧化反应,邻二醇和酚类化合物的检验方法。

【实验原理】

1. 醇羟基易被氧化剂氧化,伯醇氧化成酸,仲醇氧化成酮,叔醇一般不发生氧化反应。

2. 邻二醇为多官能团化合物,由于相邻羟基的作用,具有特殊的化学性质。邻羟基及邻位多元醇与氢氧化铜反应产生绛蓝色溶液,可用于邻羟基多元醇的检验。

3. 酚羟基可与三氯化铁溶液作用形成蓝紫色配合物,这是鉴定酚类化合物最常用的方法之一。(烯醇式结构也发生同样反应。)

【药品与试剂】

1. 异丙醇、乙醇、正丁醇、叔丁醇、0.5%高锰酸钾溶液。

2. 5%硫酸铜溶液、5%氢氧化钠溶液、10%乙二醇、10%1,3-丙二醇、10%甘油、浓盐酸。

3. 1%苯酚、1%间苯二酚、1%对苯二酚、1%邻硝基苯酚、1%三氯化铁溶液。

【实验步骤】

1. 取4支试管,各加入0.5%高锰酸钾溶液1ml,再分别加入5滴乙醇、异丙醇、正丁醇、叔丁醇。充分振荡试管,观察混合液的颜色变化?

2. 取3支试管,各分别加入3滴5%硫酸铜溶液和6滴5%氢氧化钠溶液,观察有何现象发生? 再分别加入5滴10%乙二醇、10%1,3-丙二醇、10%甘油,充分振荡试管,观察有何现象发生? 最后,在每支试管中各加入1滴浓盐酸,观察混合液的颜色又有何变化? 为什么?

3. 取4支试管,各加入1%苯酚,间苯二酚,对苯二酚,邻硝基苯酚溶液0.5ml,再分别加入1%三氯化铁溶液1~2滴,观察混合液的颜色变化。

[注意]

大多数酚类、烯醇类能与三氯化铁反应生成紫色到绿色的配合物。颜色的变化不仅取决于化合物本身的性质,同时也受溶剂、浓度及观察的时间等因素影响。若三氯化铁呈负反应,需进一步用溴水等进行反应加以确定。

【思考题】

1. 解释邻二醇与氢氧化铜反应现象。

2. 如何区别正丙醇、甘油、苯酚?

（高　颖）

实验六　醛、酮官能团的检验

【实验目的】

巩固醛、酮的化学性质,掌握醛、酮羰基的检验及醛与酮的鉴别方法,掌握甲基酮的鉴别方法。

【实验原理】

1. 醛、酮分子中都含有羰基,在弱酸性条件下能与2,4-二硝基苯肼进行亲核加成反应,生成黄色、橙色、或橙红色的2,4-二硝基苯腙沉淀,该反应常用于羰基化合物的定性分析。

2. 醛和酮分子中均含有羰基,但因结构的不同,性质上存在较大的差异。醛容易被氧化,可被多伦(Tollen)试剂、班氏(Benedict)试剂氧化,这些反应可用于区别醛与酮。

3. 甲基酮在碱性溶液中与碘反应,甲基上的三个 α-H 被碘原子取代,生成难溶于水且具有特殊臭味的黄色结晶碘仿(CHI_3),反应可用于鉴别乙醇、乙醛、甲基酮,及在该条件下能转化成甲基酮的醇类化合物。

【药品与试剂】

1. 甲醛、乙醛、丙酮、苯甲醛、苯乙酮、乙醇、异丙醇、1-丁醇。

2. 2,4-二硝基苯肼溶液、5%氢氧化钠溶液、10%氢氧化钠溶液、5%硝酸银溶液、

2%氨水、碘-碘化钾溶液、班氏试剂。

【实验步骤】

（一）醛酮羰基的鉴别

取 4 支试管,各加入 2,4-二硝基苯肼溶液 1ml,再分别加入乙醛、丙酮、苯甲醛、苯乙酮各 1~2 滴,充分振荡试管后静置,观察有无结晶析出,并注意结晶的颜色。

［注意］

1. 2,4-二硝基苯肼毒性较大,操作时应小心,防止试剂溢出沾到皮肤。若不慎触及皮肤,应先用稀醋酸洗,然后再用水冲洗。

2. 2,4-二硝基苯肼溶液的配制:取 2,4-二硝基苯肼 1g 溶于 7.5ml 浓硫酸中,再加95%乙醇 75ml 和蒸馏水 170ml,搅拌均匀后过滤,滤液放置于棕色瓶中保存。

（二）醛与酮的鉴别

1. 与多伦(Tollen)试剂反应　取 3 支洁净试管,各加入银氨溶液 1ml,再分别加入乙醛、苯甲醛、丙酮 2~3 滴,充分振荡试管后静置数分钟,观察现象。若无变化,可将试管放入 50~60℃的水浴中加热,再观察现象。

2. 与班氏试剂反应　取 3 支试管,各加入 1ml 班氏试剂,再分别加入 10 滴甲醛、乙醛、丙酮,边加边振荡试管。混合均匀后,将试管放入沸水浴中加热 3~5min。观察现象并解释。

［注意］

1. 多伦试剂久置后形成雷银(AgN_3)沉淀,容易爆炸,故必须临用时配制,配制时氨水不能过量,否则将影响试剂的灵敏度。

2. 银镜试验所用的试管若不洁净,反应后难形成光亮的银镜,仅能生成黑色絮状沉淀。反应完毕后,用浓硝酸溶解试管中生成的银镜。

3. 多伦试剂的配制　在洁净试管中加 5%硝酸银溶液 2 滴,10%氢氧化钠溶液 1滴,再滴加 2%的氨水溶液至沉淀完全溶解为止。

4. 班氏试剂的配制　将 173g 柠檬酸钠和 100g 无水碳酸钠溶解于 800ml 水中,再取 17.3g 硫酸铜晶体($CuSO_4 \cdot 5H_2O$)溶于 100ml 蒸馏水中,慢慢将此溶液加入上述溶液中,最后用蒸馏水稀释至 1L,若溶液不澄清,则过滤。

（三）甲基酮类化合物的鉴别

取 5 支试管,各加入 3 滴乙醛、丙酮、乙醇、异丙醇、1-丁醇,再分别加入 0.5ml碘-碘化钾溶液,溶液呈深红色,然后滴加 5%氢氧化钠溶液至溶液深红色褪去,振荡后观察试管中是否有沉淀产生,是否嗅到碘仿的气味? 如果出现白色乳浊液,将试管放入 50~60℃水浴加热后,再观察现象。

［注意］

1. 碘-碘化钾溶液的配制:将 25g 碘化钾溶于 100ml 蒸馏水中,再加 12.5g 碘,搅拌溶解。

2. 碘仿反应试验中加入氢氧化钠的用量不要过多,加热时间不宜太长,温度不能过高,否则会使生成的碘仿再消失,造成判断错误。

【思考题】

1. 在银镜反应时能否用灯焰直接加热? 为什么?

2. 怎样才能得到光亮的银镜?

3. 醛和酮在结构上有什么差异？试分析这种差异对其化学性质的影响。

4. 写出能发生碘仿反应化合物的结构。

5. 如何区别 2-丁醇、1,2-丁二醇、苯酚、苯甲醛、苯乙酮？

（张晓薇）

实验七　糖的检验

【实验目的】

巩固糖类化合物的化学性质,掌握糖的检验方法;还原性糖与非还原性糖的鉴别方法;醛糖与酮糖的鉴别和淀粉的检验方法。

【实验原理】

1. 在浓硫酸作用下,糖类化合物脱水生成糠醛或其衍生物,然后再与 α-萘酚反应生成紫色缩合物,该反应称为莫立许（Molisch）反应,是糖类化合物定性检验常用方法。

2. 根据糖类化合物与氧化剂反应的不同,糖可分为还原性糖与非还原性糖。能被多伦试剂或班氏试剂氧化的糖称为还原性糖,不能反应的糖称为非还原性糖。与多伦、班氏试剂反应简单且灵敏,常用于单糖的定性检验。双糖分子中含有苷羟基的为还原性双糖,如麦芽糖、乳糖、纤维二糖等,不含苷羟基的为非还原性双糖,如蔗糖。多糖无还原性,多糖和双糖分子在酸或酶催化下水解形成单糖后表现出单糖的还原性。

3. 醛糖、酮糖均为单糖,但化学性质有所不同。酮糖与盐酸共热生成糠醛衍生物,再与间苯二酚反应很快形成鲜红色的缩合物,而醛糖需要较长时间才能显色,据此可区别醛糖与酮糖,该反应称为西里瓦诺夫（Seliwanoff）反应。

4. 淀粉为多糖,无还原性,但遇碘显蓝紫色,故常用碘对淀粉进行定性分析及检验。

【药品与试剂】

1. 2%葡萄糖、2%果糖、2%蔗糖、2%麦芽糖、1%淀粉溶液、Molisch 试剂、浓硫酸。

2. 10%氢氧化钠溶液、5%硝酸银溶液、2%氨水。

3. 间苯二酚-盐酸试剂。

4. 0.1%碘溶液。

【实验步骤】

（一）糖的检识

取 5 支试管,各加入 2%葡萄糖、2%果糖、2%蔗糖、2%麦芽糖、1%淀粉溶液 1ml,再分别加入 4 滴新配制的 Molisch 试剂（15% α-萘酚乙醇溶液）。混合均匀后,将试管倾斜,沿试管壁慢慢加入 1ml 浓硫酸（注意不要摇动）,硫酸与糖溶液明显分为两层。观察液面交界处有无紫色环出现。若数分钟内无颜色变化,可在水浴中温热,再观察结果。

［注意］

1. Molisch 反应很灵敏,在试验时如不慎有滤纸碎片落入试管,也会得到阳性结果。某些化合物如甲酸、丙酮、乳酸和草酸等都呈阳性结果。所以只能用其阴性结果来判断糖类化合物的不存在。

2. 所有的糖类都能与 Molisch(α-萘酚-浓硫酸)试剂反应,生成紫色缩合物。单糖在强酸性介质中都能与 α-萘酚缩合呈现颜色反应。多糖和低聚糖在酸性条件下可部分水解为单糖,在浓硫酸作用下脱水首先生成糠醛或羟甲基糠醛等衍生物,然后再与两分子 α-萘酚反应,生成紫色缩合物。

（二）还原性糖与非还原性糖的鉴别

1. 与多伦试剂反应——银镜反应　取 4 支试管,各加入多伦试剂 1ml,再分别加入 4 滴 2%葡萄糖、2%果糖、2%蔗糖、2%麦芽糖溶液,摇匀,将试管同时放入 50~60℃ 水浴中加热,观察有无银镜生成。

2. 与班氏试剂反应——铜镜反应　取 4 支试管,各加入班氏试剂 1ml,再分别加入 4 滴 2%葡萄糖、2%果糖、2%蔗糖、2%麦芽糖,摇匀,将试管同时放入沸水浴中加热 2~3 分钟,然后取出冷却,观察并比较现象。

［注意］

1. 多伦试剂的配制:见醛酮的鉴别。

2. 班氏试剂的配制:见醛酮的鉴别。班氏试剂为斐林试剂的改进,试剂稳定,反应灵敏而且不用临时配制,使用方便。

（三）醛糖与酮糖的鉴别

取 4 支试管,各加入 10 滴间苯二酚-盐酸试剂,再分别加入 2 滴 2%葡萄糖、2%果糖、2%蔗糖、2%麦芽糖溶液,混合均匀后,将试管同时放入沸水浴中加热 2 分钟,观察并比较试管中出现颜色的次序。

［注意］

1. 间苯二酚-盐酸试剂的配制:取 0.01g 间苯二酚溶于 10ml 浓盐酸和 10ml 水,混合均匀即成。

2. 在 Seliwanoff 试验中,酮糖变为糠醛衍生物的速度比醛糖快 15~20 倍。若加热时间过长,葡萄糖、麦芽糖、蔗糖也有阳性结果。另外,葡萄糖浓度高时,在酸存在下,能部分转化为果糖。因此,本试验应注意盐酸和葡萄糖的浓度均不得超过 12%,观察颜色或沉淀的时间不得超过加热后 20 分钟。

（四）淀粉的检验

在试管中加入 10 滴 1%淀粉溶液,再加入 1 滴 0.1%碘溶液,观察现象。

【思考题】

1. 蔗糖与多伦试剂长时间加热时,有时也呈阳性结果,如何解释?

2. 还原性糖与非还原性糖在结构和性质上有何不同?

3. 如何区别葡萄糖、果糖、蔗糖、淀粉?

（徐安莉）

第三节　综合性实验

实验八　醋酸解离度和解离平衡常数的测定

【实验目的】

1. 测定醋酸解离度和解离平衡常数。

2. 进一步加深有关解离平衡的基本概念,练习酸碱滴定操作。

3. 了解 pH 酸度计的使用方法。

【实验原理】

方法一:

醋酸是一元弱酸,在水溶液中存在以下解离平衡:

$$HAc(aq) \rightleftharpoons H_3O^+(aq) + Ac^-(aq)$$

$$K_a = \frac{[H^+][Ac^-]}{[HAc]} = \frac{c \cdot \alpha^2}{1-\alpha}$$

式中 $[H^+]$、$[Ac^-]$、$[HAc]$ 分别是三者的平衡浓度;c 为醋酸的起始浓度;K_a 为醋酸的解离平衡常数。通过对已知浓度的醋酸的 pH 值的测定,按 $pH = -\lg[H^+]$ 换算成 $[H^+]$,根据解离度 $\alpha = \dfrac{[H^+]}{c}$,计算出解离度 α,再代入上式即可求得解离平衡常数 K_a^θ。

方法二:

醋酸的解离平衡常数的表达形式为:$K_a = \dfrac{[H^+][Ac^-]}{[HAc]}$

以对数式表示: $$\lg K_a = \lg[H^+] + \lg\frac{[Ac^-]}{[HAc]}$$

当 $[Ac^-] = [HAc]$ 时: $$\lg K_a = \lg[H^+] + \lg 1 = \lg[H^+] = -pH$$

如果在一定温度下,能使得醋酸溶液中 $[Ac^-] = [HAc]$,只需测定此时的 pH 值,即可计算出醋酸的解离平衡常数的近似值。

用 NaOH 溶液滴定 HAc 溶液时:

$$HAc + OH^- \rightleftharpoons Ac^- + H_2O$$

$[HAc] = [Ac^-]$,而 NaOH 的用量也应等于完全中和 HAc 时所需量的一半,如果测得此时溶液的 pH 值,即可计算出醋酸的解离平衡常数的近似值。然后利用稀释定律计算出醋酸的解离度。

以下实验内容按照方法一设计。

【仪器与试剂】

移液管(25ml)、吸量管(5ml)、容量瓶(50ml)、烧杯(50ml)、锥形瓶(250ml)、碱式滴定管、铁架台、滴定管夹、吸气橡皮球、pH 酸度计、HAc(约 0.2mol/L)、标准缓冲溶液(pH = 6.86,pH = 4.00)、酚酞指示剂、标准 NaOH 溶液(约 0.2mol/L)。

【实验步骤】

1. 醋酸溶液浓度的标定 用移液管吸取 25ml 约 0.2mol/L HAc 溶液三份,分别置于三个 250ml 锥形瓶中,各加 2~3 滴酚酞指示剂。分别用标准氢氧化钠溶液滴定至溶液呈现微红色,半分钟不褪色为止,记下所用氢氧化钠溶液的体积。从而求得 HAc 溶液的精确浓度(四位有效数字)。

2. 配制不同浓度的醋酸溶液 用移液管和吸量瓶分别取 25ml、5ml、2.5ml 已标定过浓度的 HAc 溶液放于三个 50ml 容量瓶中,用蒸馏水稀释至刻度,摇匀,并求出各份稀释后的醋酸溶液精确浓度 $\left(\dfrac{c}{2}, \dfrac{c}{10}, \dfrac{c}{20}\right)$ 的值(四位有效数字)。

3. 测定醋酸溶液的 pH 值　用四个干燥的 50ml 烧杯分别取 30~40ml 上述三种浓度的醋酸溶液及未经稀释的 HAc 溶液,由稀到浓分别用 pH 酸度计测定它们的 pH 值(三位有效数字),并记录室温。

4. 计算解离度与解离平衡常数　根据四种醋酸的浓度、pH 值计算解离度与解离平衡常数。

【数据记录和结果】

1. 醋酸溶液浓度的标定

滴定序号	1	2	3
标准 NaOH 溶液的浓度(mol/L)			
所取 HAc 溶液的量(ml)			
标准 NaOH 溶液的用量(ml)			
实验测定 HAc(mol/L)测定值			
溶液精确浓度(mol/L)平均值			

2. 醋酸溶液的 pH 值测定及平衡常数、解离度的计算　　　　t = ＿＿＿℃

HAc 溶液编号	c_{HAc}(mol/L)	pH	$[H^+]$(mol/L)	α(%)	K_a
1 ($c/20$)					
2 ($c/10$)					
3 ($c/2$)					
4 (c)					

【思考题】

1. 标定醋酸浓度时,可否用甲基橙作指示剂? 为什么?

2. 如果改变所测溶液的温度,则解离度和解离平衡常数有无变化?

3. 当醋酸溶液浓度变化时,$[H^+]$、α 如何变化? K_a 值是否随醋酸溶液浓度变化而变化?

(杨　婕)

实验九　药用氯化钠的制备

【实验目的】

1. 掌握药用氯化钠制备的原理和方法。

2. 练习称量、溶解、过滤、沉淀、蒸发浓缩等基本操作。

3. 熟悉定性检验有关杂质离子的基本操作。

【实验原理】

药用氯化钠是一种电解质补充药物,可用来维持体液的渗透压以及调节人体内水与电解质之间的平衡。药用氯化钠由粗盐为原料提纯得到。粗盐中含有多种杂质,既有不溶性的杂质,如泥沙,也有可溶性杂质,如 Ca^{2+}、Mg^{2+}、K^+ 和 SO_4^{2-} 等,这些杂质的去除方法如下:先加入稍过量的 $BaCl_2$ 溶液将 SO_4^{2-} 转化为难溶的 $BaSO_4$ 沉淀通过过滤而除去:

$$Ba^{2+}+SO_4^{2-}=BaSO_4\downarrow$$

再向该溶液中加入过量的饱和 Na_2CO_3 溶液,Ca^{2+}、Mg^{2+} 以及过量的 Ba^{2+} 也可分别生成相应的沉淀而除去:

$$Ca^{2+}+CO_3^{2-}=CaCO_3\downarrow$$
$$4Mg^{2+}+2H_2O+5CO_3^{2-}=Mg(OH)_2\cdot 3MgCO_3+2HCO_3^-$$
$$Ba^{2+}+CO_3^{2-}=BaCO_3\downarrow$$

过量的 Na_2CO_3 溶液用 HCl 中和。粗食盐中的 K^+ 离子与这些沉淀剂不起作用,仍留在溶液中。由于 KCl 溶解度比 NaCl 大,而且粗食盐中含量较少,所以在蒸发和浓缩食盐溶液时,NaCl 先结晶出来,而 KCl 仍留在溶液中。

【仪器与试剂】

台秤、电磁加热搅拌器(或酒精灯)、循环水泵、抽滤瓶、布氏漏斗、普通漏斗、烧杯、玻璃棒、试管、滴管、滴瓶、量筒、蒸发皿、滤纸、粗盐、Na_2CO_3(饱和溶液)、6mol/L HCl、1mol/L $BaCl_2$、pH 试纸、2:1 酒精水溶液。

【实验步骤】

1. 粗盐溶解 称取 10.0g 粗食盐置于 100ml 烧杯中,加 30ml 水,用电磁加热搅拌器(或酒精灯)加热搅拌使其溶解。

2. 除去 SO_4^{2-} 加热溶液至沸,边搅拌边滴加 1mol/L $BaCl_2$ 溶液约 2ml,继续加热 5min,使沉淀颗粒长大而易于沉降。

3. 检查 SO_4^{2-} 是否除尽 将电磁加热搅拌器(或酒精灯)移开,待沉淀沉降后,取少量上层清液加几滴 6mol/L HCl,再加几滴 1mol/L $BaCl_2$ 溶液,如果出现混浊(将 $BaCl_2$ 溶液沿杯壁加入,从侧面观看),表示 SO_4^{2-} 尚未除尽,需再加 1mol/L $BaCl_2$ 溶液,直至在其清液中加 $BaCl_2$ 溶液不再变混浊为止,表示 SO_4^{2-} 已除尽。常压过滤,弃去沉淀。

4. 除去 Ca^{2+}、Mg^{2+} 和过量的 Ba^{2+} 将所得滤液加热至沸,边搅拌边滴加约 3ml 饱和 Na_2CO_3 溶液,直至不再产生沉淀为止,然后再多加 0.5ml Na_2CO_3 溶液,静置(或离心沉降)。

5. 检查 Ba^{2+} 是否除尽 用滴管吸取上层清液数滴放在试管中,加几滴饱和 Na_2CO_3 溶液,如果出现混浊,表示 Ba^{2+} 未除尽,需在原溶液中继续滴加饱和 Na_2CO_3 溶液,直至除尽为止。常压过滤,弃去沉淀。

6. 用 HCl 调整酸度 向滤液中滴加 16~17 滴 6mol/L HCl,加热搅拌,中和到溶液呈微酸性(pH 值为 3~4)。

7. 浓缩与结晶 在事先已称其质量为 w_1 的蒸发皿中将溶液浓缩至有大量 NaCl 结晶出现(约为原体积的 1/3),冷却结晶,抽吸过滤,同时用约 2ml 2:1 酒精水溶液洗涤晶体,抽滤至布氏漏斗下端无水滴为止。

将氯化钠晶体转移到蒸发皿中,在石棉网上用小火烘干(为防止蒸发皿摇晃,可在石棉网上放置一个泥三角)。冷却后称其质量 w_2,计算产率。

$$产率=\frac{w_2-w_1}{10.0}\times 100\%$$

【思考题】

1. 除去 SO_4^{2-}、Ca^{2+}、Mg^{2+} 等离子的顺序是否可以倒置？为什么？

2. 为什么不能用重结晶法提纯 NaCl？

（李　静）

实验十　乙酰水杨酸的制备

【实验目的】

学习、掌握酰化反应的原理和实验操作方法,熟悉重结晶基本技术。

【实验原理】

制备乙酰水杨酸最常用的方法是将水杨酸与乙酸酐作用,通过乙酰化反应,使水杨酸分子中酚羟基上的氢原子被乙酰基取代,生成乙酰水杨酸。为了加速反应,通常加入少量的浓硫酸作为催化剂,其作用是破坏水杨酸分子中羧基与酚羟基的形成,使酰化反应较易完成。

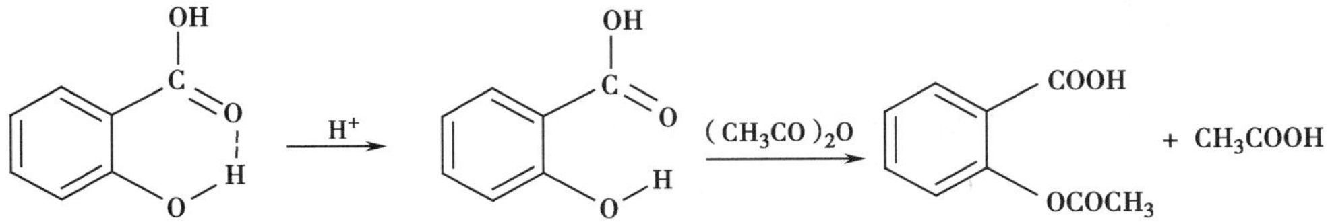

主要副反应为：

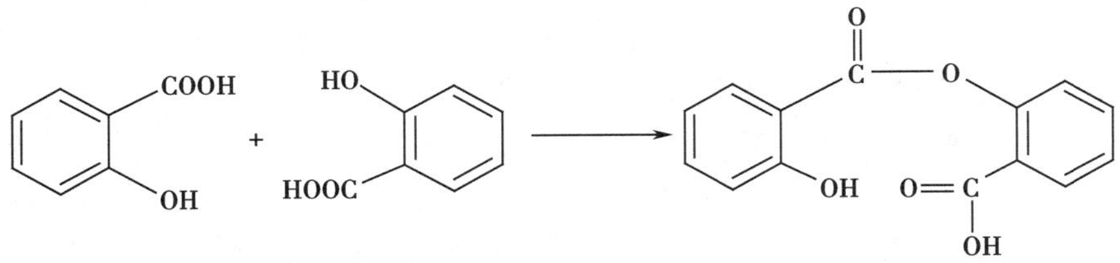

反应生成的粗制乙酰水杨酸含有未反应的水杨酸,本实验采用醇水混合溶剂进行重结晶提纯,以除去水杨酸及其他杂质。

【药品与仪器】

1. 水杨酸、乙酸酐、浓硫酸、95%乙醇、1%三氯化铁。

2. 100ml 锥形瓶、水浴锅、温度计、50ml 烧杯、布氏漏斗、吸滤瓶、水泵或真空泵、100ml 量筒、50ml 量筒、安全瓶等。

【实验步骤】

1. 乙酰水杨酸的制备　在 100ml 干燥的锥形瓶中放置 6.3g（0.045mol）干燥水杨酸和 9ml（约 9.5g,0.09mol）乙酸酐,然后加 10 滴浓硫酸,充分摇动。水浴上加热,待水杨酸溶解后,保持瓶内温度在 70℃左右（或 80℃左右水浴）,维持 20 分钟并不时加以振摇。取出锥形瓶,稍冷却,加入 50ml 蒸馏水,并用冰水冷却 15 分钟,直至白色结晶完全析出。抽滤,锥形瓶用 5ml 蒸馏水洗涤,洗液倒入布氏漏斗中,压紧结晶,抽干,即得粗制的乙酰水杨酸。

取少量粗制品,溶解于几滴乙醇中,加 0.1%三氯化铁溶液 1~2 滴,观察颜色的变化。

2. 粗产品的纯化（重结晶法）　将粗制的乙酰水杨酸转入干净的 50ml 烧杯中,并用 10ml 乙醇把粘附在布氏漏斗及滤纸上的乙酰水杨酸都洗入烧杯内。在水浴中加热,使其溶解。稍冷却,加入 30ml 蒸馏水,并用冰水冷却 15 分钟,直至白色结晶完全析出,再次抽气过滤,烧杯用 5ml 蒸馏水洗涤,洗液倒入布氏漏斗中,压紧抽干,即得纯化的乙酰水杨酸。

取少量纯化产品,溶解于几滴乙醇中,加 0.1% 三氯化铁溶液 1~2 滴,观察颜色的变化。鉴定乙酰水杨酸的纯度。干燥后称重,计算产率(产量 5.2~5.4g,产率 65%~67%)。

【思考题】

1. 制备乙酰水杨酸的仪器为什么必须干燥?

2. 前后 2 次用三氯化铁溶液检测,其结果说明了什么?

(邢爱萍)

实验十一　甲基橙的制备

【实验目的】

1. 掌握盐析和重结晶的基本原理和操作。

2. 掌握重氮化反应和耦合反应的实验操作。

3. 熟悉甲基橙的制备。

【实验原理】

偶氮染料迄今为止仍然是普遍使用的最重要染料之一。它是指偶氮基(—N＝N—)连接两个芳环形成的一类化合物。为了改善颜色和提高染色效果,偶氮染料必须含有成盐的基团如酚羟基、氨基、磺酸基和羧基。

偶氮染料可通过重氮基与芳胺发生耦联反应来制备,反应速率受溶液 pH 值影响颇大。重氮盐与芳胺耦联时,在高 pH 介质中,重氮盐易变成重氮酸盐;而在低 pH 值介质中,游离芳胺则容易转变为铵盐。只有溶液的 pH 值在某一范围内使两种反应物都有足够的浓度时,才能有效发生耦联反应。胺的耦联反应,通常在中性或弱酸性介质(pH 4~7)中进行,通过加入缓冲剂醋酸钠来加以调节。

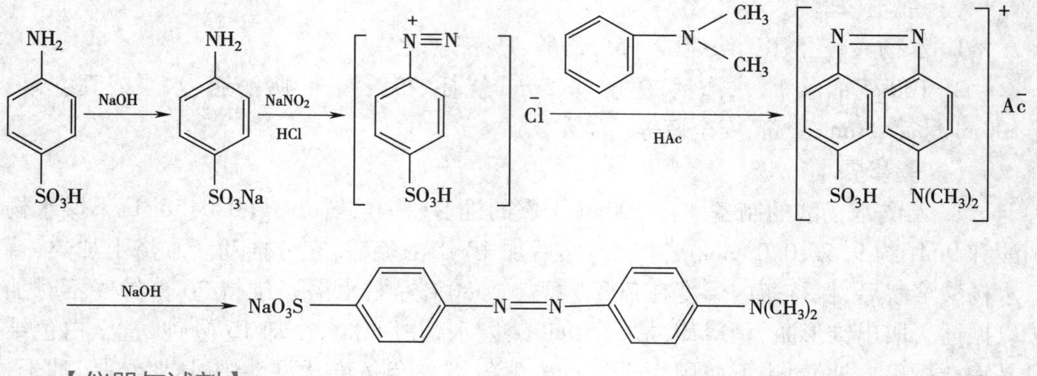

【仪器与试剂】

电炉、烧杯、量筒、玻璃棒、滴管、表面皿、循环水真空泵、对氨基苯磺酸晶体、1.25mol/L 氢氧化钠、亚硝酸钠、浓盐酸、N,N-二甲基苯胺、冰醋酸、2.5mol/L 氢氧化钠、饱和氯化钠、乙醇(少量)、淀粉-碘化钾试纸。

【实验步骤】

1. 重氮盐的制备　在烧杯中放置 10ml 5%NaOH 溶液及 0.01mol（2.10g）对氨基苯磺酸晶体,加热使之溶解。另溶解 0.01mol 亚硝酸钠（0.80g）于 6ml 水中,加入上述烧杯内,冰水浴冷却至 0~5℃。在不断搅拌下,将 3ml 浓盐酸与 10ml 水配成的溶液缓缓滴加到上述混合液中,并控制温度在 5℃ 以下。滴加完后用淀粉-碘化钾试纸检验,如果试纸不显色,继续滴加。然后在冰水浴中放置 15min 以保证反应完全。

2. 耦合　在试管内混合 1.2g N,N-二甲基苯胺（1.30ml）和 1ml 冰醋酸,在不断搅拌下,将此溶液慢慢加到上述冷却的重氮盐溶液中。加完后,继续搅拌 10min,然后慢慢加入 25ml 5% NaOH 溶液,直至反应物变为橙色。这时反应液呈碱性,粗制的甲基橙呈细粒状沉淀析出。将反应物在沸水浴中加热 5min,冷却至室温后,再在冰水浴中冷却,使甲基橙晶体析出完全。抽滤收集结晶,依次用少量水、乙醇、乙醚洗涤,压干。

3. 重结晶　将样品溶于有少量 NaOH 的沸水,待结晶析出完全后,抽滤收集,沉淀,依次用少量乙醇、乙醚洗涤。得到橙色的小叶片状甲基橙结晶。

溶解少许甲基橙于水中,加几滴稀盐酸溶液,接着用稀 NaOH 溶液中和,观察颜色变化。

[注意]

1. 重氮化过程中,应严格控制温度,反应温度若高于 5℃,生成的重氮盐易水解为酚,降低产率。

2. 若试纸不显色,需补充亚硝酸钠溶液。

3. 重结晶操作要迅速,否则由于产物呈碱性,在温度高时易变质,颜色变深,用乙醇洗涤的目的是使其迅速干燥。

4. N,N-二甲基苯胺是有毒物品,实验时应小心使用,接触后马上洗手。

【思考题】

1. 什么是耦联反应? 结合本次实验说明耦联反应的条件。

2. 在本实验中,制备重氮盐时为什么要把对氨基苯磺酸变成钠盐?

（李奇峰）

实验十二　咖啡因的提取

【实验目的】

学习、掌握从茶叶中提取咖啡因的实验方法,巩固萃取、蒸馏、抽滤等基本操作。

【实验原理】

茶叶中含有多种生物碱,其中以咖啡因为主,占 1%~5%,另外还含有 11%~12% 的丹宁酸以及色素、纤维素和蛋白质等。咖啡因是弱碱性化合物,为白色针状晶体,溶于水、乙醇、氯仿、丙酮等,微溶于石油醚。在 100℃ 时失去结晶水,开始升华,120℃ 时升华相当显著,178℃ 以上升华加快。无水咖啡因的熔点为 234.5℃。

利用咖啡因能溶于水和醇的性质,可用热水或醇从茶叶中提取咖啡因,然后蒸去溶剂,即得粗咖啡因,再利用升华将咖啡因和其他生物碱等杂质分离而提纯。

【药品与仪器】

1. 茶叶、95%乙醇、生石灰。
2. 回流装置、抽滤装置、蒸馏装置、蒸发皿。

【实验步骤】

方法一（萃取法）：称取茶叶末 10g，放入 250ml 圆底烧瓶中，加入 100ml 95%乙醇，并加入几粒沸石，装上回流装置，在水浴加热下回流 1 小时。稍冷后抽滤，再将滤渣放入烧瓶，加 100ml 95%乙醇，水浴加热回流 1 小时，稍冷后抽滤。合并 2 次滤液，蒸馏回收大部分乙醇。再把残液倾入蒸发皿中，拌入 3~4g 生石灰，在蒸气浴上蒸干。

冷却后，擦去粘在边上的粉末，以免在升华时污染产物。取一合适的玻璃漏斗，倒罩在已刺有许多小孔滤纸的蒸发皿上，用小火加热升华，温度控制在 180℃ 左右。当纸上出现白色针状结晶时，控制温度，尽可能使升华速度放慢，提高结晶纯度。如发现有棕色烟雾时，即升华完毕。停止加热，揭开漏斗和滤纸，仔细地把附在纸上及器皿周围的咖啡因结晶用小刀刮下。残渣经拌合后，用较大的火焰再加热升华 1 次。合并 2 次升华收集的咖啡因，测定熔点。称重，计算产率（产量 45~55mg，产率 0.45%~0.55%）。

方法二（索氏提取器提取法）：称取茶叶末 10g，放入卷好的滤纸筒中，并将滤纸筒放入索氏提取器内［图 1(a)］。在 150ml 圆底烧瓶中加入 80ml 95%乙醇和 1~2 粒沸石，置水浴中加热回流提取约 1~2h。当最后一次的冷凝液刚刚虹吸下去时，立即停止加热，改为蒸馏装置，回收提取液中大部分乙醇。将浓缩液（约 10~20ml）转入蒸发皿中，置水浴上蒸发至糊状；拌入 3~4g 生石灰，再次放于水浴上，在玻璃棒不断搅拌下蒸干溶剂和水分。将蒸发皿移至石棉网上用小火焙炒片刻，除去水分。

将一张多孔滤纸盖在表面皿上，取一个合适的玻璃漏斗罩在滤纸上。将该蒸发皿置于可控温热源上，小心加热使其升华［图 1(b)］。当滤纸上出现白色针状结晶时，要控制温度，缓慢升华。当大量白色结晶出现时，暂停加热。用刀片将滤纸上的结晶刮下。残渣经拌和后，再次升华。

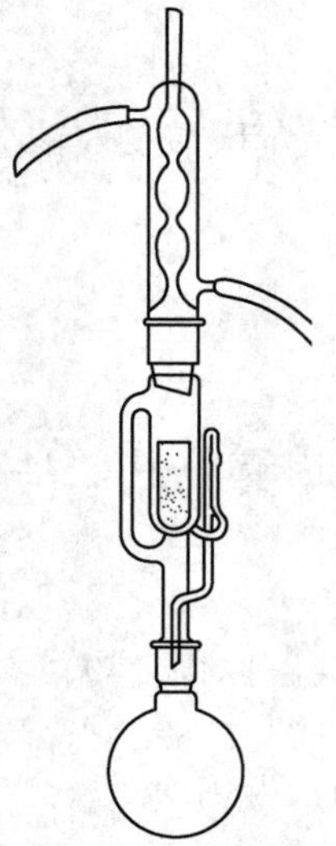

(a) 索氏提取器 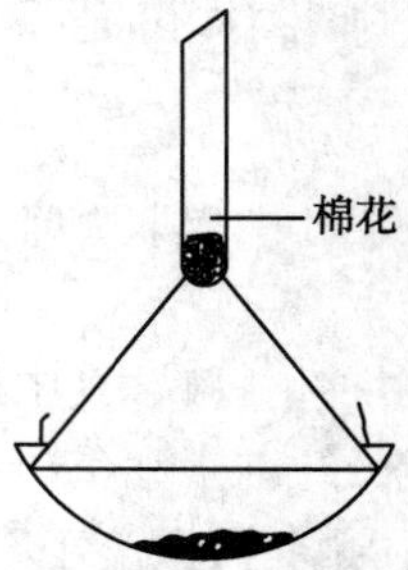　　(b) 升华装置

图 1　实验装置示意图

合并两次收集的咖啡因。

【思考题】

1. 本实验为什么采用升华提纯而不采用重结晶提纯？

2. 要提高产率和产品的纯度应注意哪些问题？

（张晓丽）

笔记

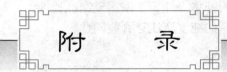

附　录

附录一　国际单位制基本单位及可并用的我国法定计量单位

表1　国际单位制的基本单位（SI）

量的名称	单位名称	单位符号 中文	单位符号 国际	定　义
长度	米 meter	米	m	米：光在真空中 $\dfrac{1}{299\ 792\ 458}$ 秒的时间间隔内所进行的路程的长度
质量	千克 kilogram	千克	kg	千克：是质量单位，等于国际千克原器的质量
时间	秒 second	秒	s	秒：是铯-133 原子基态的两个超精细能级之间跃迁所对应的辐射的 9 192 631 770 个周期的持续时间
电流	安［培］ampere	安	A	安培：是一恒定电流，若保持处于真空中相距 1 米的两无限长而圆截面可忽略的平行直导线内，则此两导线之间在每米长度上产生的力等于 2×10^{-7} 牛顿
热力学温度	开［尔文］kelvin	开	K	热力学温度：是水三相点热力学温度的 $\dfrac{1}{273.16}$
物质的量	摩［尔］mole	摩	mol	摩尔：是一系统的物质的量，该系统中所包含的基本单元数与 0.012 千克 ^{12}C 的原子数目相等
发光强度	坎［德拉］candela	坎	cd	坎：是一光源发出的频率为 540×10^{12} Hz 的单色辐射，且在给定方向上的辐射强度为 $\dfrac{1}{683}$ WgSr^{-1}（瓦特每球面度）

表2　可与国际单位制单位并用的我国法定计量单位

量的名称	单位名称	单位符号	与 SI 单位的关系
时间	分	min	1min＝60s
	（小）时	h	1h＝60min＝3600s
	日（天）	d	1d＝24h＝86 400s

量的名称	单位名称	单位符号	与 SI 单位的关系
（平面）角	度	°	$1° = (\pi/180)\,rad$
	［角］分	′	$1′ = (1/60)° = (\pi/10\,800)\,rad$
	［角］秒	″	$1″ = (1/60)′ = (\pi/648\,000)\,rad$
体积	升	L	$1L = 1dm^3$
质量	吨	t	$1t = 10^3\,kg$
	原子质量单位	u	$1u \approx 1.660\,540 \times 10^{-27}\,kg$
旋转速度	转每分	r/min	$1r/min = (1/60)/s$
长度	海里	n mile	1n mile = 1852m（只用于航程）
速度	节	kn	1kn = 1n mile/h = (1852/3600)m/s（只用于航行）
能	电子伏	eV	$1eV \approx 1.602\,177 \times 10^{-19}\,J$
级差	分贝	dB	
线密度	特（克斯）	tex	$1tex = 10^{-6}\,kg/m$
面积	公顷	ha/hm²	$1hm^2 = 10^4\,m^2$

注：平面角单位度、分、秒的符号在组合单位中采用（°）、（′）、（″）的形式。

　　例如，不用°/s 而用（°）/s。

附录二　无机酸、碱在水中的解离常数（298K）

弱酸或弱碱	分子式	分步	K_a（或 K_b）	pK_a（或 pK_b）
砷酸	H_3AsO_4	1	6.30×10^{-3}	2.20
		2	1.05×10^{-7}	6.98
		3	3.16×10^{-12}	11.50
亚砷酸	H_3AsO_3	1	6.03×10^{-10}	9.22
硼酸	H_3BO_3	1	5.75×10^{-10}	9.24
碳酸	H_2CO_3	1	4.17×10^{-7}	6.38
		2	5.62×10^{-11}	10.25
氢氰酸	HCN		6.17×10^{-10}	9.21
铬酸	H_2CrO_4	1	1.05×10^{-1}	0.98
		2	3.16×10^{-7}	6.50
氢氟酸	HF		6.61×10^{-4}	3.18
亚硝酸	HNO_2		5.13×10^{-4}	3.29
过氧化氢	H_2O_2	1	2.24×10^{-12}	11.65
		2	1.0×10^{-25}	

续表

弱酸或弱碱	分子式	分步	K_a(或 K_b)	pK_a(或 pK_b)
磷酸	H_3PO_4	1	7.59×10^{-3}	2.12
		2	6.31×10^{-8}	7.20
		3	4.37×10^{-13}	12.36
亚磷酸	H_3PO_3	1	5.01×10^{-2}	1.30
		2	2.51×10^{-7}	6.60
氢硫酸	H_2S	1	1.32×10^{-7}	6.88
		2	7.08×10^{-15}	14.15
硫酸	H_2SO_4	2	1.02×10^{-2}	1.99
亚硫酸	H_2SO_3	1	1.26×10^{-2}	1.90
		2	6.31×10^{-8}	7.20
硫氰酸	HSCN		1.41×10^{-1}	0.85
偏硅酸	H_2SiO_3	1	1.70×10^{-10}	9.77
		2	1.60×10^{-12}	11.80
次氯酸	HClO		2.90×10^{-8}	7.54
次溴酸	HBrO		2.82×10^{-9}	8.55
次碘酸	HIO		3.16×10^{-11}	10.50
硫代硫酸	$H_2S_2O_3$	1	2.52×10^{-1}	0.60
		2	1.90×10^{-2}	1.72
甲酸(蚁酸)	HCOOH		1.80×10^{-4}	3.74
醋酸	HAc		1.75×10^{-5}	4.756
草酸	$H_2C_2O_4$	1	5.37×10^{-2}	1.27
		2	5.37×10^{-5}	4.27
氨水	$NH_3 \cdot H_2O$		1.74×10^{-5}	4.76
羟胺	$NH_2OH \cdot H_2O$		9.12×10^{-9}	8.04
氢氧化钙	$Ca(OH)_2$	1	3.72×10^{-3}	2.43
		2	3.98×10^{-2}	1.40
氢氧化银	AgOH		1.10×10^{-4}	3.96
氢氧化锌	$Zn(OH)_2$		9.55×10^{-4}	3.02

录自：Weast RC. CRC Handbook of Chemistry and Physics，87th ed.，2006-2007.1

附录三　标准电极电势表（291～298K）

1. 在酸性溶液中

电 极 反 应	$E_A^{\ominus}/V$
$Li^+ + e^- =\!=\!= Li$	-3.045
$K^+ + e^- =\!=\!= K$	-2.931
$Ba^{2+} + 2e^- =\!=\!= Ba$	-2.912
$Sr^{2+} + 2e^- =\!=\!= Sr$	-2.899
$Ca^{2+} + 2e^- =\!=\!= Ca$	-2.868
$Na^+ + e^- =\!=\!= Na$	-2.714
$Mg^{2+} + 2e^- =\!=\!= Mg$	-2.372
$Al^{3+} + 3e^- =\!=\!= Al$	-1.662
$Mn^{2+} + 2e^- =\!=\!= Mn$	-1.185
$Se + 2e^- =\!=\!= Se^{2-}$	-0.924
$Cr^{2+} + 2e^- =\!=\!= Cr$	-0.913
$Zn^{2+} + 2e^- =\!=\!= Zn$	-0.7618
$Cr^{3+} + 3e^- =\!=\!= Cr$	-0.744
$Ag_2S(固) + 2e^- =\!=\!= 2Ag + S^{2-}$	-0.691
$As + 3H^+ + 3e^- =\!=\!= AsH_3$	-0.608
$Ga^{3+} + 3e^- =\!=\!= Ga$	-0.56
$H_3PO_3 + 2H^+ + 2e^- =\!=\!= H_3PO_2 + H_2O$	-0.499
$2CO_2 + 2H^+ + 2e^- =\!=\!= H_2C_2O_4$	-0.49
$S + 2e^- =\!=\!= S^{2-}$	-0.476
$Fe^{2+} + 2e^- =\!=\!= Fe$	-0.447
$Cr^{3+} + e^- =\!=\!= Cr^{2+}$	-0.407
$Cd^{2+} + 2e^- =\!=\!= Cd$	-0.403
$Se + 2H^+ + 2e^- =\!=\!= H_2Se$	-0.36
$PbSO_4(固) + 2e^- =\!=\!= Pb + SO_4^{2-}$	-0.3588

电 极 反 应	$E_A^{\ominus}/V$
$In^{3+}+3e^-\!=\!=\!=In$	-0.3382
$Tl^++e^-\!=\!=\!=Tl$	-0.3363
$Co^{2+}+2e^-\!=\!=\!=Co$	-0.280
$H_3PO_4+2H^++2e^-\!=\!=\!=H_3PO_3+H_2O$	-0.276
$Ni^{2+}+2e^-\!=\!=\!=Ni$	-0.257
$AgI(固)+e^-\!=\!=\!=Ag+I^-$	-0.1522
$Sn^{2+}+2e^-\!=\!=\!=Sn$	-0.1375
$Pb^{2+}+2e^-\!=\!=\!=Pb$	-0.1262
$Fe^{3+}+3e^-\!=\!=\!=Fe$	-0.041
$2H^++2e^-\!=\!=\!=H_2$	0.000
$AgBr(固)+e^-\!=\!=\!=Ag+Br^-$	$+0.0713$
$S_4O_6^{2-}+2e^-\!=\!=\!=2S_2O_3^{2-}$	$+0.08$
$TiO^{2+}+2H^++e^-\!=\!=\!=Ti^{3+}+H_2O$	$+0.1$
$S+2H^++2e^-\!=\!=\!=H_2S(气)$	$+0.142$
$Sn^{4+}+2e^-\!=\!=\!=Sn^{2+}$	$+0.151$
$Cu^{2+}+e^-\!=\!=\!=Cu^+$	$+0.159$
$SbO^++2H^++3e^-\!=\!=\!=Sb+H_2O$	$+0.212$
$SO_4^{2-}+4H^++2e^-\!=\!=\!=H_2SO_3+H_2O$	$+0.2172$
$AgCl(固)+e^-\!=\!=\!=Ag+Cl^-$	$+0.223$
$HAsO_2+3H^++3e^-\!=\!=\!=As+2H_2O$	$+0.2475$
$Hg_2Cl_2(固)+2e^-\!=\!=\!=2Hg+2Cl^-$	$+0.2681$
$BiO^++2H^++3e^-\!=\!=\!=Bi+H_2O$	$+0.302$
$VO^{2+}+2H^++e^-\!=\!=\!=V^{3+}+H_2O$	$+0.337$
$Cu^{2+}+2e^-\!=\!=\!=Cu$	$+0.340$
$Fe(CN)_6^{3-}+e^-\!=\!=\!=Fe(CN)_6^{4-}$	$+0.36$
$2H_2SO_3+2H^++4e^-\!=\!=\!=S_2O_3^{2-}+H_2O$	$+0.40$

电 极 反 应	$E_A^{\ominus}/V$
$4H_2SO_3+4H^++6e^- \Longrightarrow S_4O_6^{2-}+6H_2O$	+0.51
$Cu^++e^- \Longrightarrow Cu$	+0.521
$I_2(固)+2e^- \Longrightarrow 2I^-$	+0.5355
$H_3AsO_4+2H^++2e^- \Longrightarrow H_3AsO_3+H_2O$	+0.560
$MnO_4^-+e^- \Longrightarrow MnO_4^{2-}$	+0.558
$2HgCl_2+2e^- \Longrightarrow Hg_2Cl_2(固)+2Cl^-$	+0.63
$O_2(气)+2H^++2e^- \Longrightarrow H_2O_2$	+0.695
$Fe^{3+}+e^- \Longrightarrow Fe^{2+}$	+0.771
$Hg_2^{2+}+2e^- \Longrightarrow 2Hg$	+0.7986
$Ag^++e^- \Longrightarrow Ag$	+0.7996
$AuBr_4^-+2e^- \Longrightarrow AuBr_2^-+2Br^-$	+0.805
$AuBr_4^-+3e^- \Longrightarrow Au+4Br^-$	+0.854
$Cu^++I^-+e^- \Longrightarrow CuI(固)$	+0.86
$NO_3^-+3H^++2e^- \Longrightarrow HNO_2+H_2O$	+0.934
$AuBr_2^-+e^- \Longrightarrow Au+2Br^-$	+0.957
$HIO+H^++2e^- \Longrightarrow I^-+H_2O$	+0.99
$HNO_2+H^++e^- \Longrightarrow NO(气)+H_2O$	+0.99
$VO_2^++2H^++e^- \Longrightarrow VO^{2+}+H_2O$	+1.00
$AuCl_4^-+3e^- \Longrightarrow Au+4Cl^-$	+1.002
$Br_2(液)+2e^- \Longrightarrow 2Br^-$	+1.066
$Br_2(水)+2e^- \Longrightarrow 2Br^-$	+1.087
$ClO_4^-+2H^++2e^- \Longrightarrow ClO_3^-+3H_2O$	+1.189
$IO_3^-+6H^++5e^- \Longrightarrow 1/2I_2+3H_2O$	+1.195
$MnO_2(固)+4H^++2e^- \Longrightarrow Mn^{2+}+2H_2O$	+1.224
$O_2(气)+4H^++4e^- \Longrightarrow 2H_2O$	+1.229
$Cr_2O_7^{2-}+14H^++6e^- \Longrightarrow 2Cr^{3+}+7H_2O$	+1.33

笔记

电 极 反 应	$E_A^{\ominus}/V$
$ClO_4^- + 8H^+ + 7e^- \rule[0.5ex]{1.5em}{0.4pt} 1/2Cl_2 + 4H_2O$	$+1.339$
$Cl_2(气) + 2e^- \rule[0.5ex]{1.5em}{0.4pt} 2Cl^-$	$+1.3583$
$HIO + H^+ + e^- \rule[0.5ex]{1.5em}{0.4pt} 1/2I_2 + H_2O$	$+1.45$
$ClO_3^- + 6H^+ + 6e^- \rule[0.5ex]{1.5em}{0.4pt} Cl^- + 3H_2O$	$+1.451$
$PbO_2(固) + 4H^+ + 2e^- \rule[0.5ex]{1.5em}{0.4pt} Pb^{2+} + 2H_2O$	$+1.455$
$ClO_3^- + 6H^+ + 5e^- \rule[0.5ex]{1.5em}{0.4pt} 1/2Cl_2 + 2H_2O$	$+1.47$
$HClO + H^+ + 2e^- \rule[0.5ex]{1.5em}{0.4pt} Cl^- + H_2O$	$+1.485$
$BrO_3^- + 6H^+ + 6e^- \rule[0.5ex]{1.5em}{0.4pt} Br^- + 3H_2O$	$+1.4842$
$Mn^{3+} + e^- \rule[0.5ex]{1.5em}{0.4pt} Mn^{2+}(7.5mol \cdot L^{-1}H_2SO_4)$	$+1.488$
$Au(Ⅲ) + 3e^- \rule[0.5ex]{1.5em}{0.4pt} Au$	$+1.498$
$MnO_4^- + 8H^+ + 5e^- \rule[0.5ex]{1.5em}{0.4pt} Mn^{2+} + 4H_2O$	$+1.51$
$BrO_3^- + 6H^+ + 5e^- \rule[0.5ex]{1.5em}{0.4pt} 1/2Br_2 + 3H_2O$	$+1.52$
$HBrO + H^+ + e^- \rule[0.5ex]{1.5em}{0.4pt} 1/2Br_2 + H_2O$	$+1.596$
$H_5IO_6 + H^+ + 2e^- \rule[0.5ex]{1.5em}{0.4pt} IO_3^- + 3H_2O$	$+1.601$
$HClO + H^+ + e^- \rule[0.5ex]{1.5em}{0.4pt} 1/2Cl_2 + H_2O$	$+1.611$
$HClO_2 + 2H^+ + 2e^- \rule[0.5ex]{1.5em}{0.4pt} HClO + H_2O$	$+1.645$
$MnO_4^- + 4H^+ + 3e^- \rule[0.5ex]{1.5em}{0.4pt} MnO_2 + 4H_2O$	$+1.679$
$Au^+ + e^- \rule[0.5ex]{1.5em}{0.4pt} Au$	$+1.68$
$PbO_2(固) + SO_4^{2-} + 4H^+ + 2e^- \rule[0.5ex]{1.5em}{0.4pt} PbSO_4(固) + 2H_2O$	$+1.691$
$Ce^{4+} + e^- \rule[0.5ex]{1.5em}{0.4pt} Ce^{3+}$	$+1.72$
$H_2O_2 + 2H^+ + 2e^- \rule[0.5ex]{1.5em}{0.4pt} 2H_2O$	$+1.776$
$Co^{3+} + e^- \rule[0.5ex]{1.5em}{0.4pt} Co^{2+}$	$+1.92$
$S_2O_8^{2-} + 2e^- \rule[0.5ex]{1.5em}{0.4pt} 2SO_4^{2-}$	$+2.01$
$O_3 + 2H^+ + 2e^- \rule[0.5ex]{1.5em}{0.4pt} O_2 + H_2O$	$+2.076$
$FeO_4^{2-} + 8H^+ + 3e^- \rule[0.5ex]{1.5em}{0.4pt} Fe^{3+} + 4H_2O$	$+2.1$
$F_2(气) + 2e \rule[0.5ex]{1.5em}{0.4pt} 2F^-$	$+2.866$
$F_2(气) + 2H^+ + 2e^- \rule[0.5ex]{1.5em}{0.4pt} 2HF$	$+3.053$

2. 在碱性溶液中

电 极 反 应	$E_B^{\ominus}/V$
$Ca(OH)_2+2e^-\!\!=\!\!=\!\!Ca+2OH^-$	-3.02
$Ba(OH)_2+2e^-\!\!=\!\!=\!\!Ba+2OH^-$	-2.99
$La(OH)_3+3e^-\!\!=\!\!=\!\!La+3OH^-$	-2.76
$Mg(OH)_2+2e^-\!\!=\!\!=\!\!Mg+2OH^-$	-2.69
$H_2BO_3^-+H_2O+3e^-\!\!=\!\!=\!\!B+4OH^-$	-2.5
$SiO_3^{2-}+3H_2O+4e^-\!\!=\!\!=\!\!Si+6OH^-$	-1.697
$HPO_3^{2-}+2H_2O+2e^-\!\!=\!\!=\!\!H_2PO_2^-+3OH^-$	-1.65
$Mn(OH)_2+2e^-\!\!=\!\!=\!\!Mn+2OH^-$	-1.56
$Cr(OH)_3+3e^-\!\!=\!\!=\!\!Cr+3OH^-$	-1.3
$Zn(CN)_4^{2-}+2e^-\!\!=\!\!=\!\!Zn+4CN^-$	-1.26
$ZnO_2^{2-}+2H_2O+2e^-\!\!=\!\!=\!\!Zn+4OH^-$	-1.215
$As+3H_2O+3e^-\!\!=\!\!=\!\!AsH_3+3OH^-$	-1.21
$CrO_2^-+2H_2O+3e^-\!\!=\!\!=\!\!Cr+4OH^-$	-1.2
$2SO_3^{2-}+2H_2O+2e^-\!\!=\!\!=\!\!S_2O_4^{2-}+4OH^-$	-1.12
$PO_4^{3-}+2H_2O+2e^-\!\!=\!\!=\!\!HPO_3^{2-}+3OH^-$	-1.05
$Zn(NH_3)_4^{2+}+2e^-\!\!=\!\!=\!\!Zn+4NH_3$	-1.04
$SO_4^{2-}+H_2O+2e^-\!\!=\!\!=\!\!SO_3^{2-}+2OH^-$	-0.93
$P+3H_2O+3e^-\!\!=\!\!=\!\!PH_3(气)+3OH^-$	-0.87
$2NO_3^-+2H_2O+2e^-\!\!=\!\!=\!\!N_2O_4+3OH^-$	-0.85
$S_2O_3^{2-}+3H_2O+4e^-\!\!=\!\!=\!\!2S+6OH^-$	-0.74
$Co(OH)_2+2e^-\!\!=\!\!=\!\!Co+2OH^-$	-0.73
$SO_3^{2-}+3H_2O+4e^-\!\!=\!\!=\!\!S+6OH^-$	-0.66
$PbO+H_2O+2e^-\!\!=\!\!=\!\!Pb+2OH^-$	-0.576
$Fe(OH)_3+e^-\!\!=\!\!=\!\!Fe(OH)_2+OH^-$	-0.56
$S+2e^-\!\!=\!\!=\!\!S^{2-}$	-0.508
$NO_2^-+H_2O+e^-\!\!=\!\!=\!\!NO+2OH^-$	-0.46
$Cu(OH)_2+2e^-\!\!=\!\!=\!\!Cu+2OH^-$	-0.224
$O_2+H_2O+2e^-\!\!=\!\!=\!\!HO_2^-+OH^-$	-0.146

续表

电 极 反 应	$E_B^{\ominus}/V$
$CrO_4^{2-}+2H_2O+3e^-\rule[0.5ex]{2em}{0.4pt}Cr(OH)_3+5OH^-$	-0.13
$HgO+H_2O+2e^-\rule[0.5ex]{2em}{0.4pt}Hg+2OH^-$	$+0.0977$
$[Co(NH_3)_6]^{3+}+e^-\rule[0.5ex]{2em}{0.4pt}[Co(NH_3)_6]^{2+}$	$+0.108$
$IO_3^-+2H_2O+4e^-\rule[0.5ex]{2em}{0.4pt}IO^-+4OH^-$	$+0.15$
$IO_3^-+3H_2O+6e^-\rule[0.5ex]{2em}{0.4pt}I^-+6OH^-$	$+0.26$
$O_2+2H_2O+4e^-\rule[0.5ex]{2em}{0.4pt}4OH^-$	$+0.401$
$IO^-+H_2O+2e^-\rule[0.5ex]{2em}{0.4pt}I^-+2OH^-$	$+0.485$
$MnO_4^-+2H_2O+3e^-\rule[0.5ex]{2em}{0.4pt}MnO_2+4OH^-$	$+0.59$
$MnO_4^{2-}+2H_2O+2e^-\rule[0.5ex]{2em}{0.4pt}MnO_2+4OH^-$	$+0.60$
$ClO_3^-+3H_2O+6e^-\rule[0.5ex]{2em}{0.4pt}Cl^-+6OH^-$	$+0.62$
$ClO^-+H_2O+2e^-\rule[0.5ex]{2em}{0.4pt}Cl^-+2OH^-$	$+0.89$
$O_3+H_2O+2e^-\rule[0.5ex]{2em}{0.4pt}O_2+2OH^-$	$+1.24$

录自：1. Lide DR：Handbook of Chemistry and Physics，87th ed.，New York：CRC Press，2006-2007.

附录四　配合物的稳定常数*（293~298K，I=0）

配位体	金属离子	n	$\log \beta_n$
Cl^-	Ag^+	1,2,4	3.04;5.04;5.30
	Cd^{2+}	1,2,3,4	1.95;2.50;2.60;2.80
	Co^{3+}	1	1.42
	Cu^+	2,3	5.5;5.7
	Cu^{2+}	1,2	0.1;-0.6
	Hg^{2+}	1,$\cdots$,4	6.74;13.22;14.07;15.07
	Pt^{2+}	2,3,4	11.5;14.5;16.0
	Sb^{3+}	1,$\cdots$,6	2.26;3.49;4.18;4.72;4.72;4.11
	Sn^{2+}	1,$\cdots$,4	1.51;2.24;2.03;1.48
	Tl^{3+}	1,$\cdots$,4	8.14;13.60;15.78;18.00
	Zn^{2+}	1,$\cdots$,4	0.43;0.61;0.53;0.20
	Ag^+	1,$\cdots$,4	4.38;7.33;8.00;8.73

配位体	金属离子	n	$\log\beta_n$
Br⁻	Bi³⁺	1,···,6	2.37;4.20;5.90;7.30;8.20;8.30
	Cd²⁺	1,···,4	1.75;2.34;3.32;3.70
	Ag⁺	1,2	3.24;7.05
	Cd²⁺	1,···,6	2.65;4.75;6.19;7.12;6.80;5.14
	Co²⁺	1,···,6	2.11;3.74;4.79;5.55;5.73;5.11
	Co³⁺	1,···,6	6.7;14.0;20.1;25.7;30.8;35.2
	Cu⁺	1,2	5.93;10.86
NH₃	Cu²⁺	1,···,5	4.31;7.98;11.02;13.32;12.86
	Fe²⁺	1,2	1.4;2.2
	Hg²⁺	1,···,4	8.8;17.5;18.5;19.28
	Ni²⁺	1,···,6	2.80;5.04;6.77;7.96;8.71;8.74
	Pt²⁺	6	35.3
	Zn²⁺	1,···,4	2.37;4.81;7.31;9.46
	Ag⁺	2,3,4	21.1;21.7;20.6
	Au⁺	1,2	—;38.3
	Cd²⁺	1,···,4	5.48;10.60;15.23;18.78
	Cu⁺	2,3,4	24.0;28.59;30.30
CN⁻	Fe²⁺	6	35.0
	Fe³⁺	6	42.0
	Hg²⁺	4	41.4
	Ni²⁺	4	31.3
	Zn²⁺	1,···,4	5.3;11.70;16.70;21.60
	Al³⁺	1,···,6	6.11;11.12;15.00;18.00;19.40;19.80
	Fe²⁺	1	0.8
F⁻	Fe³⁺	1,2,3,5	5.28;9.30;12.06;15.77
	Sb³⁺	1,···,4	3.0;5.7;8.3;10.9
	Sn²⁺	1,2,3	4.08;6.68;9.50
	Ag²⁺	1,2,3	6.58;11.74;13.68
	Bi³⁺	1,···,6	3.63;—;—;14.95;16.80;18.80
	Cd²⁺	1,···,4	2.10;3.43;4.49;5.41

配位体	金属离子	n	$\log \beta_n$
I^-	Cu^+	2	8.85
	Hg^{2+}	$1,\cdots,4$	12.87;23.82;27.60;29.83
	Pb^{2+}	$1,\cdots,4$	2.00;3.15;3.92;4.47
SCN^-	Ag^+	$1,\cdots,4$	4.6;7.57;9.08;10.08
	Cu^+	1,2	12.11;5.18
	Cd^{2+}	$1,\cdots,4$	1.39;1.98;2.58;3.6
	Fe^{3+}	$1,\cdots,6$	2.21;3.64;5.00;6.30;6.20;6.10
	Hg^{2+}	$1,\cdots,4$	9.08;16.86;19.70;21.70
	Ag^+	1,2	8.82;13.46
	Cd^{2+}	1,2	3.92;6.44
$S_2O_3^{2-}$	Cu^+	1,2,3	10.27;12.22;13.84
	Hg^{2+}	2,3,4	29.44;31.90;33.24
	Al^{3+}	1	16.11
	Bi^{3+}	1	22.8
	Ca^{2+}	1	11.0
	Cd^{2+}	1	16.4
	Co^{2+}	1	16.31
	Co^{3+}	1	36.0
	Cr^{3+}	1	23.0
$edta^{4-}$	Cu^{2+}	1	18.7
	Fe^{2+}	1	14.83
	Hg^{2+}	1	21.80
	Mg^{2+}	1	8.64
	Ni^{2+}	1	18.56
	Pb^{2+}	1	18.3
	Sn^{2+}	1	22.1
	Zn^{2+}	1	16.4
	Ag^+	1,2	4.70;7.70
	Cd^{2+}	$1,\cdots,3$	5.47;10.09;12.09
	Co^{2+}	$1,\cdots,3$	5.91;10.64;13.94
	Co^{3+}	$1,\cdots,3$	18.7;34.9;48.69
	Cu^+	2	10.80

续表

配位体	金属离子	n	$\log \beta_n$
en	Cu^{2+}	$1,\cdots,3$	10.67;20.00;21.00
	Fe^{2+}	$1,\cdots,3$	4.34;7.65;9.70
	Hg^{2+}	1,2	14.3;23.3
	Mn^{2+}	$1,\cdots,3$	2.73;4.79;5.67
	Ni^{2+}	$1,\cdots,3$	7.52;13.84;18.33
	Zn^{2+}	$1,\cdots,3$	5.77;10.83;14.11
	Co^{2+}	$1,\cdots,3$	4.79;6.7;9.7
	Cu^{2+}	1,2	6.23;10.27
	Fe^{2+}	$1,\cdots,3$	2.9;4.52;5.22
$C_2O_4^{2-}$	Fe^{3+}	$1,\cdots,3$	9.4;16.2;20.2
	Mn^{2+}	1,2	3.97;5.80
	Mn^{3+}	1,2,3	9.98;16.57;19.42
	Ni^{2+}	$1,\cdots,3$	5.3;7.64;~8.5

* 摘自:Lange's Handbook of Chemistry,15th ed.,1998:8.83-8.104

** 摘自:杭州大学化学系分析化学教研室:分析化学手册(第二版)第一分册.基础知识与安全知识.北京:
化学工业出版社,1997.

说明:β_n 为配合物的累积稳定常数,即

$$\beta_n = K_1 \times K_2 \times K_3 \times \cdots \cdots \times K_n \qquad \log \beta_n = \log k_1 + \log k_2 + \log k_3 + \cdots \cdots + \log k_n$$

例如:Ag^+ 与 NH_3 的配合物

$\log \beta_1 = 3.24$ 即 $\log K_1 = 3.24$ $\qquad \log \beta_2 = 7.05$ 即 $\log K_1 = 3.24$ $\quad \log K_2 = 3.81$

笔记

主要参考书目

1. 吕以仙. 有机化学[M]. 第 7 版. 北京:人民卫生出版社,2008.

2. 陈常兴. 医学化学[M]. 第 7 版. 北京:人民卫生出版社,2014.

3. 邢其毅,裴伟伟,徐瑞秋,等. 基础有机化学[M]. 第 3 版. 北京:高等教育出版社,2005.

4. 倪佩州. 有机化学[M]. 第 6 版. 北京:人民卫生出版社,2008.

5. 尤启冬. 药物化学[M]. 第 7 版. 北京:人民卫生出版社,2011.

6. 徐春祥. 医学化学[M]. 第 3 版. 北京:高等教育出版社,2014.

7. 刘幸荣,吴巧凤. 无机化学[M]. 第 2 版. 北京:人民卫生出版社,2016.

8. 铁步荣,杨怀霞. 无机化学[M]. 第 10 版. 北京:中国中医药出版社,2016.

9. 魏祖期. 基础化学[M]. 第 8 版. 北京:人民卫生出版社,2013.

10. 杨怀霞. 刘幸平. 无机化学实验[M]. 北京:中国中医药出版社,2014.

11. 吴巧凤. 刘幸平. 无机化学实验[M]. 第 2 版. 北京:人民卫生出版社,2016.

12. 彭松,林辉. 有机化学实验[M]. 第 9 版. 北京:中国中医药出版社,2013.

全国中医药高等教育教学辅导用书推荐书目

一、中医经典白话解系列

黄帝内经素问白话解(第2版)	王洪图　贺娟
黄帝内经灵枢白话解(第2版)	王洪图　贺娟
汤头歌诀白话解(第6版)	李庆业　高琳等
药性歌括四百味白话解(第7版)	高学敏等
药性赋白话解(第4版)	高学敏等
长沙方歌括白话解(第3版)	聂惠民　傅延龄等
医学三字经白话解(第4版)	高学敏等
濒湖脉学白话解(第5版)	刘文龙等
金匮方歌括白话解(第3版)	尉中民等
针灸经络腧穴歌诀白话解(第3版)	谷世喆等
温病条辨白话解	浙江中医药大学
医宗金鉴·外科心法要诀白话解	陈培丰
医宗金鉴·杂病心法要诀白话解	史亦谦
医宗金鉴·妇科心法要诀白话解	钱俊华
医宗金鉴·四诊心法要诀白话解	何任等
医宗金鉴·幼科心法要诀白话解	刘弼臣
医宗金鉴·伤寒心法要诀白话解	郝万山

二、中医基础临床学科图表解丛书

中医基础理论图表解(第3版)	周学胜
中医诊断学图表解(第2版)	陈家旭
中药学图表解(第2版)	钟赣生
方剂学图表解(第2版)	李庆业等
针灸学图表解(第2版)	赵吉平
伤寒论图表解(第2版)	李心机
温病学图表解(第2版)	杨进
内经选读图表解(第2版)	孙桐等
中医儿科学图表解	郁晓微
中医伤科学图表解	周临东
中医妇科学图表解	谈勇
中医内科学图表解	汪悦

三、中医名家名师讲稿系列

张伯讷中医学基础讲稿	李其忠
印会河中医学基础讲稿	印会河
李德新中医基础理论讲稿	李德新
程士德中医基础学讲稿	郭霞珍
刘燕池中医基础理论讲稿	刘燕池
任应秋《内经》研习拓导讲稿	任廷革
王洪图内经讲稿	王洪图
凌耀星内经讲稿	凌耀星
孟景春内经讲稿	吴颢昕
王庆其内经讲稿	王庆其
刘渡舟伤寒论讲稿	王庆国
陈亦人伤寒论讲稿	王兴华等
李培生伤寒论讲稿	李家庚
郝万山伤寒论讲稿	郝万山
张家礼金匮要略讲稿	张家礼
连建伟金匮要略方论讲稿	连建伟

李今庸金匮要略讲稿	李今庸
金寿山温病学讲稿	李其忠
孟澍江温病学讲稿	杨进
张之文温病学讲稿	张之文
王灿晖温病学讲稿	王灿晖
刘景源温病学讲稿	刘景源
颜正华中药学讲稿	颜正华　张济中
张廷模临床中药学讲稿	张廷模
常章富临床中药学讲稿	常章富
邓中甲方剂学讲稿	邓中甲
费兆馥中医诊断学讲稿	费兆馥
杨长森针灸学讲稿	杨长森
罗元恺妇科学讲稿	罗颂平
任应秋中医各家学说讲稿	任廷革

四、中医药学高级丛书

中医药学高级丛书——中药学(上下)(第2版)	高学敏　钟赣生
中医药学高级丛书——中医急诊学	姜良铎
中医药学高级丛书——金匮要略(第2版)	陈纪藩
中医药学高级丛书——医古文(第2版)	段逸山
中医药学高级丛书——针灸治疗学(第2版)	石学敏
中医药学高级丛书——温病学(第2版)	彭胜权等
中医药学高级丛书——中医妇产科学(上下)(第2版)	刘敏如等
中医药学高级丛书——伤寒论(第2版)	熊曼琪
中医药学高级丛书——针灸学(第2版)	孙国杰
中医药学高级丛书——中医外科学(第2版)	谭新华
中医药学高级丛书——内经(第2版)	王洪图
中医药学高级丛书——方剂学(上下)(第2版)	李飞
中医药学高级丛书——中医基础理论(第2版)	李德新　刘燕池
中医药学高级丛书——中医眼科学(第2版)	李传课
中医药学高级丛书——中医诊断学(第2版)	朱文锋等
中医药学高级丛书——中医儿科学(第2版)	汪受传
中医药学高级丛书——中药炮制学(第2版)	叶定江等
中医药学高级丛书——中药药理学(第2版)	沈映君
中医药学高级丛书——中医耳鼻咽喉口腔科学(第2版)	王永钦
中医药学高级丛书——中医内科学(第2版)	王永炎等